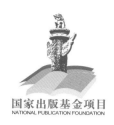

国家出版基金项目
NATIONAL PUBLICATION FOUNDATION

中国-东盟
传统药物志

CHINA-ASEAN TRADITIONAL MEDICINE

邓家刚
侯小涛 —— 主编

下册

北京科学技术出版社

Contents

目 录

下 册

11

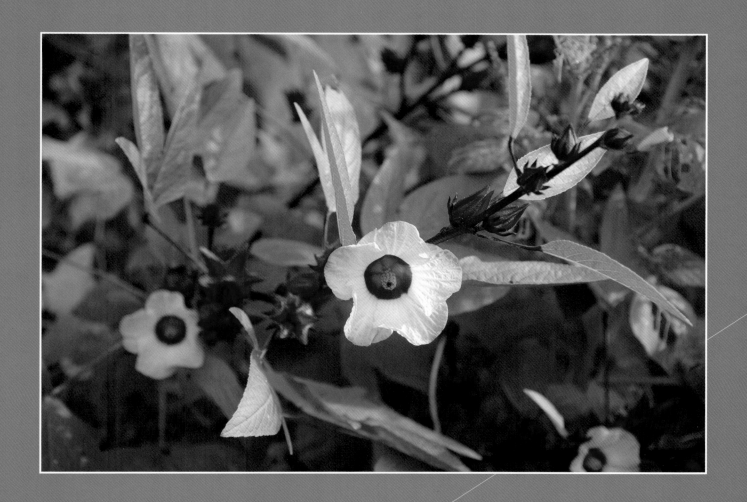

176 玫瑰茄

Hibiscus sabdariffa L.

学名	*Hibiscus sabdariffa* L.
科	锦葵科
异名	*Sabdariffa rubra* Kosteletzky

■ **本地名称**

柬埔寨 ស្លឹកជូរ Sleuk chu, ម្ជូរបារាំង Machou barang, សណ្ដាន់ទេស Sandann tes.

中国 玫瑰茄Méi guī qié，山茄子Shān qié zi，洛神花Luò shén huā，洛神葵Luò shén kuí，洛神果Luò shén guǒ，洛济葵Luò jì kuí。

老挝 ສົ້ມພໍດີ Som pho dee.

马来西亚 Roselle.

缅甸 ချဉ်ပေါင်နီ Chin baung ni.

菲律宾 Roselle.

泰国 กระเจี๊ยบแดง Krajiep dang.

越南 Bụp giấm, Cây giấm, Đay nhật {B[uj]p gi[aas]m, C[aa]y gi[aas]m, [dd]ay nh[aaj]t}.

■ **通用名称** Jamaica sorrel, Red sorrel, Roselle.

■ **药用部位** 花或花萼。

■ **植物描述** 一年生草本，直立，高达2m。茎粗壮，淡紫色。托叶丝状，长约1cm，疏被长柔毛；叶柄长2~8cm，疏被长柔毛；茎下部叶片卵形，上部叶片掌状3裂，裂片披针形，长2~8cm，宽0.5~1.5cm，先端圆钝或渐尖，基部圆形或阔楔形，边缘有锯齿，两面无毛，基出脉3~5，下面中脉有腺体。花单生于叶腋，近无梗；副萼裂片8~12，红色，披针形，基部合生，疏被粗毛，近先端具刺状附属物；花萼紫红色，杯状，约1/3合生，直径

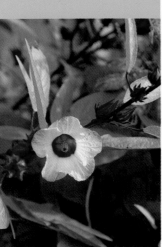

约1cm，肉质，疏生刺和粗毛，5裂，裂片三角形，长1~2cm，先端渐尖；花冠黄色，中部深红色，直径6~7cm。蒴果卵圆形，直径约1.5cm，密被粗毛。种子肾形，无毛。

■ **生态**　栽培于热带及亚热带地区，生长旺盛，海拔可至900m。喜深厚、肥力高的砂壤土。

■ **分布**　中国主要分布于台湾、福建、广东和云南等省区。

东盟地区主要分布于泰国。

世界热带地区均有分布。

■ **化学成分**　花含有柠檬酸、苹果酸、草酸、酒石酸、花青素、飞燕草戊糖苷、木槿素、黄酮醇苷、木槿苷、槲皮素、木犀草素、木犀草苷、绿原酸、原儿茶酸。

花萼含有柠檬酸、木槿素、苹果酸、酒石酸、花青素。

花瓣含有木槿苷、棉花皮异苷和玫瑰茄苷。

种子含有脂肪酸衍生物、糖类衍生物、酚类衍生物和萜类物质。

■ **药理作用**　具有抗氧化、抗癌、镇痛、解热、抗炎、保肝、降血脂作用，同时具有调节中枢神经系统的作用。大剂量口服能导致体重减轻、精子数量降低，引起输精管和睾丸上皮组织病变、精子细胞分解和死亡。

■ **应用**

柬埔寨　可抗菌、降低胆固醇、降血压、利胆、利尿、润肤、止泻、消食。

中国　可治疗肺虚咳嗽、高血压、中毒、中暑。

老挝　可滋补，治疗肾结石、膀胱结石、淋病、高胆固醇血症、胆道疾病。

缅甸　叶用作利尿剂和镇静剂；花可作为饮料成分。

菲律宾　根可滋补和促进食欲。

泰国　根和茎可杀虫；叶可化痰、止咳、消食、利尿、通便、化脓、杀虫；花可降血脂、降血压、化痰、利尿、止咳、清热、利胆、杀虫，治疗肾结石；果实可降血脂、降血压、止血、杀虫，治疗口渴、肾结石、乏力；种子可利尿、通便、杀虫，治疗乏力。

■ **使用注意**　咳痰实证者慎用。

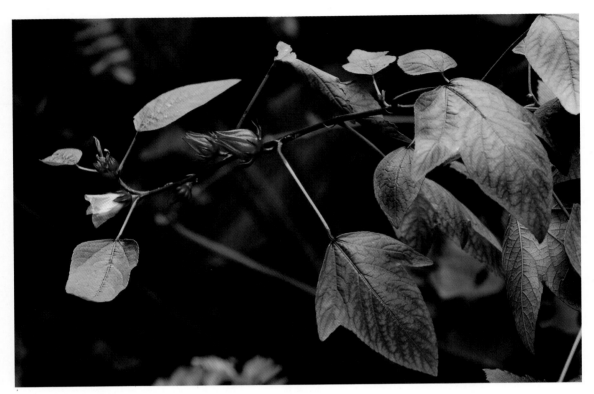

玫瑰茄原植物

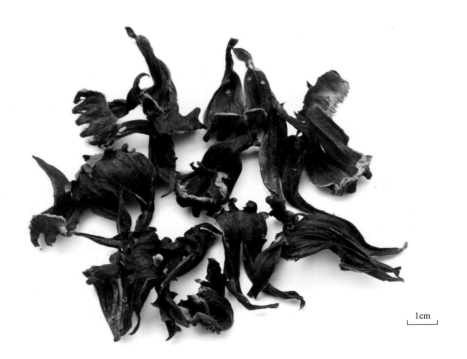

1cm

玫瑰茄药材（花）

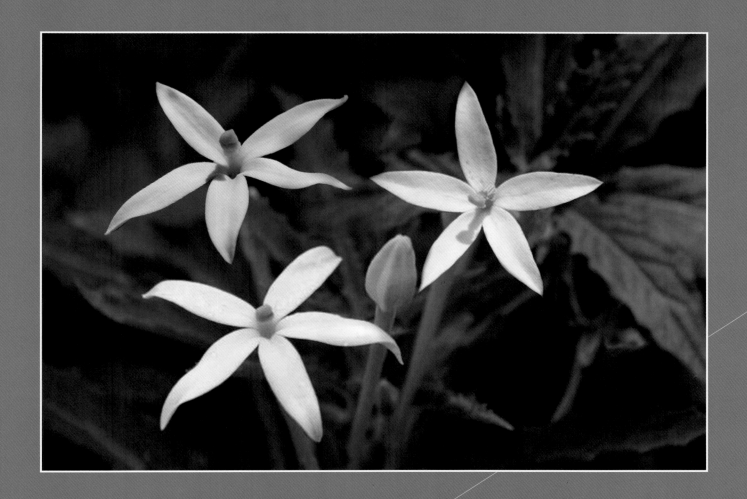

177 马醉草

Hippobroma longiflora (L.) G. Don

■ 学名	*Hippobroma longiflora* (L.) G. Don
■ 科	桔梗科
■ 异名	*Isotoma longiflora* (L.) C. Presl, *Isotoma longiflora* var. *runcinata* (Hassk.) Panigrahi, P. Daniel & M. V. Viswan., *Isotoma runcinata* Hassk., *Laurentia longiflora* (L.) Peterm, *Laurentia longiflora* var. *runcinata* (Hassk.) E. Wimm.

■ **本地名称**

中国　马醉草Mǎ zuì cǎo，同瓣草Tóng bàn cǎo，伯利恒之星 Bó lì héng zhī xīng。

马来西亚　Horse drunk grass, Bethlehem star, Madam fate, Star flower.

泰国　ปีปฝรั่ง Pip fa rang, แสนประสะ Saen pra sa.

越南　Hoa dài, Cây mù mắt {Hoa d[af]i, C[aa]y m[uf] m[aws]t}.

■ **通用名称**　Star of bethlehem, Madamfate.

■ **药用部位**　全草。

■ **植物描述**　多年生草本，高达60cm，含白色乳汁。叶互生；叶片厚，狭披针形，羽状浅裂，有毛。花白色，花梗被毛，长2cm；萼片长约3cm；冠筒通常长8~11cm，花瓣长2~2.5cm，星形；花药被硬毛。蒴果被毛，2室。种子小，浅褐色。

■ **生态**　生于潮湿阴凉、地势低、雨量中等的区域。

■ **分布**　中国主要分布于广东、台湾等省区。

东盟地区主要分布于马来西亚。

热带和亚热带地区均有分布。

■ **化学成分**　全草含吡啶类生物碱、山梗菜碱和烟碱。

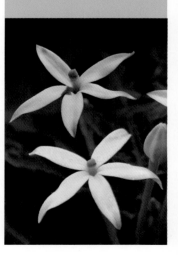

■ **药理作用**　植物分泌的白色乳汁有剧毒，小剂量使用能影响机体生理功能、引起呕吐，大剂量能引起肌肉痉挛和震颤。

■ **应用**

马来西亚　全草可麻醉、止痛、解毒、消肿。

泰国　　　叶治疗牙痛；汁液可致盲；全草治疗哮喘、性病和支气管炎。

■ **使用注意**　对皮肤有较强的刺激性，少量汁液可致盲。

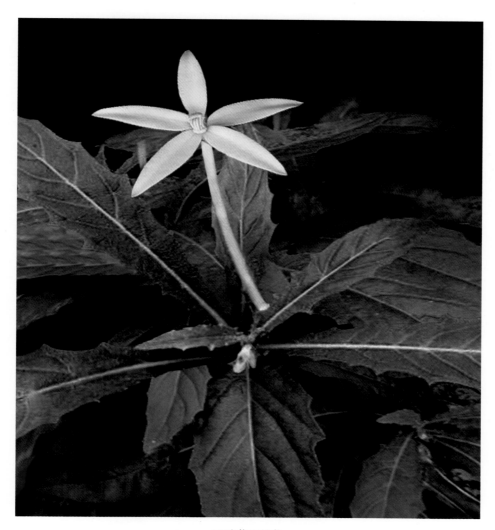

马醉草原植物

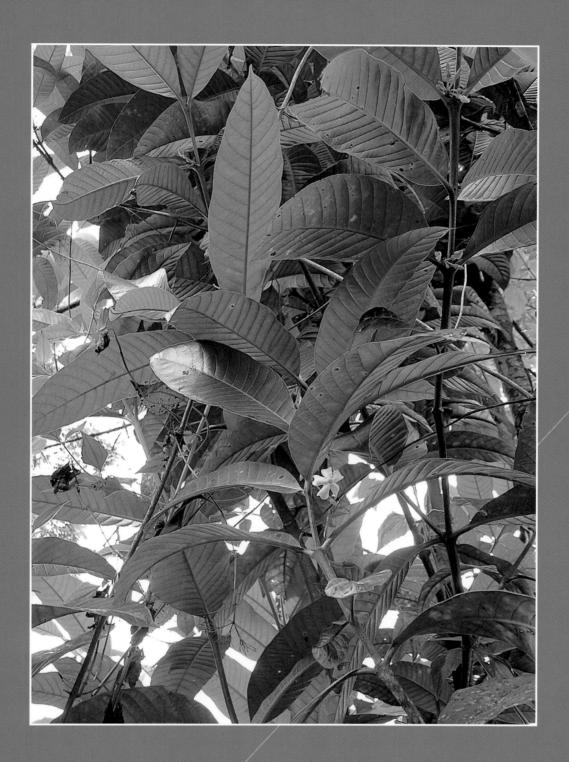

178 止泻木

Holarrhena pubescens Wall. ex G. Don

■ 学名	*Holarrhena pubescens* Wall. ex G. Don
■ 科	夹竹桃科
■ 异名	*Holarrhena antidysenterica* (Roth.) Wall., *Chenomorpha antidysenterica* G. Don, *Echites antidysenterica* Roxb. ex Flem., *Holarrhena codaga* G. Don, *Holarrhena dysenterica* (L.) Wall. ex Flem. A. DC., *Holarrhena dysenterica* var. *macrantha* Kerr.

■ **本地名称**

　柬埔寨　ខ្លែងគង់ឬទឹកដោះខ្លា Klengkong, Teoukdos khla.

　中国　止泻木 Zhǐ xiè mù。

　老挝　ມູກໃຫຍ່ Mouk nhai.

　缅甸　လက်ထုတ့်ဆကြီး Let htoke gyi.

　泰国　โมกหลวง Mok luang.

　越南　Mức hoa trắng, Mức lông, Thừng mực lá to, Thừng mực trầu, Một hoa trắng, Sừng trâu, Hồ liên lá to, Mộc vài (Tay), Xi chào (K'ho) {M[uws]c hoa tr[aws]ng, M[uws]c l[oo]ng, Th[uwf]ng m[uwj]c l[as] to, Th[uwf]ng m[uwj]c tr[aaf]u, M[ooj]t hoa tr[aws]ng, S[uwf]ng tr[aa]u, H[oof]li[ee]n l[as] to, M[ooj]c v[af]i (Tay), Xi ch[af]o (K'ho)}.

■ **通用名称**　Bitter oleander, Conessi bark, Dysentery rose-bay, Tellichery bark.

■ **药用部位**　根、茎皮、叶、种子。

■ **植物描述**　落叶小乔木。干皮粗糙，褐色，小片剥落，露出白色木材；嫩枝被绒毛，老枝光滑无毛。叶对生，近无柄；叶片膜质，倒卵形，

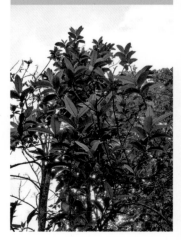

基部圆形，两面被短柔毛。伞房状聚伞花序顶生。蓇葖果双生，圆柱状，长20~30cm，直径约1.5cm，沿缝线开裂。种子顶部簇生绢毛。花期5~7月。

■ **生态** 生于次生双翅果林中。

■ **分布** 中国主要分布于云南、广东和台湾等省区。

东盟地区主要分布于老挝、缅甸、马来西亚、越南、柬埔寨、泰国等国家。

东非地区、南亚次大陆亦有分布。

■ **化学成分** 茎皮含有大量生物碱类物质，主要有地麻素及其衍生物、去甲止泻木碱、原甲维斯碱、异原甲维斯碱、konkurchine、抗痢木皮碱、雷公藤碱A~F。

■ **药理作用** 植物中提取的总生物碱能杀灭阿米巴原虫；低剂量康丝碱对阿米巴病有较好的治疗效果，能杀灭阴道滴虫和肠道滴虫；高剂量康丝碱能降血压；低剂量抗痢木皮碱有先升高血压、随后降低血压的作用。

■ **应用**

柬埔寨	叶可利尿；块茎入煎剂治疗痢疾、肺痨。
中国	树皮可治疗痢疾、止泻和退热。
老挝	可杀虫、止痢、抗疟、止血、祛风、清热，治疗阿米巴痢疾。
马来西亚	可杀虫、止痢、抗疟、止血、祛风、清热。
缅甸	树皮治疗消化不良、痢疾和胀气。
泰国	树皮治疗痢疾。

■ **使用注意** 无。

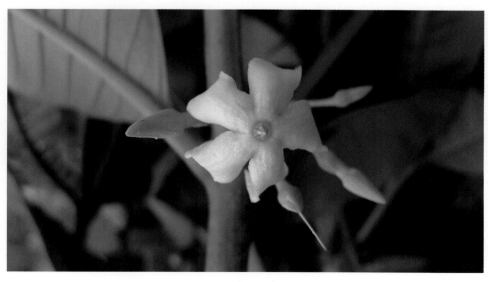

止泻木原植物

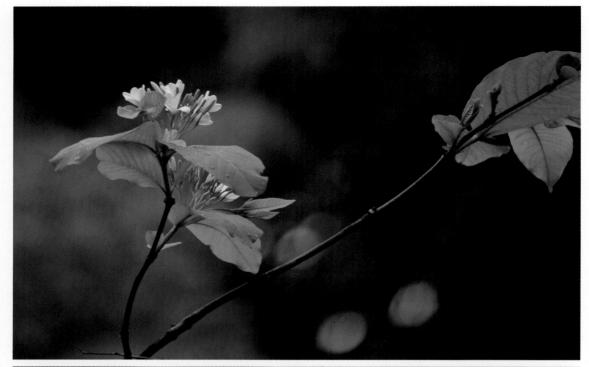

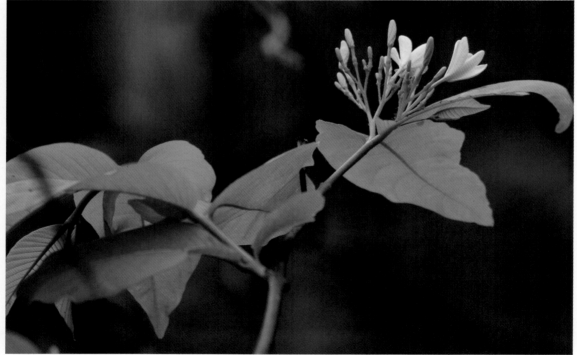

止泻木原植物

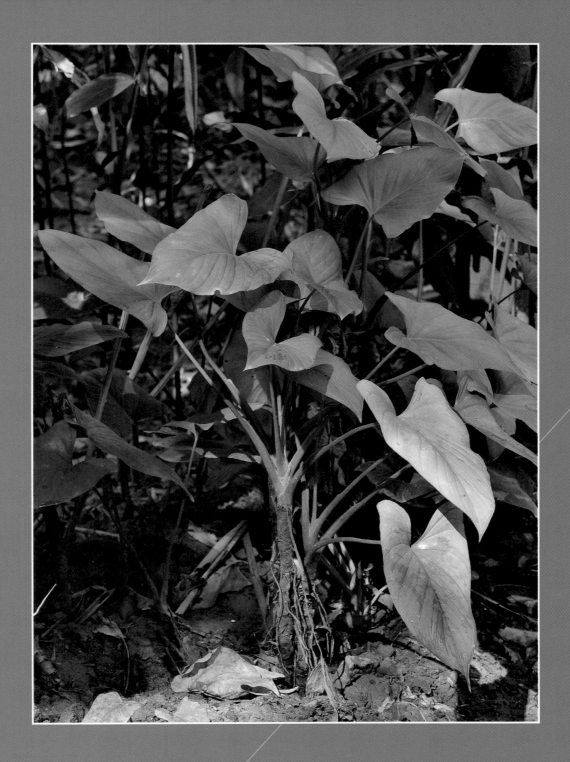

179 千年健

Homalomena occulta (Lour.) Schott

■ 学名	*Homalomena occulta* (Lour.) Schott
■ 科	天南星科
■ 异名	*Calla occulta* Lour., *Spirospatha occulta* (Lour.) Raf., *Zantedeschia occulta* (Lour.) Spreng.

■ 本地名称

中国　千年健Qiān nián jiàn，香芋Xiāng yù，团芋Tuán yù，一包针Yī bāo zhēn，假苏芋Jiǎ sū yù。

老挝　ຂີງແຄງປາກັ້ງ Khing kheng pa keng.

越南　Thiên niên kiện, Bao kim, Vắt vẻo, Sơn thục, Trao yêng (Kho), Duyên (Bana), Ráy hương, Vạt hương (Tày), Hia hẩu ton (Dao) {Thi[ee]n ni[ee]n ki[eej]n, Bao kim, V[aws]t v[er]o, S[ow]n th[uj]c, Trao y[ee]ng (Kho), Duy[ee]n (Bana), R[as]y h[uw][ow]ng, V[aj]t h[uw][ow]ng (Tay), Hia h[aar]u ton (Dao)}.

■ 通用名称　Obscured homalomena.

■ 药用部位　根茎。

■ 植物描述　多年生草本。根茎匍匐。常具高达50cm的直立地上茎。鳞叶线状披针形，长15~16cm，基部宽2.5cm；叶柄长25~40cm，下部具宽2~5mm的鞘；叶片箭状心形至心形，长15~30cm，宽15~30cm。花序1~3，花序梗短于叶柄，长10~15cm；佛焰苞绿白色，长圆形至椭圆形，长5~6.5cm，花前席卷成纺锤形，盛花时上部略展开呈短舟状，人为展平宽5~6cm，具长约1cm的喙。肉穗花序具短梗或否，长3~5cm。雌花序长1~1.5cm，宽

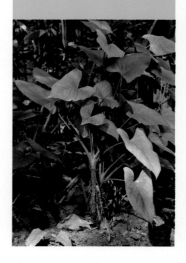

4~5mm，子房长圆形，基部一侧具假雄蕊1，柱头盘状；子房3室，胚珠多数，着生于中轴胎座上。雄花序长2~3cm，宽3~4mm。种子褐色，长圆形。花期7~9月。

■ **生态** 生于海拔100~1100m的茂密的山谷森林、竹林、山地灌木林中。

■ **分布** 中国主要分布于海南、广西、云南等省区。

东盟地区主要分布于老挝、泰国、越南等国家。

■ **化学成分** 全草含有倍半萜类、三萜类、木脂素类和挥发油。

根含有倍半萜成分，包括杜松萜-4β,5α,10α-三醇、5(11)环氧-杜松萜-4β,5β,10β,11-四醇、大黄酚-1β-苹果酸甲酯、1β,4β,7α-三羟基桉叶烷-1β-甲基苹果酸盐、1β,4α,7-三羟基桉叶烷、大黄酚、乙酰基大黄酚、1β,4β,7α-三羟基桉叶烷、1β,4β,7β-三羟基桉叶烷、臭灵丹三醇、wereeuadesma-4-ene-1β,15-diol、polydactin B、oplodiol、1β,4β,7α-三羟基桉叶烷和(−)-1β,4β,6α-三羟基桉叶烷。另外，根还含有5-pentylresorcinol-β-glucoside、原儿茶酸、4-羟基苯甲酸、香草酸、5-羟甲基-2-呋喃羧酸、2-呋喃甲酸、5-羟甲基-2-糠醛、(R)-苹果酸、(R)-二甲基苹果酸酯、4-羟基四氢呋喃-2-酮、(1S,2S,4S)-对孟烷-1,2,4-三醇、1-(3′,4′-亚甲基二氧苯)-10-(3″-羟苯基)-癸烷、1-(3′,4′-亚甲基二氧苯)-12-(3″-羟苯基)-十二烷、1-(3′,4′-亚甲基二氧苯)-12-(3″-羟苯基)-6Z-十二烯、芳樟醇、松油烯-4-醇、雪松烯醇、青木香内酯、δ-杜松醇、α-松油醇、佛术烯、松油烯等。

■ **药理作用** 对β-分泌酶1（BACE1）活性有抑制作用，能抑制细胞内脂多糖诱导的NO合成；氯仿提取物及其纯化物能促进成骨细胞增殖、分化和矿化，提取物中的甲基赤芝萜酮、日本刺参萜酮、千年健醇C、大黄酚等化学成分对成骨细胞的增殖和分化有强烈的刺激作用。

■ **应用**

中国 可祛风湿、舒筋活络、止痛、消肿等，能治疗风湿痹痛、肢节酸痛、筋骨痿软、跌打损伤、胃痛、痈疽疮肿等。

老挝 治疗风湿痹痛。

越南 用于增强老年人体质，也可消肿止痛。

■ **使用注意** 阴虚内热者慎服。

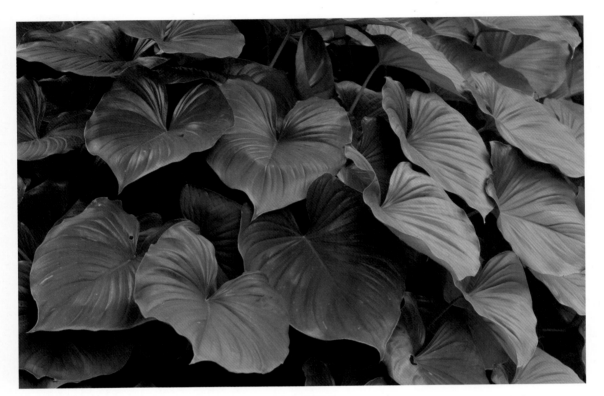

千年健原植物

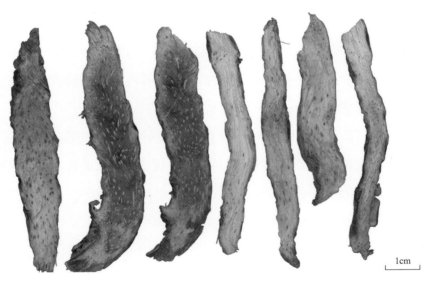

1cm

千年健饮片

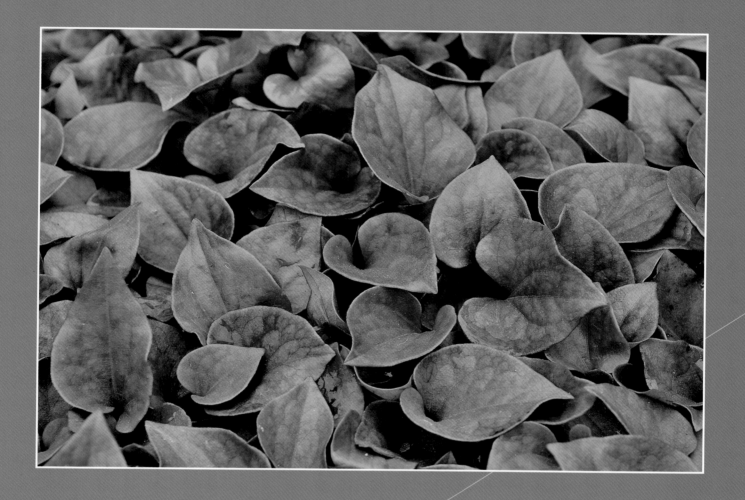

180 蕺菜

Houttuynia cordata Thumb.

■ 学名	*Houttuynia cordata* Thumb.
■ 科	三白草科
■ 异名	*Houttuynia emeiensis* Z. Y. Zhu & S. L. Zhang

■ **本地名称**

柬埔寨　ដើមឆ្ការ់ល់ត្រី Chi tpoal trey.

中国　　蕺菜Jí cài，鱼腥草 Yú xīng cǎo，狗贴耳Gǒu tiē ěr，侧耳根Cè ěr gēn。

老挝　　ຜັກຄາວທອງ Phak khao thorng.

泰国　　พลูคาว Plu kao, คาวตอง Kao tong.

越南　　Diếp cá, Lá giấp, Rau giấp cá, Tập thái, Ngư tinh thảo, Co vầy mèo (Thái), Rau vẹn, Phjắc hoảy (Tày), Cù mua mía (Dao) {Di[ees]p c[as], L[as] gi[aas]p, Rau gi[aas]p c[as], T[aaj]p th[as]i, Ng[uw] tinh th[ar]o, Co v[aaf]y m[ef]o (Th[as]i), Rau vẹn, Phj[aws]c ho[ar]y (T[af]y), C[uf] mua m[is]a (Dao)}.

■ **通用名称**　Crooked root, Shit grass, Smelly vegetables.

■ **药用部位**　全草。

■ **植物描述**　多年生草本，高15~50cm，全草具腥臭味。根茎横生，细长，白色。茎下部伏地，节上轮生小根，上部直立，无毛或节上被毛，有时带紫红色。叶互生；叶片薄纸质，有腺点，心形，长3~8cm，宽4~6cm，先端急尖，基部心形，两面有时除叶脉被毛外余均无毛，背面常呈紫红色；叶柄长1~3cm，无毛；托叶膜质，披针形，下部与叶柄合生成鞘。穗状花序长约3cm，宽5~6mm；总花梗长1.5~3cm，无毛；总苞片长圆形或倒卵

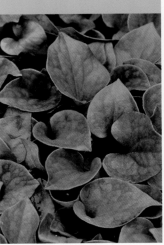

形，长10~15mm，宽5~7mm，顶端钝圆；雄蕊长于子房，花丝长为花药的3倍。蒴果长2~3mm，顶端有宿存的花柱。花期4~7月。

■ **生态**　生于潮湿处或山楂树下，常见于较潮湿的地方，如野地、路边和园林树木下。喜温暖潮湿环境，应避免干旱；喜阴凉，惧日照，越冬温度可低于−15℃。宜生于肥沃砂壤土及富含腐殖质的壤土，不宜栽于黏土和碱土中。

■ **分布**　中国主要分布于安徽、福建、甘肃、广东、广西、贵州、海南、河南、湖北、湖南、江西、陕西、四川、台湾、西藏、云南、浙江等省区。

东盟地区主要分布于柬埔寨、印度尼西亚、缅甸和泰国等国家。

不丹、印度、日本、韩国、尼泊尔亦有分布。

■ **化学成分**　地上部分含有挥发油，包括具有抗菌活性的葵酰基醛、月桂醛、α-蒎烯和芳樟醇，前两者有特殊气味，此外还含有甲基正壬酮、萜烯、月桂烯、柠檬烯、龙脑醋酸酯、果糖以及afloxacin、芸香苷、绿原酸、β-谷甾醇、硬脂酸、油酸、亚油酸。

■ **药理作用**　具有抗菌、抗病毒、提高免疫力、抗炎、抗肿瘤、抗过敏等作用，对哮喘有治疗作用。

■ **应用**

柬埔寨　可烹食，可抗病毒、抗菌。叶治疗性病，外用治疗皮肤病；全草可利尿、抗菌，治疗带下。

中国　全草可清热、解毒、利水，治疗肠炎、痢疾、肾炎水肿及乳腺炎、中耳炎等；嫩根茎可食。

老挝　治疗咳嗽、发热、痔疮、视物障碍、结膜炎、眼炎。

泰国　全草可利尿，治疗尿路感染；叶治疗性病，外用治疗皮肤病。

■ **使用注意**　过敏体质慎用。

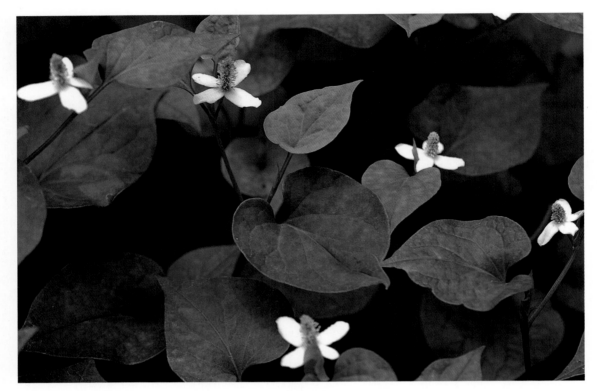

蕺菜原植物

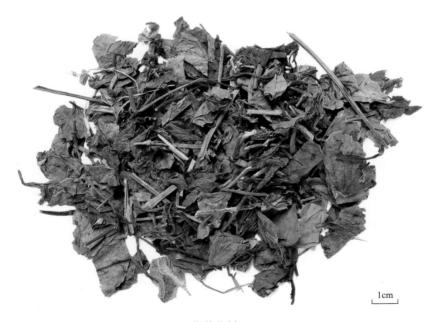

蕺菜药材

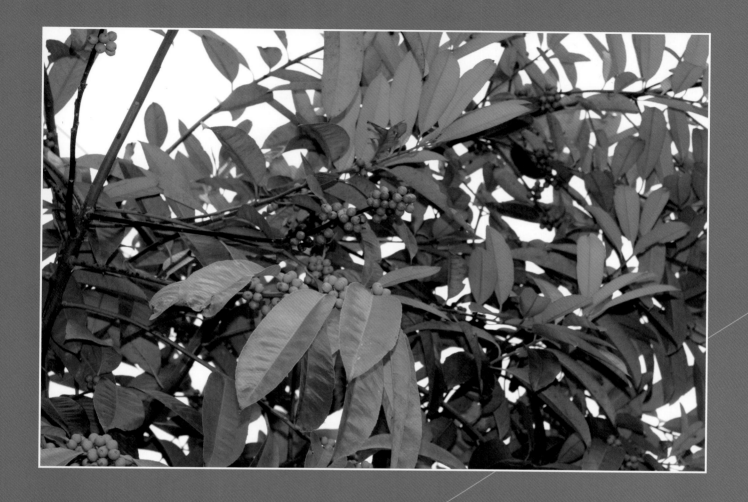

181 扣树

Ilex kaushue S. Y. Hu

■ 学名	*Ilex kaushue* S. Y. Hu
■ 科	冬青科
■ 异名	*Ilex aculeolata* Nakai, *Ilex acuminata* Willd., *Ilex aggregata* (Ruiz & Pav.) Loes., *Ilex altiplana* Steyerm.

■ **本地名称**

中国　　扣树 Kòu shù，苦丁茶 Kǔ dīng chá。

老挝　　ນົມສາວນ້ອຍ Nom sao noy.

越南　　Chè đắng, Ché khôm, Khổđinh trà {Ch[ef] [dd] [aws]ng, Ch[es] kh[oo]m, Kh[oor] [dd]inh tr[af]}.

■ **通用名称** Bitter tea.

■ **药用部位** 叶。

■ **植物描述** 常绿乔木，高达15m，树干基部直径达1m。单叶互生，叶柄长2~2.2cm；叶片薄革质，长圆状椭圆形，长15~18cm，宽5~7.5cm。嫩叶和芽常紫红色。花单性。雄聚伞花序生于叶腋，长约1cm，花20~30；小花梗长1~2mm；花萼盘状，4深裂，裂片阔卵状三角形，膜质；花瓣4，卵状长圆形；雄蕊4，较花瓣短，花药椭圆体状；退化子房卵形。雌花序有花3~9，小花梗长4~6mm。核果近球形，直径9~12mm，果柄长8mm，熟时红色。种子长约7mm，宽约4mm，背面具网纹及沟。

■ **生态** 生于海拔1000~1200m的稠密树林中。

■ **分布** 中国主要分布于湖北、湖南、广东、广西、海南、四川和云南等省区。

东盟地区主要分布于马来西亚、泰国、越南

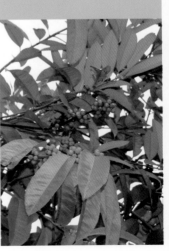

等国家。

日本亦有分布。

■ **化学成分**　叶含有三萜皂苷、黄酮类化合物、多糖、胡萝卜素、有机酸类和二氢咖啡酸。

■ **药理作用**　具有保肝、抗氧化、抗炎、抗衰老、降血压、降低胆固醇作用，能抗肝毒性，对高脂血症、肥胖症有治疗作用，对肾功能恢复有促进作用。无毒性。

■ **应用**

老挝　用于妇人产后补益，治疗高血压。

越南　可清热解暑、疏肝理气、明目生津、消肿止痛、止血化瘀，治疗中暑高热、头痛、牙痛、目赤、口疮、烦渴、泄泻、痢疾、乳痈。

■ **使用注意**　无。

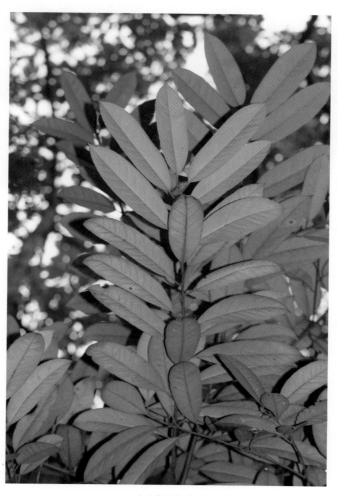

扣树原植物

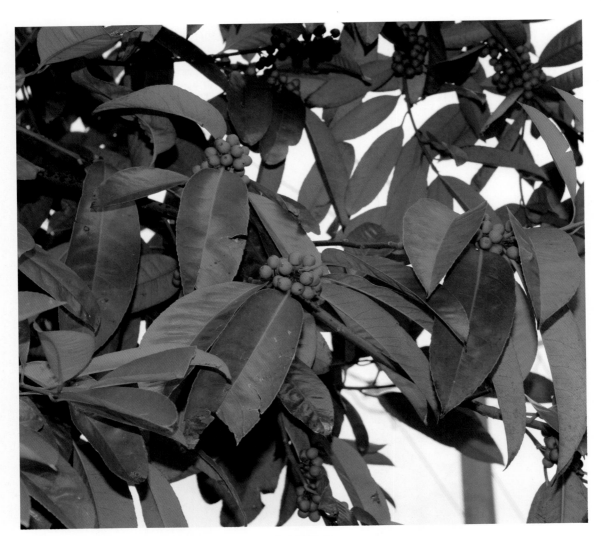

扣树原植物

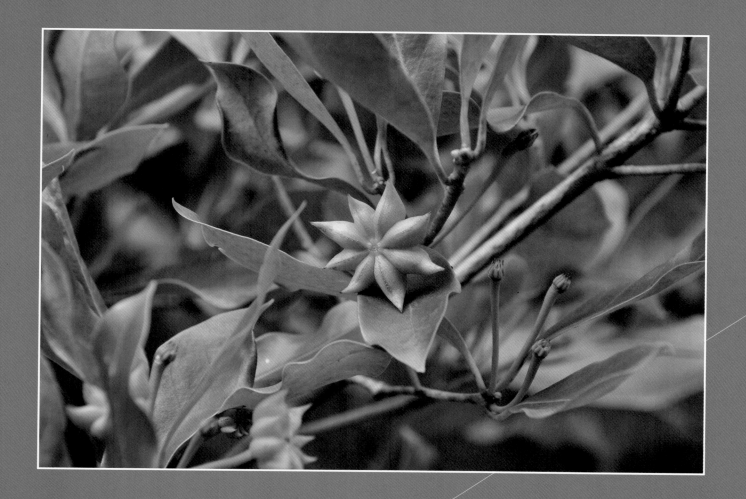

182 八角

Illicium verum Hook. f.

学名	*Illicium verum* Hook. f.
科	木兰科
异名	*Illicium san-ki* Perr.

■ **本地名称**

柬埔寨	ផ្លែប៉ូចកាក់ Plae poch kaak.
中国	八角Bā jiǎo，八角茴香Bā jiǎo huí xiāng，大茴香Dà huí xiāng，唛角Mài jiǎo。
老挝	ຈັນບານ Chanh ban.
马来西亚	Bunga lawang.
缅甸	နာနတ်ပွင့် Na-nat-pwint.
泰国	โป๊ยกั๊ก Po kak.
越南	Hồi, Bát giác hồi hương, Đại hồi, Hồi sao, Mác hồi (Tày), Pít cóc (Dao) {H[oof]i, B[as]t gi[às] c h[oof]i h[uw][ow]ng, [dd][aj]i h[oof]i, H[oof]i sao, M[as]c h[oof]i (Tay), P[is]t c[os]c (Dao)}.

■ **通用名称** Chinese anise, Chinese star anise, Star anise.

■ **药用部位** 果实。

■ **植物描述** 乔木，高达15m。叶不整齐互生，顶端3~6叶近轮生或松散簇生，革质，倒卵状椭圆形、倒披针形或椭圆形，长5~15cm，宽2~5cm，先端骤尖或短渐尖，基部渐狭或楔形。花粉红色至深红色，单生于叶腋或近顶生，花梗长15~50mm；花被片7~10，常具不明显的半透明腺点，最大的花被片宽椭圆形至宽卵圆形，长9~12mm，宽8~12mm；雄蕊13~14，长1.8~3.5mm，花丝长0.5~1.6mm，药隔截形，药室稍突起；心皮通常7~10，在花期长2.5~5mm，子房长1.2~2mm，花柱钻形，

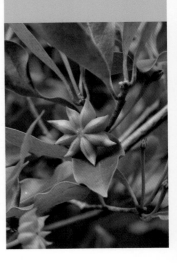

长度比子房长。果梗长20~55mm，聚合蓇葖果，蓇葖多为8，呈八角形，长
15~20mm，宽5~15mm，厚3~6mm，先端钝或钝尖。种子长5~10mm，宽
4~6mm，厚2.5~3mm。正糙果3~5月开花，9~10月果熟；春糙果8~10月开
花，翌年3~4月果熟。

■ **生态**　喜冬暖夏凉的山地气候。在土层深厚、排水良好、肥沃湿润、偏酸性的砂
壤土或壤土中生长良好；在干燥贫瘠或低洼积水地段生长不良。

■ **分布**　中国主要分布于福建、广东、广西、江西、云南等省区。

东盟地区主要分布于越南。

■ **化学成分**　果实主要含黄酮类化合物，包括槲皮素-3-O-鼠李糖苷、槲皮素-3-O-葡萄糖
苷、槲皮素-3-O-半乳糖苷、槲皮素-3-O-木糖苷、槲皮素、山柰酚、山柰
酚-3-O-葡萄糖苷、山柰酚-3-O-半乳糖苷、山柰酚-3-芸香糖苷；还含有机酸
类化合物，包括3-咖啡酰奎宁酸或4-咖啡酰奎宁酸或5-咖啡酰奎宁酸、3-阿
魏酰奎宁酸或4-阿魏酰奎宁酸或5-阿魏酰奎宁酸、4-(β-D-吡喃葡萄糖氧基)-
苯甲酸、羟基桂皮酸、羟基苯甲酸等；又含挥发油，其中主要成分是反式
茴香脑。另外，本品还含对丙烯基苯基异戊烯醚、α-蒎烯、β-蒎烯、樟烯、
月桂烯、α-水芹烯、α-柠檬烯、3-蒈烯、桉叶素、4(10)-侧柏烯、α-松油烯、
芳樟醇、α-松油醇、4-松油醇、爱草脑、顺式茴香脑、茴香醛、α-香柑油
烯、顺式-β-金合欢烯、反式丁香烯、对苯二醛、β-甜没药烯、α-薄草烯、3-
甲氧基苯甲酸甲酯、β-芹子烯、对甲氧基苯-2-丙酮、δ-荜澄茄烯及γ-荜澄茄
烯、β-愈创木烯、橙花叔醇、榄香醇、甲基异丁香油酚、β-橄榄烯、胡萝卜
次醇、柏木醇、对甲氧基桂皮醛。

■ **药理作用**　具有抗菌、抗氧化、抗肿瘤、抗血管生成、杀虫、镇痛、镇静、抗惊厥等
作用，能降低谷丙转氨酶含量，对异柠檬酸裂合酶活性有抑制作用，能治
疗肺结核，对肝内苯并芘、黄曲霉毒素B$_1$等致癌物的代谢有促进作用。无
明显毒性及不良反应。

■ **应用**

　　柬埔寨　治疗泄泻、痛证、失眠、慢性呼吸道感染和消化不良。浸渍剂可祛风、止
痉，治疗胃肠胀气；作香料入膳治疗咳嗽；其挥发油局部外用治疗小儿疝
气痛、风湿痹痛、耳痛。

　　中国　果实可祛风理气、和胃调中，治疗呕吐、腹胀、腹痛、疝气痛等。

老挝   治疗咽喉肿痛。

缅甸   花用作祛风剂。

泰国   干燥果实可作吸入剂；其挥发油用于推拿。

越南   治疗呕吐、胃痛、失眠、皮炎和风湿痹痛。其挥发油可祛风、抗菌，治疗
              风湿痹痛和胃病；果实生用或入散剂可镇静，治疗神经紧张和失眠。

■ **使用注意**   阴虚火旺者禁服。

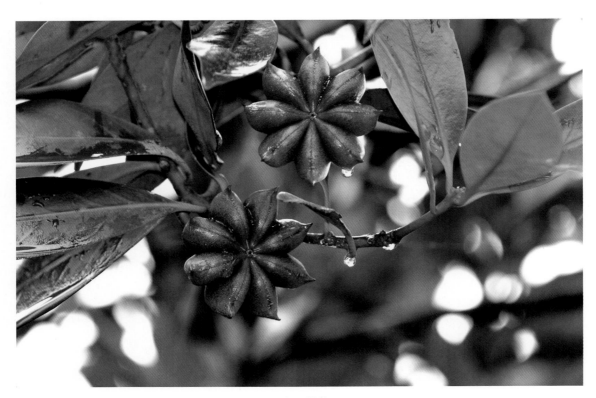

八角原植物

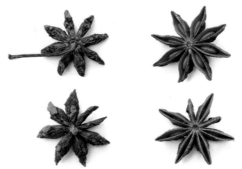

1cm

八角药材（果实）

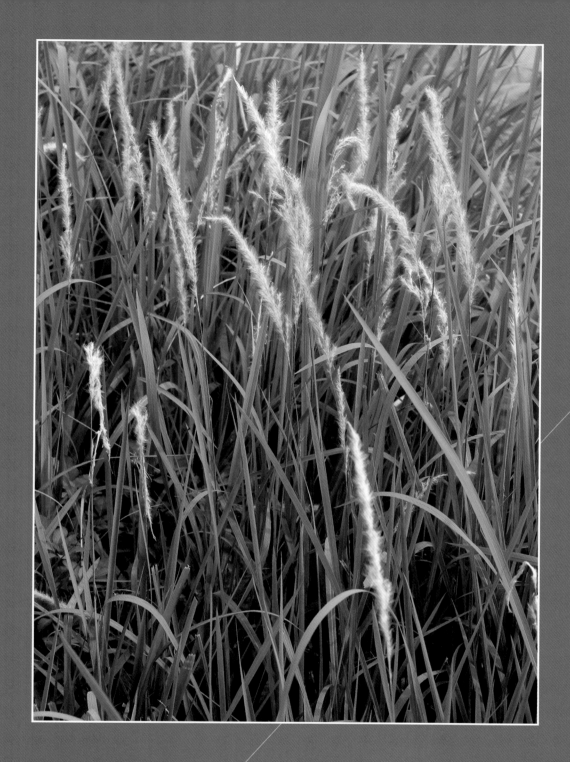

183 白茅

Imperata cylindrica (L.) Raeusch.

■ 学名	*Imperata cylindrica* (L.) Raeusch.
■ 科	禾本科
■ 异名	*Lagurus cylindricus* L., *Imperata arundinacea* Cirillo

■ **本地名称**

柬埔寨　ស្បូវ Sbow.

中国　白茅Bái máo，茅Máo，白茅草Bái máo cǎo，丝茅草Sī máo cǎo。

老挝　ຫຍ້າຄາ Nha kha.

马来西亚　Alang-alang, Lalang.

缅甸　သက္ကရပ္ Thek-kae.

菲律宾　Kugon, Panaw.

泰国　หญ้าคา Ya kha.

越南　Cỏ tranh, Bạch mao căn, Lạc cà (Tay), Gan (Dao), Đia (Kdong) {C[or] tranh, B[aj]ch mao c[aw]n, L[aj]c c[af] (Tay), Gan (Dao), [dd]ia (Kdong)}.

■ **通用名称**　Alang-alang, Beady grass, Bedding grass, Cogon grass, Cotton grass, Cotton-wool grass, Kunai grass, Ramsammy grass, River farm grass, Sharp grass, Silky grass, Silver spike, Silver spike grass, Sword grass, Thatch grass, Woolly grass.

■ **药用部位**　根茎。

■ **植物描述**　多年生草本，高0.6~1.2m。根茎白色，匍匐横走。茎丛生，直立，节无毛或有胡须。叶条形；叶鞘革质，无毛或被微毛；叶片长10~80cm，宽0.5~2cm。圆锥花序紧缩呈穗状，长10~30cm，银白色；小穗密集；每个

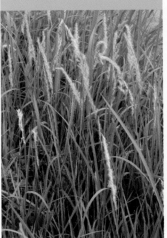

小穗具多数花。花两性，具内外稃；雄蕊2，花丝长，花药黄色；雌蕊1，具较长的花柱。颖果椭圆形，暗褐色，成熟的果序被白色长柔毛。

■ **生态** 生于低山带平原河岸草地、沙质草甸、荒漠与海滨。生长迅速，易再生，适阳，耐旱。

■ **分布** 中国主要分布于安徽、福建、广东、广西、贵州、海南、河北、黑龙江、河南、湖北、湖南、江苏、江西、辽宁、内蒙古、陕西、山东等省区。

东盟地区主要分布于印度尼西亚、马来西亚、缅甸、菲律宾等国家。

阿富汗、印度、日本、巴布亚新几内亚、巴基斯坦、俄罗斯亦有分布。

■ **化学成分** 根茎含有联苯醚类化合物cylindol A和cylindol B、酚类化合物白茅烯、倍半萜类化合物白茅根萜、木脂素类化合物graminone A和graminone B等；还含有5-羟色胺和三萜类化合物，包括芦竹素、白茅素、羊齿烯醇、异山柑子萜醇和aimiarenol；又含蔗糖、葡萄糖、果糖、木糖等糖类物质，以及各类酸，如苹果酸、柠檬酸、酒石酸、绿原酸、香豆酸和草酸。

■ **药理作用** 具有抗炎、抗病毒、保肝、抗组胺、杀虫等作用，能抗血小板聚集、抑制血管收缩，有抗肿瘤活性，能作用于肉瘤和腺癌。

■ **应用**

柬埔寨　根茎可利尿、滋补、止血、消炎，治疗溃疡、肿瘤、急性肾炎、鼻衄、咯血、高血压。

中国　根茎治疗吐血、衄血、尿血、小便不利、小便热淋、反胃、急性肾炎、水肿、黄疸、呕吐、肺热咳嗽、气喘；花序治疗衄血、吐血、外伤出血。

老挝　治疗癃闭、发热、肾结石。

缅甸　根治疗痔疮。

菲律宾　新鲜根茎煎剂可用作利尿剂和治疗痢疾；果穗煎剂可用作疗创药和镇静剂。

泰国　根茎可利尿、清热、止咳，治疗黄疸、肾结石、肝炎、高血压、鼻衄、呕血、尿血、淋病、口疮、口渴；全草可清热；叶治疗荨麻疹；花可止血、止痛，治疗呕血；毛状体可止血、消炎、化脓，治疗鼻衄、便血。

越南　根茎煎剂口服治疗尿少、尿痛、小便频数、尿血、吐血、鼻衄、急性肾炎伴水肿、口渴、黄疸；花治疗咯血。植物干品常用剂量为10~20g/d，炭制品煎剂或浸渍剂常用口服剂量为2~4g。

■ **使用注意** 脾胃虚寒者、孕妇禁服。

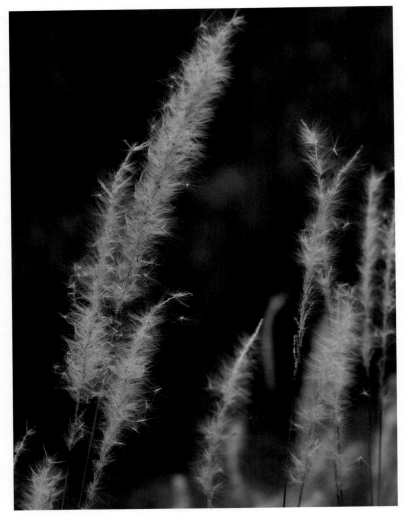

白茅原植物

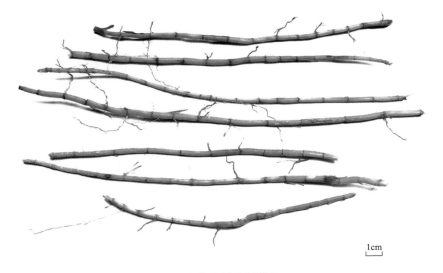

1cm

白茅药材（根茎）

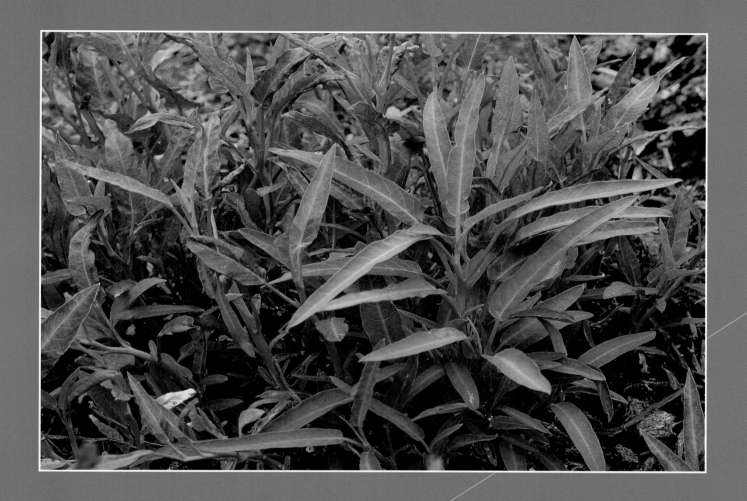

184 蔊菜

Ipomoea aquatica Forssk.

学名	*Ipomoea aquatica* Forssk.
科	旋花科
异名	*Ipomoea natans* Dinter & Suess., *Ipomoea repens* Roth, *Ipomoea reptans* Poir., *Ipomoea sagittifolia* Hochr., *Ipomoea subdentata* Miq.

■ **本地名称**

柬埔寨	ត្រកួន Traa kuon.
中国	蕹菜Wèng cài，空心菜Kōng xīn cài，蕹 Wèng，瓮菜 Wèng cài，空筒菜 Kōng tǒng cài。
老挝	ຜັກບຸ້ງ Phak bung.
马来西亚	Kangkung.
缅甸	ကန်စွန်းရွက်ကြီ Kazun.
菲律宾	Kangkong.
泰国	ຜັກບຸ້ງ Phak bung.
越南	Rau muống {Rau mu[oos]ng}.

■ **通用名称**　Water spinach, River spinach, Water morning glory, Water convolvulus.

■ **药用部位**　茎、叶、花蕾。

■ **植物描述**　一年生草本，蔓生。茎圆柱形，节明显，节上生根，节间中空，无毛。单叶互生；叶柄长3~14cm，无毛；叶片形状大小不一，卵形、卵状披针形、长圆形或披针形，长3.5~17cm，宽0.9~8.5cm，先端锐尖或渐尖，具小尖头，基部心形、戟形或箭形，全缘或波状，偶有少数粗齿。聚伞花序腋生，有1~5花；花序梗长1.5~9cm；苞片小鳞片状；花梗长1.5~5cm；花萼5裂，近于等长，卵形；花冠白色、淡红色或紫红色，漏斗状；

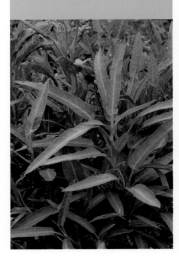

雄蕊5，不等长，花丝基部被毛；子房圆锥形，无毛，柱头头状，浅裂。蒴果卵圆形至球形，无毛。种子多数，密被短柔毛。

■ **生态**　宜生于气候温暖湿润、土壤肥沃多湿的地方。不耐寒，遇霜冻茎、叶枯死。在水渠中生长旺盛。在非热带地区，当水分、光照充足时，极易生长，扦插易生根。

■ **分布**　中国主要分布于中部及南部各省区。

东盟地区主要分布于柬埔寨、印度尼西亚、老挝、马来西亚、缅甸、泰国、越南、菲律宾等国家。

孟加拉国、尼泊尔、巴布亚新几内亚、巴基斯坦、斯里兰卡、澳大利亚，及太平洋岛屿和南美洲、非洲地区亦有分布。

■ **化学成分**　全草含维生素类、蛋白质、酚类物质、萜烯类物质、谷氨酰胺、丙氨酸、三萜类物质、β-胡萝卜素、α-生育酚、叶黄素、叶黄素氧化物、蔗糖、N-反式-N-阿魏酰基酪胺。

■ **药理作用**　叶醇提物具有抗微生物和抗炎作用，能抑制前列腺素合成、降血糖。

■ **应用**

柬埔寨　茎和叶治疗高热谵妄、重金属中毒、高血糖症。

中国　除作蔬菜食用外，还可药用。内服解饮食中毒，外敷治疗骨折、腹水及无名肿毒。

老挝　可作蔬菜食用。

马来西亚　可烹食。

菲律宾　植株顶端部分可用作泻药。可烹食。

泰国　可作蔬菜食用。

越南　可烹食。

■ **使用注意**　生食可致姜片虫病。

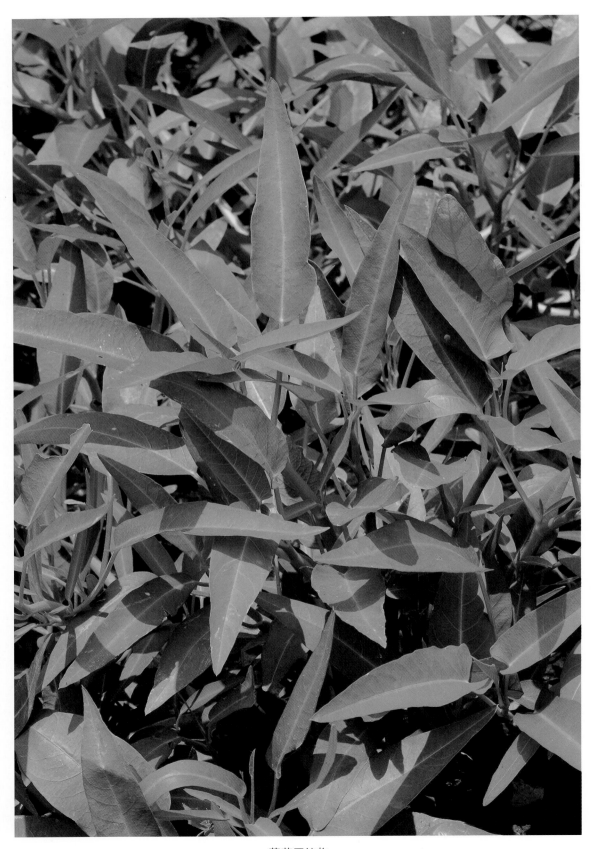

蕹菜原植物

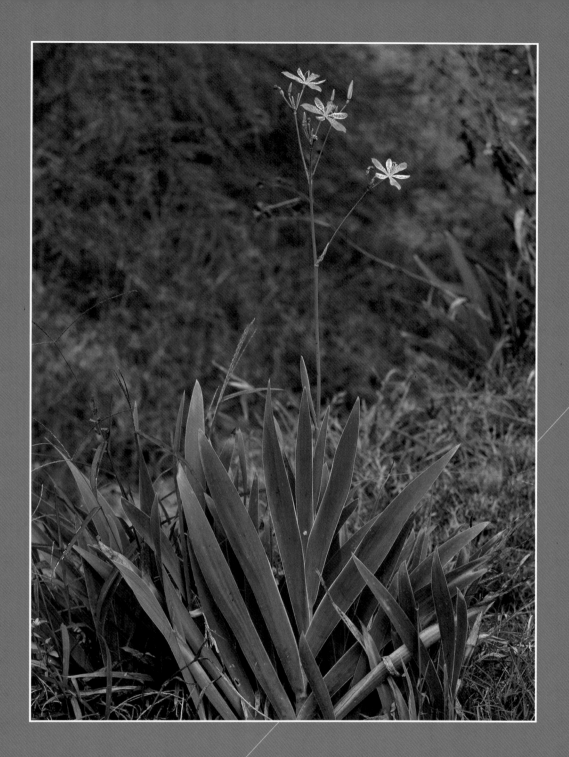

185 射干

Iris domestica (L.) Goldblatt & Mabb.

■ 学名	*Iris domestica* (L.) Goldblatt & Mabb.
■ 科	鸢尾科
■ 异名	*Belamcanda chinensis* (L.) DC, *Epidendrum domesticum* L., *Vanilla domestica* (L.) Druce, *Belamcanda punctata* Moench.

■ 本地名称

柬埔寨　ប្រទាលពានជព្ពាំងប្រទាលផ្អិត Praorteal pien chingcherng.

中国　射干Shè gān，乌扇Wū shàn，乌蒲Wū pú，黄远Huáng yuǎn，草姜Cǎo jiāng，凤翼Fèng yì，鬼扇Guǐ shàn，较剪草 Jiào jiǎn cǎo。

老挝　ຫວ້ານດາບ Varn dab，ພາຍສະຫວ່ງ Pay sa leang.

马来西亚　Pokok kipas.

缅甸　ကားသစ္စူးပန်း Kyathit hnin pan.

泰国　ว่านหางช้าง Wan hang chang.

越南　Rẻ quạt, Xạ can, Lưỡi đòng {R[er] qu[aj]t, X[aj] can, L[uw][owx]i [dd][of]ng}.

■ 通用名称　Blackberry lily, Dwarf tiger lily, Leopard flower, Leopard lily.

■ 药用部位　根茎。

■ 植物描述　多年生草本。根茎粗壮，横生，鲜黄色。茎高0.5~1.6m，具3~5分枝。每分枝具叶8~14，长20~60cm，宽2~4cm，先端渐尖，基部抱茎。聚伞花序伞房状顶生，枝端着生数花；花红橙色，带深色斑点，直径3~4cm；花梗细长，长约1.5cm；花被外轮倒卵形或椭圆形，长约2.5cm，宽约1cm，先端圆钝，基部楔形；雄蕊长1.8~2cm；花柱底部3棱，上部增粗，花药分裂。蒴果长2.5~3cm，直

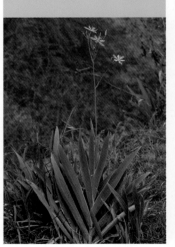

径1.5~2.5cm，顶端无喙。种子黑色，直径约5mm，蒴果开裂后宿存在胎座上。

- **生态**　生于林缘或山坡草地，大部分生于海拔较低的地方，但在海拔2000~2200m处也可生长。喜温暖、光照充足环境，耐旱，耐寒。对土壤条件要求不严，在山坡旱地中亦能栽培；最宜生于肥沃疏松、地势较高、排水良好的砂壤土中；中性或微碱性壤土亦适宜；忌低洼地和盐碱地。

- **分布**　中国主要分布于安徽、福建、甘肃、广东、广西、贵州、海南、河北、黑龙江、河南、湖北、湖南、江苏、江西、吉林、辽宁、宁夏、陕西、山东、山西、四川、台湾、西藏、云南、浙江等省区。

  东盟地区主要分布于柬埔寨、老挝、缅甸、泰国、越南、菲律宾等国家。

  不丹、日本、尼泊尔、俄罗斯、印度和韩国亦有分布。

- **化学成分**　根茎含黄酮类化合物、三萜类化合物、氧杂蒽酮、查耳酮、异黄酮以及二苯乙烯类物质，如柚皮苷、鸢尾黄素、鸢尾苷、紫罗兰素等。

- **药理作用**　具有抗炎、抗菌、抗真菌、抗癌作用。

- **应用**

  柬埔寨　治疗扁桃体炎、心绞痛、挫伤、发热、细菌感染、食物中毒和咳嗽等。

  中国　根茎可清热解毒、散结消炎、消肿止痛、止咳化痰，治疗扁桃体炎、咽喉肿痛、腰痛等。

  老挝　根茎和叶治疗咳嗽和扁桃体炎；叶入煎剂治疗便秘、子宫痛、月经不调、痛经、产后毒血症。

  泰国　根茎可化痰、通便、祛风、止咳，治疗咽喉肿痛、子宫痛、炎症；叶可通便。

  越南　治疗急性咽炎、急性扁桃体炎、声门水肿、咳嗽咳痰。

- **使用注意**　根茎孕妇忌用。

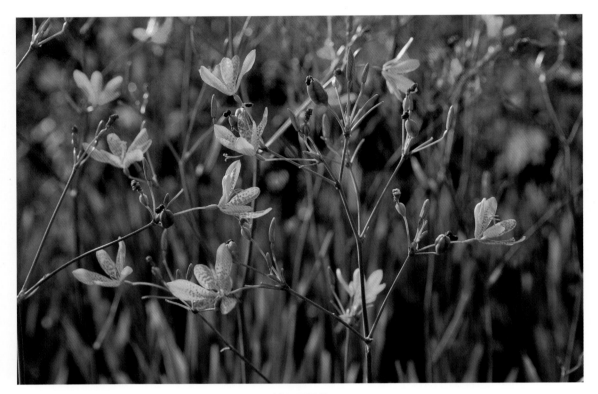

射干原植物

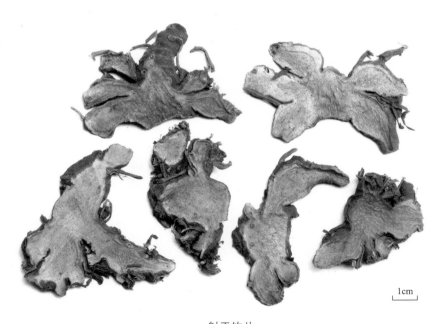

1cm

射干饮片

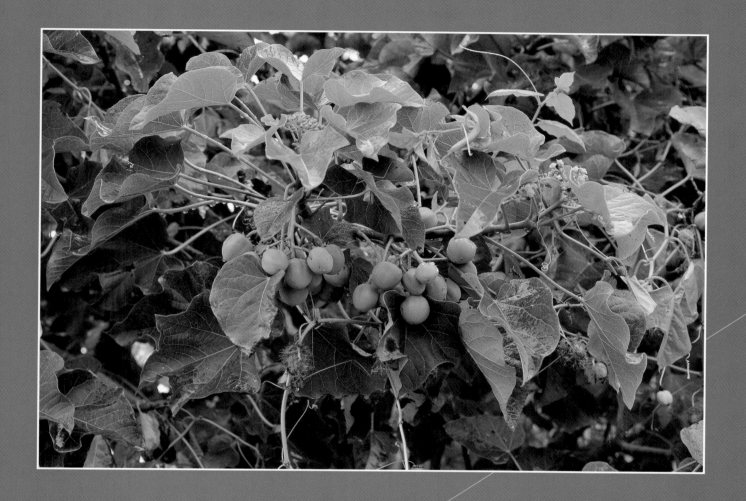

186 麻疯树

Jatropha curcas L.

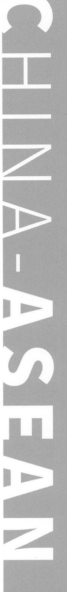

■ 学名	*Jatropha curcas* L.
■ 科	大戟科
■ 异名	*Jatropha curcas* var. *rufa* McVaugh

■ **本地名称**

柬埔寨	ល្ហុងខ្វាង Lahong kvaang.
中国	麻疯树Má fēng shù，假桐油Jiǎ tóng yóu，青桐木Qīng tóng mù，黄肿树Huáng zhǒng shù。
老挝	ໝາກເຍົ້າຂາວ Mark nyao khao.
马来西亚	Jarak.
缅甸	စည်းရိုးဖုကကွန်ဆူ Siyo kyet su.
菲律宾	Tubangbakod, Kasla, Tubatuba, Tagumbaw.
泰国	สบู่ดำ Sa bu dum.
越南	Dầu mè, Ba đậu nam, Dầu lai, Đông thụ, Nhao (Tày) {D[aaf]u m[ef], Ba [dd][aaj]u nam, D[aaf]u lai, [dd][oo]ng th[uj], Nhao (T[af]y)}.

■ **通用名称**   Physic nut, Barbados nut, Poison nut, Bubble bush, Purging nut.

■ **药用部位**   叶、树胶。

■ **植物描述**   灌木或小乔木。叶互生或近对生，卵状圆形或近圆形，不裂或3~5浅裂，先端钝，基部心形，绿色至浅绿色。花单性，雌雄同株；聚伞花序腋生；雄花萼片和花瓣各5，花瓣淡黄色，披针状椭圆形；雄蕊10，2轮；雌花无花瓣，子房2~3室，无毛，花柱3，柱头2裂。蒴果近球形，熟时黄色。种子长圆形，黑色。

■ **生态**   生于平地、路旁或灌丛中。为根系粗壮的喜阳植物，耐旱、耐贫瘠能力极强。对土壤条件要求不严，生长迅速。

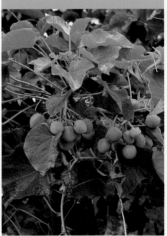

■ **分布**　中国主要分布于福建、台湾、广东、海南、广西、贵州、四川、云南等省区。

　　　　东盟地区主要分布于柬埔寨。

　　　　世界其他热带地区亦有分布。

■ **化学成分**　全株含花生四烯酸、山嵛酸、蛋白酶、curcasin、curcacycline A、麻疯树毒蛋白、鳕油酸、jatrocurin、二十四烷酸、亚油酸、十七烷酸、二十二碳六烯酸、肉豆蔻酸、蜜橘黄素、神经酸、油酸、棕榈酸、棕榈油酸、十五烷酸等。

　　　　地上部分含二萜类化合物，如十四烷基-(E)-阿魏酸盐、3-O-(Z)-香豆酰齐墩果酸、heudelotinone、表-异麻疯树二酮、2-α-羟基麻疯树二酮、2-甲基蒽醌、麻疯树酮A、麻疯树酮B、curcusone A~D、麻疯树醇、scopaletin、heudelotinone、15-epi-(4E)-jatrograssidentadien、异麻疯树二酮。

　　　　叶的甲醇提取物中含黄酮类化合物，如6,6″-二-C-β-D-吡喃葡萄糖苷-亚甲基-(8,8″)-双芹菜素、芹菜素7-O-β-D-新橙皮苷、芹菜素7-O-β-D-半乳糖苷、荭草苷、牡荆素、牡荆苷Ⅱ、芹菜素，还含有22,23-二氢豆甾醇、α-生育酚、β-胰淀粉样肽和三十二烷醇。

　　　　种子含毒蛋白麻疯树毒素、脂肪油、牡荆黄素、异牡荆素及芹黄素。

■ **药理作用**　具有抗肿瘤、促进伤口愈合、抗病毒、抗菌、杀虫、堕胎等作用，有促凝血和抗凝血的双重作用。种仁有泻下和催吐作用。有急性毒性，种子毒性大，枝叶次之。

■ **应用**

　　柬埔寨　乳胶可抗菌、清创；叶可杀虫、催乳，治疗疖疮；种子油可制成香皂或润滑油，可通便，内服或外用可致滑胎；茎汁可止血；嫩枝可抗HIV（人类免疫缺陷病毒）；叶提取物可治疗消渴。

　　中国　内服治疗急性胃肠炎、腹痛、霍乱吐泻；外用治疗跌打肿痛、骨折、创伤，可止血，同时治疗伤口溃疡、瘙痒。

　　缅甸　全株外用治疗疖疮、湿疹；叶煎剂可促进母乳分泌；种子可用作泻药。

　　菲律宾　种子油可用作强力泻药；叶或根煎剂治疗腹泻；树皮药膏治疗扭伤、脱臼和蛇伤；黏液治疗牙痛。

■ **使用注意**　过敏体质慎用。有毒，内服时慎用。

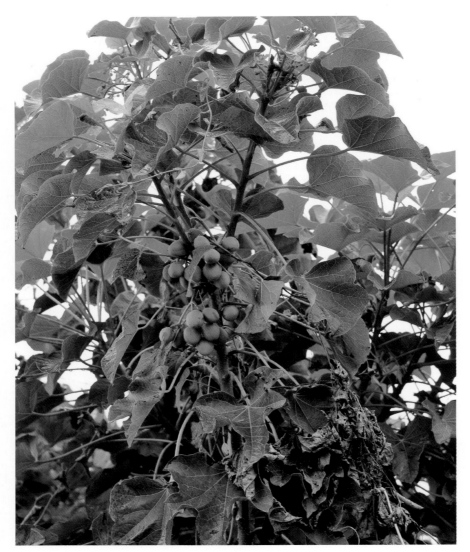

麻疯树原植物

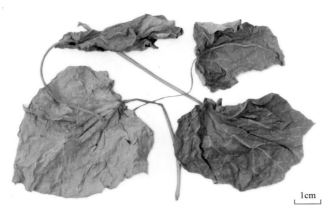

1cm

麻疯树药材

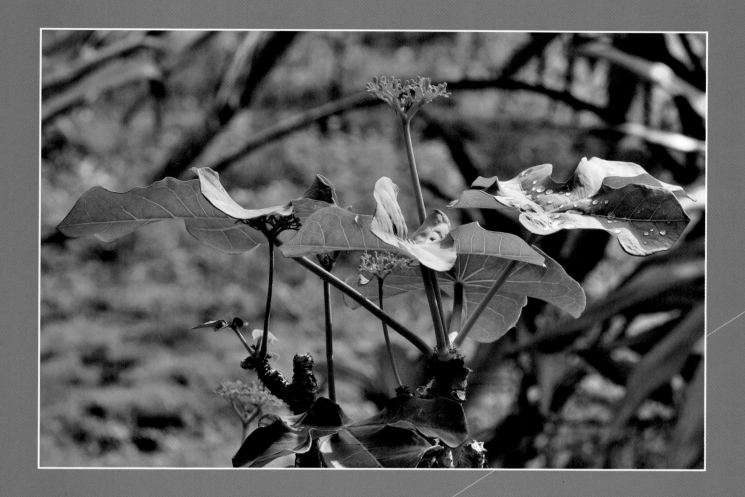

187 佛肚树

Jatropha podagrica Hook.

| 学名 | *Jatropha podagrica* Hook. |
| 科 | 大戟科 |

本地名称

中国	佛肚树Fó dù shù，独角莲Dú jiǎo lián。
老挝	ເທວະດານັ່ງແທ່ນ Thae va da nang thaen.
马来西亚	Jarak bunting, Lidah batu.
缅甸	တပင်ရွှေထီး Tabin-shwe-hti.
泰国	หนุมานนั่งแท่น Ha nu man nang thaen.
越南	Ngô đồng, Vạn linh, Sen núi, Đầu lai có củ {Ng[oo] [dd][oof]ng, V[aj]n linh, Sen n[us]i, [dd][aaf]u lai c[os] c[ur]}.

通用名称　Guatemala rhubarb, Gout stalk.

药用部位　全草。

植物描述　直立灌木，高达2m，茎基部或下部通常膨大呈瓶状；枝条粗短，肉质，具散生突起皮孔，叶痕大且明显。叶盾状着生，轮廓近圆形至阔椭圆形，长8~18cm，宽6~16cm，顶端圆钝，基部截形或钝圆，全缘或2~6浅裂，上面亮绿色，下面灰绿色，两面无毛；掌状脉6~8；叶柄长8~10cm，无毛；托叶分裂呈刺状，宿存。花序顶生，具长总梗，分枝短，红色，花萼长约2mm，裂片近圆形，长约1mm；花瓣倒卵状长圆形，长约6mm，红色。雄花：雄蕊6~8，基部合生，花药与花丝近等长。雌花：子房无毛，花柱3，基部合生，顶端2裂。蒴果椭圆形，长13~18mm，直径约15mm，具3纵沟。种子长约1.1cm，平滑。几乎全年开花结果。

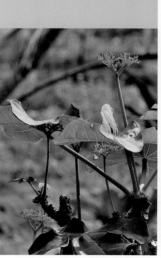

■ **生态**　　喜阳，最宜生长于22~28℃的环境中。栽培。

■ **分布**　　中国主要分布于福建、广东、广西、海南、云南等省区。

　　　　　　东盟地区主要分布于马来西亚。

　　　　　　美洲中部亦有分布。

■ **化学成分**　全草含japodagricanone A、japodagricanone B、jatrodagrione (A、B、D、E)、jatrogrossidion、15-*epi*-4Z-jatrogrossidentadion、4Z-jatrogrossidentadion、4E-jatrogrossidentadion、2-*epi*-hyd-roxyisojatrogrossidentadion、2-hydroxyisojatro-grossidentadion、2-*epi*-isojatrogrossidion、isojatrogrossidion、jatrophodione、nimbisonol、ent-3β-hydroxypimara-8,15-dien-12-one、clemaphenol A、皮树脂醇、(3R,8S)-福尔卡烯炔二醇、6,7-二甲氧基香豆素、秦皮素啶、6-二甲氧基-7,8-二羟基-香豆素。

■ **药理作用**　具有抗菌和解痉作用。

■ **应用**

　　中国　　全草治疗毒蛇咬伤。

　　老挝　　可解毒。

　　马来西亚　治疗毒蛇咬伤、足部溃疡、鼻咽癌、痤疮。

　　缅甸　　叶、果实和花用作口腔清洗剂，治疗口腔疾病；树脂治疗溃疡。

　　泰国　　乳胶治疗刀伤出血。

■ **使用注意**　有毒性，慎用。

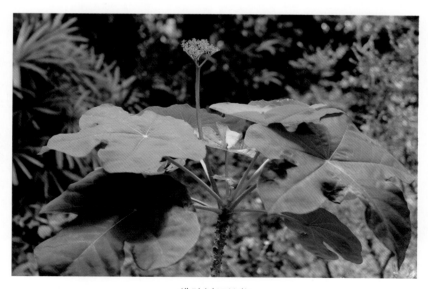

佛肚树原植物

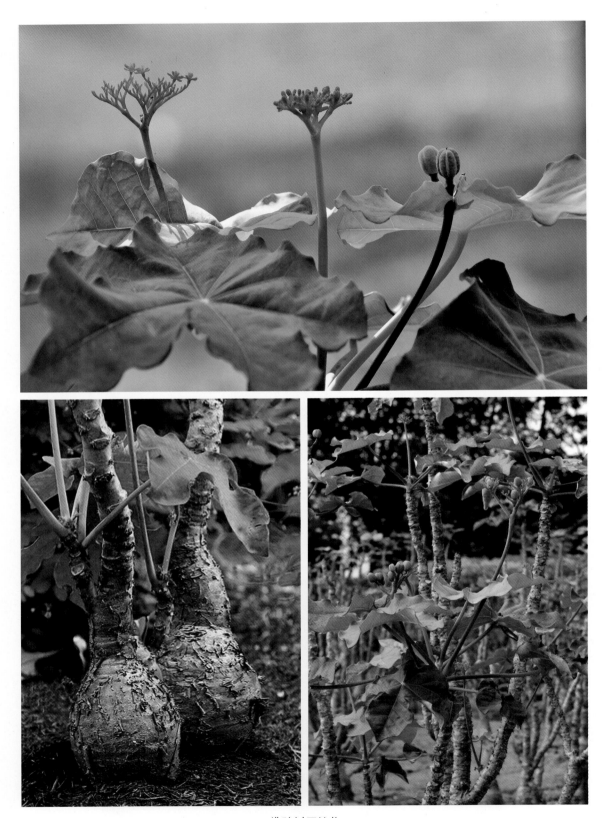

佛肚树原植物

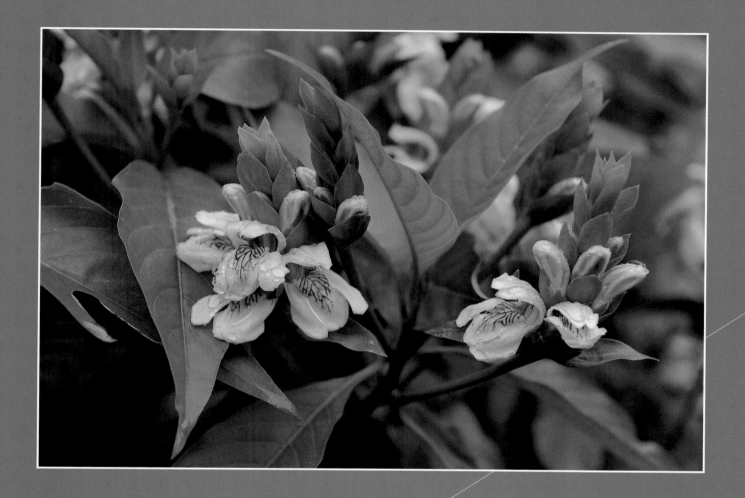

188 鸭嘴花

Justicia adhatoda L.

■ 学名	*Justicia adhatoda* L.
■ 科	爵床科
■ 异名	*Adhatoda arborea* Raf., *Adhatoda vasica* Nees, *Adhatoda zeylanica* Medik., *Dianthera latifolia* Salisb., *Ecbolium adhatoda* (L.) Kuntze, *Ecbolium latifolium* (Benth. & Hook. f.) Kuntze

CHINA-ASEAN

■ **本地名称**

中国　鸭嘴花Yā zuǐ huā，大驳骨Dà bó gǔ，大驳骨消Dà bó gǔ xiāo，牛舌兰Niú shé lán，龙头草Lóng tóu cǎo。

老挝　ຫູຮາຂາວ Hou ha khao.

缅甸　မယားဆက်ကြီး Muyar-gyi.

泰国　บัวลาขาว Bua la khao, เสนียด Sa niat.

越南　Xuân tiết {Xu[aa]n ti[ees]t}.

■ **通用名称**　Malabar nut.

■ **药用部位**　根、茎、叶、花、果实、种子。

■ **植物描述**　灌木。树皮浅黄色，枝圆柱形，幼枝被短柔毛，节膨大。单叶交互对生；叶片革质，椭圆形至披针形，先端渐尖，基部阔楔形，全缘，两面无毛。穗状聚伞花序腋生，花密集，花序梗短；苞片叶状，阔卵形；花萼合生，钟状；花冠合瓣，圆柱形；雄蕊2，花丝粗壮，基部无毛，花药2室，不等高；雌蕊1，心皮2。蒴果室背开裂；种子2。种子近球形，无毛，无胚乳。

■ **生态**　生于路边、池塘边及田埂上。

■ **分布**　中国主要分布于广东、广西、海南、云南等省区。

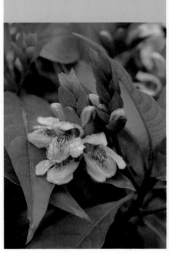

东盟地区主要分布于老挝、印度尼西亚、马来西亚等国家。

印度、尼泊尔、巴基斯坦和斯里兰卡亦有分布。

■ **化学成分**　叶含有喹唑啉类生物碱、鸭嘴花碱、鸭嘴花酮碱、脱氧鸭嘴花碱、氧化鸭嘴花碱和挥发油。

花含有β-谷甾醇-D-葡萄糖苷、山柰酚和槲皮素糖苷。

根含有鸭嘴花酮碱、鸭嘴花醇碱、骆驼蓬碱、羟基氧化查耳酮、氧化查耳酮苷，还含有具有特异性气味的挥发性物质和有机酸。

■ **药理作用**　具有抗炎、抗微生物、镇咳、降血糖、促凝血、促进子宫收缩的作用，能治疗哮喘，且有堕胎作用。毒性低，对机体无不良影响。

■ **应用**

中国　可祛风行血、消肿止痛，治疗关节炎和跌打损伤。

老挝　治疗风湿痹痛、发热。

缅甸　治疗呕血、便血、肺部疾病、痔疮出血、干咳。

泰国　根可化痰、清热、杀虫，治疗肺痨、支气管炎；茎皮可清热、止呕；叶可清热、平喘、止咳、化痰，治疗肺痨。

■ **使用注意**　可催产，孕期禁用。

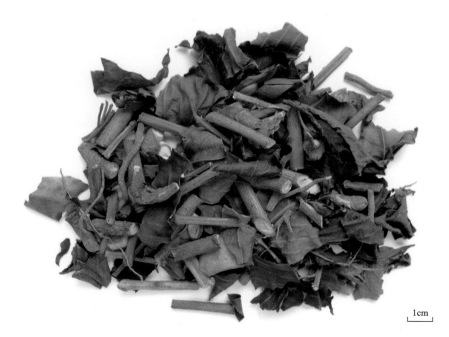

1cm

鸭嘴花药材

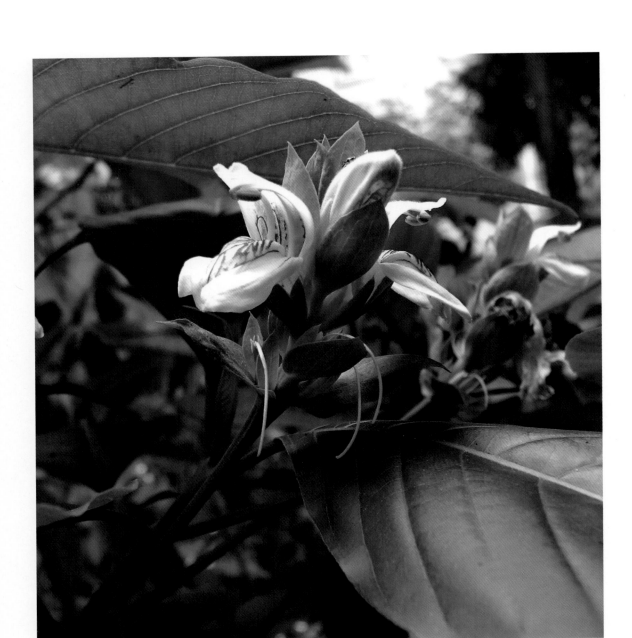

鸭嘴花原植物

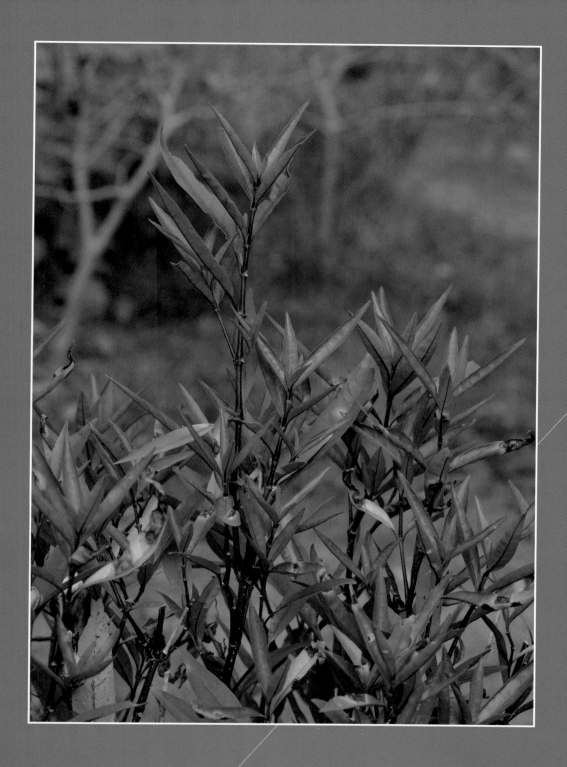

189 小驳骨

Justicia gendarussa Burm. f.

学名	*Justicia gendarussa* Burm. f.
科	爵床科
异名	*Dianthera subserrata* Blanco

■ **本地名称**

柬埔寨　ឆ្អឹងមាន់ខ្មៅ Choeng meankhmav.

中国　小驳骨 Xiǎo bó gǔ，小接骨Xiǎo jiē gǔ，驳骨草Bó gǔ cǎo，驳骨丹Bó gǔ dān，接骨草Jiē gǔ cǎo，四季花Sì jì huā，小还魂Xiǎo huán hún，骨碎草Gǔ suì cǎo，细骨风Xì gǔ fēng。

老挝　ປີກໄກ່ດຳ Pik kai dam.

马来西亚　Gandarusa.

缅甸　ဖဝါးနက် Pha wa net.

菲律宾　Limangsugat.

泰国　กระดูกไก่ขาว Kraduk kai khawo.

越南　Thanh táo, Thuốc trặc, Tần cửu, Tu huýt, Bơ chầm phòn (Tày) {Thanh t[as]o, Thu[oos]c tr[awj]c, T[aaf]n c[uwr]u, Tu hu[ys]t, B[ow] ch[aaf]m ph[of]n (T[af]y)}.

■ **通用名称**　Willow-leaved justicia.

■ **药用部位**　全株或根、嫩茎、茎皮、叶。

■ **植物描述**　多年生亚灌木，高0.7~1.5m。茎近圆柱形，节膨大，分枝多，无毛。叶对生，叶柄长3~10mm；叶片狭披针形，长6~10cm，宽1~1.5cm，先端急尖至短渐尖，基部渐狭，边缘微波曲。穗状花序顶生或腋生，长3~12cm，上部密生，下部间断；花序梗长0.5~1.5cm；苞片三角形，长2~6mm，宽1~2.5mm，基部苞片较花萼长，顶部苞片

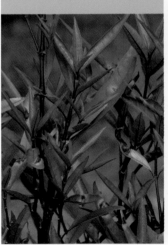

短于花萼，具缘毛；小苞片椭圆形至线状披针形，先端急尖；花萼长约5mm，5裂，裂片线状披针形，近等长，先端渐尖；花冠白色或粉红色，花冠管圆筒状，喉部稍扩大，冠檐二唇形，上唇长圆状卵形，下唇3浅裂；雄蕊伸出，花丝长3~6mm，无毛，花药药室2。蒴果棒状，长约1.2cm，无毛。花期1~4月。

■ **生态**　生于灌丛或路边。适宜于湿润气候。

■ **分布**　中国主要分布于广东、广西、海南、台湾和云南等省区。

东盟地区主要分布于柬埔寨、老挝、马来西亚、缅甸、菲律宾、泰国和越南等国家。

印度、巴布亚新几内亚、斯里兰卡亦有分布。

■ **化学成分**　全株含生物碱类、挥发油类、黄酮类、香豆素类、糖苷类、木脂素类、羽扇豆醇类、取代芳香胺类等。

■ **药理作用**　具有抗炎、镇痛、保肝、免疫抑制、抑制血管生成、抗HIV等作用。

■ **应用**

柬埔寨　全株浸渍剂可止痛、通便、清热；茎皮可催吐；叶可抗疟、杀虫，治疗跌打损伤；叶与油混合外用治疗腺体肿大；叶汁口服治疗小儿咳嗽、疝痛；叶、嫩茎与盐加热外用治疗风湿痹痛；根与牛奶同煎治疗慢性消化不良、痢疾、风湿痹痛和发热。

中国　全株或茎、叶治疗产后发热、产后腹痛、月经不调或关节炎症，外敷治疗跌打肿痛、骨折。

老挝　用于妇人产后补益。

马来西亚　治疗骨折、胃痛、风湿痹痛。

缅甸　全株可用作催吐剂；叶治疗风湿病、瘫痪和耳痛。

菲律宾　根、茎和叶的汤剂治疗口疮和伤口。

泰国　鲜叶外用治疗毒蛇咬伤、骨折，酒制内服可解毒。

■ **使用注意**　过敏体质慎用。

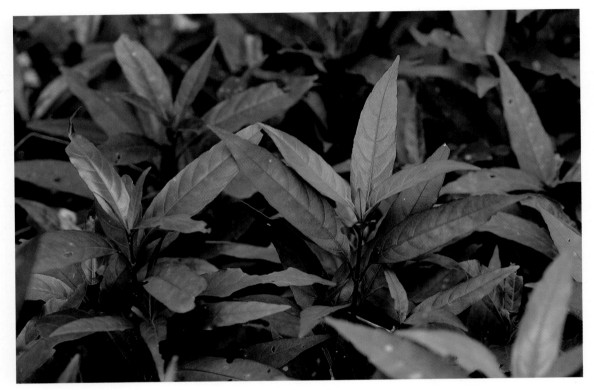

小驳骨原植物

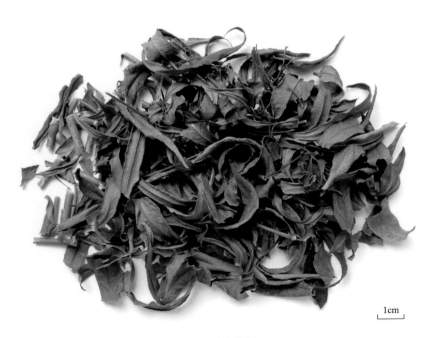

1cm

小驳骨药材

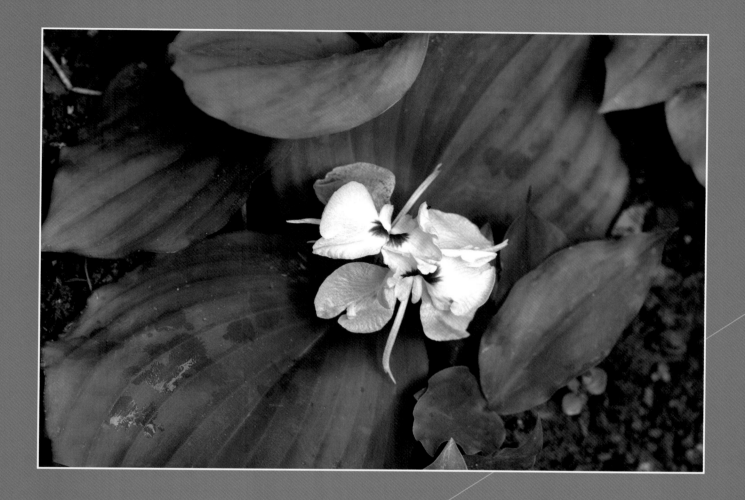

190 山柰

Kaempferia galanga L.

■ 学名	*Kaempferia galanga* L.
■ 科	姜科
■ 异名	*Kaempferia galanga* var. *galanga*, *Kaempferia galanga* var. *latifolia* (Donn ex Hornem.) Donn, *Kaempferia galanga* var. *latifolia* (Donn) Gagnep.

■ **本地名称**

柬埔寨　ម្ទេសព្រោះ Moem brah.

中国　山柰Shān nài，三柰子Sān nài zǐ，三赖Sān lài，山辣 Shān là，三藾 Sān sù。

老挝　ຫວ້ານຫົວມູບ Van toum moup，ຫວ້ານຫອມ Van hom.

马来西亚　Cekur, Cekur jawa, Cengkur, Chekor, Chekor jawa, Chengkor.

缅甸　ကမြွှေးစားဂမုန်း Kun sa gamon.

菲律宾　Gisol.

泰国　เปราะหอม Prou hom.

越南　Địa liền, Thiền liền, Tam nại, Sơn nại, Co xá choóng (Thái) {[dd][ij]a li[eef]n, Thi[eef]n li[eef]n, Tam n[aj]i, S[ow]n n[aj]i, Co x[as] cho[os]ng (Thai)}.

■ **通用名称**　Sand ginger, Aromatic ginger, Cutcherry, East indian galangal.

■ **药用部位**　根茎。

■ **植物描述**　多年生草本，全株具特有香味，味酸。根茎肉质。叶2~3，贴地生长，近无柄；叶片椭圆形至近圆形，长7~16cm，宽5~10cm。穗状花序腋生，花6~12；花白色，中部带紫红色，无梗；苞片披针形，长2~3cm；花萼长2~3cm；花冠白色，冠管长2.5~5cm，3裂；

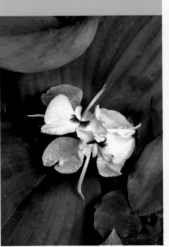

雄蕊无花丝；退化雄蕊卵形至楔形，白色，喉部紫红色。蒴果。

■ **生态**　生于热带、南亚热带平原或低山丘陵。喜温暖、湿润、向阳的气候环境，怕旱，不耐寒。野生的山柰在略有遮阴的地方如空旷林地、林缘和竹林中生长旺盛，可生于各类土壤中，海拔可至1000m，但已很少见。栽培时需选光照充足、排灌方便的砂质土种植。

■ **分布**　中国主要分布于台湾、广东、广西、云南等省区。

东盟地区主要分布于泰国、柬埔寨、越南、缅甸、马来西亚等国家。

印度、孟加拉国亦有分布。

■ **化学成分**　全草含α-蒎烯、莰烯、香芹酮、桉叶油醇、龙脑、肉桂酸乙酯、肉桂酸甲酯、正十五烷、β-水芹烯、α-松油醇、γ-3-蒈烯、对甲氧基肉桂酸乙酯等。

■ **药理作用**　具有抗肿瘤、抗菌、抗氧化、抗炎、镇痛、杀线虫等作用，对单胺氧化酶活性有抑制作用。无明显毒性。

■ **应用**

柬埔寨　根茎可保护小儿囟门；花可用作香料；根茎可兴奋神经、健胃、祛风、止痛；叶和根茎咀嚼可杀虫、抗癌，治疗咳痰咳嗽、咽喉肿痛、支气管哮喘。

中国　根茎可行气温中、消食、止痛，治疗胸腹冷痛、呕吐、腹泻、牙痛、跌打肿痛等。

老挝　入煎剂、散剂或丸剂口服治疗消化不良、胸腹痛、头痛、牙痛、感冒。根茎鲜用可润肤，治疗胃痛、风湿痹痛、胃溃疡。

缅甸　治疗消化不良、绞痛、呕吐，能增强食欲。

菲律宾　根茎与油混合可外用于伤口；叶治疗咽喉痛；烤制根茎治疗风湿性关节炎，切片根茎治疗疖子。

泰国　茎可调经；根茎可清热、祛风。

越南　根茎治疗真菌性皮炎、湿疹，可制成挥发油用。

■ **使用注意**　阴虚血亏及胃有郁火者禁服。

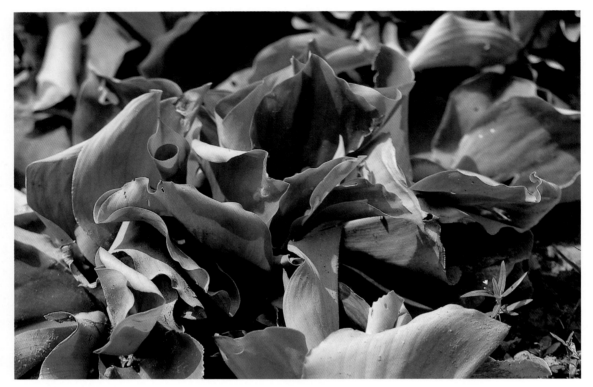

山奈原植物

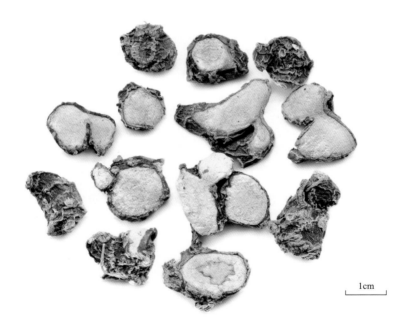

1cm

山奈饮片

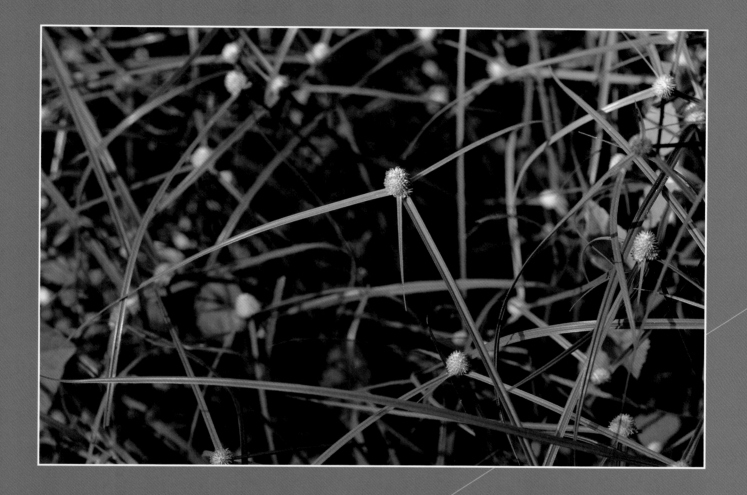

191 短叶水蜈蚣

Kyllinga brevifolia Rottb.

■ 学名	*Kyllinga brevifolia* Rottb.
■ 科	莎草科
■ 异名	*Kyllinga brevifolia* Roem. & Schult. [Illegitimate], *Kyllinga brevifolia* Nees, *Kyllinga brevifolia* Diels, *Kyllinga brevifolia* var. *brevifolia*, *Kyllinga brevifolia* subsp. *brevifolia*

■ **本地名称**

中国　短叶水蜈蚣Duǎn yè shuǐ wú gōng，水蜈蚣 Shuǐ wú gōng，金钮草Jīn niǔ cǎo，土香头 Tǔ xiāng tóu，三荚草Sān jiá cǎo，白香附Bái xiāng fù，无头香Wú tóu xiāng，球子草 Qiú zǐ cǎo，水香附 Shuǐ xiāng fù，山蜈蚣 Shān wú gōng。

老挝　ຫຍ້າແຫ້ວໝູ Nha heo moo.

马来西亚　Rumput teki, Katob perenggang.

缅甸　မြက်သီးပင့ Myet the pin.

菲律宾　Pugopugo.

泰国　หญ้าดอกขาว Ya dok khao, หญ้าหัวโม่ง Ya hua mong.

越南　Cỏ bạc đầu, Cỏ đầu tròn {C[or] b[aj]c [dd][aaf]u, C[or] [dd][aaf]u tr[of]n}.

■ **通用名称**　Short-leaved kyllinga.

■ **药用部位**　全草。

■ **植物描述**　多年生草本。根茎长而匍匐，外被褐色膜质鳞片，具多数节间，每节上生一茎。茎散生，扁三棱形，平滑，具4~5圆筒状叶鞘，叶鞘顶端具叶片。叶片与茎近等长，柔弱，平张，上部边缘和背部中肋具细刺。叶状苞片3，极展开，后期常向下反折。穗状花序

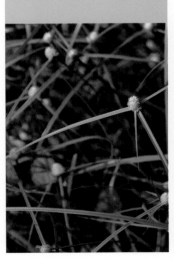

单生，极少2或3，球形或卵球形，具密生的小穗；小穗披针形或长圆状披针形，压扁，有1~2花；颖片膜质，阔卵形，白色，有锈斑，少为麦秆黄色，背面龙骨状突起，绿色，具刺，顶端延伸成外弯的短尖；雄蕊1~3；花柱细长，柱头2。小坚果倒卵状长圆形，扁双凸状，表面密具细点。

■ **生态** 生于海拔600m以上的荒地山坡、路边草丛、灌丛、田边草地、溪边和海边沙滩上。

■ **分布** 中国主要分布于湖北、湖南、贵州、四川、云南、安徽、浙江、江西、福建、广东、海南和广西等省区。

东盟地区主要分布于马来西亚、缅甸、越南、菲律宾等国家。

西亚的热带地区、马达加斯加、喜马拉雅山脉、印度、日本、大洋洲和美洲亦有分布。

■ **化学成分** 全草含山柰酚-3-O-β-洋芹糖-(1→2)-β-葡萄糖苷、异鼠李素-3-O-β-洋芹糖-(1→2)-β-葡萄糖苷、槲皮素-3-O-β-镰刀菌丝红素(1→2)-β-吡喃葡萄糖苷-7-O-α-鼠李吡喃糖苷、β-蒎烯、β-榄香烯、对伞花烃、α-蒎烯、d-柠檬烯、3-蒈烯、芳樟醇、石竹烯、α-石竹烯、($4\alpha R$-反式)-十氢-4α-甲基-1-亚甲基-7-(1-甲基亚乙基)-萘、柏木醇、长叶烯、半日花烷二萜、泪柏醚、13-表-泪柏醚、11α-羟基泪柏醚、1β-羟基泪柏醚，还含有黄酮类成分如牡荆素和荭草苷，以及有机酸和酚类化合物。

■ **药理作用** 具有镇静和抗病毒作用，对抑郁症有治疗作用。无明显毒性。

■ **应用**

中国 全草治疗风寒感冒、头痛、咳嗽、疟疾、黄疸、痢疾、疮疡、跌打损伤。

老挝 用于老年人强身健体。

马来西亚 治疗寒热往来、咽喉肿痛、疟疾、黄疸、跌仆损伤、痈疮肿痛。

缅甸 根茎可治疮。

菲律宾 叶制成膏药可涂于疖子处；全草煎剂可用作利尿剂。

■ **使用注意** 服用期间忌高脂、高蛋白饮食。

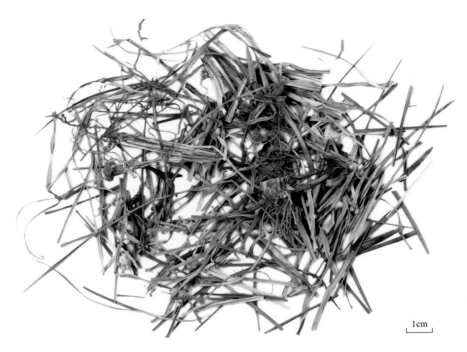

短叶水蜈蚣药材

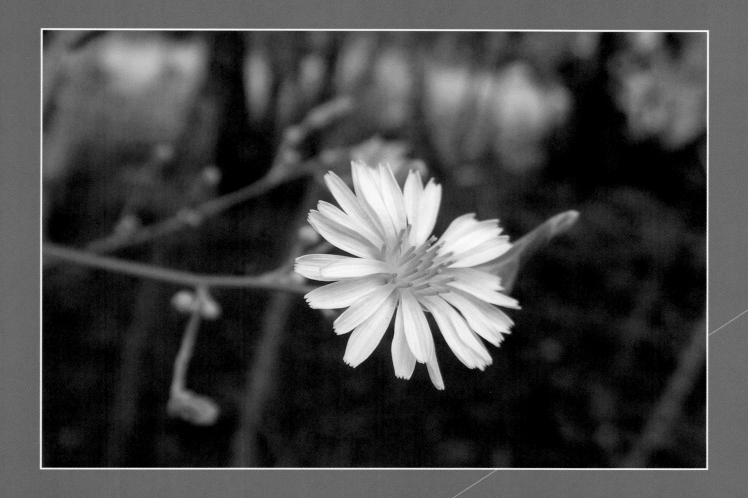

192 翅果菊

Lactuca indica L.

■ 学名	*Lactuca indica* L.
■ 科	菊科
■ 异名	*Pterocypsela indica* (L.) Shih, *Lactuca squarrosa* Miq., *Lactuca brevorostris* Champ.

■ **本地名称**

中国　翅果菊Chì guǒ jú，山莴苣Shān wō jù，苦莴苣Kǔ wō jù，山马草Shān mǎ cǎo，野莴苣Yě wō jù。

老挝　ສະລັດຈີນ Sa lat chine, ຊ້າຜັກກາດXa phack kat.

马来西亚　Daun panjang.

越南　Bồ công anh, Cây mũi mác, Diếp dại, Rau bồ cóc, Rau bao, Phắc bao, Lin hán (Tay), Lày máy kìm (Dao) {B[oof] c[oo]ng anh, C[aa]y m[ux]i m[as]c, Di[ees]p d[aj]i, Rau b[oof] c[os]c, Rau bao, Ph[aws]c bao, Lin h[as]n (Tay), L[af]y m[as]y k[if]m (Dao)}.

■ **通用名称**　Indian lettuce.

■ **药用部位**　全草或根、地上部分。

■ **植物描述**　一年生或二年生草本，高达1m，全株具乳状汁液。茎直立，单生，上部圆锥状或总状圆锥状分枝，全部茎枝无毛。叶互生，近无柄，茎下部叶长圆形，深裂，裂片先端渐尖，基部圆钝，边缘具齿；中上部叶逐渐变短、狭窄。头状花序顶生或腋生，组成圆锥花序，长20~40cm；每个头状花序有花8~10；花黄色；花冠舌状；雄蕊5，花药箭形。瘦果小，黑色，白色冠毛簇生。

■ **生态**　生于山谷、山坡林缘及林下，灌丛中，水沟

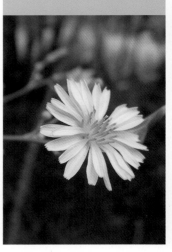

边，山坡草地或田间。喜湿，幼时耐荫。在路边或未经耕作的场地和河岸边的潮湿土壤中生长迅速。在光照充足处生长的个体通常能比长在荫蔽处的个体更好地开花。

■ **分布**　中国主要分布于北京、吉林、河北、陕西、山东、江苏、安徽、浙江、江西、湖北、湖南、广东、海南、四川、贵州、云南、西藏等省区（市）。
东盟地区主要分布于老挝、泰国、越南、菲律宾等国家。
印度亦有分布。

■ **化学成分**　全草含莴苣苦素、蒲公英素、蒲公英酮、蒲公英甾醇、大波斯菊苷、树脂、果胶糖、蜜蜂花酸和对羟基苯乙酸等。

■ **药理作用**　具有镇静、解毒、抗炎、降低血中胆固醇等作用，植物中的黄酮类成分对血液中过氧化物酶和过氧化氢酶等脱氧酶活性有抑制作用。

■ **应用**

中国　全草或根治疗咽喉肿痛、肠痈、疮疖肿毒、宫颈炎、产后瘀血腹痛、疣瘤、崩漏、痔疮出血。

老挝　可滋补。

越南　治疗溃疡、脓疮、胃痛、消化不良。

■ **使用注意**　无。

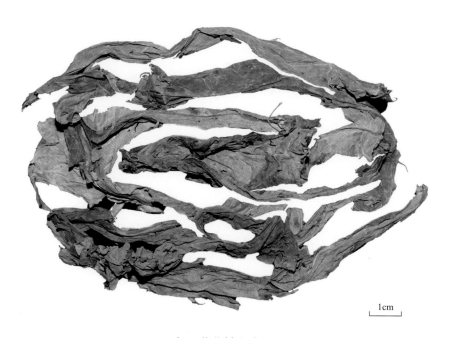

1cm

翅果菊药材（叶）

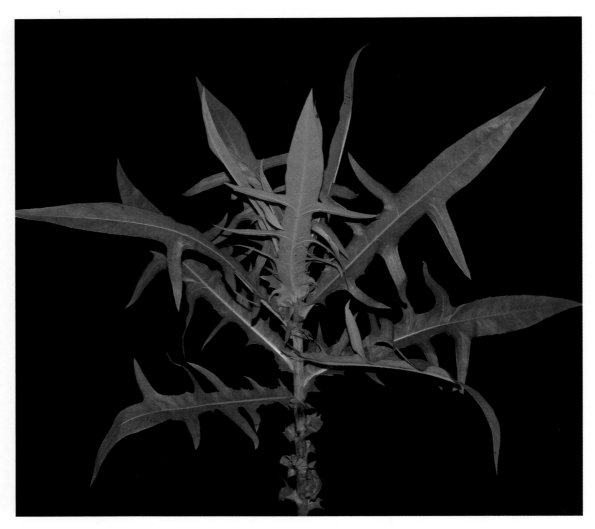

翅果菊原植物

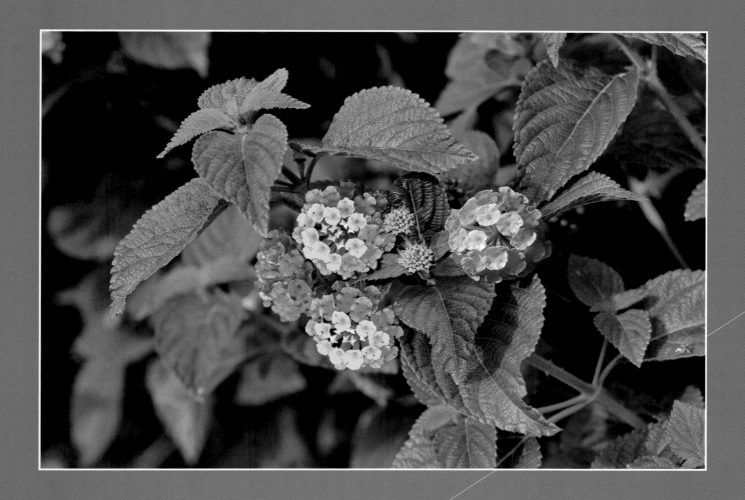

193 马缨丹

Lantana camara L.

■ 学名	*Lantana camara* L.
■ 科	马鞭草科
■ 异名	*Camara vulgaris* Benth., *Lantana annua* C. B. Clarke, *Lantana antillana* Raf., *Lantana asperata* Vis., *Lantana coccinea* Lodd. ex G. Don, *Lantana crocea* Jacq.

■ **本地名称**

柬埔寨　ផ្កាទំហូរ Phka tomhuu, ផ្កាចិញ្ចៀន Phka chegnchienn, ផ្កាអាចម៍មាន់ Phka achmoarn.

中国　马缨丹Mǎ yīng dān，五色梅Wǔ sè méi，山大丹Shān dà dān，大红绣球Dà hóng xiù qiú，珊瑚球Shān hú qiú，臭金凤Chòu jīn fèng，龙般花Lóng bān huā，臭冷风Chòu lěng fēng，五雷箭Wǔ léi jiàn，穿墙风Chuān qiáng fēng。

马来西亚　Bunga pagar, Bunga tahi ayam, Jebat harimau, Misi, Tahi ayam.

菲律宾　Lantana, Kantutay.

泰国　ผกากรอง Phakakrong.

越南　Bông ổi, Hoa ngũ sắc, Hoa tứ thời, Thơm ổi, Ổi nho, Trâm anh, Trâm ổi, Bông hôi, Tứ quý, Cây cứt lợn, Mã anh đơn, Nhá khí mu (Tày) {B[oo]ng [oor]i, Hoa ng[ux] s[aws]c, Hoa t[uws] th[owf]i, Th[ow]m [oor]i, [oor]i nho, Tr[aa]m anh, Tr[aa]m [oor]i, B[oo]ng h[oo]i, T[uws] qu[ys], C[aa]y c[uws]t l[owj]n, Mã anh [dd][ow]n, Nh[as] kh[is] mu (T[af]y)}.

■ **通用名称**　Big-sage, Wild-sage, Red-sage, White-sage, Tickberry.

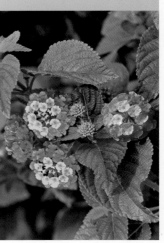

■ **药用部位**　根、茎皮、叶、花。

■ **植物描述**　多年生直立或蔓性灌木，高达2m。植株有臭味，有时呈藤状。茎、枝均呈四方形，有糙毛，常有下弯的钩刺或无刺。单叶对生；叶片卵形至卵状长圆形，长3~9cm，宽1.5~2.5cm，基部楔形或心形，边缘有钝齿，先端渐尖或急尖，表面有粗糙的皱纹或短柔毛，背面具小刚毛。头状花序腋生，苞片披针形，有短柔毛；花萼筒状，先端有极短的齿；花冠黄色、橙黄色、粉红色至深红色，两面均有细短毛；雄蕊4，内藏。果实圆球形，成熟时紫黑色。

■ **生态**　生于林缘，在天然或半天然的森林中很少见。热带植物，喜高温高湿，也耐干热，抗寒力差。不耐荫蔽，无力与更高大的树木竞争。可在多种条件下存活，包括干旱、不同类型的土壤、高温、潮湿和盐渍。它还具有较强的耐火性，能迅速地在新近被烧毁的森林中重建种群。

■ **分布**　中国主要分布于福建、广东、广西、海南、台湾等省区。

东盟地区主要分布于柬埔寨。

美洲热带和亚热带地区亦有分布。

■ **化学成分**　全株含3,7,11-三甲基-1,6,10-十二烷三烯、β-丁香烯、γ-姜黄素、α-葎草烯、β-水芹烯、洋枞萜、桧萜、α-罗勒烯、顺式-3-己烯醇、3-辛醇、1-辛烯-3-醇、α-胡椒烯、芳樟醇、乙酸芳樟酯、α-蛇麻烯、7,11-二甲基-3-亚甲基-1,6,10-十二碳三烯、大牛儿烯-D、表荜澄茄醇、木罗醇、石竹烯氧化物、longipinanol、α-红没药醇和环氧蛇麻烯II。

■ **药理作用**　具有抗菌、抗真菌、抗炎、降血糖、避孕、驱蚊、灭丝虫、治疗尿路结石、抗肿瘤作用，能促进溃疡和伤口愈合，有溶血、抗诱变、抗氧化活性。有剧毒，是十大剧毒植物之一，高剂量下使用有强烈毒性，包括胚胎毒性。

■ **应用**

柬埔寨　治疗癌症、皮肤瘙痒、麻风、狂犬病、天花、麻疹、哮喘、溃疡。花可止血；树皮、叶和根可调经、清热；叶可抗菌、杀虫，治疗挫伤。

中国　根可清热解毒、散结止痛，治疗感冒高热；枝、叶可祛风止痒、解毒消肿，治疗皮炎、湿疹瘙痒；花治疗腹痛吐泻、湿疹、肺结核咯血等。

菲律宾　鲜根煎剂可用作漱口水，治疗牙痛；叶和果实煎剂可用于清洗伤口。

■ **使用注意**　小儿忌服未成熟果实。

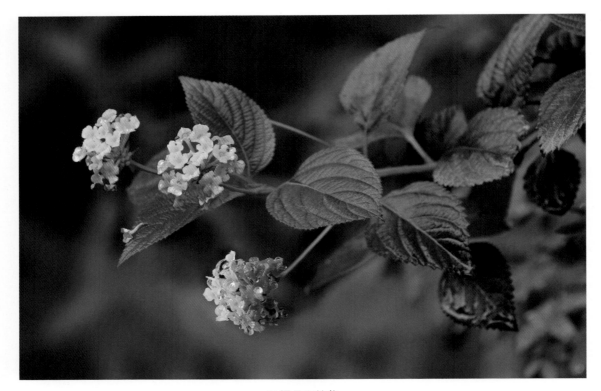

马缨丹原植物

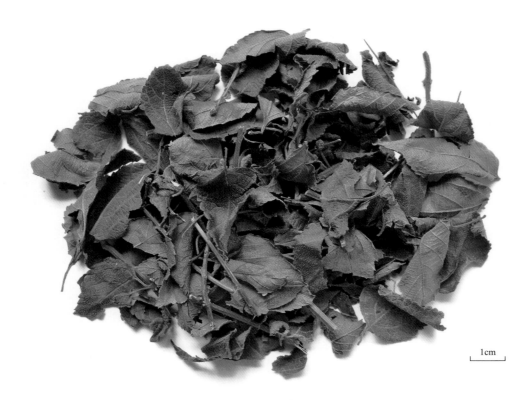

1cm

马缨丹药材

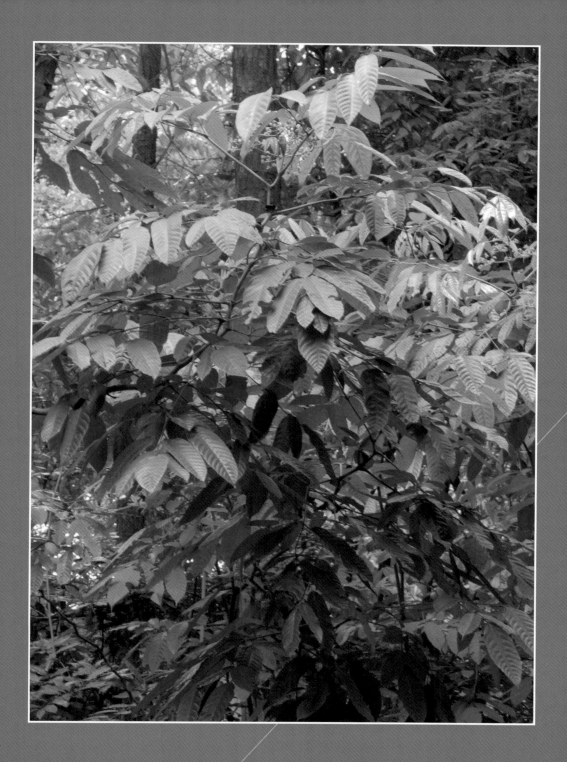

194 火筒树

Leea indica (Burm. f.) Merr.

■ 学名	*Leea indica* (Burm. f.) Merr.
■ 科	葡萄科
■ 异名	*Aquilicia otillis* Gaertn, *Leea biserrata* Miq., *Leea celebica* C. B. Clarke, *Leea divaricata* T. & B, *Leea expansa* W. G. Craib

■ 本地名称

柬埔寨	ដើមស្រោមដាវ Daem sraom dav.
中国	火筒树Huǒ tǒng shù，祖公柴Zǔ gōng chái，五指枫Wǔ zhǐ fēng，红吹风Hóng chuī fēng，山大颜 Shān dà yán，山大刀Shān dà dāo。
老挝	ວັ້ນໄມ້ Lin may, ຊົ້ງກາ Ung ka.
马来西亚	Memali, Babangan, Sisiton, Minipon.
缅甸	နဂါးမောက် Naga mauk.
菲律宾	Mali.
泰国	กะตังใบ Katang bai.
越南	Núc nác, Nam hoàng bá, Ngúc ngác, Mộc hồđiệp, May ca, Phắc ca (Tay), Co ca liên (Thai), Ngòng pằng điẳng (Dao), P'sờ lụng (K'ho) {N[us]c n[as]c, Nam ho[af]ng b[as], Ng[us]c ng[as]c, M[ooj]c h[oof] [dd]i[eej]p, May ca, Ph[aws]c ca (Tay), Co ca li[ee]n (Thai), Ng[of]ng p[awf]ng [dd]i[awr]ng (Dao), P's[owf] l[uj]ng (K'ho)}.

■ 通用名称　India leea, Common tree-vine.

■ 药用部位　根、茎、树皮、叶、果实。

■ 植物描述　灌木或小乔木。小枝圆柱形，有纵细条纹，无毛。叶为二回单数羽状复叶；托叶阔倒卵形，长2.5~4.5cm，宽2~3.5cm，先端圆形，无毛；叶柄长13~23cm，中央小叶柄长

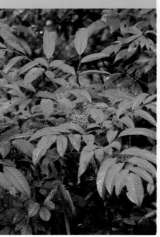

2~5cm，侧生小叶柄较短，无毛；叶轴长14~30cm，无毛；小叶披针形、宽披针形或长圆形，长6~32cm，宽2.5~8cm，先端长尾尖，基部宽楔形，两面无毛，边缘有粗锯齿；侧脉6~11对，在近叶缘处汇合。花两性，伞房状聚伞花序在小枝上部与叶对生；花淡绿色；花萼5裂，裂片卵圆形，花冠5，基部合生，花开后外弯；雄蕊5，合生成筒状，花药藏于花盘内，互相黏合；花盘筒状，顶部有裂齿；子房5室。浆果扁球形，熟时黑色。种子4~6。花期4~7月，果期8~12月。

■ **生态**　生于海拔200~1200m的森林和灌丛中。

■ **分布**　中国主要分布于广东、广西、贵州、海南、云南等省区。

东盟地区主要分布于柬埔寨、老挝、马来西亚、缅甸、菲律宾、泰国、越南等国家。

不丹、印度、尼泊尔、巴布亚新几内亚、斯里兰卡、澳大利亚北部、太平洋群岛亦有分布。

■ **化学成分**　叶含有邻苯二甲酸、棕榈酸、二十烷醇、茄尼醇、金合欢醇、没食子酸、羽扇豆醇、β-谷甾醇、熊果酸。

■ **药理作用**　具有抗肿瘤、抗菌、抗氧化、抗焦虑、镇静、抗凝血作用。有毒性。

■ **应用**

柬埔寨　治疗泄泻、痢疾。树皮入散剂或浸渍剂可发汗，散剂与麻醉药物合用发汗效果较吐根树显著；未成熟果实可祛风、健胃；根治疗水肿；叶可润肤；茎治疗蝎虫叮咬。

中国　根、茎髓、果实外用治疗疮疡。

老挝　治疗黄疸、消渴。

马来西亚　治疗白血病、风湿痹痛、发热、咽喉肿痛、口疮、便血、腹痛、痈疮肿痛、癌症疼痛。

缅甸　果实治疗心脏疾病。

菲律宾　叶有净化血液功效。

泰国　叶可润肺，治疗发热。

■ **使用注意**　血虚证者、孕妇慎用。

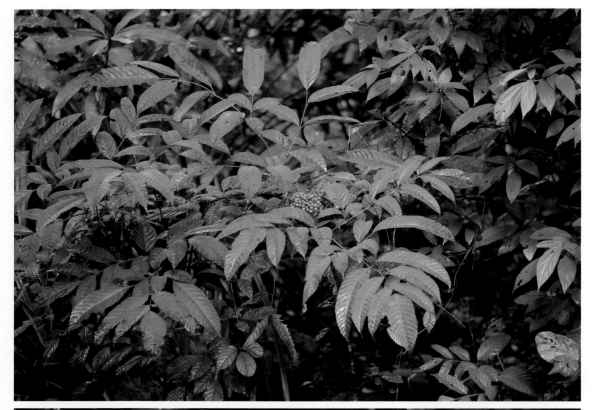

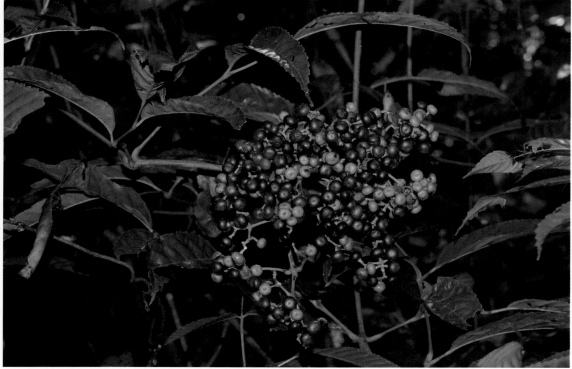

火筒树原植物

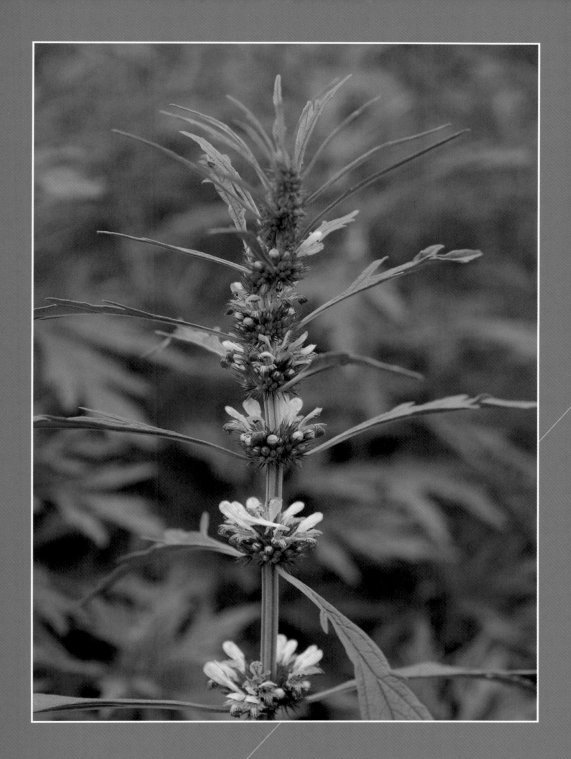

195 益母草

Leonurus japonicus Houtt.

■ 学名	*Leonurus japonicus* Houtt.
■ 科	唇形科
■ 异名	*Leonurus heterophyllus* Sweet, *Leonurus artemisia* (Lour.) S. Y. Hu, *Leonurus sibiricus* auct. pl., *Leonurus artemisia* (Loureiro) S. Y. Hu, *Stachys artemisia* Lour.

CHINA-ASEAN

■ 本地名称

中国　益母草Yì mǔ cǎo，益母蒿Yì mǔ hāo，坤草 Kūn cǎo，茺蔚Chōng wèi，益明Yì míng，臭 秽Chòu huì，益母艾Yì mǔ ài，红花艾Hóng huā ài。

老挝　ຫຍາດຮ້ອຍ Nat soy，ເສດກະສັກ Set ka sack， ຂ້າກັນຊາ Xa kan xa.

马来西亚　Kacang ma.

泰国　กัญชาเทศ Gun cha thet.

越南　Ích mẫu, Sung úy, Chói dèn, Làm ngài, Xác diến (Tay), Chai linh lo (Thai) {[is]ch m[aax]u, Sung [us]y, Ch[os]i d[ef]n, l[af]m ng[af]i, X[as] c di[ees]n (Tay), Chai linh lo (Thai)}.

■ 通用名称　Chinese motherwort herb, Lion's tail, Motherwort, Wormwood like.

■ 药用部位　地上部分。

■ 植物描述　一年生或二年生草本，高0.5~1m。茎直立，四棱形，被微毛，多分枝。叶对生，具长柄；叶形多种；基部叶近圆形，边缘具齿至圆齿，两面被短柔毛；中部叶较长，羽状深裂，裂片不规则，边缘具齿；上部叶短，通常全缘。花序腋生；花小，粉白色或粉紫

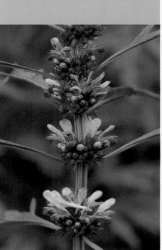

色。小坚果小，三角形，无毛，熟时深褐色。

■ **生态** 生于河岸、山野及溪边湿润处，自然生长于运积土中。

■ **分布** 中国主要分布于安徽、福建、甘肃、广西、贵州、海南、河北、黑龙江、河南、湖北、湖南、江苏、江西、吉林、辽宁、内蒙古、宁夏、青海、陕西、山东、山西、四川、台湾、新疆、西藏、云南、浙江等省区。

东盟地区主要分布于柬埔寨、老挝、马来西亚、缅甸、泰国、越南等国家。

日本、韩国及非洲、美洲地区亦有分布。

■ **化学成分** 地上部分含细叶益母草萜、细叶益母草萜内酯、苯甲酸、水杨酸、丁香酸、腺苷、豆甾醇、鞣质、薰衣草水苏苷、芸香苷、新半日花烷类二萜、leoheteronin A~F和leopersin G。

叶含生物碱类成分，如益母草碱、益母草宁、益母草定和水苏碱。

■ **药理作用** 益母草碱能抑制药物流产后子宫出血；益母草水提物能刺激子宫收缩，同时具有治疗高血压和心血管疾病的作用，还具有抗诱变、提高淋巴细胞功能、抗衰老等作用。

■ **应用**

中国 地上部分可活血调经、利尿消肿、清热解毒，治疗月经不调、痛经、经闭、恶露不尽、水肿尿少、疮疡肿毒。

老挝 与香附、艾叶合用可调经；与荷叶混合水提取物可强心。

泰国 根治疗胃痛。

越南 可调经止痛，治疗肾炎及产后虚损。

■ **使用注意** 阴虚血少、月经过多、瞳仁散大者禁服。

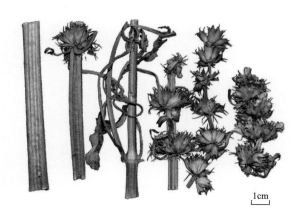

1cm

益母草药材

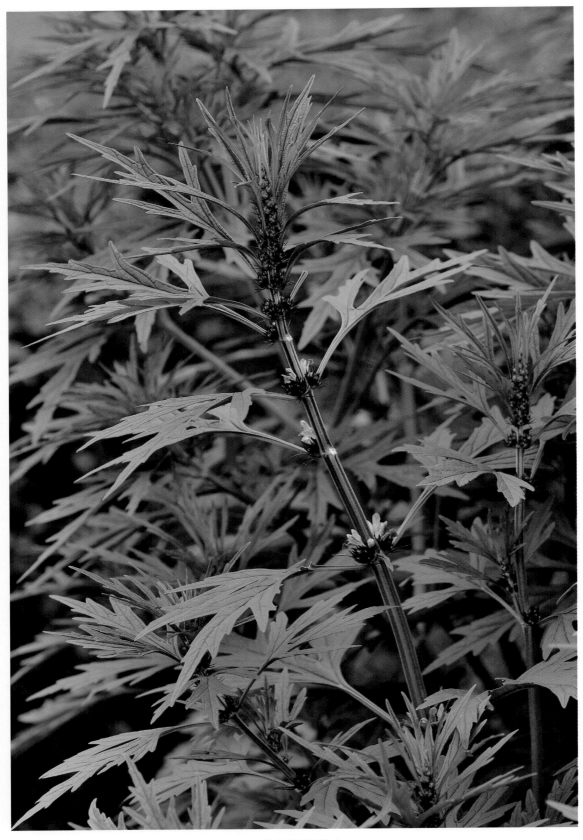

益母草原植物

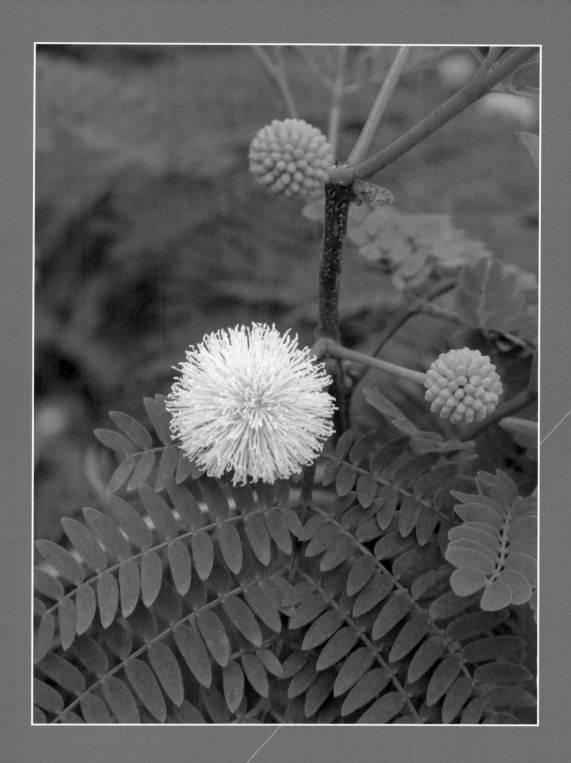

196 银合欢

Leucaena leucocephala (Lam.) de Wit

■ 学名	*Leucaena leucocephala* (Lam.) de Wit
■ 科	豆科
■ 异名	*Leucaena leucocephala* subsp. *glabrata* (Rose) Zarate, *Leucaena leucocephala* subsp. *leucocephala*

■ **本地名称**

柬埔寨　កន្ទុំថេត Kantum thet.

中国　银合欢Yín hé huān，白合欢Bái hé huān，知羞草Zhī xiū cǎo，怕羞草Pà xiū cǎo，喝呼草Hē hū cǎo，金刚篱笆Jīn gāng lí ba。

老挝　ມະຫາຫິງ Ma ha hing, ຊິຊ້າງ Xi xang.

马来西亚　Petai China, Petai belalang.

缅甸　ထနောင်း Hta-naung.

菲律宾　Ipil-ipil.

泰国　กระถิน Kra thin.

越南　Keo giậu, Bồ kết dại, Táo nhân, Bò chét, Bình linh, Phắc căn thin (Tay), Nàng dùng điểng (Dao) {Keo gi[aaj]u, B[oof] k[ees]t d[aj]i, T[as]o nh[aa]n, B[of] ch[es]t, B[if]nh linh, Ph[aws]c c[aw]n thin (Tay), N[af]ng d[uf]ng [dd]i[er]ng (Dao)}.

■ **通用名称**　Lead tree.

■ **药用部位**　树皮、叶、种子、根、茎。

■ **植物描述**　多年生灌木或小乔木，高达18m。树皮浅灰色，皮孔明显。幼枝被短柔毛，无刺。叶为二回偶数羽状复叶；叶轴有毛，在第1羽片着生处有1黑色腺体；羽片4~9对，长达35cm；小叶11~22对，长8~16mm，宽1~2mm，先端急尖。圆锥花序生于叶腋，花

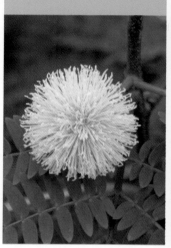

梗长；花萼筒状，外面有毛，萼齿5；花白色，花瓣极狭，长约为雄蕊的1/3；雄蕊10，常具疏毛；子房有短柄，上部被柔毛，花柱丝状，柱头下凹似杯状。荚果带状，扁平，长14~26cm，宽1.5~2cm，熟时褐色，有光泽，先端凸尖，纵裂，有多数种子。种子卵形，扁平，有光泽。

■ **生态**　生于低海拔的荒地或疏林中。喜半湿润和湿润的气候，最宜生于25~30℃温度下。不耐受渍水土壤。

■ **分布**　中国主要分布于福建、广东、广西、贵州、海南、台湾、云南等省区。

东盟地区主要分布于缅甸。

热带和亚热带地区均有分布。

■ **化学成分**　全株含5,6,7,7α-四氢-4,4′,7α-三甲基-2(H)-苯并呋喃酮、14-甲基戊酸甲酯等。

地上部分含咖啡酸、异鼠李素、金圣草黄素、异鼠李黄素-3-O-鼠李糖苷、木犀草素-7-葡萄糖苷。

■ **药理作用**　具有驱虫、镇痛、解毒、抗风湿等作用。对有丝分裂有抑制作用，可能会引起角质化，但不会加速黑色素生成。

■ **应用**

　東埔寨　可镇痛。

　中国　树皮治疗心悸、怔忡、骨折；种子治疗消渴。

　老挝　可消食，治疗癔症、哮喘。

　马来西亚　新叶治疗咳嗽，叶灰与椰子油合用可抗头皮脱屑。

　缅甸　治疗蚊虫叮咬、妇人脱发。

　菲律宾　种子可用作驱虫剂；根煎剂可用作感冒药。种子用于替代咖啡。

　泰国　根可祛风、调经、止泻、止呕、止血；茎可收涩止血；树皮可止泻、止呕、止血、止痢；叶可滋补、杀虫；花可养肝。

■ **使用注意**　痰火扰心之失眠者不宜用。

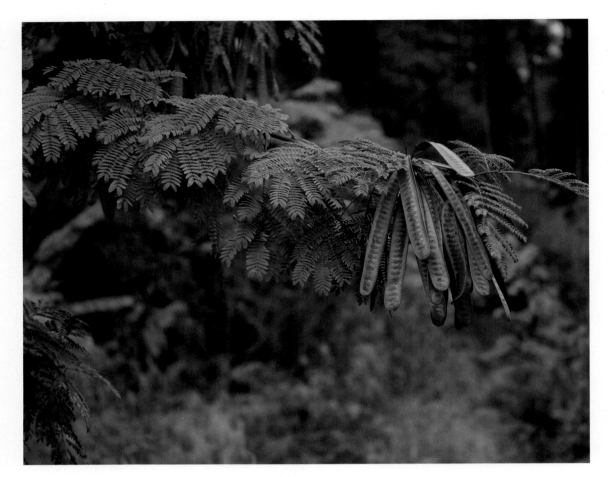

银合欢原植物

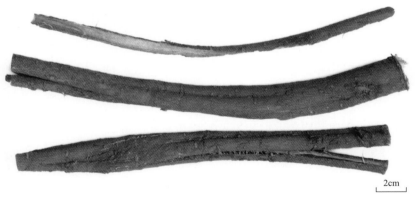

银合欢药材

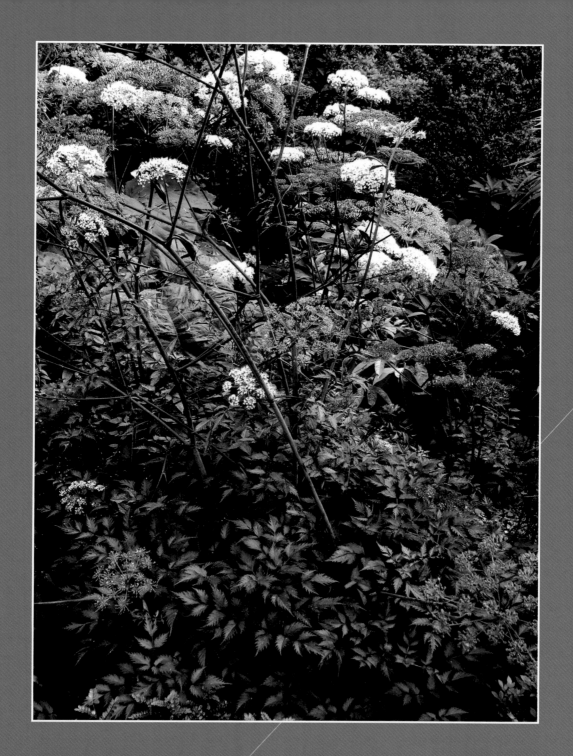

197 川芎

Ligusticum striatum DC.

■ 学名	*Ligusticum striatum* DC.
■ 科	伞形科
■ 异名	*Ligusticum chuanxiong* Hort.

■ **本地名称**

中国　川芎Chuān xiōng，芎藭 Xiōng qióng，山鞠 Shān jū，穷香果Qióng xiāng guǒ，胡藭雀Hú qióng què，脑芎Nǎo xiōng，京芎Jīng xiōng，贯芎Guàn xiōng。

老挝　Tshab xyoob (ນ້ຳ) Tshab xyoob (Hmong).

泰国　โกฐหัวบัว Kot hua bua (Syn: *Conioselinum univitatum* Trucz.).

越南　Xuyên khung {Xuy[ee]n khung}.

■ **通用名称**　Szechuan lovage.

■ **药用部位**　根茎。

■ **植物描述**　多年生草本，高40~60cm。根茎发达，形成不规则的结节状拳形团块，具浓烈香气。茎直立，圆柱形，具纵条纹，上部多分枝，下部茎节膨大呈盘状。茎下部叶具柄，柄长3~10cm，基部扩大成鞘；叶片轮廓卵状三角形，长12~15cm，宽10~15cm，三至四回三出式羽状全裂，羽片4~5对，卵状披针形，长6~7cm，宽5~6cm，末回裂片线状披针形至长卵形，长2~5mm，宽1~2mm，具小尖头；茎上部叶渐简化。复伞形花序顶生或侧生；总苞片3~6，条形，长0.5~2.5cm；伞辐7~24，不等长，长2~4cm，内侧粗糙；小总苞片4~8，条形，长3~5mm，粗糙；萼齿不发育；花瓣白色，倒卵形至心形，长

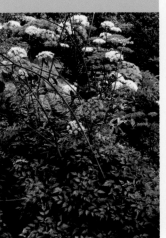

1.5~2mm，先端具内折小尖头；花柱基圆锥状，花柱2，长2~3mm，向下反曲。幼果两侧扁压，长2~3mm，宽约1mm；背棱槽内油管1~5，侧棱槽内油管2~3，合生面油管6~8。花期7~8月，幼果期9~10月。

■ **生态** 适宜于温和的气候，对高温及低温敏感。在肥沃、排水良好的土壤中生长良好。

■ **分布** 中国主要分布于四川、云南、贵州、广西、湖北、江西、浙江、江苏、陕西、甘肃、内蒙古、河北等省区。

东盟地区主要分布于泰国、老挝、越南等国家。

■ **化学成分** 根茎含川芎嗪、川芎哚、藁本内酯、川芎萘呋内酯、3-亚丁基苯酞、3-亚丁基-7-羟基苯酞、丁基苯酞、(3S)-川芎酚、3-正丁基-3,6,7-三羟基-4,5,6,7-四氢苯酞、新川芎内酯、洋川芎内酯A~P、(E)-洋川芎内酯、洋川芎醌、2-甲氧基-4-(3-甲氧基-1-丙烯基)苯酚、2-戊酰基-苯甲酯、5-羟甲基-6-内-3-甲氧基-4-羟苯基-8-氧杂双环[3,2,1]辛-3-烯-2-酮、4-羟基-3-甲氧基苯乙烯、1-羟基-1-(3-甲氧基-4-羟苯基)己烷、4-羟基苯甲酸、香草酸、咖啡酸、原儿茶酸、阿魏酸、大黄酚、瑟丹酮酸、L-异亮氨酰-L-缬氨酸酐、L-缬氨酰-L-缬氨酸酐、尿嘧啶、盐酸三甲胺、氯化胆碱、棕榈酸、香草醛、1-酰-β-咔啉、匙叶桉油烯醇、β-谷甾醇、亚麻油酸、二亚油酸棕榈酸甘油酯、蔗糖、(−)-alloaromadendrane-4β,10α,13,15-tetrol、菜油甾-4-烯-3-酮、3-羧乙基酞、对羟基苯甲酸、没食子酸、大黄酚、3-甲氧基-4-羟基苯乙烯、1-羟基-1-(3-甲氧基-4-羟基苯基)-乙烷、绿原酸、阿魏酸松柏酯、维生素B$_9$、芥子酸、洋川芎内酯Q、洋川芎内酯R、洋川芎内酯S、3-丁基-4-羟基苯酞、4,7-二羟基-3-丁基苯酞、4,5-二氢-3-丁基苯酞、3-亚丁基-6-羟基-5,6-二氢苯酞、蛇床内酯、新蛇床内酯、2-(1-氧代戊基)-苯甲酸甲酯、Z-6,7-环氧藁本内酯、欧当归内酯A、3,8-二氢藁本内酯、东当归内酯B、当归萨螺内酯、riligustilide、(Z,Z')-6,8′,7,3′-藁本内酯、新当归内酯、Z,Z'-3,3′,8,8′-藁本内酯、Z-二聚藁本内酯 E-232、藁本内酯苷A、川芎内酯A、川芎嗪内酯B、川芎萘呋内酯、四甲基吡嗪、腺嘌呤、三甲胺、胆碱、1-乙酰基-β-咔啉、1-β-丙烯酸乙酯-7-醛基-β-咔啉、黑麦草碱、腺苷、($2R$)-2-羟基-N-[($2S,3S,4R,8E$)-1,3,4-三羟十五碳-8-烯-2-基]七碳酰胺、($2R$)-2-羟基-N-{($3S,4S,5S$)-4-羟基-5-[($4E$)-十一碳-4-烯-1-基]四氢呋喃-3-基}七碳酰胺、(2*R*)-2-羟基-*N*-[(2*S*,3*S*,4*R*,8*E*)-1,3,4-三羟基-8-烯-2-基]四碳酰胺、东莨菪素、黄芪苷、麦角甾醇过氧化物、大豆黄素、金色酰胺醇酯、木焦油酸、单棕榈酸甘油酯、琥珀酸、4(14),11-桉叶二烯、4-甲基-1-(甲基乙基)-3-环己烯-1-醇、苯戊醇、3′,6,8′,3*α*-diligustilid、孕烯醇酮、单棕榈酸甘油酯等。

■ **药理作用** 具有抗炎、抗氧化、抗肿瘤、壮阳、去疤痕、神经保护作用。对皮肤有轻度的刺激性。

■ **应用**

中国 根茎治疗月经不调、经闭腹痛、胸胁胀痛、冠心病、心绞痛、流行性感冒、头目眩晕、头痛、风湿痹痛。外用塞鼻治疗疟疾。

老挝 治疗发热。

泰国 根茎可祛风。

■ **使用注意** 阴虚火旺、月经过多及患出血性疾病者慎用。

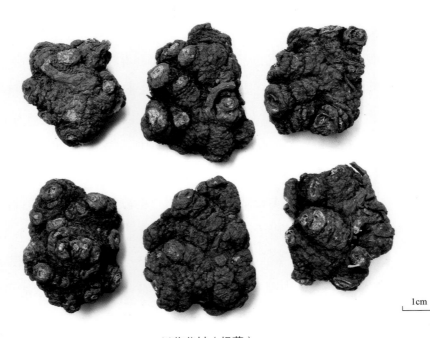

1cm

川芎药材（根茎）

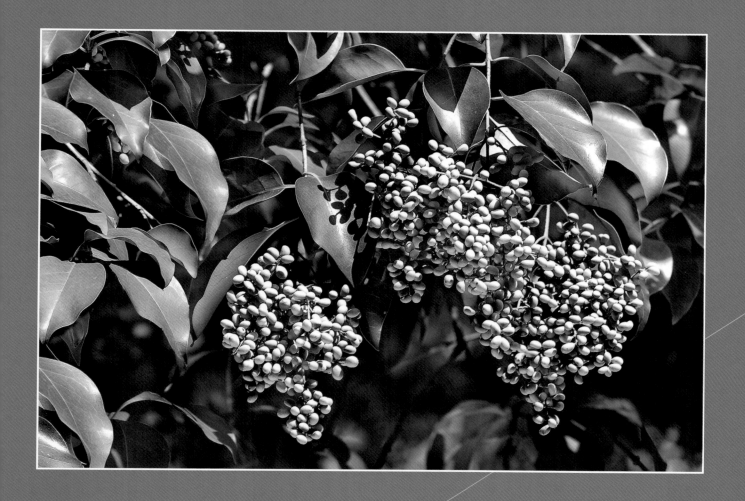

198 女贞

Ligustrum lucidum W. T. Aiton

■ 学名	*Ligustrum lucidum* W. T. Aiton
■ 科	木犀科
■ 异名	*Ligustrum lucidum* Ait.

■ **本地名称**

中国　女贞Nǚ zhēn，青蜡树Qīng là shù，大叶蜡树Dà yè là shù，白蜡树Bái là shù，蜡树Là shù。

老挝　ꪫꪲ Hmong.

越南　Nữ trinh tử {N[uwx] trinh t[uwr]}.

■ **通用名称**　Broad-leaf privet, Chinese privet, Glossy privet, Tree privet, Wax-leaf privet.

■ **药用部位**　果实、鲜叶。

■ **植物描述**　多年生常绿灌木或乔木。树皮灰褐色。枝黄褐色、灰色或紫红色，圆柱形，疏生圆形或长圆形皮孔。单叶对生；叶柄上面具沟；叶片革质，卵形、长卵形或椭圆形至宽椭圆形，长6~17cm，宽3~8cm，先端锐尖至渐尖或钝，基部圆形，有时宽楔形或渐狭。圆锥花序顶生；花序基部苞片常与叶同型，小苞片披针形或线形，凋落；花无梗或近无梗；花萼无毛，齿不明显或近截形；花冠裂片反折；花药长圆形；花柱柱头棒状。果实肾形或近肾形，深蓝黑色，成熟时呈红黑色，被白粉。

■ **生态**　生于海拔2900m以下的稀疏或稠密的树林中，亦栽培于庭院或天井中。适应能力强，在温暖潮湿环境中生长良好，喜温暖、光照充足环境，略耐荫，但不太耐寒。对大气污染的抗性相对较高。在肥沃、深厚、排水良

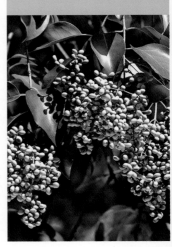

好的中性或弱酸性土壤中生长良好。

■ **分布**　中国主要分布于河北、河南、山西、山东、江苏、浙江、安徽、江西、福建、台湾、湖北、湖南、广东、广西、陕西、甘肃、云南、贵州和四川等省区。

东盟地区主要分布于老挝、越南等国家。

世界范围内广泛栽培。

■ **化学成分**　树皮含有丁香苷。

叶含有齐墩果酸、对羟基苯基乙醇、大波斯菊苷、木犀草素-7-葡萄糖苷、丁香苷和熊果酸。

果实含有齐墩果酸、乙酰齐墩果酸、熊果酸、熊果酸乙酸酯、对羟基苯乙醇、3,4-二羟基苯乙醇、β-谷甾醇、甘露醇、圣草酚、紫杉叶素、槲皮素、女贞苷、10-羟基女贞苷、橄榄苦苷、10-羟基橄榄苦苷、对羟基苯乙基-β-D-葡萄糖苷、3,4-二羟基-苯乙基-β-D-葡萄糖苷、甲基-α-D-吡喃半乳糖苷、毛蕊花糖苷、新女贞苷、女贞苷酸、橄榄苦苷酸、多糖、磷脂酰胆碱、3β-(对羟基反式肉桂酰氧基)-2α-羟基-齐墩果酸、6'-O-反式-肉桂酰基-异-8-表金吉苷酸、女贞果苷A、女贞果苷B、女贞果苷C、特女贞苷、nuzhengalaside、isoligustrosidic acid、6'-O-反式-肉桂酰基-8-表金吉苷酸、oleopolynuzhenide A、nuzhenals A、桉叶素、5-丁基-十六烷、二十五烷、3β-O-反式-对-香豆酰-2α-羟基-齐墩果-12-烯-28-酸、芹菜素、女贞子酸、大波斯菊苷、19α-羟基-3-乙酰基熊果酸、达玛-24-烯-3β-乙酸酯-20S-醇。

■ **药理作用**　具有保肝、抗癌、抗氧化、抗衰老、免疫调节作用，对糖尿病和白血病具有一定的治疗作用。无明显毒性。

■ **应用**

中国　鲜叶治疗口腔溃疡；果实治疗头目眩晕、耳鸣、头发早白、腰膝酸软、老年习惯性便秘、慢性苯中毒。

老挝　治疗发热。

■ **使用注意**　脾胃虚寒泄泻及阳虚者慎服。

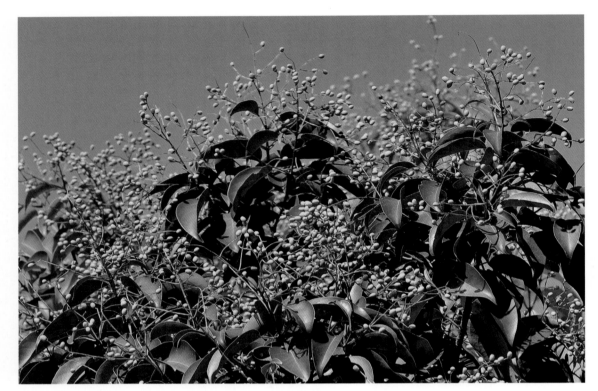

女贞原植物

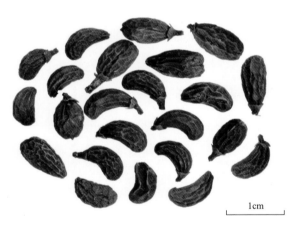

1cm

女贞药材（果实）

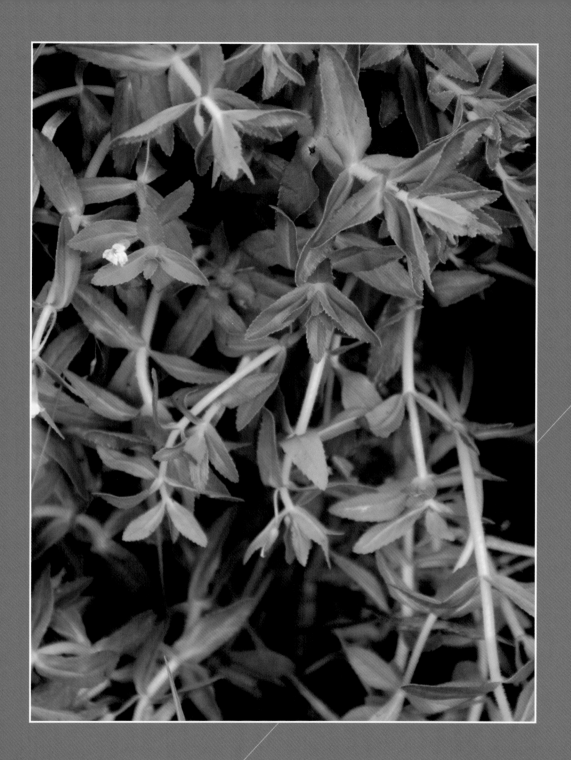

199 紫苏草

Limnophila aromatica (Lam.) Merr.

■ 学名	*Limnophila aromatica* (Lam.) Merr.
■ 科	玄参科
■ 异名	*Limnophila geoffrayi*, *Limnophila chinensis* var. *aromatica*

■ **本地名称**

中国　　紫苏草Zǐ sū cǎo，麻省草Má shěng cǎo，麻雀草Má què cǎo，马上消Mǎ shàng xiāo，马下消Mǎ xià xiāo。

老挝　　ຜັກກະແຄງ Phak kha nheng.

马来西亚　Beremi, Kerek-kerek.

泰国　　ผักแขยง Phak kha yaeng.

越南　　Mom, Om geoffrayi {Mom, Om geoffrayi}.

■ **通用名称**　Rice paddy herb, Finger grass.

■ **药用部位**　地上部分或茎。

■ **植物描述**　草本。茎直立，高30~70cm，单生或多分枝，无毛或被腺毛，基部匍匐，节上生根。叶对生或3叶轮生，无梗；叶片卵状披针形至披针状椭圆形，长1~5cm，宽0.3~1.5cm，基部半抱茎，边缘具圆锯齿或锯齿，羽状脉。花单生于叶腋，或总状花序顶生或腋生；花梗长0.5~2cm，无毛或密被柔毛；小苞片条形至线状披针形，长1.5~2mm；花萼长4~6mm，无毛或被毛；花冠白色、蓝紫色或粉色，长1~1.3cm，外面疏被微柔毛，里面被白色长柔毛；花柱顶端膨大，柱头短，2裂。花果期3~9月。

■ **生态**　为常见的水生杂草，生于水塘、稻田及沼泽地。需全光照。

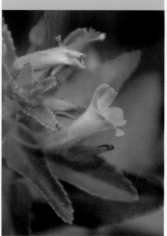

■ **分布** 中国主要分布于广东、福建、台湾、江西等省区。

东盟地区主要分布于泰国、老挝、越南、菲律宾等国家。

不丹、印度、日本、韩国及澳大利亚亦有分布。

■ **化学成分** 地上部分和根含5,7-二羟基-3,6,3′,4′-四甲氧基黄酮、石吊兰素-7-O-β-D-吡喃葡萄糖苷、异胸腺素、5,7,8-三羟基-6,4′-二甲氧基黄酮、毛果芸香碱、类黄酮、萜类。

■ **药理作用** 具有抗氧化、抗微生物作用。尚未发现毒性。

■ **应用**

中国 茎入药，治疗气郁、食滞、胸膈痞闷、脘腹疼痛、胎气不和。

老挝 可消食，治疗肿痛。

泰国 根和叶可清热、化痰、催乳，也用作调料或直接烹食。

■ **使用注意** 孕妇禁服。

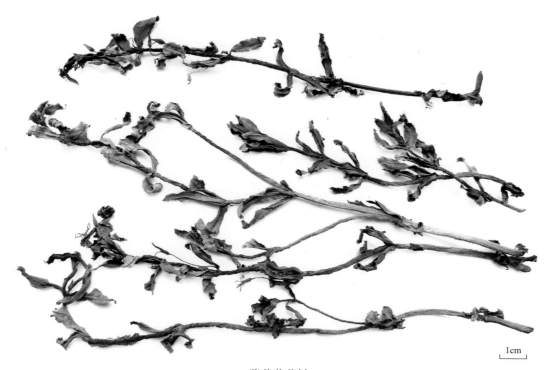

1cm

紫苏草药材

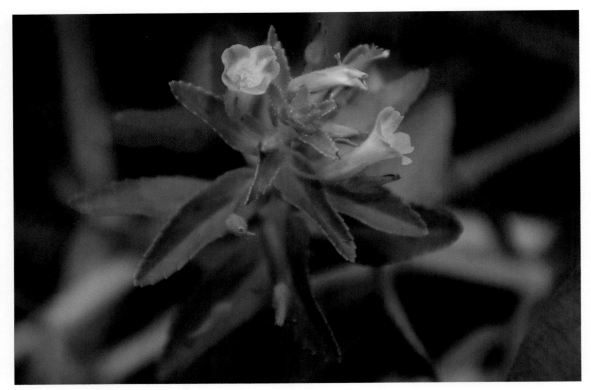

紫苏草原植物

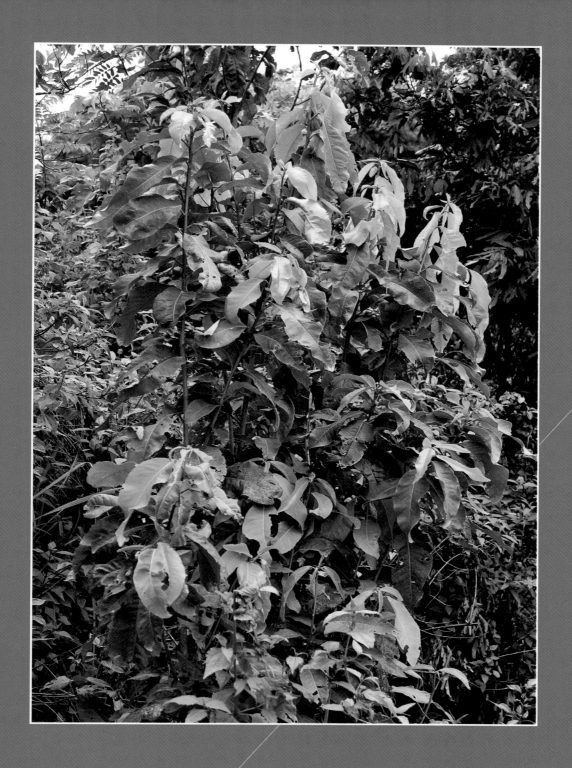

200 木苹果

Limonia acidissima Groff

■ 学名	*Limonia acidissima* Groff
■ 科	芸香科
■ 异名	*Schinus limonia* L.

■ **本地名称**

中国　　木苹果Mù píng guǒ。

马来西亚　Belinggai, Gelinggai, Kawis, Kawista.

缅甸　　သနပ်ခါး Thanut khar.

菲律宾　Dayap.

泰国　　มะขวิด Ma khwit.

■ **通用名称**　Chinese box tree.

■ **药用部位**　根、茎、叶、果实。

■ **植物描述**　灌木或小乔木，多刺。枝弯曲，木质，坚硬，具尖刺。一回奇数羽状复叶互生；无托叶；叶轴和叶柄有翼；小叶对生，2~4对，椭圆状卵形，顶端钝圆，稀急尖，基部钝圆至楔形，边缘具细圆齿，两面无毛。聚伞花序腋生，每个叶腋小聚伞花序1~3，无总苞；花两性，无苞片，有梗；合生花萼小，裂片4，顶端尖锐；花冠离生，花瓣4，椭圆状长圆形，芳香；雄蕊8，2轮，外轮与花瓣对生，近等长，花丝线状锥形，花药2室，纵裂；雌蕊1，子房近长圆形，花柱粗壮，柱头头状。浆果球形；种子1~4。

■ **生态**　生于半常绿及湿润的落叶林中，亦生于平原上。

■ **分布**　中国主要分布于浙江、广西等省区。

东盟地区主要分布于缅甸、泰国等国家。

印度、巴基斯坦、斯里兰卡亦有分布。

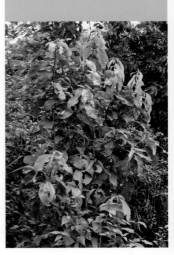

■ **化学成分**　本品含有乙酸甲基苯酯、十六烷、甲基胡椒酚、1,4,3,6-双脱水-α-D-吡喃葡萄糖、1-甲氧基-4-(1-丙烯基)-苯、3-十六烯、十四烷、石竹烯、辛基环己烷、β-D-阿洛糖、9-二十烯、十五烷、1,3,4,5-四羟基环己酸、1,3-二环己基丙烷、8-十五烷酮、3-氧代-7,8-二氢-α-紫罗兰醇、1-十七碳烯、5-异丙基-6-甲基-庚-3,5-二烯-2-醇、3,7,11,15-四甲基-2-十六碳烯-1-醇、2-顺式-9-十八碳烯酰基乙醇。

■ **药理作用**　具有抗肿瘤作用，对艾氏腹水癌有较好的治疗效果。

■ **应用**

缅甸　　治疗鼻塞、烧烫伤、皮肤病、痤疮、带下。

菲律宾　果汁可涂于头皮控制头皮屑。叶煎剂可用作芳香沐浴制剂。

泰国　　根、树皮、叶和花可杀虫、化脓；果实可杀虫、化脓、滋补、健胃。

■ **使用注意**　无。

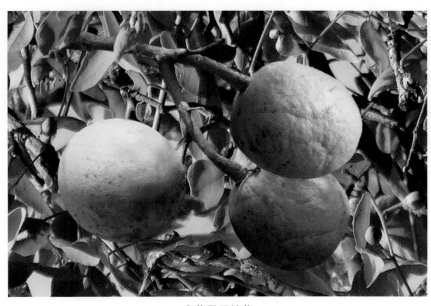

木苹果原植物

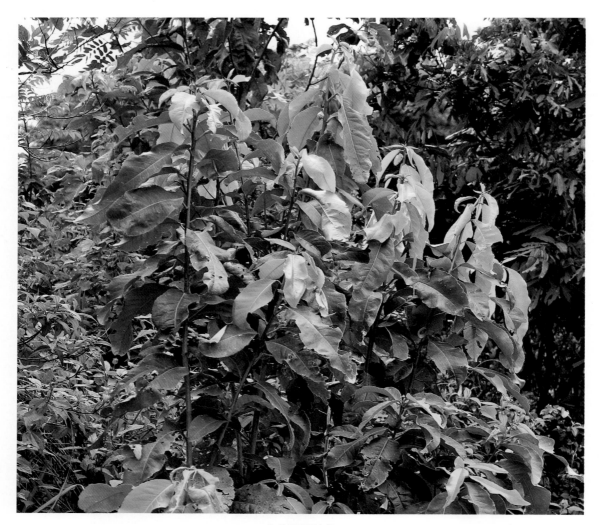

木苹果原植物

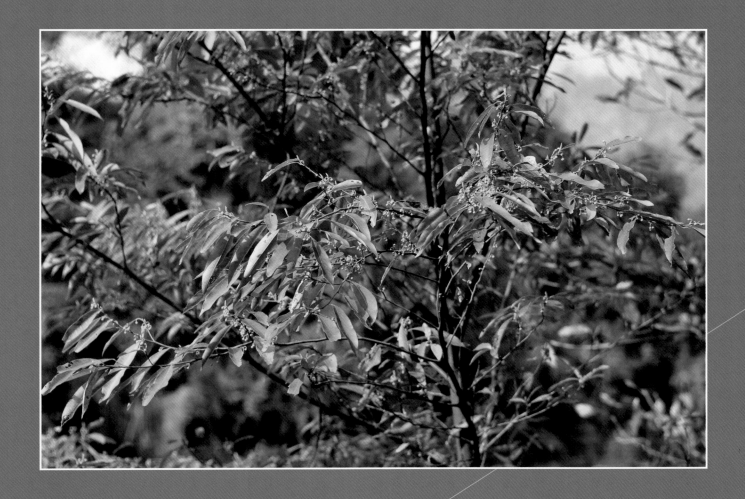

201 山鸡椒

Litsea cubeba (Lour.) Pers.

■ 学名	*Litsea cubeba* (Lour.) Pers.
■ 科	樟科
■ 异名	*Laurus cubeba* Lour.

■ **本地名称**

中国　山鸡椒Shān jī jiāo，山苍树Shān cāng shù，木姜子Mù jiāng zǐ，毕澄茄Bì chéng qié，澄茄子Chéng qié zǐ，豆豉姜Dòu chǐ jiāng，山姜子Shān jiāng zǐ，臭樟子Chòu zhāng zǐ，山胡椒Shān hú jiāo。

老挝　ສີໄຄຕົ້ນ Si khai ton, ໝາກສາງຄື Mak sang khur.

马来西亚　Medang ayer, Medang melukut.

泰国　ตะไคร้ต้น Tra krai ton.

越南　Màng tang, Khương mộc, Giẻ hương, Sơn thương, Tất trừng già (Thai), Mạy chang, Khảo khinh (Tay), Tạ châm điẳng (Dao), Lồ lê (K'ho) {M[af]ng tang, Kh[uw][ow]ng m[ooj]c, Gi[er] h[uw][ow]ng, S[ow]n th[uw][ow]ng, T[aas]t tr[uwf]ng gi[af] (Thai), M[aj]y chang, Kh[ar]o khinh (Tay), T[aj] ch[aa]m [dd]i[awr]ng (Dao), L[oof] l[ee] (K'ho)}.

■ **通用名称**　Cubeb.

■ **药用部位**　根、茎、叶、果实。

■ **植物描述**　落叶灌木或小乔木。小枝圆柱形，无毛，有条纹和皮孔。叶互生，长圆状披针形，先端渐尖，基部楔形，上面绿色，下面粉绿色，两面无毛。花先叶开放或同时开放，单性，雌雄异株；伞形花序单生或簇生，总苞片4，黄白色，有缘毛；每个花序有花4~6；雄花

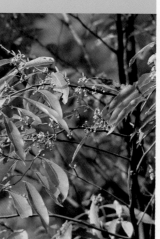

花被裂片6，倒卵形，雄蕊9，排列成3轮，中央有小椭圆形的退化雌蕊；雌花子房卵形，花柱短，柱头头状。浆果状核果，球形，黑色。花期3~5月，果期6~8月。

- **生态**　生于海拔500~3200m的向阳的山地、灌丛、疏林或林中路旁、水边。

- **分布**　中国主要分布于江苏、安徽、浙江、福建、台湾、江西、湖北、湖南、广东、海南、广西、云南、贵州、四川及西藏等省区。

  东盟地区主要分布于老挝、泰国、越南等国家。

  印度亦有分布。

- **化学成分**　果实含有柠檬醛、香茅醛、d-柠檬烯、α-柠檬醛、β-柠檬醛、单萜烯、单萜烯氧化物、二戊烯、乙基庚烯酮、脂肪酸、酯、p-伞花烃、侧柏醇、芳樟醇、(+)-N-(methoxy-carbonyl)-N-norlauroscholtzin、(+)-N-(methoxy-carbonyl)-N-norlaglaucine、α-顺-罗勒烯、3,7-二甲基-1,6-辛二烯-3-醇-n-反式橙花叔醇。

  根含有萘、α-蒎烯、β-蒎烯、香茅醛、樟脑等。

- **药理作用**　具有抗细菌和真菌作用，能作用于金黄色葡萄球菌、痢疾杆菌和大肠杆菌，能治疗胃酸过多引起的胃溃疡，有抗炎、止血、抗抑郁、抗应激活性，对高血压有治疗作用，有神经兴奋和保健作用，对抗氧化剂有抑制作用，能治疗支气管炎和哮喘，对心律失常有调节作用。果实水浸液可杀灭丝虫幼虫，对血吸虫有抑制作用；挥发油给小鼠灌胃，有祛痰作用。

- **应用**

  中国　根治疗胃寒呕逆、脘腹冷痛、寒疝腹痛、寒湿郁滞、小便浑浊；叶外用治疗痈疖肿痛、乳腺炎、虫蛇咬伤，预防蚊虫叮咬；果实治疗感冒头痛、消化不良、胃痛，还能治疗阿米巴痢疾和血吸虫病。

  老挝　木材制药酒可滋补、强身健体、活血，治疗风湿痹痛、腰痛。

  泰国　根治疗心力衰竭、胃痛、咳嗽，与其他药物合用治疗疟疾、癌症；叶可杀虫；果实可作香料，可止泻、止吐、止咳，外用治疗蜈蚣、毒蛇咬伤，促进伤口愈合。

  越南　可防粮虫。根治疗毒蛇咬伤；其挥发油外用治疗痤疮。

- **使用注意**　实热及阴虚火旺者忌用。

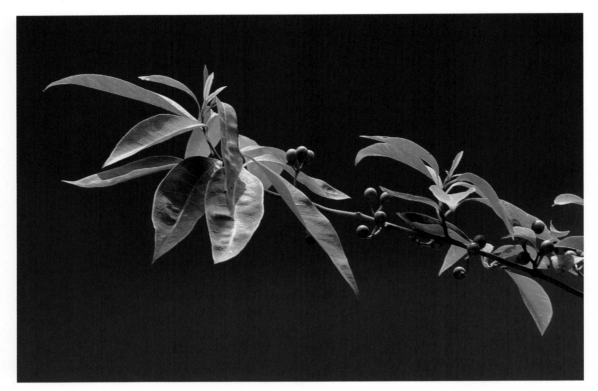

山鸡椒原植物

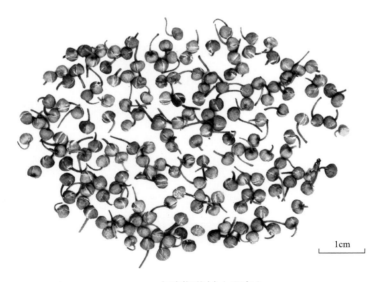

1cm

山鸡椒药材（果实）

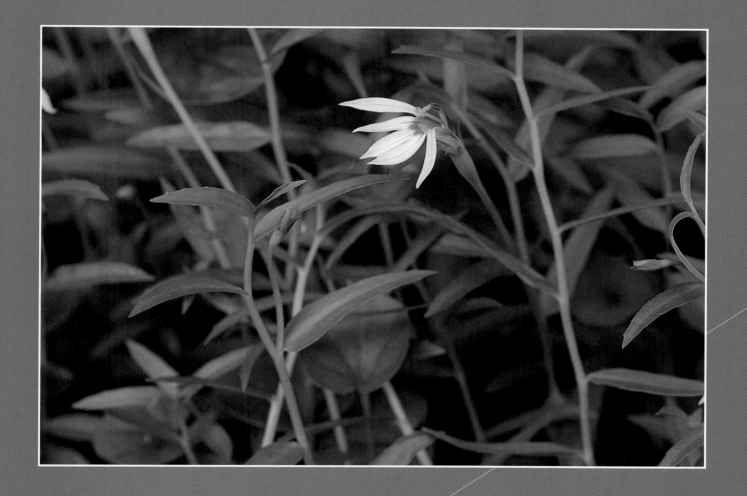

202 半边莲

Lobelia chinensis Lour.

■ 学名	*Lobelia chinensis* Lour.
■ 科	桔梗科
■ 异名	*Lobelia chinensis* var. *albiflora* (E. Wimm.) E. Wimm, *Lobelia chinensis* var. *cantonensis* E. Wimm. ex Danguy, *Lobelia chinensis* f. *elongata* Danguy, *Lobelia chinensis* var. *hirta* E. Wimm. ex Danguy, *Lobelia chinensis* f. *lactiflora* (Hisauti) H. Hara

■ **本地名称**

中国　半边莲Bàn biān lián，急解索Jí jiě suǒ，细米草Xì mǐ cǎo，瓜仁草Guā rén cǎo，蛇利草Shé lì cǎo，半边菊Bàn biān jú，长虫草Cháng chóng cǎo。

马来西亚　Bunga lobelia, Bunga setengah teratai.

泰国　พระจันทร์ครึ่งซีก Phra chan khrueng sik.

越南　Bán biên liên, Cây lô biên {B[as]n bi[ee]n li[ee]n, C[aa]y l[oo] bi[ee]n}.

■ **通用名称**　Lobelia.

■ **药用部位**　全草。

■ **植物描述**　多年生矮小草本。茎细长，多匍匐地面，在节上生根，分枝直立，无毛。叶互生；无柄或近无柄；叶片狭椭圆形、椭圆形或披针形，长0.7~2.6cm，宽1.5~7cm，先端急尖或渐尖，基部圆形、圆钝或阔楔形，全缘或有波状疏浅锯齿，无毛。花两性，通常1，生于分枝上部叶腋；花梗细长；小苞片2或无，无毛；花萼筒倒长锥状，基部渐细，与花梗无明显区分，无毛，萼片披针形；花冠

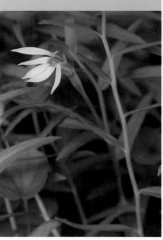

CHINA-ASEAN

粉红色、白色或浅蓝色，背面裂至基部，喉部以下具白色柔毛，裂片5，全部平展于下方，呈一个平面，2侧裂片披针形，较长，中间3裂片椭圆状披针形；雄蕊5，花丝上部与花药合生，花药位于下方的2个有毛，上方的3个无毛，花丝下部分离。蒴果倒锥状，长6~7mm。种子阔椭圆状，稍扁平，近肉色。花果期5~10月。

■ **生态** 生于稻田、溪边及潮湿草丛中。

■ **分布** 中国主要分布于安徽、广东、广西、贵州、海南、湖北、湖南、江苏、江西、四川、台湾、云南、浙江等省区。

东盟地区主要分布于柬埔寨、老挝、马来西亚、泰国和越南等国家。

孟加拉国、印度、日本、韩国、尼泊尔、斯里兰卡亦有分布。

■ **化学成分** 全草含槲皮素、芸香苷、木犀草素、芹菜素、橙皮苷、槲皮素-3-*O*-α-L-鼠李糖苷、槲皮素-7-*O*-α-L-鼠李糖苷、穗花杉双黄酮、柚皮素、橙皮素、泽兰叶黄素、6,7-二甲氧基香豆素、6-羟基-5,7-二甲氧基香豆素、5-羟基-7-甲氧基香豆素、5-羟基-6,7-甲氧基香豆素、6-羟基-7-甲氧基香豆素、5,7-二甲基香豆素、5,7-二甲氧基香豆素、异东莨菪内酯、滨蒿内酯、去甲去氢山梗碱、山梗菜碱、山梗菜醇碱、山梗菜酮碱、lobechine、radicamine A、radicamine B、*N*-methyl-2,6-di(2-hydroxybutyl)-Δ^3-piperideine、*N*-methyl-2-(2-keto butyl)-6-(2-hydroxybutyl)-Δ^3-piperideine、*N*-甲基-4-羟基-2-(2-丁酮)-6-(2-羟基丁基)-哌啶、β-谷甾醇、β-胡萝卜苷、3-甲氧基-4-羟基-苯甲酸、4-乙基-2-羟基-琥珀酸酯、党参炔醇、(7*S*,8*R*)-4,9,9′-三羟基-3,4′-二甲氧基-8-*O*-3′-新木脂素、环桉树醇、24-亚甲基环木菠萝烷醇、植醇、植物烯醛、β-香树素、腺苷、丁基-β-D-呋喃果糖苷、正丁基-α-D-呋喃果糖苷、正丁基-β-D-吡喃果糖苷、正丁基-α-D-吡喃果糖苷、D-(−)-水杨苷、5-羟甲基糠醛、(2*S*,3*R*)-2,3-二氢-2-(4-羟基-3-甲氧基苯基)-3-羟基-甲基-7-甲氧基-5-苯并呋喃丙酸乙酯、(2*R*,3*S*)-2,3-二氢-2-(4-羟基-3-甲氧基苯基)-3-羟基-甲基-7-甲氧基-5-苯并呋喃丙酸乙酯、(2*S*,3*R*)-2,3-二氢-2-(4-羟基-3-甲氧基苯基)-3-羟基-甲基-7-甲氧基-5-苯并呋喃丙醇乙酸酯、(2*R*,3*S*)-2,3-二氢-2-(4-羟基-3-甲氧基苯基)-3-羟基-甲基-7-甲氧基-5-苯并呋喃丙醇乙酸酯、(−)-丁香脂素、(+)-松脂醇、(+)-表松脂酚、(−)-表丁香脂素、3′-羟基芫花素、棕榈酸、虫漆醋酸、硬脂酸、天门冬氨酸、苏氨酸、丝氨酸、谷氨酸、甘氨酸、丙氨酸、半胱氨酸、缬氨酸、甲硫氨酸、异亮氨酸、赖氨酸、精氨酸、脯氨酸。

■ **药理作用**　全草水浸剂和总生物碱具有利尿作用，对麻醉犬有显著的呼吸兴奋作用。半边莲浸剂对麻醉犬有显著而持久的降血压作用。半边莲煎剂有轻泻作用，并能抑制食欲，还有抗真菌、抗菌、促进凝血等作用。半边莲碱有抗肿瘤作用。

■ **应用**

中国　全草可清热解毒、利尿消肿，治疗痈疮肿痛、毒蛇咬伤、水肿、湿热黄疸、湿疹、晚期血吸虫病腹水。

马来西亚　治疗胃出血、毒蛇咬伤、肾炎水肿、肝硬化腹水、胃癌、直肠癌、阑尾炎、肠炎、痈疮肿痛。

泰国　茎或全草治疗哮喘、呕血、肺痨。

■ **使用注意**　虚证水肿禁服。

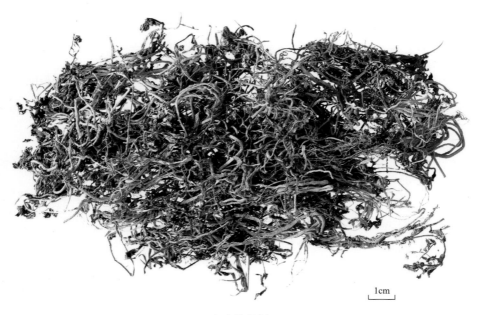

1cm

半边莲药材

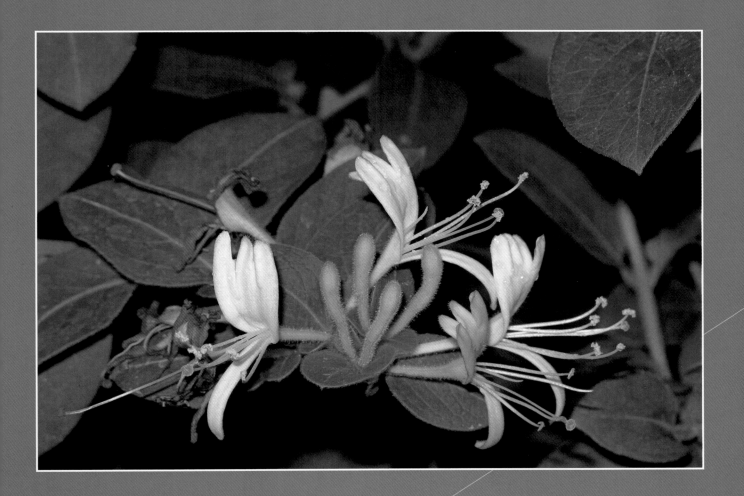

203 忍冬

Lonicera japonica Thunb.

■ 学名	*Lonicera japonica* Thunb.
■ 科	忍冬科
■ 异名	*Lonicera japonica* f. *chinensis* (P. Watson) H. Hara, *Lonicera japonica* var. *chinensis* (P. Watson) Baker, *Lonicera japonica* var. *japonica*, *Lonicera japonica* f. *macrantha* Matsuda, *Lonicera japonica* var. *repens* (Siebold) Rehder, *Lonicera japonica* var. *sempervillosa* Hayata

■ **本地名称**

中国　忍冬Rěn dōng，金银花Jīn yín huā，忍冬藤Rěn dōng téng，金银藤Jīn yín téng，银藤Yín téng，右转藤Yòu zhuǎn téng，子风藤Zǐ fēng téng，鸳鸯藤Yuān yang téng。

菲律宾　Japanese honeysuckle.

泰国　สายน้ำผึ้ง Sai nam phueng.

越南　Kim ngân, Nhẫn đông, Chừa giang khẳm (Thái), Bjooc khuyền (Tày) {Kim ng[aa]n, Nh[aax]n [dd][oo]ng, Ch[uwf]a giang kh[awf]m (Thai), Bjooc khuy[eef]n (Tay)}.

■ **通用名称**　Gold and silver flower, Honeysuckle, Japanese honeysuckle, Woodbine.

■ **药用部位**　茎、叶、花。

■ **植物描述**　多年生木质藤本，多分枝，长达8m。叶对生，叶柄长3~8mm；叶片披针形，长4~8cm，宽1~3cm，幼时两面密被短糙毛，老时上面无毛。总花梗单生于小枝上部叶腋；苞片大，叶状；小苞片长约1mm，被短柔毛，先端圆或平截，有缘毛；花萼绿色，

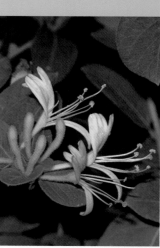

管状，长约3mm，萼片5，锥状，长约1mm；花冠初时白色，后变黄色，唇形，冠筒外被糙毛和长腺毛，上唇直立，下唇反转；雄蕊4，和花柱伸出冠外。浆果球形，熟时黑色。种子褐色。

■ **生态**　通常生于次生林、灌木林及喀斯特石灰岩地形中。宜生于凉爽、光照强的条件下，在炎热地区可存活，但生长较缓慢。须种于排水良好、肥沃、pH值4.0~7.9的土壤中，且在pH值6.0以上的土壤中可迅速蔓延。十分适宜于冬季和春季生长。

■ **分布**　中国主要分布于安徽、福建、甘肃、广东、广西、贵州、河北、河南、湖南、江苏、江西、辽宁、陕西、山东、山西、四川、台湾、云南和浙江等省区。

东盟地区主要分布于越南。

日本、韩国亦有分布。

■ **化学成分**　花含有忍冬苷、忍冬素、木犀草素、木犀草素-7-葡萄糖苷、α-蒎烯、己烯、3-己烯-1-醇、顺式-2-甲基-2-乙烯基-5-(α-羟基异丙基)-四氢呋喃和反式-2-甲基-2-乙烯基-5-(α-羟基异丙基)-四氢呋喃、香叶醇、α-松油醇、alcol benzylic、alcol-β-phenylethylic、香芹酚、丁子香酚、芳樟醇、2,6,6-三甲基-2-乙烯基-5-羟基四氢吡喃、绿原酸、异绿原酸等。

叶含有木犀草素、忍冬素、3-甲氧基-5,7,4-三羟基黄酮、木犀草素-7-鼠李葡萄糖苷、木犀草素-7-O-双半乳糖苷、忍冬素-6-鼠李葡萄糖苷、异绿原酸、咖啡酸、香草酸及喜树次碱。

幼枝含有断氧化马钱子苷。

■ **药理作用**　具有保肝、保护细胞、抗氧化、抗菌、抗炎、抗病毒等作用。花蕾有抗癌和抗炎作用；叶具有抗氧化活性和酪氨酸酶抑制作用；茎具有酪氨酸酶、黄嘌呤氧化酶抑制作用和亚硝酸盐清除活性等。

■ **应用**

中国　花治疗痈肿疔疮、喉痹、丹毒、热毒血痢、风热感冒、温病发热。

泰国　花、藤均可清热、止血，治疗皮肤病；叶可清热、止血；全株可利尿、止泻，治疗皮肤病、脓疮、淋病。

越南　治疗疔疮、荨麻疹、皮肤瘙痒、麻疹、伤寒、咳嗽、风湿痹痛、过敏性鼻炎。

■ **使用注意**　脾胃虚寒及气虚者忌服。

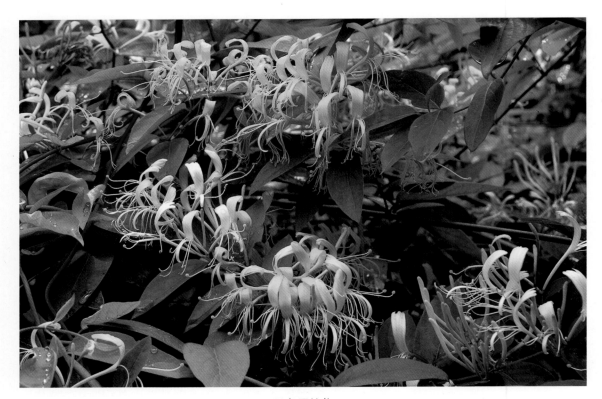

忍冬原植物

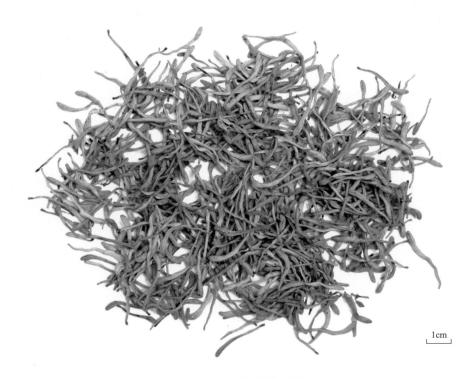

1cm

忍冬药材（花）

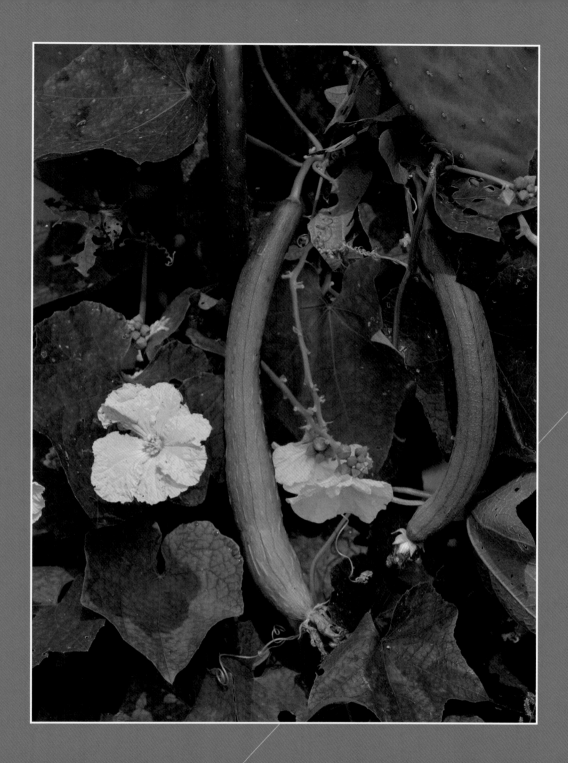

204 丝瓜

Luffa cylindrica (L.) M. Roem.

学名	*Luffa cylindrica* (L.) M. Roem.
科	葫芦科
异名	*Luffa aegyptiaca* Mill., *Cucurbita luffa* hort., *Luffa aegyptica* (*lapsus*), *Luffa pentandra* Roxb., *Momordica cylindrica* L., *Momordica luffa* L.

■ **本地名称**

柬埔寨　 របនោងមូល Ronong muul.

中国　丝瓜Sī guā，水瓜Shuǐ guā，绵瓜Mián guā，天罗瓜Tiān luó guā，洗锅罗瓜Xǐ guō luó guā，菜瓜Cài guā。

老挝　ໝາກບວບ Mark bouap.

马来西亚　Petola, Ketola.

菲律宾　Patolangbilog.

泰国　บวบหอม Buab hom.

越南　Mướp, Mướp ta, Mướp hương, Ty qua, Mác hom (Tày), Co buôn hom (Thái) {M[uw][ows]p, M[uw][ows]p ta, M[uw][ows]p h[uw][ow]ng, Ty qua, M[as]c hom (T[af]y), Co bu[oo]n hom (Th[as]i)}.

■ **通用名称**　Loofah, Luffa, Smooth loofah, Sponge gourd, Vegetable sponge.

■ **药用部位**　根、叶、果实。

■ **植物描述**　一年生攀缘草本。茎枝粗糙，有棱沟。卷须粗壮，常2~4枝。叶互生；叶柄粗糙，长10~12cm，近无毛；叶片三角形或近圆形，长、宽均为10~20cm，常掌状5~7裂，裂片三角形，先端急尖或渐尖，基部深心形，边缘有锯齿。花单性，雌雄同株。雄花：生于

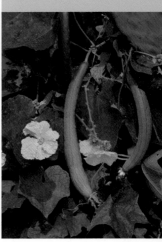

总状花序的顶端；花萼筒钟状，被短柔毛；花冠黄色，辐状，裂片5，长圆形，里面被黄白色长柔毛，外面具3~5突起的脉，雄蕊常5。雌花：单生，退化雄蕊3，子房长圆柱状。果实圆柱状，表面平滑，通常有深绿色纵条纹，未成熟时肉质，成熟后干燥，里面有网状纤维。种子多数，黑色，卵形，扁，平滑，边缘狭翼状。夏、秋季开花结果。

■ **生态**　温带、热带普遍栽培。为短日照作物，喜较强阳光，而且较耐弱光。以在棚架的支撑下生长为佳。需大量的热量、水分才能生长旺盛。

■ **分布**　中国各地均有分布。

东盟地区主要分布于泰国、柬埔寨、老挝、马来西亚、菲律宾、越南等国家。

世界其他温带、热带地区亦广泛栽培。

■ **化学成分**　全草含有糖、膳食纤维、脂肪、蛋白质、维生素A、维生素B_1、维生素B_2、维生素B_5、维生素B_6、维生素B_9、维生素C、维生素E、维生素K、钙、铁、镁、磷、钾、钠、锌。

■ **药理作用**　具有抗炎、镇痛、抗氧化、抗病毒、抗过敏等作用，有增强机体免疫力和抗应激作用。丝瓜络可明显缓解角叉菜胶所致大鼠足肿胀，抑制棉球肉芽肿增殖。有急性毒性。

■ **应用**

柬埔寨　可镇痛、抑制食欲，治疗胃肠胀气。叶外用治疗跌打损伤和带状疱疹；果实可催乳、活血，干燥果实治疗肌肉疼痛、关节痛、胸痛；根和种子可通便、催吐。

中国　根可活血、通络、消肿等，治疗鼻塞流涕；藤可止咳化痰，治疗腰痛、咳嗽、鼻塞流涕；叶治疗顿咳、咳嗽、暑热口渴、创伤出血、疥癣、天疱疮、痱子；果实维管束（丝瓜络）治疗筋骨痛、胸胁痛、经闭、乳汁不通、乳痈、水肿；果柄治疗小儿痘疹、咽喉肿痛；果皮治疗金疮、疔疮、臀疮；种子（丝瓜子）治疗咳嗽痰多、寄生虫病、便秘。

马来西亚　可清热解毒、止咳平喘、利尿，治疗高血压、跌打损伤。

菲律宾　根可用作泻药；干果浸渍剂可催吐。

泰国　根可通便；叶可调经、解血毒、利尿，治疗尿血；种子可催吐、通便。

■ **使用注意**　体虚、泄泻者不可过服。

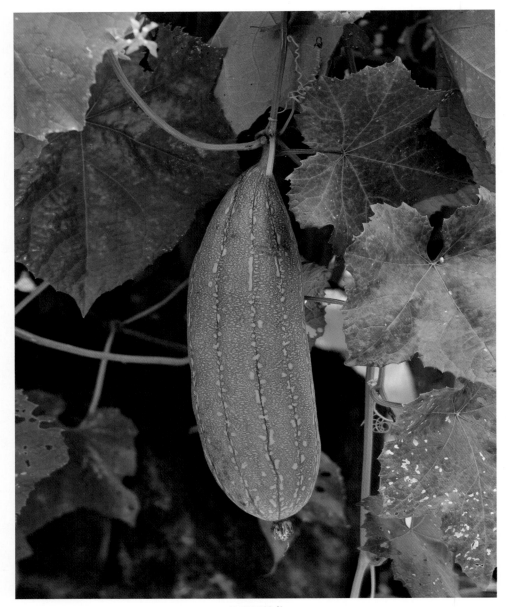

丝瓜原植物

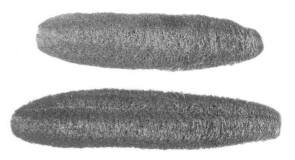

2cm

丝瓜药材（成熟果实的维管束）

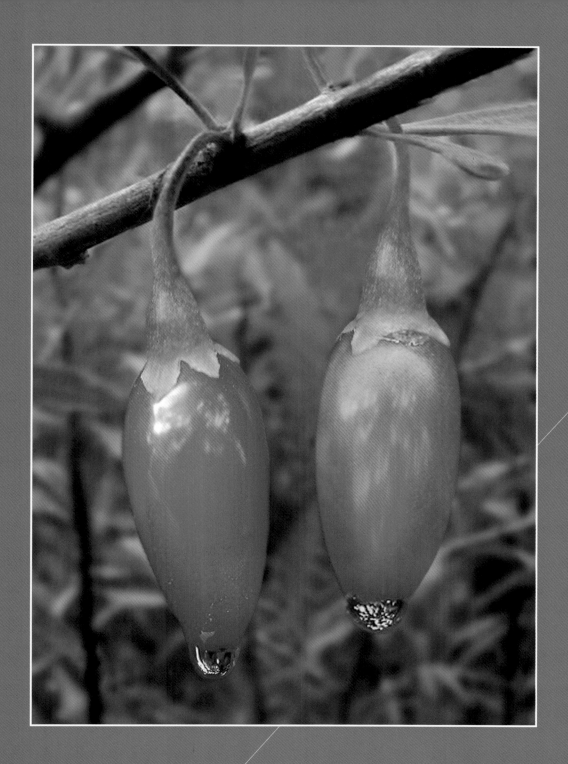

205 枸杞

Lycium barbarum L.

■ 学名	*Lycium barbarum* L.
■ 科	茄科
■ 异名	*Lycium chinense* Mill.

■ **本地名称**

中国　枸杞Gǒu qǐ，枸杞菜Gǒu qǐ cài，红珠仔刺 Hóng zhū zǎi cì，牛吉力Niú jí lì，狗牙子Gǒu yá zǐ。

马来西亚　Goji.

越南　Kỷ tử thường {K[yr] t[uwr] th[uw][owf]ng}.

■ **通用名称**　Chinese wolfberry.

■ **药用部位**　果实。

■ **植物描述**　多年生落叶灌木，植株较矮小。蔓生，茎干较细，外皮灰色，具短棘，生于叶腋。叶片稍小，卵形、卵状菱形、长椭圆形或卵状披针形，长2~6cm，宽0.5~2.5cm，先端尖或钝，基部狭楔形，全缘，两面均无毛。花紫色，边缘具密绒毛；花萼钟状，3~5裂；花冠管部和裂片等长，管下部急缩，然后向上扩大呈漏斗状，管部和裂片均较宽；雄蕊5，着生于花冠内，稍短于花冠，花药"丁"字形着生，花丝通常伸出。浆果卵形或长圆形，种子黄色。

■ **生态**　常生于山坡、荒地、丘陵地、盐碱地、路旁及村边宅旁。对土壤要求不严，耐盐碱，耐肥料过多，耐旱不耐水涝。栽培宜选肥沃、排水良好、中性或弱酸性的轻壤土。避免种于强碱性土和黏壤土中，或种于稻田和沼泽里。

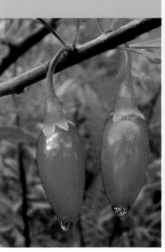

■ **分布**　　中国主要分布于北部和西北部各省区。

　　　　　　东盟地区主要分布于马来西亚、越南等国家。

■ **化学成分**　果实含有甜菜碱、阿托品、天仙子胺、隐黄质、酸浆果红素、玉米黄质、东莨菪素、胡萝卜素、维生素B_1、维生素B_2、维生素B_3、维生素C、氨基酸、多糖、γ-氨基丁酸、牛磺酸、2-O-(β-D-吡喃葡萄糖基)、β-谷甾醇、对香豆酸、葡萄糖、胡萝卜苷、棕榈酸、花生酸、麦角甾醇、玉米黄素二棕榈酸酯、芸香苷、绿原酸。

■ **药理作用**　具有增强免疫、抗疲劳、降血糖、抗氧化、保护皮肤、保护视网膜神经节细胞、促进精子形成作用。无明显毒性。

■ **应用**

　中国　　　果实治疗肾虚精血不足、腰脊酸痛、性功能低下、头目眩晕、视力减退、高脂血症；鲜叶治疗复发性口疮。

■ **使用注意**　脾虚便溏者不宜用。

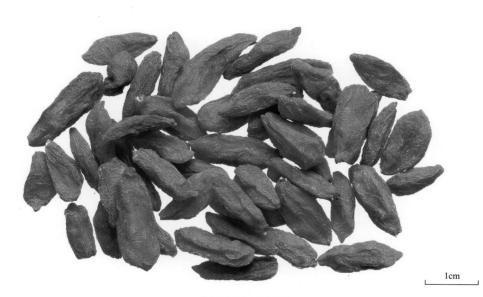

枸杞药材（果实）

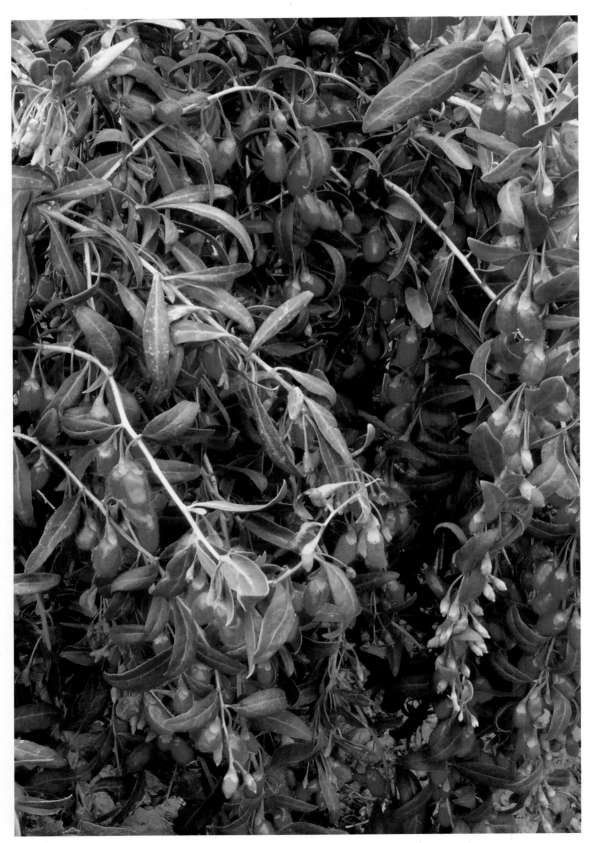

枸杞原植物

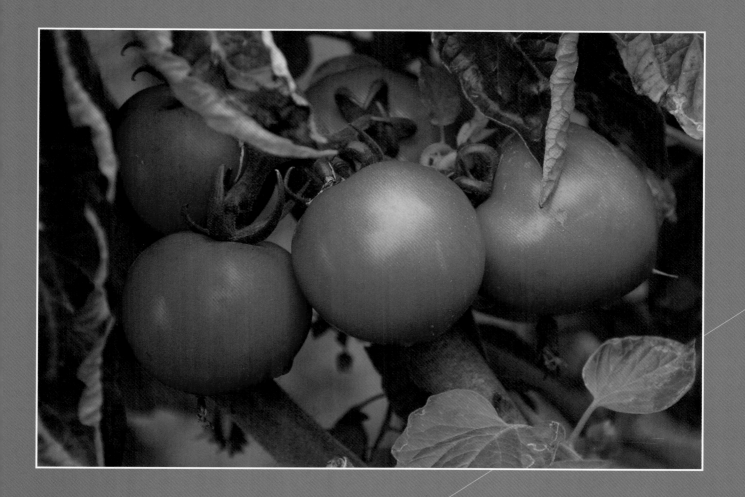

206 番茄

Lycopersicon esculentum Mill.

■ 学名	*Lycopersicon esculentum* Mill.
■ 科	茄科
■ 异名	*Lycopersicon lycopersicum* (L.) H. Karst.

■ **本地名称**

柬埔寨	ប៉េងប៉ោះ Lene mark.
中国	番茄Fān qié，蕃柿Fān shì，西红柿Xī hóng shì。
老挝	ໝາກເລັ່ນ Mark lene mark kheua som, ໝາກເຂືອສົ້ມ Mark kheua som.
马来西亚	Tomato.
缅甸	ခရမ်းချဉ် Khayan gyin.
菲律宾	Kamatis.
泰国	มะเขือเทศสีดา Ma-kuer-ted seeda.
越南	Cà chua {C[af] chua}.

■ **通用名称**　Tomato.

■ **药用部位**　果实。

■ **植物描述**　草本，高0.6~2m，全体生黏质腺毛，有强烈气味。羽状复叶或羽状深裂，长10~40cm，小叶极不规则，大小不等，常5~9，卵形或矩圆形；叶柄长5~7cm。总状花序或聚伞状花序；花萼裂片狭披针形，长4~10mm；花冠直径约2cm，裂片狭三角形，长达1cm，常反折；花药长5~10mm，附属物长2~3mm；子房无毛或被短柔毛。浆果扁球状或近球状，直径10~20mm，熟时红色。种子长2~3mm，被毛，灰黄色。花果期夏、秋季。

■ **生态**　可生于各类环境中，这使其成为一种优良的栽培植物。喜温暖、光照充足、湿润环境，

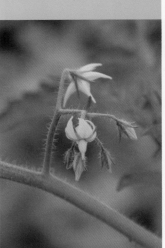

一般以土壤湿度60%~80%、空气湿度45%~50%为宜。对土壤条件要求不严，在土层深厚、排水良好、富含有机质的肥沃壤土中生长良好。

■ **分布** 世界各地均有分布。

■ **化学成分** 果实含有番茄红素、槲皮素、山柰酚、柚皮素、羟基肉桂酸、咖啡酸、绿原酸、阿魏酸和对香豆酸。

■ **药理作用** 具有生发、预防脱发、保肝、降血脂、抗癌、保护神经元、抗氧化等作用。无明显急性毒性和致死性。

■ **应用**

柬埔寨	果实可通便，治疗肺痨和伤寒；果肉和果汁可消食、通便、杀虫、利尿、清洁血液；果汁治疗疖疮、冻疮、咳嗽、感冒。
中国	果实治疗热病伤津口渴、食欲不振、暑热内盛、皮肤病、癌症、高血压、贫血、牙龈出血。
缅甸	果实可作泻药和开胃菜。
菲律宾	果实切片治疗烧伤。
泰国	叶用于晒伤修复；果实可通便、健胃，治疗口渴、肺痨、伤寒、结膜炎、耳炎、肾结石、烧烫伤、支气管炎。

■ **使用注意** 急性肠炎、细菌性痢疾及溃疡活动期病人不宜食用。

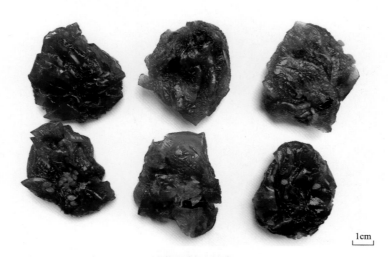

1cm

番茄药材（果实）

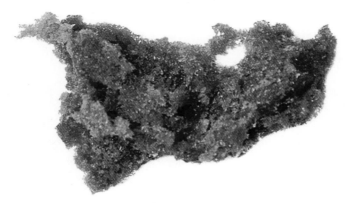

番茄提取物

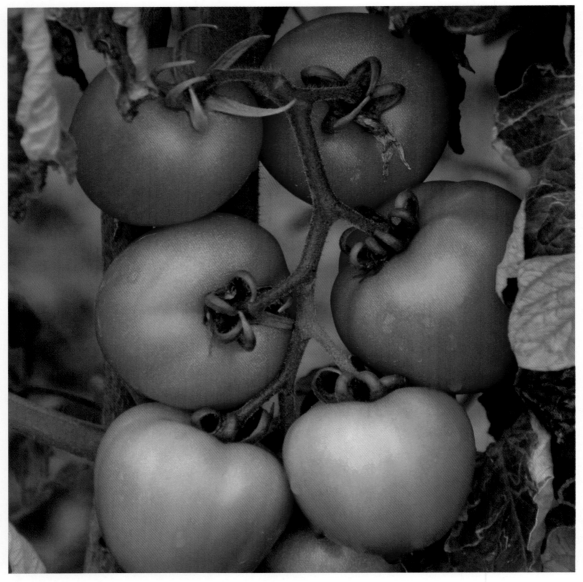

番茄原植物

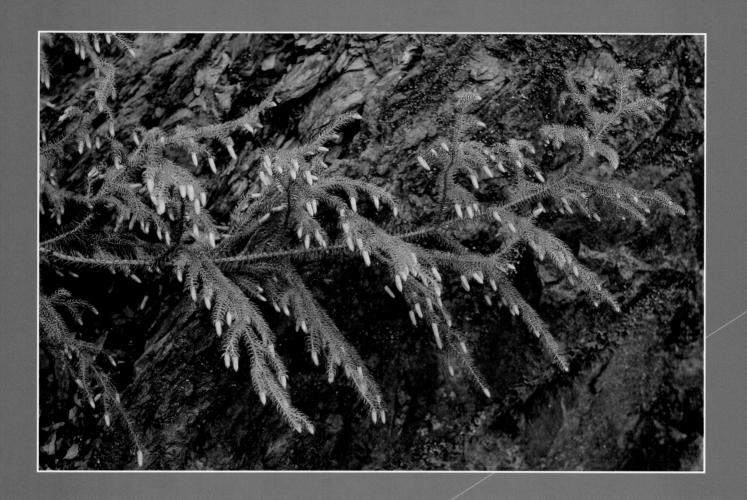

207 垂穗石松

Lycopodiella cernua (L.) Pic. Serm.

学名	*Lycopodiella cernua* (L.) Pic. Serm.
科	石松科
异名	*Lycopodiella cernua* var. *cernua*

■ **本地名称**

柬埔寨　ដើមស្ទឹងប្រើស Daem sneng proeus.

中国　垂穗石松Chuí suì shí sōng，铺地蜈蚣Pū dì wú gōng，石松Shí sōng，寸寸草Cùn cùn cǎo，伸筋草Shēn jīn cǎo，鹿角草Lù jiǎo cǎo，仙人撒网Xiān rén sā wǎng。

老挝　ກູດຫາງສິງ Kout hang sing.

马来西亚　Rumput scrani, Paku serani, Selap padi(lban).

泰国　สามร้อยยอด Sam roi yot, กูดขน Kut khon.

越南　Thông đất, Thạch tùng nghiêng {Th[oo]ng [dd][aas]t, Th[aj]ch t[uf]ng nghi[ee]ng}.

■ **通用名称**　Nodding club-moss.

■ **药用部位**　全草。

■ **植物描述**　多年生草本。须根白色，主茎直立，基部有次生匍匐茎，长30~50cm或更长。叶稀疏，螺旋状排列，通常向下弯弓，侧枝多回不等位二叉分枝，有毛；分枝上的叶密生，线状钻形，长2~3mm，全缘，通常向上弯曲。孢子囊穗单生于小枝顶端，矩圆形或圆柱形，长8~20mm，淡黄色，常下垂；孢子叶覆瓦状排列，卵状菱形，先端渐尖，具不规则锯齿；孢子囊圆肾形，生于叶腋。孢子四面体球形，有网纹。

■ **生态**　生于橡胶树林、潮湿阴凉处及山中溪边。

■ **分布**　中国主要分布于重庆、浙江、福建、台湾、

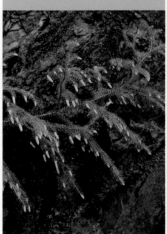

江西、湖南、广东、广西、云南、贵州、四川等省区（市）。

东盟地区主要分布于泰国、柬埔寨、老挝、马来西亚、越南等国家。

■ **化学成分**　全草含有垂石松碱、尼古丁、垂石松黄酮苷、β-谷甾醇、豆甾醇、菜油甾醇、千层塔烯二醇、千层塔烯三醇、3-外-甲基-2-降冰片酮、千层塔烯二醇、21-表千层塔烯二醇、垂石松酸A、石松醇、16-氧代-石松醇、α-芒柄花醇和垂石松酸D。

■ **药理作用**　具有抗肿瘤、抗菌、抗炎、镇痛、降血压、利尿、利胆等作用。对神经系统有烟碱样活性，对呼吸有兴奋作用。能解蛇毒。

■ **应用**

柬埔寨　可镇痛、兴奋神经，大剂量使用可中毒。叶可利尿、镇静、止痉，治疗尿路系统疾病。

中国　治疗寒湿痹痛、肌肤不仁、四肢无力、水肿、跌打损伤、黄疸、咳嗽、溃疡、疱疹、烧烫伤。

马来西亚　治疗荨麻疹、多汗、呕吐、烧烫伤、肝炎、黄疸、跌打损伤、遗精、痢疾、咳嗽、癃闭、带状疱疹。

泰国　根治疗头痛和肿瘤。

■ **使用注意**　虚证患者慎用。

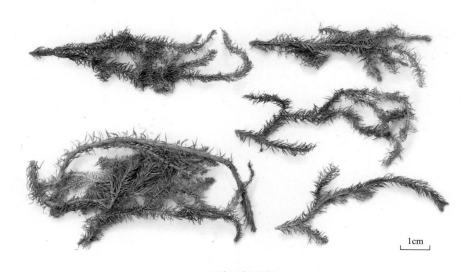

垂穗石松药材

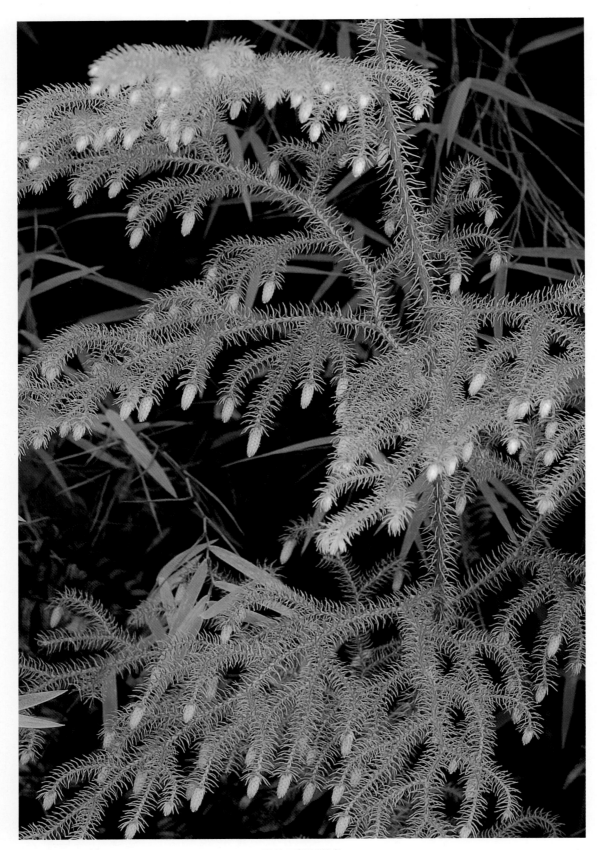

垂穗石松原植物

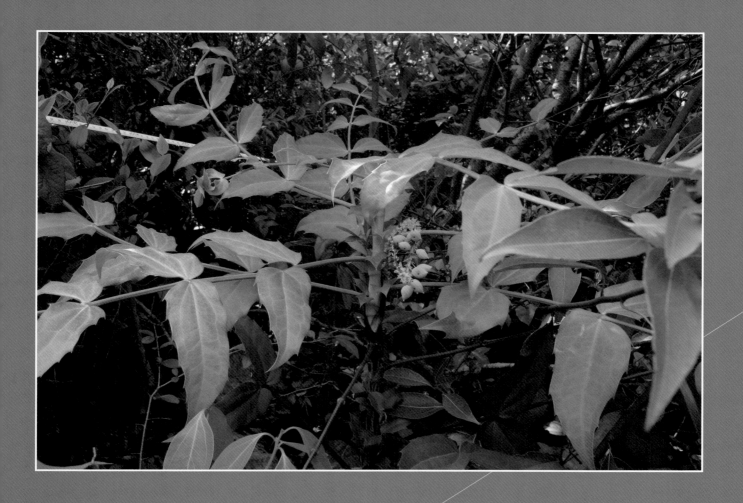

208 长柱十大功劳

Mahonia duclouxiana Gagnep.

■ 学名	*Mahonia duclouxiana* Gagnep.
■ 科	小檗科
■ 异名	*Mahonia nepalensis* DC. ex Dippel, *Berberis borealis* (Takeda) Laferr., *Berberis dolichostylis* (Takeda) Laferr., *Berberis duclouxiana* (Gagnepain) Laferr., *Berberis duclouxiana* var. *hilaica* (Ahrendt) Laferr., *Berberis flavida* (C. K. Schneider) Laferr.

■ **本地名称**

中国　长柱十大功劳Cháng zhù shí dà gōng láo，昆明十大功劳 Kūn míng shí dà gōng láo，尼泊尔十大功劳Ní bó ěr shí dà gōng láo。

老挝　ເຫງືອກປາຫມໍໃຫຍ່ Ngeuak pa mor nhai，ຈາດາ(ໝໍ້) Berbelin ton，ແບກເບຣິນຕົ້ນ Cha da (Hmong).

缅甸　ခိုင်ရွှေဝါ Khaing-shwe-war.

越南　Hoàng liên ô rô, Hoàng bá gai, Thích hoàng liên, Mã hồ, Thập đại công lao, Thổ hoàng nghiệt, Tông plềnh (H'mong) {Ho[af]ng li[ee]n [oo] r[oo], Ho[af]ng b[as] gai, Th[is]ch ho[af]ng li[ee]n, M[ax] h[oof], Th[aaj]p [dd][aj]i c[oo]ng lao, Th[oor] ho[af]ng nghi[eej]t, T[oo]ng pl[eef]nh (H'mong)}.

■ **药用部位**　根、茎、叶。

■ **植物描述**　常绿灌木，高达4m。复叶长圆形至长圆状椭圆形，长20~80cm，宽10~20cm，薄纸质至薄革质，具4~9对小叶，最下一对小叶距叶柄基部约1cm，上面暗绿色，稍有光泽，网脉扁平，显著，背面黄绿色，叶脉明显隆起，网脉不显，叶轴直径3~5mm，

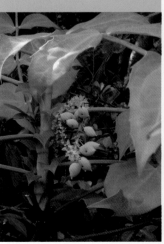

节间长2.5~11cm，从基部向顶端渐次增长；小叶无柄，狭卵形、长圆状卵形至狭长圆状卵形或椭圆状披针形，从基部向顶端叶长渐增，但叶宽渐减；最下一对小叶长1.5~3cm，宽1~2cm，其余小叶长4~16cm，宽1.5~5cm，先端渐尖或急尖，基部圆形、偏斜，每边具2~12刺锯齿；有时顶生小叶较大，长达18cm，宽4cm，具小叶柄，长1~3cm。总状花序4~15簇生（有时总状花序具有短分枝），长8~30cm；苞片阔披针形至卵形，长20~35mm，宽5~8mm；花黄色；外萼片卵形至三角状卵形，长1~3mm，宽1~5mm，中萼片卵形至椭圆形，长2~5mm，宽2~2.5mm，内萼片长圆形至椭圆形，长3.2~8mm，宽2~3.6mm；花瓣长圆形至椭圆形，长3~7.5mm，宽1.5~3.5mm；雄蕊长4~6mm；子房直径5~6mm。浆果球形或近球形，直径5~8mm，宿存花柱长2~3mm。

- ■ **生态**　　生于海拔1800~2700m的森林、灌丛、路边和稍微遮阴的干燥山坡上。
- ■ **分布**　　中国主要分布于广西、四川、云南。

　　　　　　东盟地区主要分布于缅甸、泰国、越南等国家。

- ■ **化学成分**　全株植物含有小檗碱、巴马汀、药根碱、异粉防己碱、2,3-二羟基-1-(4-羟基-3,5-二甲氧基苯基)丙烷-1-酮、丁香树脂醇、丁香树脂醇-4-O-β-D-葡萄糖苷、胡萝卜苷、富马酸、硬脂酸和β-谷甾醇等。

- ■ **药理作用**　具有抗菌、抗病毒、抗癌、抗炎、抗真菌等作用。

- ■ **应用**

中国	根、茎、叶可清热燥湿、泻火解毒、滋阴益肺、补肝肾。
老挝	可止血，治疗泄泻。
缅甸	根、茎治疗结核病、黄疸和发热。
越南	治疗痢疾、泄泻、肝炎、过敏性皮炎、痤疮、肠炎。

- ■ **使用注意**　无。

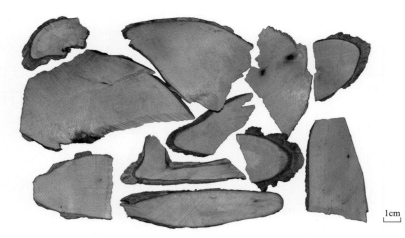

长柱十大功劳饮片

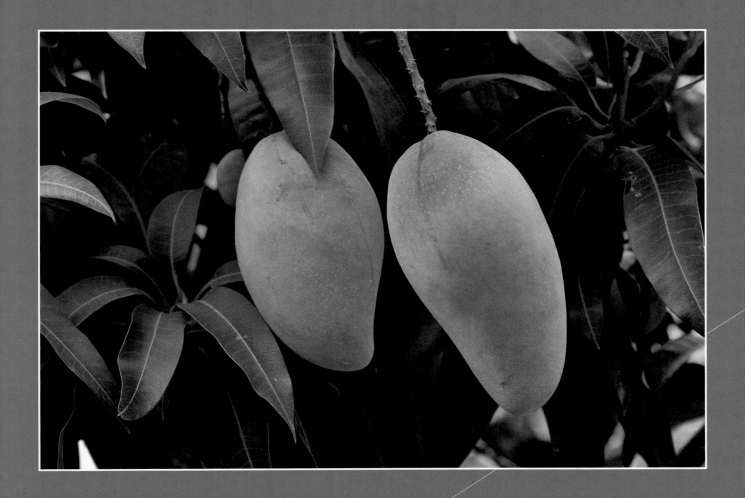

209 杧果

Mangifera indica L.

■ 学名	*Mangifera indica* L.
■ 科	漆树科
■ 异名	*Mangifera austroyunnanensis* Hu

■ 本地名称

柬埔寨　ស្វាយ Svaay.

中国　杧果 Máng guǒ，芒果 Máng guǒ，马蒙 Mǎ méng，抹猛果 Mǒ měng guǒ，莽果 Mǎng guǒ，庵罗果 Ān luó guǒ。

老挝　ໝາກມ່ວງ Marm muang.

马来西亚　Manga.

缅甸　သရက် Thayet.

菲律宾　Mangga.

泰国　มะม่วง Ma muang.

越南　Xoài, Mãng quả, Mác moang (Tay) {Xo[af]i, M[ax]ng qu[ar], M[as]c moang (Tay)}.

■ 通用名称　Mango.

■ 药用部位　叶、果实。

■ 植物描述　常绿大乔木。单叶互生，聚生枝顶；叶形和大小变化较大，薄革质，通常为长圆形或长圆状披针形。圆锥花序顶生，多花密集，有柔毛；花小，杂性，黄色或淡黄色。核果大，卵形，弯曲，微扁，熟时黄色。

■ 生态　喜温暖、光照充足环境，不耐寒。在20~30℃的平均温度下生长良好，低于18℃时生长缓慢，低于10℃时停止生长。理想的年降雨量为800~2500mm。对土壤要求不严，宜栽培于土层深厚、地下水位低、有机质含量高、排水良好的疏松砂壤土中。在弱

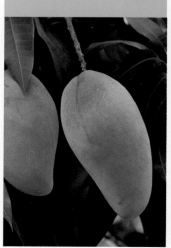

酸性至中性（pH值5.5~7.5）的土壤中生长良好。

■ **分布**　中国主要分布于台湾、广东、广西、海南、福建、云南、四川等省区。

东盟地区主要分布于缅甸、马来西亚等国家。

印度、巴基斯坦、孟加拉国、坦桑尼亚、刚果、巴西、墨西哥和美国的佛罗里达州、夏威夷州亦有分布。

■ **化学成分**　本品含有桑橙素3-C-β-D-葡萄糖苷、桑橙素3-C-(2-O-没食子酰基)-β-D-葡萄糖苷、桑橙素3-C-(2,3-二-O-没食子酰基)-β-D-葡萄糖苷、鸢尾酚酮、3-C-β-D-葡萄糖苷、鸢尾酚酮-3-C-(2-O-对羟基苯甲酰基)-D-葡萄糖苷、鸢尾酚酮-3-C-(2-O-对羟基没食子酰基)-D-葡萄糖苷、3-C-(2,6-二氧没食子酰基)-D-葡萄糖苷、杧果苷、高杧果苷、6-O-没食子酰基杧果苷、6-O-(对羟基苯甲酰基)-杧果苷、没食子酸、没食子酸甲酯、四-O-没食子酰基葡萄糖苷、五-O-没食子酰基葡萄糖苷、六-O-没食子酰基葡萄糖苷、异槲皮苷、槲皮素戊糖苷、3,4-二羟基苯甲酸、鞣花酸等。

树皮含有杧果苷、daphonoretin、杨梅素、杨梅苷、芸香苷和槲皮素。

果实含有3-蒈烯、柠檬烯、萜烯、萜品油烯、α-水芹烯。

核仁含有没食子酸、没食子酸甲酯、没食子酸乙酯、间-二没食子酸甲酯、对羟基苯甲酸、丁二酸单甲酯。

叶含有杧果苷、高杧果苷、槲皮素、没食子酸、原儿茶酸、没食子酸甲酯、lingueresinol、二氢去氢双松柏醇、1,3,6,7-四氢呫酮、5,7,3',4'-四羟基-2-甲氧基-3,4-黄烷二酮-3-水合物、1-(4-羟基-3-甲氧基苯基)-2-[4-(ω-羟丙基-丙基-2-甲氧基)-苯氧基]丙烷-1,3-二醇、($-$)-开环异落叶松树脂酚-9'-O-β-D-吡喃葡萄糖苷、7S,8R-赤式-4,7,9-三羟基-3,3'-二甲氧基-8-O-4'-新木脂素-9'-O-β-D-吡喃葡萄糖苷、7R,8R-苏式-4,7,9-三羟基-3,3'-二甲氧基-8-O-4'-新木脂素-9'-O-β-D-吡喃葡萄糖苷、(7R/S,8R)-7,8-二氢-9'-羟基-3'-甲氧基-8-羟甲基-7-(4-羟基-3-甲氧苯基)-1'-苯并呋喃丙醇-9'-O-β-D-吡喃葡萄糖苷、柑橘黄素D、丁香苷、2,6-二甲氧基-4-羟基苯基-1-O-β-D-吡喃葡萄糖苷、原儿茶酸、没食子酸、没食子酸甲酯、没食子酸乙酯、4,5-二羟基-3-甲氧基苯甲酸、胡萝卜苷和挥发油。

■ **药理作用**　杧果提取物中的主要成分杧果苷具有抗癌、保肝、调节免疫、缓解疼痛作用；杧果皮提取物具有抗氧化、降血糖作用，能促进气管分泌、止咳化痰；杧果叶提取物有抗病毒、抗菌、降血糖作用。

■ **应用**

柬埔寨　可利尿、清热、消炎、镇痛、壮阳，可治疗尿道炎、消渴。根和树皮治疗痢疾、风湿痹痛、性病；果实可通便、利尿、发汗、止血，作清凉剂使用；未成熟果实味酸，可止血、健胃消食，治疗维生素C缺乏症；核仁可止血、杀虫；杧果原汁是一类强劲的催淋巴剂，可加快淋巴流量；干杧果治疗维生素C缺乏症。

中国　　果实治疗疝痛、睾丸炎；叶治疗急性支气管炎、消化不良。

缅甸　　果实治疗肺部疾病、呕吐、发热和眼部疾病；叶治疗耳部疼痛；乳汁治疗皮癣。

菲律宾　根煎剂可用作利尿剂；树脂可治疗口疮；树皮和种子可用作收敛剂。

泰国　　根可消炎、杀虫、止泻；茎可杀虫、消炎；树皮可清热、止痢、止泻、化脓、消炎、杀虫、止血，治疗关节炎、痔疮、汗出、恶心；叶可清创、养神、杀虫、化脓、消炎、止咳，治疗肠炎、胃肠胀气、烧烫伤；花可止泻、止痢、化脓、消炎、杀虫、止淋、止呕、收涩；果实可止呕、止晕、生津、利尿、通便、消炎、化脓、杀虫、止泻、止痢；种子可止泻、止血、杀虫、止痢、止呕、止咳、化痰，治疗胃肠胀气；树液可缓解哮喘。

■ **使用注意**　饱腹后禁食。

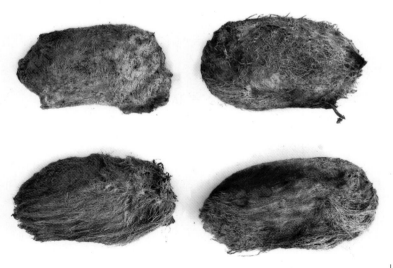

1cm

杧果药材（果核）

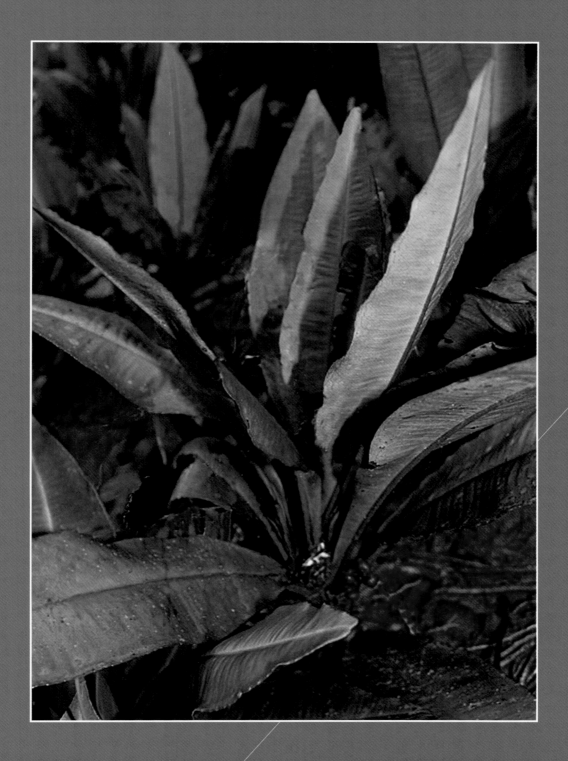

210 卡琪花蒂玛

Marantodes pumilum (Blume) Kuntze

■ 学名	*Marantodes pumilum* (Blume) Kuntze
■ 科	紫金牛科
■ 异名	*Labisia pumila* (Blume) Fern.-Vill., *Labisia pumila* (Blume) Mez

■ **本地名称**

中国　　卡琪花蒂玛Kǎ qí huā dì mǎ，马来紫金牛Mǎ lái zǐ jīn niú。

马来西亚　Kacip fatimah.

泰国　　ว่านนางตัด Wan nang tat.

■ **药用部位**　根茎。

■ **植物描述**　亚灌木，高30~50cm，根茎横走。茎圆柱形，红色。叶柄长1~7cm，有翼；叶片披针形，长12~25cm，宽3.5~7cm，边缘具圆齿。圆锥花序腋生，总花梗长约5cm，密被浅红色鳞片；花10以上，粉红色；花瓣5；雄蕊5。果实球形，直径约5mm，熟时鲜红色。

■ **生态**　生于海拔80~100m的阴凉处。

■ **分布**　东盟地区主要分布于泰国、马来西亚等国家。

■ **化学成分**　全株含有植物雌激素。

■ **药理作用**　具有抗炎作用。

■ **应用**

马来西亚　治疗产后子宫松弛、恶露不尽、肌肉疼痛、小儿腹胀。

泰国　　根可用于妇人行气补血。

■ **使用注意**　无。

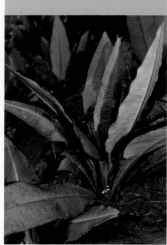

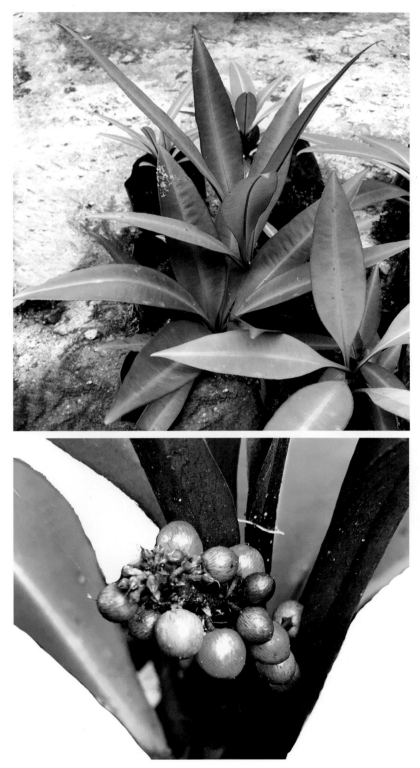

卡琪花蒂玛原植物

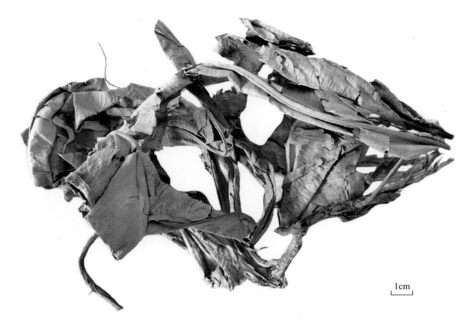

1cm

卡琪花蒂玛药材

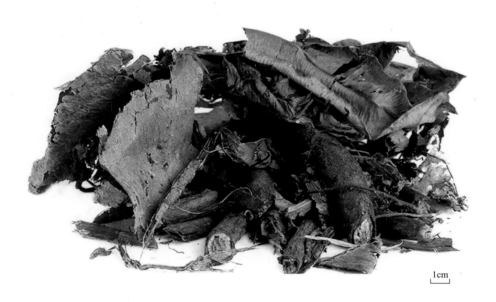

1cm

卡琪花蒂玛饮片

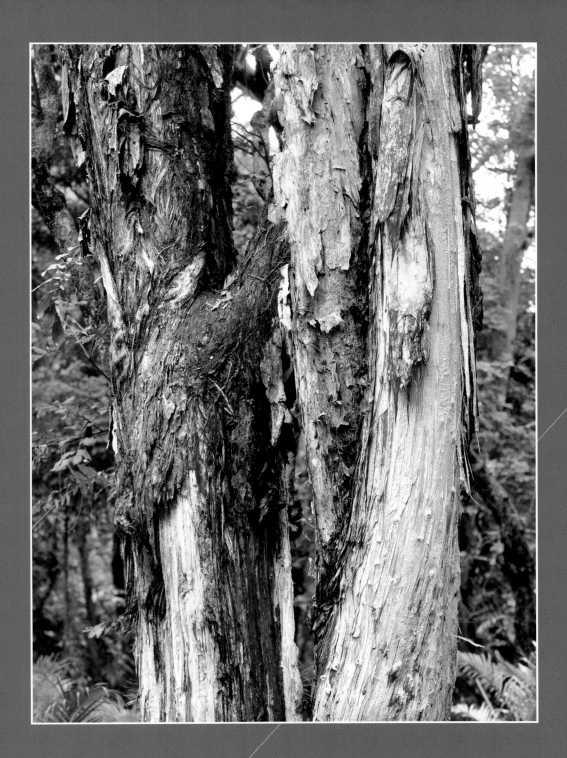

211 白千层

Melaleuca cajuputi Powell

■ 学名	*Melaleuca cajuputi* Powell
■ 科	桃金娘科
■ 异名	*Melaleuca cumingiana* Turcz.

■ **本地名称**

柬埔寨　ស្ងាច់ Smarch, ស្ងាច់ចន្លុះ Smarch charnloss.

中国　白千层 Bái qiān céng，脱皮树Tuō pí shù，千层皮Qiān céng pí，玉树Yù shù，玉蝴蝶Yù hú dié。

老挝　ກົກສະບັດ Kok sa nat.

马来西亚　Kayu putih, Gelam.

泰国　เสม็ดขาว Sa met khao.

越南　Tràm, Chè cay, Chè đồng, Bạch thiên tầng {Tr[af]m, Ch[ef] cay, Ch[ef] [dd][oof]ng, B[aj] ch thi[ee]n t[aaf]ng}.

■ **通用名称**　Cajeput oil tree, Paperbark tree.

■ **药用部位**　树皮、叶。

■ **植物描述**　乔木，高达18m。树皮厚，白色，质软，剥落。小枝灰白色。叶互生，柄极短；叶片狭椭圆形至狭长圆形，长4~10cm，宽1~2cm，基生二级脉平行于叶轴。穗状花序假顶生，长15cm，花序轴常被短毛；花白色；萼筒卵形，长约3mm，被柔毛或无毛；萼片5，圆形，长约1mm；花瓣5，卵形，长2~3mm，宽3mm；雄蕊长约1cm，5束；花柱条形，稍长于雄蕊。花果期3~5月。

■ **生态**　可从野生植物发育为纯林，或和其他灌木混合生长。高度耐旱。可生于酸性土、沼泽土、砂土、红树林土或贫瘠土壤中。根据生

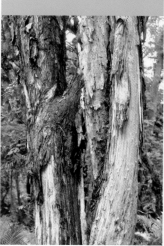

长条件的差异，其叶片长度、数量以及叶片中的挥发油含量各有不同。自然再生的树主要由种子发育而来。

■ **分布**　中国主要分布于福建、广东、广西、四川、台湾、云南等省区。

东盟地区主要分布于马来西亚、泰国、越南以及缅甸等国家。

■ **化学成分**　全株含有挥发油（如1,8-桉树脑、α-蒎烯、β-蒎烯、β-thuyene、β-石竹烯、松油烯-4-醇、α-蛇麻烯、aloaromadendrene、α-maalene、α-松油醇、芹子烯等），鞣质，黄酮类（山柰酚、miquelianine、槲皮素-3-O-木糖葡萄糖苷）。

在木材中分离出来一些化合物：大戟甾-7,24-二烯-3β,22β-二醇、20-蒲公英烯-3α-28-二醇、3α,27-dihydroxy-28,20β-taraxastanoid、3α-羟基-13(18)-齐墩果-27,28-二酸。

■ **药理作用**　具有抗菌、抗氧化和清除自由基作用。

■ **应用**

柬埔寨　治疗哮喘、头痛、肺炎、风湿痹痛。

中国　叶治疗感冒发热、风湿关节痛、神经痛、肠炎腹泻，外用治疗过敏性皮炎、湿疹；树皮治疗神经衰弱、失眠；枝叶含挥发油，供药用及用作防腐剂。

泰国　叶可祛风、化痰、杀虫、避孕，治疗扭伤、痛证、胃肠胀气、痛风、关节炎、支气管炎。

越南　治疗感冒发热、咳嗽、哮喘、胸闷、食欲不振、产后瘀血、风湿痹痛、神经痛。叶可抗感染、消食、止痛，治疗烧烫伤、关节痛；挥发油鼻用治疗流行性感冒和鼻塞。

■ **使用注意**　不宜过量内服。

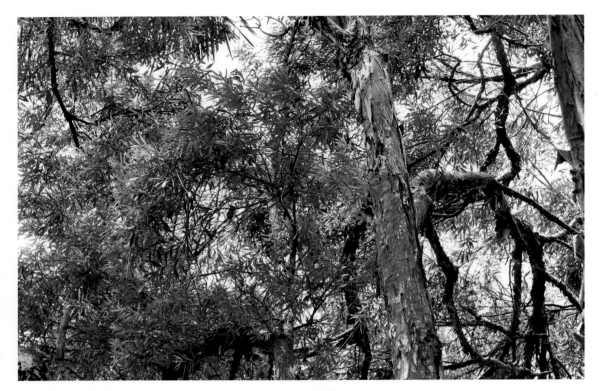

白千层原植物

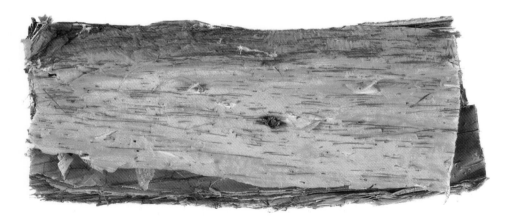

1cm

白千层药材

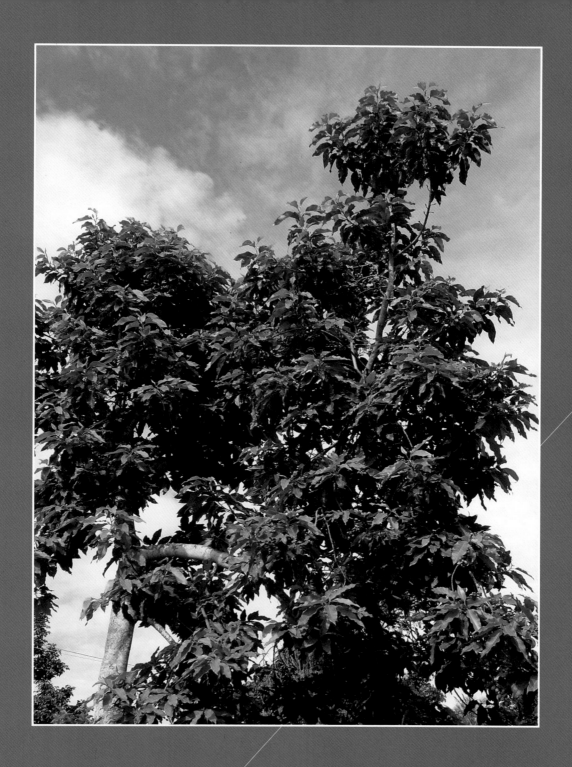

212 黄兰

Michelia champaca (L.) Baill ex Pierre

■ 学名	*Michelia champaca* (L.) Baill ex Pierre
■ 科	木兰科
■ 异名	*Michelia pilifera* Bak. f. Pers., *Michelia velutina* auct non DC.

■ **本地名称**

柬埔寨　ចំប៉ា Champa.

中国　黄兰Huáng lán，黄桷兰Huáng jué lán，黄玉兰Huáng yù lán，黄缅桂Huáng miǎn guì。

老挝　ຈ່າປີ Cham pee.

马来西亚　Chempaka.

缅甸　စံကားဝါ Sa gawa.

菲律宾　Tsampaka.

泰国　จำปา Champa.

越南　Ngọc lan ta, Sứ ngọc lan, Ngọc lan hoa vàng {Ng[oj]c lan ta, S[uws] ng[oj]c lan, Ng[oj]c lan hoa v[af]ng}.

■ **通用名称**　Champak, Fragrant champaca, Golden champa, Michela, Orange champa, Orange chempaka, Sonchampa, Yellow champa.

■ **药用部位**　根、茎皮、叶、花。

■ **植物描述**　常绿乔木，高达30m；皮厚，灰色或浅褐色，光滑。叶互生，披针状卵形或卵形，全缘，具光泽或光滑无毛。花序单生于叶腋，稀顶生；花两性，浅黄色至深黄色，芳香。聚合蓇葖果，深褐色，裂为2瓣。种子褐色，包裹红色假种皮。花果期5~8月。

■ **生态**　喜温暖湿润环境，不耐旱，不耐寒，忌过于潮湿，尤忌积水。宜生于排水良好、疏松肥

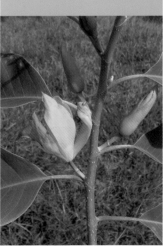

沃的微酸性土壤中，不耐碱土。

■ **分布**　中国主要分布于西藏、云南、福建、台湾、广东、海南、广西等省区。

东盟地区主要分布于印度尼西亚、马来西亚、缅甸、泰国、越南等国家。

印度、尼泊尔亦有分布。

■ **化学成分**　全株含有芳香化合物、肟、β-紫罗兰酮肟和氢-β-紫罗兰酮肟。

鲜叶含有生物碱、酚类衍生物和丁子香酚。

花含有甲基-α-甲基丁酸酯、乙酸-α-甲基丁酯、乙醛、乙基-羟基-甲基丙酸酯、异丁酸甲酯、2-戊烯酸甲酯、己酸甲酯、戊酸丁酯、β-蒎烯、月桂烯、柠檬烯、苯甲酸甲酯和肟。

茎含有鹅掌楸碱和丁香脂素。

茎皮含有二十二烯酸、豆甾醇、木香烃内酯、小白菊内酯。

根含有黄心树宁碱、氧化黄心树宁碱、柳叶木兰碱和白兰花碱。

■ **药理作用**　花和种子具有抗肿瘤、抗菌和清除自由基作用；花蕾有降血糖作用；药材中含有的2种成分木香烯内酯和小白菊内酯有抗肿瘤作用。木香烯内酯对吸虫病、曼氏血吸虫病及其引起的接触性皮炎有治疗作用；小白菊内酯有细胞毒性，具有抗肿瘤、抗菌、抗真菌作用。

■ **应用**

柬埔寨　树皮可清热、通便、健胃、调经、镇痛；根可镇痛、通便；花可兴奋神经、滋补、通便、祛风、镇痛、利尿；叶汁和种子可杀虫；花浸渍剂或煎剂治疗消化不良、恶心、发热；种子油揉搓于腹部治疗胃肠胀气；叶入煎剂或含漱治疗扁桃体炎。

中国　根和果实可止痛，治疗风湿痹痛、炎症、咽喉肿痛；茎皮可清热、祛痰、止血；果实可镇静；叶可解毒。

老挝　花治疗鼻窦炎、头目眩晕、胸痛、百日咳、淋病；茎皮可平喘、调经，治疗间日热。

缅甸　树皮治疗咳嗽；根治疗疖子；花可改善肾功能；叶可缓解胸痛和驱虫。

泰国　茎洗浴用可治疗肌肉疼痛。

■ **使用注意**　脾胃虚寒者慎服。

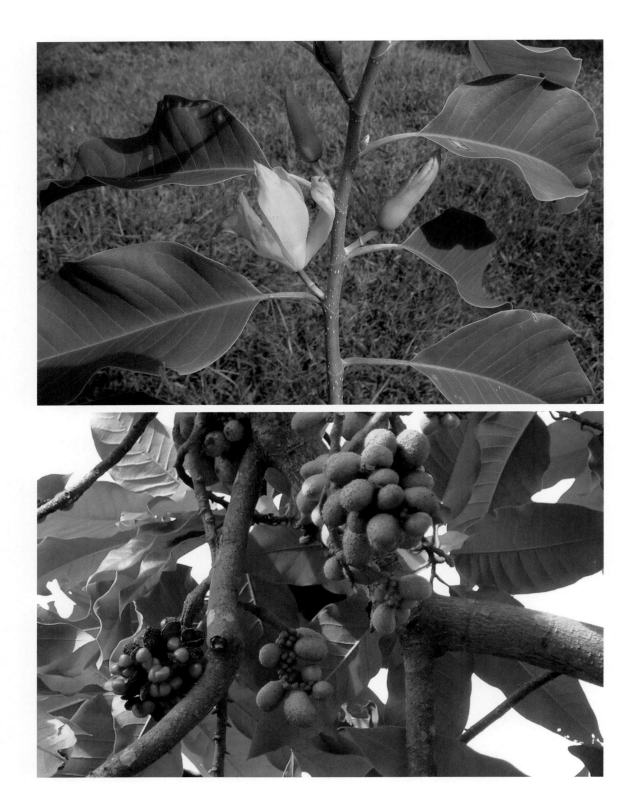

黄兰原植物

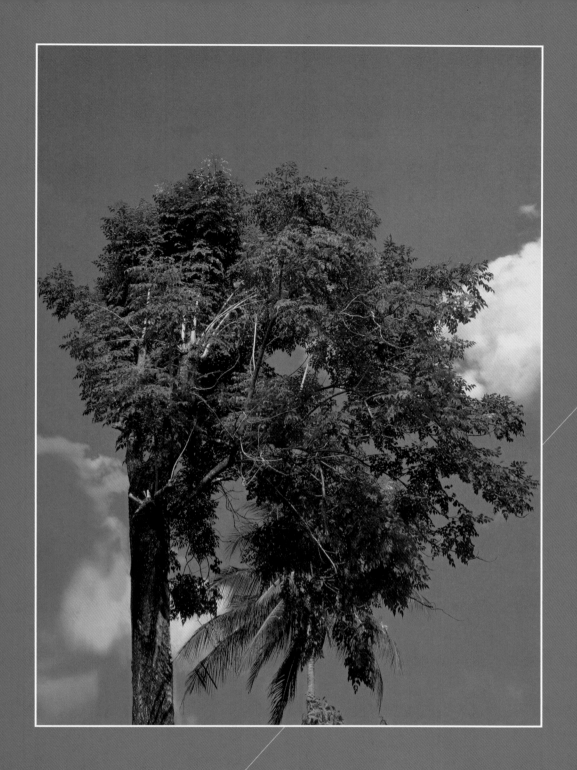

213 老鸦烟筒花

Millingtonia hortensis L. f.

学名	*Millingtonia hortensis* L. f.
科	紫葳科
异名	*Bignonia azedarachta* König & Sims, *Bignonia cicutaria* K. D. Koenig ex Mart., *Bignonia hortensis* (L. f.) Oken, *Bignonia suberosa* Roxb., *Millingtonia dubiosa* Span.

■ 本地名称

中国　　老鸦烟筒花Lǎo yā yān tǒng huā，姊妹树Zǐ mèi shù，戞刹拢Jiá shā lǒng，铜罗汉Tóng luó hàn，烟筒花Yān tǒng huā。

老挝　　ກາງຄອງ Kang khong.

缅甸　　 အေကရစ် Eikayit.

泰国　　ปีบ Peep.

越南　　Đạt phước {[dd][aj]t ph[uw][ows]c}.

■ 通用名称　Indian cork tree.

■ 药用部位　根、树皮、根皮、叶、花。

■ 植物描述　落叶乔木，高18~25m，冠幅7~11m；树皮粗糙。二至三回羽状复叶对生；小叶卵状披针形，先端渐尖，基部圆形或楔形，边缘有锯齿，嫩叶两面被短柔毛，老时近无毛。圆锥聚伞花序顶生或腋生；苞片小；花萼合生，钟状，5齿；花冠合生，白色，漏斗状，花冠长，裂片5；雄蕊4，2强，内藏或略外露，花药2，纵向开裂；花盘环状；雌蕊1，花柱细长，柱头外露，子房长圆柱状。蒴果2裂，近椭圆形，压扁。种子盘状，微小，具有膜质周翅。花期9~12月。

■ 生态　　喜潮湿环境，耐旱，生长需全日照。可生于

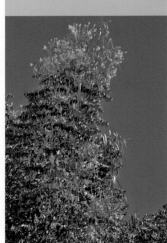

各类土壤中。通过种子和所产生的大量寄生根进行繁殖。

■ **分布**　中国主要分布于云南。

东盟地区主要分布于柬埔寨、老挝、缅甸、泰国、越南、印度尼西亚、马来西亚等国家。

印度亦有分布。

■ **化学成分**　全株含有香豆雌酚（如蟛蜞菊内酯和去甲基蟛蜞菊内酯）、多肽、聚乙炔、噻吩衍生物、类固醇、三萜类和黄酮类、皂苷、丹宁酸、维生素A、鳢肠素、三噻嗯甲醇、三噻嗯甲醛、去甲基蟛蜞菊内酯苷等。

■ **药理作用**　具有治疗蠕虫病的作用。

■ **应用**

中国　可祛风止痒、杀虫解毒、化痰止咳，治疗荨麻疹、湿疹、咳嗽咳痰、呼吸沉重。

老挝　治疗咳嗽、支气管炎。

缅甸　可润肺，治疗哮喘。

泰国　根可润肺，治疗肺痨、哮喘。

■ **使用注意**　无。

老鸦烟筒花原植物

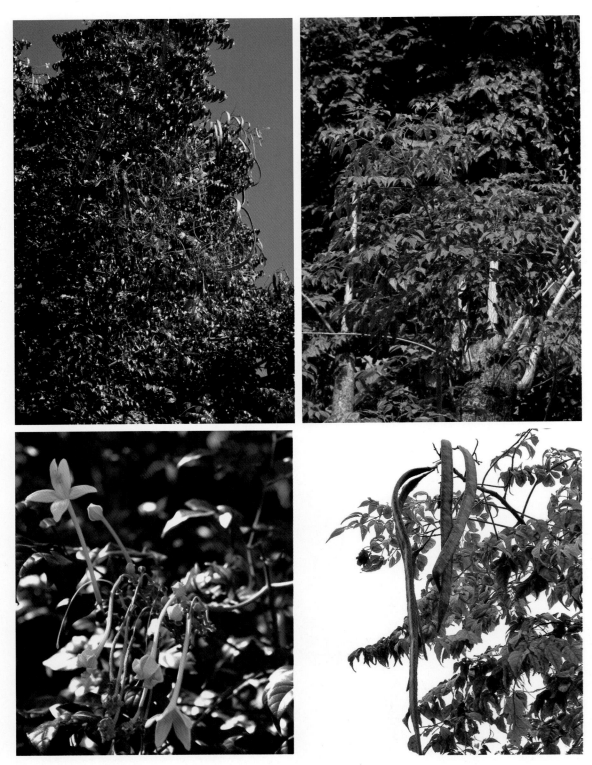

老鸦烟筒花原植物

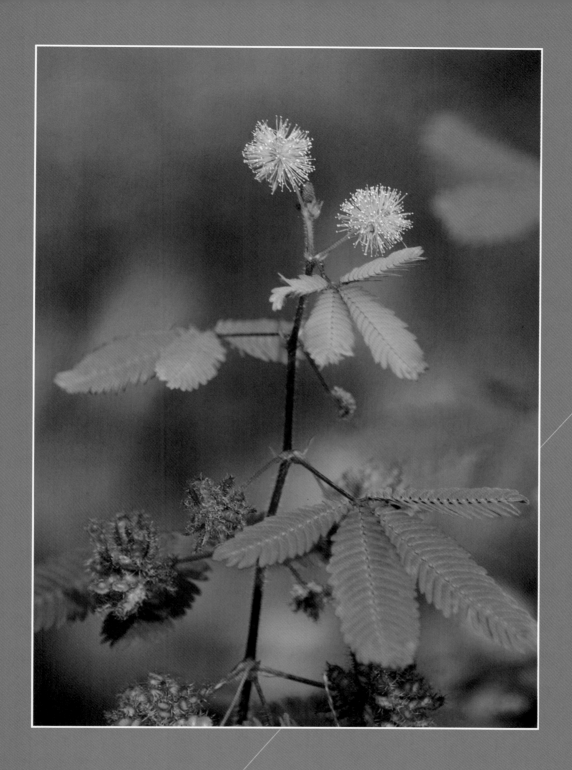

214 含羞草

Mimosa pudica L.

■ 学名	*Mimosa pudica* L.
■ 科	豆科
■ 异名	*Mimosa pudica* var. *pudica*, *Mimosa pudica* var. *tetrandra* (Willd.) DC., *Mimosa pudica* var. *unijuga* (Duchass. & Walp.) Griseb.

■ **本地名称**

柬埔寨　ព្រះឃ្លាប Phreah kloarb.

中国　含羞草Hán xiū cǎo，感应草Gǎn yìng cǎo，知羞草Zhī xiū cǎo，呼喝草Hū hè cǎo，怕丑草Pà chǒu cǎo。

老挝　ຫຍ້າຫຍຸບ Nha nhoum.

马来西亚　Malu-malu, Semalu, Puteri malu, Kembang gajah, Rumput rimau, Memalu, Kemuncup, Keman.

缅甸　ထိကရွနး Hti-ga-yone.

菲律宾　Makahiya, Huyahuya.

泰国　ไมยราบ Mai ya rap.

越南　Xấu hổ, Trinh nữ, Cỏ thẹn, Hàm cu thảo, Cây mắc cỡ, Nhả nả nhẻn (Tay) {X[aas]u h[oor], Trinh n[uwx], C[or] th[ej]n, H[af]m cu th[ar]o, C[aa]y m[aws]c c[owx], Nh[ar] n[ar] nh[er]n (Tay)}.

■ **通用名称**　Sensitive plant.

■ **药用部位**　全草或根、叶、花。

■ **植物描述**　披散、亚灌木状草本，高可达1m。茎幼时直立，后匍匐，圆柱状，具分枝，有散生、下弯的钩刺及倒生刺毛。二回羽状复叶，托叶线状披针形，叶柄多刺，羽片1~2对，每一

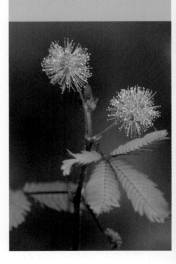

羽片有10~26小叶；小叶小，革质，无柄，长圆形至椭圆形，先端急尖，全缘，上面无毛，下面被短毛。头状花序圆球形，直径约1cm，具长总花梗，单生或2~3个生于叶腋；花小，淡红色，多数。荚果长圆形，长1~2cm，扁平，稍弯曲，荚缘波状，具刺毛，成熟时荚节脱落，荚缘宿存。种子卵形，长2.5mm。花期3~10月，果期5~11月。

■ **生态**　生于农业区、人工林、杂草丛生的城区和路边。耐荫蔽，对霜冻敏感。可生于大部分排水良好的土壤，甚至剥蚀或侵蚀的底土中。

■ **分布**　中国主要分布于福建、广东、广西、海南、江苏、台湾、云南、浙江等省区。

东盟地区主要分布于泰国、柬埔寨、老挝、马来西亚、缅甸、菲律宾、越南等国家。

世界其他热带地区亦有分布。

■ **化学成分**　含有毒性生物碱、含羞草氨酸。

■ **药理作用**　具有促进伤口愈合、促进坐骨神经再生、抗抑郁、抗惊厥、升血糖、利尿作用。

■ **应用**

柬埔寨　嫩枝叶浸渍剂可清热、镇静、发汗、降血压、消炎；乙醇提取物可降血糖。

中国　全草宁心安神、清热解毒，治疗吐泻、失眠、小儿疳积、目赤肿痛、深部脓肿、带状疱疹；根止咳化痰、利湿通络、和胃消积，治疗咳嗽痰喘、风湿性关节炎、小儿消化不良。

老挝　治疗淋病、高血压。

马来西亚　可滋补。

缅甸　可修复神经，治疗月经过多。

菲律宾　根煎剂可用作利尿剂，治疗痢疾和痛经；全草煎剂治疗哮喘。

泰国　根可止咳、化痰、止痛、消食、利尿，治疗支气管炎、关节痛、痛经、痔疮；茎可利尿、调经；叶治疗单纯性疱疹和带状疱疹；全草可利尿、清热、镇静，治疗肠炎、皮炎、脓疮。

■ **使用注意**　孕妇忌服。

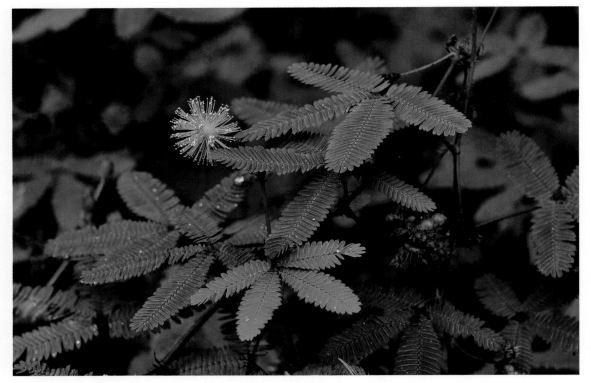

含羞草原植物

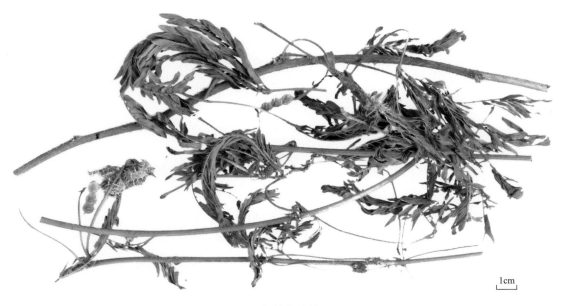

1cm

含羞草药材

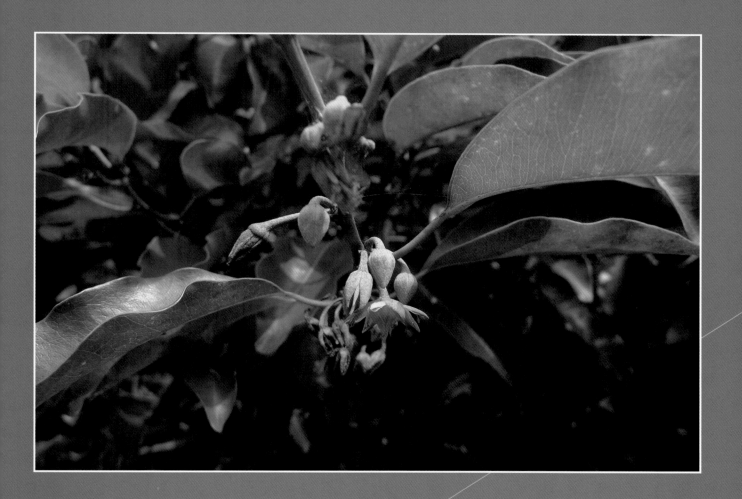

215 香榄

Mimusops elengi L.

■ 学名	*Mimusops elengi* L.
■ 科	山榄科
■ 异名	*Mimusops elengi* var. *parvifolia* (R. Br.) H. J. Lam

■ **本地名称**

中国　香榄Xiāng lǎn，牛油果Niú yóu guǒ，伊朗硬胶树Yī lǎng yìng jiāo shù，侯喜果Hóu xǐ guǒ，牛乳树Niú rǔ shù。

老挝　ດອກພິກຸນ Dok phee koun.

马来西亚　Mengkula, Nyatoh batu, Bitis, Tanjung.

缅甸　ခရေ Khayay.

菲律宾　Kabiki.

泰国　พิกุล Phi kun.

越南　Cây viết, Sến xanh {C[aa]y vi[ees]t, S[ees]n xanh}.

■ **通用名称**　Star flower tree.

■ **药用部位**　树皮、花、果实、种子。

■ **植物描述**　常绿乔木。树干短，直立，顶端多叶，密集；幼枝秃净，具乳状树汁。单叶互生，无托叶，具叶柄；叶片顶端短渐尖，两面无毛，中脉明显，网状脉。聚伞花序腋生，无总苞；花两性，无花苞，花梗常下弯，被锈色绒毛；花萼合生，裂片8，2层，外层4片花蕾时镊合状，卵状披针形，内层4片覆瓦状，较窄，萼管短；花冠合生，裂片24，外层16，内层8，披针形，上部浅褐色，下部白色，瓣筒短；雄蕊8，花丝短，花药2室，被毛；雌蕊1，子房卵形，花柱具沟槽，柱头头状。浆果卵形。种子1，卵形，褐色，胚乳肉质。

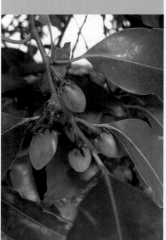

■ **生态**　喜光照充足环境，喜高温、高湿气候，适应性强，耐轻微的霜冻。在过湿或温和的季节性降雨气候里生长旺盛，但常见于季节性干旱的生境。可忍受至多2个月的水涝，需肥沃的土壤。

■ **分布**　中国主要分布于广西、广东等省区。

东盟地区主要分布于泰国、马来西亚、印度尼西亚、菲律宾等国家。

印度、斯里兰卡、巴布亚新几内亚、澳大利亚、新喀里多尼亚、瓦努阿图亦有分布。

■ **化学成分**　叶含有槲皮醇、三十一烷、β-胡萝卜素、葡萄糖、D-甘露醇、β-谷甾醇、β-谷甾醇-β-D-葡萄糖苷、槲皮素。

树皮含有生物碱、淀粉、皂苷、鞣质、橡胶、蜡色素、淀粉。

果实和种子含有槲皮醇、熊果酸、二氢槲皮素、槲皮素、β-谷甾醇糖苷、菠菜甾醇糖苷。

■ **药理作用**　具有抗菌作用。常规使用无毒性。

■ **应用**

老挝　治疗肾结石、癃闭。

缅甸　可止血、凉血、杀虫、滋补、清热，治疗脓漏、龋齿、牙齿疏松。

菲律宾　枝干煎剂治疗发热和腹泻，用作漱口剂治疗咽喉痛和强化牙龈。

泰国　根可祛风、化痰、止泻、消炎、杀虫，治疗脓疮；树皮可消炎、杀虫，治疗牙龈炎、泄泻、脓疮；边材治疗癣病；心材可补血、杀虫，治疗癣病；花可清热、平喘、祛风、化痰、止泻、消炎、杀虫，治疗乏力、脓疮、口疮、咽喉肿痛、头痛和痛证；果实可清热、止泻、消炎、止血、化痰、杀虫，治疗脓疮；叶可杀虫；种子治疗便秘。

■ **使用注意**　无。

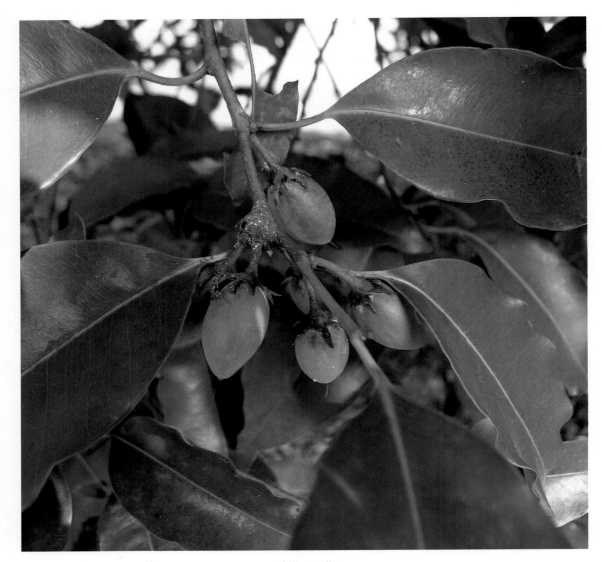

香榄原植物

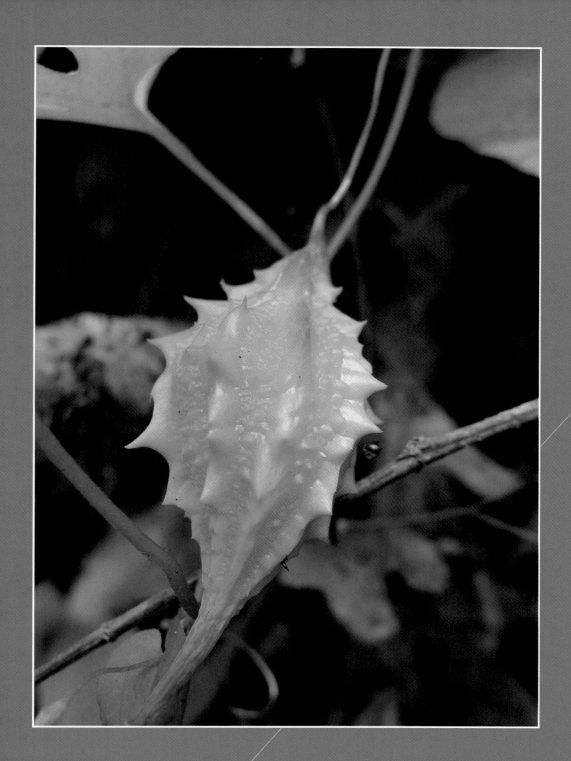

216 苦瓜

Momordica charantia L.

■ 学名	*Momordica charantia* L.
■ 科	葫芦科
■ 异名	*Cucumis africanus* Bot., *Momordica anthelmintica* Schumach. et Thonn., *Momordica humilis* Wall., *Momordica muricata* DC. Wall., *Momordica senagalis* Lamk.

■ **本地名称**

柬埔寨	ម្រះស្រុក Mreah srok.
中国	苦瓜Kǔ guā，癞葡萄Lài pú táo，凉瓜Liáng guā，癞瓜Lài guā，锦荔枝Jǐn lì zhī。
老挝	ຫມາກໄຂ Mark xay, ຫມາກຫ້ອຍ Mark hoy, ຫມາກຄົມ Mark khom.
马来西亚	Peria.
缅甸	ကြက်ဟင်းခါး Kyet hinga.
菲律宾	Ampalaya, Amargoso.
泰国	มะระขี้นก Mara khee nok.
越南	Mướp đắng, Khổ qua, Lương qua, Cẩm lê chi {M[uw][ows]p [dd][aws]ng, Kh[oor] qua, L[uw][ow]ng qua, C[aar]m l[ee] chi}.

■ **通用名称**　African cucumber, Balsam apple, Balsam peer, Bitter cucumber, Bitter gourd, Carilla fruit, Leprosy gour.

■ **药用部位**　全草或未成熟果实。

■ **植物描述**　一年生攀缘状柔弱草本，多分枝。卷须纤细，长达20cm，具微柔毛，不分歧。叶互生；叶片轮廓卵状肾形或近圆形，5~7深裂。雌雄同株。雄雌花均单生于叶腋，黄色。果实纺锤形，多瘤皱，成熟后橙黄色。

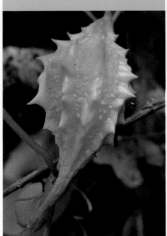

花果期6~9月。

■ **生态** 生于花园或稻田的边缘，以及荒芜的园地里。属于短日照作物，喜光，不耐荫。对土壤要求不严。2~3月以种苗繁殖。

■ **分布** 中国各地均有分布。

东盟地区主要分布于泰国、柬埔寨、老挝、马来西亚、缅甸、菲律宾、越南等国家。

印度及非洲国家亦有分布。

■ **化学成分** 果实含有三萜糖苷、苦瓜皂苷A、苦瓜皂苷B、五羟基-葫芦丁烷三萜糖苷、charantine、氨基酸（丙氨酸、天门冬氨酸、半胱氨酸、甲硫氨酸、谷氨酸），还含有色素、维生素和矿物质。果汁含有pugazenthi-*S*-murthy、blumenol、鸟苷、尿嘧啶、胞嘧啶、苦瓜皂苷和monodicophenoide A。种子含有脂质、非极性脂质（主要脂肪酸为α-桐酸）、糖脂、磷脂、矿物质和氨基酸。种子挥发油的主要成分为反式橙花叔醇、洋芹醚、顺式二氢香芹醇和香兰烯。

■ **药理作用** 具有降血糖、抗菌、消炎、止痛、抗病毒、驱虫、抗疟作用。

■ **应用**

柬埔寨 叶汁口服治疗疟疾、消渴；果实可滋补、健胃、兴奋神经、催吐、利胆、通便，治疗胆道疾病、痛风、风湿痹痛、亚急性肝脾疾病、高血压、溃疡；果肉、叶汁和种子可杀虫；叶可催乳；根可止血。

中国 根、藤、叶及果实治疗中暑发热、牙痛、泄泻、痢疾、便血；种子可清热、通便、利尿、滋养肾阴、止渴。

老挝 全草与其他药物合用，特别是与长春花、积雪草、肾茶、穿心莲作浸渍剂或茶饮治疗消渴。

马来西亚 叶研磨治疗皮肤病、烧烫伤、头痛、泄泻；花治疗哮喘；种子治疗高血压。

缅甸 全草治疗尿路感染、支气管炎和贫血症；叶治疗黄疸；果汁可通便、止吐；根治疗痔疮出血。

菲律宾 未成熟果实果汁治疗慢性结肠炎和细菌性痢疾；叶汁治疗儿童咳嗽；叶黏液可杀虫；叶、嫩枝和果实用作疗创药。本品为菲律宾卫生部批准的10种药用植物之一，用作治疗糖尿病的辅助药物。

泰国　　　　未成熟果实治疗消渴。

越南　　　　未成熟果实治疗消渴、乏力、风湿痹痛。

■ **使用注意**　　脾胃虚寒者慎服。

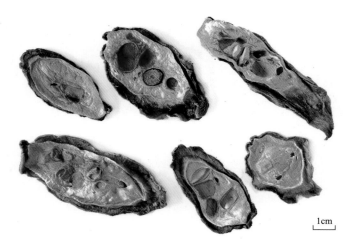

1cm

苦瓜饮片

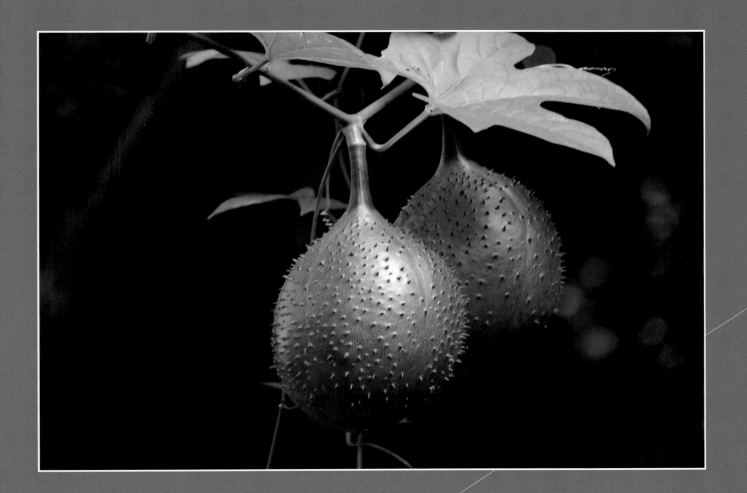

217 木鳖子

Momordica cochinchinensis (Lour.) Spreng.

■ 学名	*Momordica cochinchinensis* (Lour.) Spreng.
■ 科	葫芦科
■ 异名	*Momordica macrophylla* Gage, *Momordica meloniflora* Hand.-Mazz, *Momordica mixta* Roxb., *Muricia cochinchinensis* Lour., *Zucca commersoniana* Ser.

■ 本地名称

中国　木鳖子Mù biē zǐ，木鳖果Mù biē guǒ，番木鳖 Fān mù biē。

老挝　ຄຳໄຕ້ Kham tai, ກັນທຶນໝາກ Kan thin nammak kao.

缅甸　တောသပြတ် Taw thabut.

菲律宾　Patolang-uwak.

泰国　กระถินเทศ Krathin thet, ดอกคำใต้ Dok kamtai, ฟักข้าว Fak kao.

越南　Gấc, Mộc miết tử, Mác khẩu (Tay), Má khẩu (Thai), Đìa tả piếu (Dao) {G[aas]c, M[ooj]c mi[ees]t t[uwr], M[as]c kh[aar]u (Tay), M[as] kh[aar]u (Thai), [dd][if]a t[ar] pi[ees]u (Dao)}.

■ 通用名称　Gac.

■ 药用部位　根、叶、种子或种皮。

■ 植物描述　粗壮大藤本，具块状根，全株近无毛或稍被短柔毛。卷须颇粗壮，光滑无毛，不分枝。叶柄粗壮，长2~5cm；叶片心形，长、宽均为10~20cm。雌雄异株。雄花单生于叶腋，花梗粗壮，近无毛，长2~5cm，顶端生一大型苞片；苞片无梗，兜状，圆肾形，长3~5cm，宽5~8cm，顶端微缺，全缘，有缘

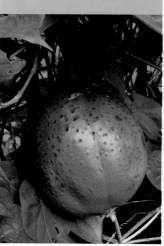

毛；花萼筒漏斗状，裂片宽披针形或长圆形，长12~20mm，宽6~8mm；花冠黄色，裂片卵状长圆形，长5~6cm，宽2~3cm，先端渐尖，基部有齿状黄色腺体；雄蕊3，药室一回折曲。雌花单生于叶腋，花梗长5~10cm，近中部生1苞片；苞片兜状，长、宽均为2mm；花冠、花萼同雄花；子房卵状长圆形，长约1cm，密生刺状毛。果实卵球形，顶端有1短喙，基部近圆，长达15~30cm，成熟时红色，肉质，密生长3~4mm的具刺尖的突起。种子多数，卵形或方形，干后黑褐色，边缘有齿，两面稍拱起，具雕纹。花期6~8月，果期8~10月。

■ **生态**　常见于林缘和山坡路边，海拔200~1000m。喜湿、适阳。常为栽培，通过种子或枝条繁殖。

■ **分布**　中国主要分布于安徽、福建、广东、广西、贵州、湖南、江苏、江西、四川、台湾、西藏、云南和浙江等省区。

东盟地区主要分布于马来西亚、缅甸、越南、菲律宾等国家。

印度亦有分布。

■ **化学成分**　果实含有脂肪酸、类胡萝卜素、反式番茄红素、顺-番茄红素、反式-β-胡萝卜素、顺式-β-胡萝卜素、α-胡萝卜素、油酸、棕榈酸、亚油酸、硬脂酸、花生酸、顺式-十八烯酸、亚麻酸、棕榈油酸、二十碳-11-烯酸、二十碳-13-烯酸、二十七碳烷、熊果酸、二萜（古伦宾、木香醇）、chondrilasterol、木鳖根蛋白、葫芦二烯醇，以及一些皂苷和糖苷等。

■ **药理作用**　可治疗疖肿、皮癣、皮炎、雀斑、乳腺炎、颈淋巴结结核、痔疮和血管瘤，同时具有免疫刺激、抗氧化、抗炎、降血糖和抗癌作用。水浸出液或醇浸出液对麻醉动物有降血压作用，但毒性大。

■ **应用**

柬埔寨　茎皮可消炎，与姜煎煮含漱治疗牙龈出血；树胶的品质较阿拉伯胶优良，治疗癫痫、狂犬病、霍乱、支气管炎、毒蛇咬伤；叶浸渍剂口服治疗淋病和眼疾；豆荚蒸馏可用作香水、壮阳制品。

中国　种子、根和叶外用，治疗化脓性炎症、乳腺炎、淋巴结炎、头癣、痔疮。

种子外用，还可治疗疮疡肿毒、乳痈、瘰疬、痔漏、干癣、白秃疮。

老挝　治疗泄泻。

缅甸　种子治疗胸痛、咳嗽和贫血。

菲律宾	根可杀头虱；种子煎剂可强健胸肌；果实、嫩芽和嫩叶可食用。
越南	可烹食。果实可用于清创；种子外用贴敷治疗皮疹和感染、痔疮、乳腺炎、淋巴结肿大，入煎剂治疗腰痛；种子膜可保护视力，治疗眼干燥症；根可烹食，治疗风湿痹痛；叶浸渍剂治疗肠道疾病、产后腹痛、胃痉挛和各类肿痛。

■ **使用注意**　　根可致滑胎。种子有毒。

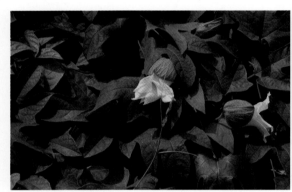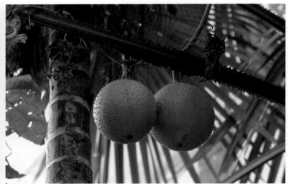

木鳖子原植物

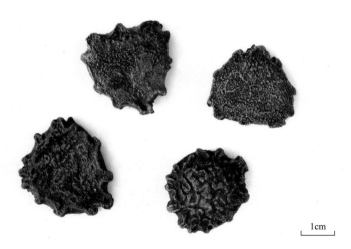

1cm

木鳖子药材（种子）

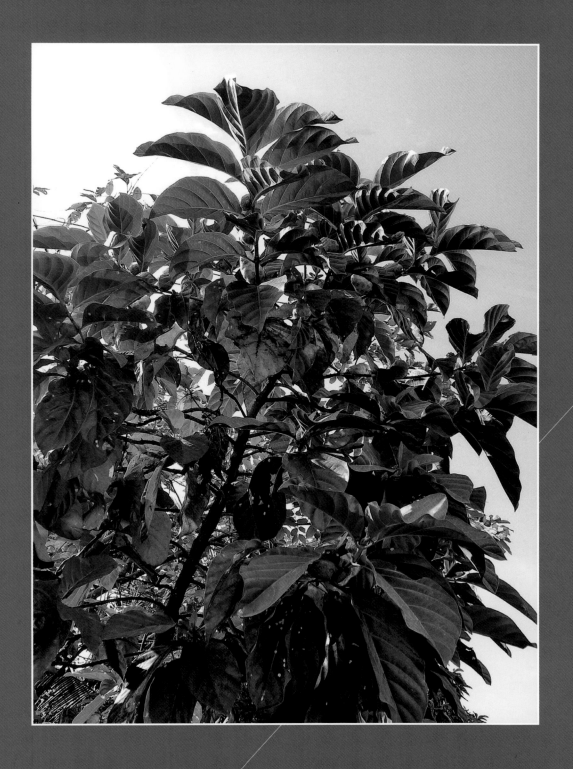

218 海滨木巴戟

Morinda citrifolia L.

■ 学名	*Morinda citrifolia* L.
■ 科	茜草科
■ 异名	*Morinda tinctoria* Ridley

■ **本地名称**

柬埔寨　ញ្ញស្រុក Nhor srok.

中国　海滨木巴戟Hǎi bīn mù bā jǐ，海巴戟Hǎi bā jǐ，天止疼树Tiān zhǐ téng shù，火山树Huǒ shān shù，橘叶巴戟檄树Jú yè bā jǐ xí shù，海巴戟天Hǎi bā jǐ tiān。

老挝　ຍໍບ້ານ Nhor ban.

缅甸　ရဲယိုု Yeyo.

菲律宾　Noni, Apatot, Bangkuro.

泰国　ยอ Yor.

越南　Nhàu, Cây ngao, Nhàu rừng, Nhàu núi {Nh[af]u, C[aa]y ngao, Nh[af]u r[uwf]ng, Nh[af]u n[us]i}.

■ **通用名称**　Awl tree, Cheese fruit, East Indian mulbery, Great morinda, Indian mulberry, Noni.

■ **药用部位**　根皮、叶、果实。

■ **植物描述**　灌木或小乔木。小枝近四棱柱形，稍扁，有槽，绿色或浅褐色。叶交互对生；托叶长8~13mm；叶柄长5~12mm；叶片长圆形或卵圆形，长12~30cm，宽6~15cm，先端渐尖或圆钝，基部楔形，边缘波状，通常具光泽。花白色；花萼合生；花冠管长0.7~1.2cm，里面被短柔毛，花瓣5，披针形；雄蕊5，花丝短，被短柔毛；子房2室。果实卵圆形，由多数小核果组成，熟时黄色或粉白色，种子多数，藏于果肉内。花期10月至翌年1月，

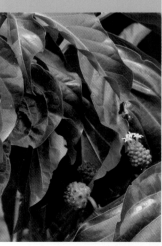

果期2~5月。

■ **生态**　　生于热带地区的海滨平地或疏林下。

■ **分布**　　中国主要分布于台湾、海南等省区。

东盟地区主要分布于老挝、柬埔寨、泰国、越南等国家。

印度亦有分布。

■ **化学成分**　根皮含有橙树素苷、茜素-α-甲基醚、甲基异茜草素。

果实含有少量的挥发油，包括辛酸、乙醇和甲醇的酯。甲醇提取物中含环烯醚萜苷、巴戟醚萜（6-α-hydroxyadoxoside、6β,7β-epoxy-8-*epi*-splendoside）、新木脂素、americanin A、narcisosside、dehydromethoxygaert neroside、表二氢可宁、D-葡萄糖、D-甘露醇等。

花含有蒽醌苷和两种黄酮苷。

其他部位都含有蒽醌衍生物、类黄酮和脂肪酸。

■ **药理作用**　根具有降血压作用，果实具有抗菌、抗肿瘤、止痛止血、抗氧化、抗炎等作用。无毒性作用，安全性高。

■ **应用**

柬埔寨　　树皮用于妇人产后补益；根可通便、止痛、止血，治疗高血压；果实和叶入煎剂口服可通便、调经、清热；叶炭制与山柰同煎治疗小儿泄泻、痢疾，外敷治疗外伤溃疡；叶汁可止痛，治疗痛风；未成熟果实与盐合用治疗牙龈肿胀；与桑汁含漱治疗咽喉肿痛；成熟果实可缓泻、抗癌。

中国　　　可清热解毒。

老挝　　　叶治疗小儿泄泻、手足关节痛；未成熟果实可调经、止呕，治疗牙龈肿痛。

缅甸　　　果实治疗关节炎、高胆固醇血症、免疫缺陷病，也可作抗氧化剂；叶治疗痢疾。

菲律宾　　果实可用作催眠药；鲜叶治疗皮肤溃疡；叶黏液用作抗关节炎药。

泰国　　　根可通便；叶可止泻、调经、清热、止咳、止痢，治疗头虱、痛风、胃肠胀气；果实可止呕、祛风、调经、健胃、止咳，治疗消渴；种子可通便。

越南　　　根治疗高血压；根酒制治疗腰痛、身痛，根水提取液治疗风湿痹痛。

■ **使用注意**　无。

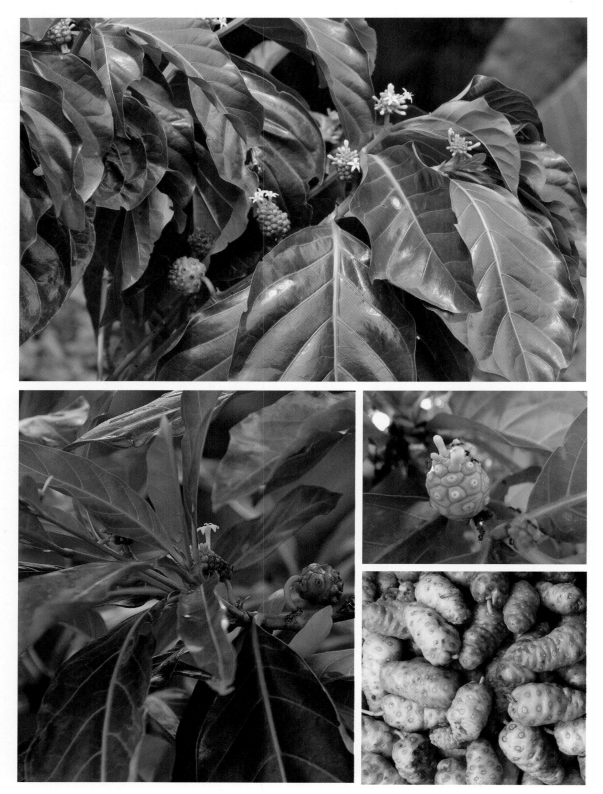

海滨木巴戟原植物

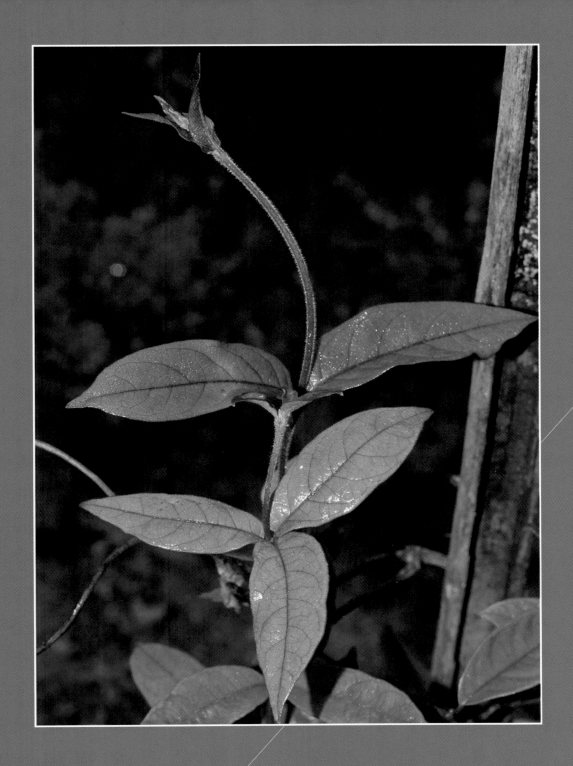

219 巴戟天

Morinda officinalis F. C. How

学名	*Morinda officinalis* F. C. How
科	茜草科
异名	*Morinda officinalis* var. *hirsuta* F. C. How, *Morinda officinalis* var. *officinalis*

■ **本地名称**

中国　巴戟天Bā jǐ tiān，大巴戟Dà bā jǐ，巴戟Bā jǐ，巴吉Bā jí，鸡肠风Jī cháng fēng。

老挝　ຍໍເຄືອ Nhor kheua.

缅甸　နီပစေး Nipase.

越南　Ba kích, Dây ruột gà, Thao tày cáy (Mán), Sáy cáy (Thai), Chầu phóng sì (Tay), Chày kiảng đòi (Dao) {Ba k[is]ch, D[aa]y ru[ooj]t g[af], Thao t[af]y c[as]y (M[as]n), S[as]y c[as]y (Thai), Ch[aaf]u ph[os]ng s[if] (Tay), Ch[af]y ki[awf]ng [dd][of]i (Dao)}.

■ **通用名称**　Indian mulberry.

■ **药用部位**　根。

■ **植物描述**　藤本。肉质根不定位肠状缢缩，根肉略紫红色，干后紫蓝色。嫩枝被长短不一的粗毛，后脱落变粗糙，老枝无毛，具棱，棕色或蓝黑色。叶薄或稍厚，纸质，干后棕色，长圆形、卵状长圆形或倒卵状长圆形，长6~13cm，宽3~6cm，顶端急尖或具小短尖，基部钝、圆或楔形，边全缘，有时具稀疏短缘毛，上面初时被稀疏、紧贴长粗毛，后变无毛，中脉线状隆起，多少被刺状硬毛或弯毛，下面无毛或中脉处被疏短粗毛；侧脉每边（4~）

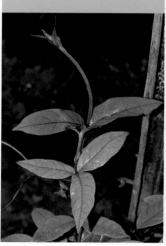

5~7，弯拱向上，在边缘或近边缘处相连接，网脉明显或不明显；叶柄长4~11mm，下面密被短粗毛；托叶长3~5mm，顶部平截，干膜质，易碎落。花序3~7伞形排列于枝顶；花序梗长5~10mm，被短柔毛，基部常具一卵形或条形总苞片；头状花序具花4~10；花（2~）3（~4）数，无花梗；花萼倒圆锥状，下部与邻近花萼合生，顶部具波状齿2~3，外侧一齿特大，三角状披针形，顶尖或钝，其余齿极小；花冠白色，近钟状，稍肉质，长6~7mm，冠管长3~4mm，顶部收狭而呈壶状，檐部通常3裂，有时4或2裂，裂片卵形或长圆形，顶部向外隆起，向内钩状弯折，外面被疏短毛，内面中部以下至喉部密被髯毛；雄蕊与花冠裂片同数，着生于裂片侧基部，花丝极短，花药背着，长约2mm；花柱外伸，柱头长圆形或花柱内藏，柱头不膨大，2等裂或2不等裂，子房（2~）3（~4）室，每室胚珠1，着生于隔膜下部。聚花核果由多花或单花发育而成，熟时红色，扁球形或近球形，直径5~11mm；核果具分核（2~）3（~4）；分核三棱形，外侧弯拱，被毛状物，内面具种子1，果柄极短。种子熟时黑色，略呈三棱形，无毛。花期5~7月，果熟期10~11月。

■ **生态**　常见于路边或沟渠岸边的灌丛中，或卧于裸露的地面上，亦见于灌木林或山地疏林中，罕见于山地森林。喜光照充足、温暖的环境。喜排水良好、疏松、富含腐殖质的砂壤土或黄土。

■ **分布**　中国主要分布于江西、福建、台湾、广东、香港、海南、广西等省区。
东盟地区主要分布于菲律宾和越南等国家。

■ **化学成分**　根含有甲基异茜草素、甲基异茜草素-1-甲醚、大黄素甲醚、2-羟基-3-羟基-甲基蒽醌、1-羟基蒽醌、1-羟基-2-甲基蒽醌、1,6-二羟基-2,4-二甲氧基蒽醌、1,6-二羟基-2-甲氧基蒽醌、2-甲基蒽醌、葡萄糖、甘露糖、β-谷甾醇、棕榈酸、维生素C、十九烷、24-乙基胆甾醇、冰片、顺-9-十八碳烯酸、樟脑、α-雪松醇、桉树脑、香茅醇、香叶醇、α-紫穗槐烯、苯甲醛、β-甜没药烯、柠檬烯、α-蒎烯、伞花烃。

■ **药理作用**　具有护肾壮阳、抗抑郁、抗氧化、抗缺氧作用，对成骨细胞分化有促进作用。水提物可造成幼鼠胸腺萎缩。无遗传毒性。

■ **应用**

中国　根治疗宫冷不孕、月经不调、风湿痹痛、筋骨痿软、腰膝酸软、阳痿、早

　　　　　　泄、绝经后骨质疏松症。

老挝　　　　可滋补，治疗黄疸、高血压。

缅甸　　　　根治疗痛风。

■　**使用注意**　　阴虚火旺及有湿热之证者禁服。

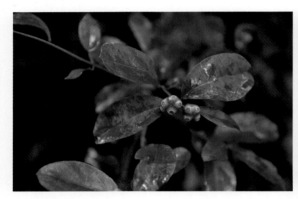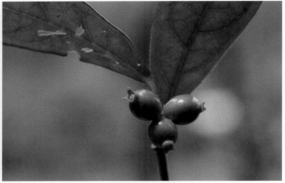

巴戟天原植物

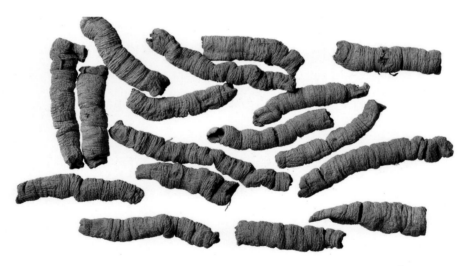

1cm

巴戟天药材（根）

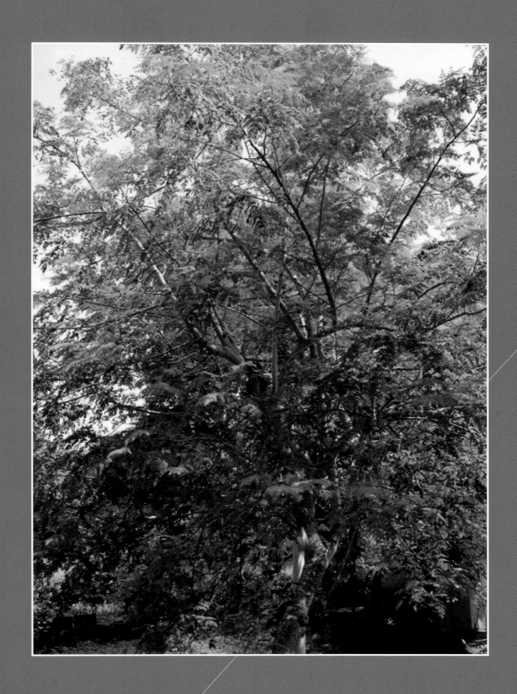

220 辣木

Moringa oleifera Lam.

学名	*Moringa oleifera* Lam.
科	辣木科
异名	*Moringa moringa* (L.)Millsp., *Moringa pterygosperma* Gaertn.

■ **本地名称**

柬埔寨　ម្រុំ Marom.

中国　辣木Là mù, 鼓槌树Gǔ chuí shù。

老挝　ຜັກອີຮຸມ Pkak e houm.

马来西亚　Kachangkelur, Lemunggai, Meringgai, Semung gai, Smunggai, Semunggai, Remunggai.

缅甸　ဒန့်သလွန်း Dant da lun.

菲律宾　Malunggay, Moringa.

泰国　มะรุม Ma rum.

越南　Chùm ngây, Bồn bồn, Cải ngựa {Ch[uf]m ng[aa]y, B[oof]n b[oof]n, C[ar]i ng[uwj]a}.

■ **通用名称**　Moringa, Drumstick tree, Horse radish tree.

■ **药用部位**　叶、果实。

■ **植物描述**　乔木, 高3~12m, 树皮软木质。枝有明显的皮孔及叶痕, 小枝有短柔毛。根有辛辣味。叶通常为三回羽状复叶, 长25~60cm, 在羽片的基部具线形或棍棒状稍弯的腺体, 腺体多数脱落; 叶柄柔弱, 基部鞘状; 羽片4~6对; 小叶3~9, 薄纸质, 卵形、椭圆形或长圆形, 长1~2cm, 宽0.5~1.2cm, 通常顶端的1片较大, 叶背苍白色, 无毛; 叶脉不明显; 小叶柄纤弱, 长1~2mm, 基部的腺体线状, 有毛。花序广展, 长10~30cm; 苞片小, 线形; 花具梗, 白色, 芳香, 直径约

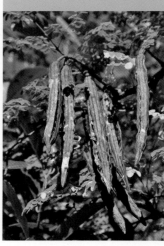

2cm，萼片线状披针形，有短柔毛；花瓣匙形；雄蕊和退化雄蕊基部有毛；子房有毛。蒴果细长，长20~50cm，直径1~3cm，下垂，3瓣裂，每瓣有3肋纹。种子近球形，直径约8mm，有3棱，每棱有膜质的翅。花期全年，果期6~12月。

■ **生态**　栽培于亚热带干旱地区、热带湿润地区，海拔0~2000m。耐旱，年降雨量需达250~2000mm，若年降雨量小于800mm，则需进行灌溉以保证叶片数量。以在pH值5.0~9.0、干燥的砂土或砂壤土中生长为最佳。

■ **分布**　中国主要分布于广东、台湾、云南等省区。

东盟地区主要分布于泰国和菲律宾。

热带和亚热带地区均有分布。

■ **化学成分**　叶含有L-(+)-milchsaure、异丙醇、乳酸甲酯、乙醇、丙二醇、亚硝基甲烷、乳酸、丁烷、1-甲氧基-甲基丁基醚、2-羟基丙酸乙酯、吡咯烷酮、环丁烯-3,4-二酮、1-二甲基氨基、苯乙醇、邻苯二酚、醌氢醌、2,3-丁二酮二乙酰、2-[(2-乙酰氧基乙基)-亚磺酰基]苯胺、芳樟醇氧化物、反式芳樟醇氧化物、庚醇、1,2-苯二甲酸、邻苯二甲酸二乙酯、腺嘌呤、丹宁酸类、皂苷、糖苷、萜类、黄酮类、还原糖、酚类、鞣酸类、多糖、蛋白质、脂肪、灰分、粗纤维、铁、钙、β-胡萝卜素、维生素C、生物碱、酚类、类固醇。

根含有碳水化合物、鞣酸类、酚醛、树脂、蒽醌、皂苷、糖苷、萜烯、类固醇、黄酮类、生物碱、肉桂酸、萜类、花青素、酚类、异硫氰酸苄酯。

种子含有杆孢菌素E、兰桉醇、9-十八碳烯酸、moringyne、4-(α-L-鼠李糖氧基)苄基异硫氰酸酯、氨基酸、甾醇类、生育酚、脂肪酸、羟苯基乙腈和4-羟苯基-乙酰胺等。

果实含有D-半乳糖、6-O-Me-D-半乳糖、D-半乳糖醛酸、L-阿拉伯糖、没食子酸、L-鼠李糖、绿原酸、鞣花酸、阿魏酸、山奈酚、槲皮素、香草醛、腈类、异硫氰酸酯、氨基甲酸酯、O—[2′-羟基-3′-(2-庚烯氧基)]-丙基十一烷酸酯、O-乙基-4-[(α-1-鼠李糖氧基)苄基]氨基甲酸酯、对羟基苯甲酸甲酯和β-谷甾醇。

茎皮含有亚油酸辛基酯、丙戊酯、谷甾醇、表羽扇豆醇、甘油棕榈酰、磷酸甘油酯、生物碱、黄酮类、多酚类、萜类、碳水化合物、皂苷、类固醇、蛋白质等。

■ **药理作用** 具有抗癌、抗炎、抗氧化、抗焦虑、抗惊厥、降血糖、抗溃疡、神经保护、保肝、镇痛、壮阳、益智、降血脂等作用。叶水提物对人外周血单核细胞具有毒性。

■ **应用**

柬埔寨 叶内含丰富的蛋白质，可增强记忆力、促进精子生成，治疗高血压、水肿、消化不良、淋病；叶、根和种子可止痛、利尿、催乳、滋补，治疗风湿痹痛。

老挝 可滋补，治疗缺乳。

缅甸 根治疗消化不良、腹泻、哮喘和糖尿病；种子治疗头痛和耳痛；果实可用作驱虫剂和利尿剂；花治疗炎症、绞痛和神经衰弱；叶治疗高血压；树皮外用治疗耳痛。

菲律宾 嫩叶可催乳；根煎剂可用于清洁皮肤疮疡。

泰国 根可消炎、利尿、清热、止痛，治疗脓疮、痛证、跌仆损伤；树皮可祛风、杀虫、消炎、止血、清热、止痛，治疗脓疮、胃肠胀气；叶可止血、镇静、通便、清热、利尿，治疗维生素C缺乏症、关节痛；花可利尿、清热；果实可杀虫、清热；种子可清热，治疗关节痛；种子油可消炎，治疗关节痛。

■ **使用注意** 可滑胎，孕妇忌用。

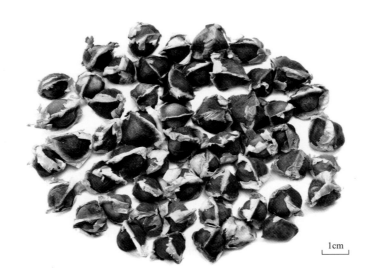

辣木药材（果实）

1cm

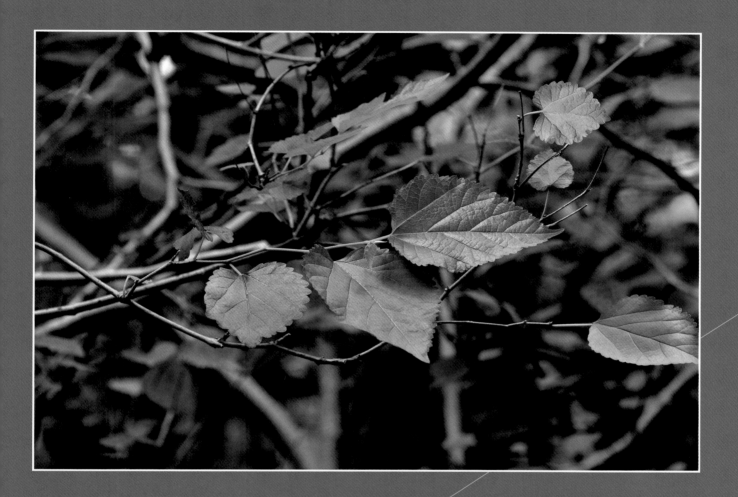

221 桑

Morus alba L.

■ 学名	*Morus alba* L.
■ 科	桑科
■ 异名	*Morus alba* var. *bungeana* Bureau, *Morus alba* var. *laevigata* Wall. ex Bureau, *Morus alba* var. *latifolia* (Poir.) Bureau, *Morus alba* var. *mongolica* Bureau, *Morus alba* var. *nigriformis* Bureau, *Morus alba* var. *serrata* (Roxb.) Bureau

■ **本地名称**

柬埔寨　ម្នទំ Morn thom.

中国　桑Sāng，家桑Jiā sāng，桑树Sāng shù，鲁桑Lǔ sāng，白桑Bái sāng。

老挝　ມອນແກ້ວ Mon keo.

马来西亚　Pokok mulberi.

缅甸　ပိုးစာ Po-sa.

菲律宾　Moras.

泰国　หม่อน Mon.

越南　Dâu tằm {D[aa]u t[awf]m}.

■ **通用名称**　mulberry.

■ **药用部位**　枝、根皮、叶、果实。

■ **植物描述**　乔木或灌木，高3~10m或更高，胸径可达50cm，树皮厚，灰色，具不规则浅纵裂；冬芽红褐色，卵形，芽鳞覆瓦状排列，灰褐色，有细毛；小枝有细毛。叶卵形或广卵形，长5~15cm，宽5~12cm，先端急尖、渐尖或圆钝，基部圆形至浅心形，边缘锯齿粗钝，有时叶为各种分裂，表面鲜绿色，无毛，背面沿脉有疏毛，脉腋有簇毛；叶柄长1.5~5.5cm，具柔毛；托叶披针形，早落，

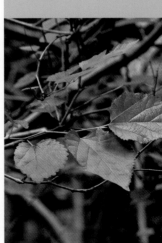

外面密被细硬毛。花单性，腋生或生于芽鳞腋内，与叶同时生出；雄花序下垂，长2~3.5cm，密被白色柔毛，雄花花被片宽椭圆形，淡绿色，花丝在芽时内折，花药2室，球形至肾形，纵裂；雌花序长1~2cm，被毛，总花梗长5~10mm，被柔毛，雌花无梗，花被片倒卵形，顶端圆钝，外面和边缘被毛，两侧紧抱子房，无花柱，柱头2裂，内面有乳头状突起。聚花果卵状椭圆形，长1~2.5cm，成熟时红色或暗紫色。花期4~5月，果期5~8月。

■ **生态** 生于丘陵、山坡、村边和田地中，主要为栽培。喜温暖湿润环境，略耐荫。12℃以上开始萌发，生长最适温度为25~30℃，40℃以上生长受抑制，12℃以下生长停止。耐旱，耐贫瘠，不耐水涝。对各类土壤的适应力强。

■ **分布** 中国各地均有分布。

东盟地区主要分布于泰国。

■ **化学成分** 根含有环桑素、环桑皮烯黄素、环桑色烯、桑皮酮（A、B、C、D、E、F、G、H、I、K、L、Y、Z）、桑根皮素、桑色烯、桑素、桑白皮素C~D、氧化二氢桑根皮素、桑根酮A~P、moran A、桑呋喃（A、B、C、K、M、N、O、P、Q）、东莨菪素、伞形酮。

树皮含有5,7-二羟基香豆素、伞形花内酯、莨菪皮素、东莨菪素、黏液素、桑根白皮素、甲壳素、壳聚糖、桑皮黄素、桑色烯、桑皮酮A~V、桑酮醇、桑根酮A~P、桑根酮醇、桑皮素、桑根皮醇、环桑素、环桑皮素、环桑色烯素、羟基二氢桑根皮素、桑根皮素氢过氧化物、桑根皮素-4-葡萄糖苷、chalomoracin、morusignins A~K、环桑色醇、脱二氧亚胺基葡萄糖醇、桑苷A~D、摩查耳酮A、momsenin A~B、5,7-二羟基色酮、丁醇、桑根皮素A~G、3,4-乙基二羟基苯甲酸酯、桑呋喃A~Z、桦木酸、β-谷甾醇、鞣酸、挥发油。

■ **药理作用** 具有降血糖、抗衰老、抗菌作用。桑白皮对心血管系统、神经系统和平滑肌功能有调节作用，具有利尿通便、抗菌、抗癌、降血糖作用；桑枝能提高淋巴细胞转化率；桑椹有Na^+-K^+-ATP酶活性，能增强免疫力；桑叶有肝、肾和肺毒性；桑白皮醇提物能导致呼吸过速，诱发共济失调和阵发性癫痫，其毒性能引发呼吸衰竭导致死亡；桑枝和桑椹无毒性。

■ **应用**

束埔寨 叶治疗结膜炎、跌打损伤和压疮；树皮具有收敛作用；果实通常被用作温和的泻药；提取物可作为退热剂、降压药和降糖药。

中国　叶治疗产后乳房胀痛、流行性感冒、头痛、目赤、咽喉肿痛、肺热咳嗽；根皮治疗肺热喘咳、面目浮肿、癃闭、高血压、消渴、跌打损伤；果实治疗耳聋目昏、须发早白、神经衰弱、便秘、风湿痹痛。

老挝　可滋补，治疗黄疸、高血压。叶治疗咳嗽，以水煎茶可纤体；根皮治疗哮喘、风湿痹痛、骨痛；果实治疗贫血、神经衰弱，成熟果实制成糖浆含漱可治疗咽喉肿痛、口疮；叶与其他药物合用治疗高热惊厥、口眼歪斜；桑枝治疗风湿痹痛、关节炎。

缅甸　果实治疗喉痛、发热和消化不良。

菲律宾　植株顶部煎剂可用作利尿剂；果实可食用。

泰国　根可杀虫；茎皮可通便、杀虫；叶治疗结膜炎、咳嗽、咽喉肿痛、汗出；果实可缓泻，治疗咳痰、咽喉肿痛。

越南　全株各部位均可广泛应用于多种疾病。根皮与牛膝、穿心莲和麦冬煎服可治疗肺炎和百日咳。

■ **使用注意**　肝燥者禁用。

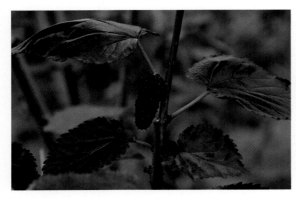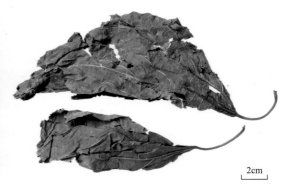

2cm

桑原植物　　　　　　　　　　桑药材（叶）

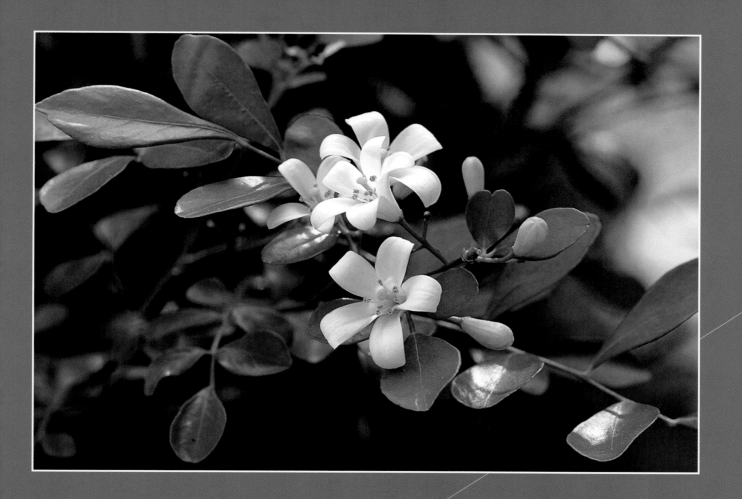

222 千里香

Murraya paniculata (L.) Jack

■ 学名	*Murraya paniculata* (L.) Jack
■ 科	芸香科
■ 异名	*Murraya paniculata* var. *exotica* (L.) C. C. Huang, *Murraya paniculata* var. *omphalocarpa* (Hayata) Tanaka

■ **本地名称**

中国　　千里香Qiān lǐ xiāng，七里香Qī lǐ xiāng，万里香Wàn lǐ xiāng，黄金桂Huáng jīn guì，四季青Sì jì qīng。

老挝　　ດອກແກ້ວ Dok keo.

马来西亚　Kemuning.

缅甸　　ယုဇန Yuzana.

菲律宾　Kamuning.

泰国　　แก้ว Kaeo.

■ **通用名称**　Moek orange, Orange-jasmine, Burmese boxwood.

■ **药用部位**　根、叶。

■ **植物描述**　小乔木，高达12m。树干及小枝白灰色或淡黄灰色，略有光泽，当年生枝绿色，其横切面呈钝三角形，底边近圆弧形。幼苗期的叶为单叶，其后为单小叶及二小叶，成长叶有小叶3~5，稀7；小叶深绿色，叶面有光泽，卵形或卵状披针形，长3~9cm，宽1.5~4cm，顶部狭长渐尖，稀短尖，基部短尖，两侧对称或一侧偏斜，边全缘，波浪状起伏，侧脉每边4~8；小叶柄长不足1cm。花序腋生及顶生，通常有花10朵以内，稀多达50余朵；萼片卵形，长达2mm，边缘有疏毛，宿存；花瓣倒披针形或狭长椭圆形，长达2cm，

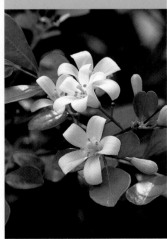

盛花时稍反折，散生淡黄色半透明油点；雄蕊10，长短相间，花丝白色，线状，比花柱略短，药隔中央及顶端极少有油点；花柱绿色，细长，连子房长达12mm，柱头甚大，比子房宽或等宽，子房2室。果实橙黄色至朱红色，狭长椭圆形，稀卵形，顶部渐狭，长1~2cm，宽0.5~1.4cm，有甚多干后突起但中央窝点状下陷的油点，种子1~2；种皮有棉质毛。花期4~9月，也有秋、冬季开花者，果期9~12月。

■ **生态**　生于海拔0~1300m的灌丛和山地森林中。

■ **分布**　中国主要分布于福建、广东、广西、贵州、海南、湖南、台湾、云南等省区。

东盟地区主要分布于柬埔寨、老挝、马来西亚、缅甸、菲律宾、泰国、越南等国家。

不丹、印度、日本、尼泊尔、巴布亚新几内亚、巴基斯坦、斯里兰卡、澳大利亚、西南太平洋岛屿亦有分布。

■ **化学成分**　全株含有黄酮类、香豆素类和萜烯类化合物。

花含有橙花醇、苯乙醇、吲哚、橙皮醇、苯甲酸苄酯、苯甲酸乙酯。

根含有微量的吲哚生物碱和吲哚类物质。

叶及嫩枝含有多甲氧基黄酮类化合物，如5,3′-二羟基-6,7,4′,5′-四甲氧基黄酮、5,4′-二羟基-7,3′-二甲氧基黄酮、5-羟基-7,3′,4′-三甲氧基黄酮、(2S)-5,6,7,3′,4′-五羟基黄酮、5,6,7,8,3′,4′,5′-花椒黄酮、5-羟基-6,7,3′,4′-四甲氧基黄酮、(2S)-5,6,7,3′,4′,5′-六羟基黄酮。

叶所含黄酮类物质主要有5,7,3′,4′-四甲氧基黄酮和5,7,3′,4′,5′-五甲氧基黄酮，挥发油成分主要有榄香烯、石墨烯、橙花萜醇和橄榄芳香半萜化合物。

■ **药理作用**　具有抗菌、抗炎、抗氧化、镇痛、降血糖、杀虫、麻醉、避孕和终止妊娠作用。无毒性和不良反应。

■ **应用**

中国　　　治疗痈疮肿痛、感冒发热、目赤红肿、泄泻、皮肤湿疹。

马来西亚　枝和叶可行气活血、祛风除湿、麻醉、止痛。

缅甸　　　全株用作补品；树皮和根治疗动物叮咬；叶治疗痢疾和蛇咬伤。

菲律宾　　叶浸渍剂可治疗腹泻和痢疾，叶煎剂可用作漱口水治疗牙痛。

泰国　　　根治疗腰痛；叶可调经、止泻、止痢、杀虫、止咳、止晕、祛风，治疗结

膜炎、牙痛、关节炎、口渴、胃肠胀气；花可止咳、清热、消食、止晕，
治疗关节炎、口渴；树皮可调经，治疗腹痛。

■ **使用注意** 阴虚火亢者慎用。

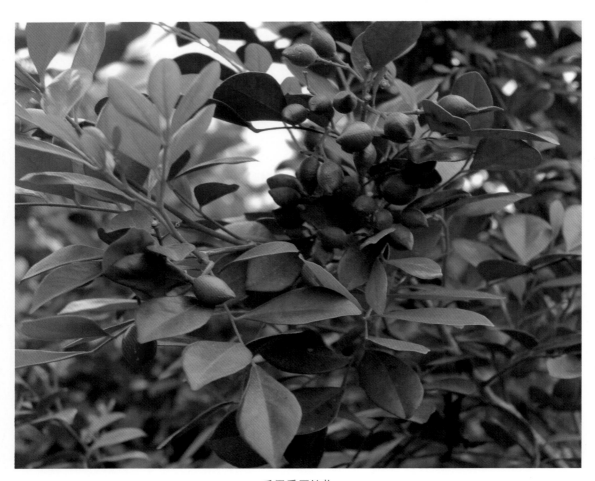

千里香原植物

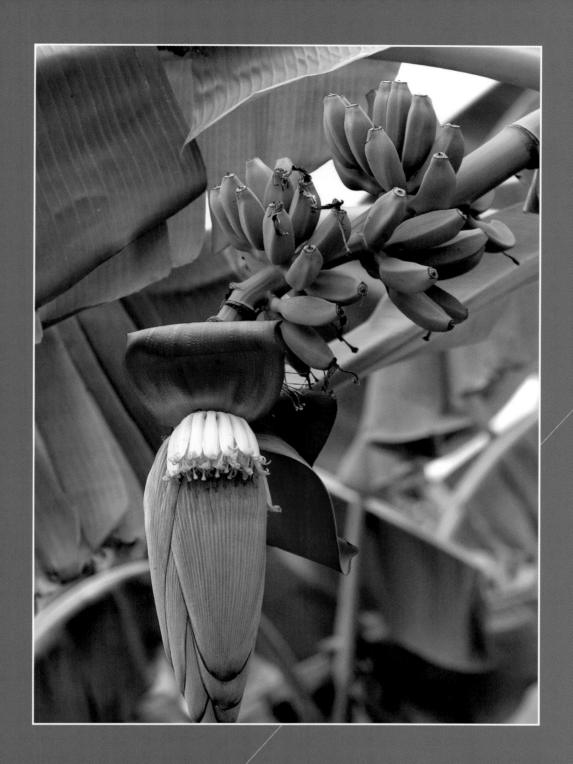

223 大蕉

Musa sapientum L.

学名	*Musa sapientum* L.
科	芭蕉科
异名	*Musa sapientum* L., *Musa sapientum* var. *americana* N. G. Teodoro, *Musa sapientum* var. *angao* Quisumb., *Musa sapientum* var. *baca* Quisumb., *Musa sapientum* var. *binutig* N. G. Teodoro, *Musa sapientum* var. *canara* N. G. Teodoro

本地名称

柬埔寨	ចេក Chak.
中国	大蕉Dà jiāo，粉芭蕉Fěn bā jiāo。
老挝	ໝາກກ້ວຍ Mark kuay, ກ້ວຍນ້ຳວາ Kuay nam var.
马来西亚	Pisang lemak manis.
缅甸	ငှက်ပျော Nget-pyaw.
菲律宾	Saging.
泰国	กล้วยน้ำว้า Kluai nam waa.
越南	Chuối tiêu, Chuối, Hương tiêu {Chu[oos]i ti[ee]u, Chu[oos]i, H[uw][ow]ng ti[ee]u}.

通用名称 Banana, Cultivate banana.

药用部位 叶、果实或果肉、种子、树汁。

植物描述 植株丛生，高3~7m，具匍匐茎，假茎厚而粗重，多少被白粉。叶直立或上举，长圆形，长1.5~3m，宽0.4~0.6m，叶面深绿色，叶背淡绿色，被明显的白粉，基部近心形或耳形，近对称，先端锐尖或尖，叶柄甚伸长，长在30cm以上，多白粉，叶翼闭合。穗状花序下垂，花序轴无毛，苞片卵形或卵状披针形，长15~30cm，脱落，外面呈紫红色，内面深红色，每苞片有花2列，雄花脱落；花被

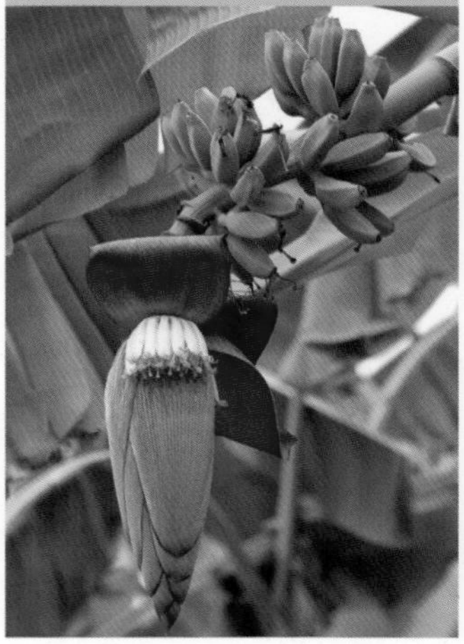

片黄白色，合生花被片长4~6.5cm，离生花被片长约为合生花被片长的1/2，透明蜡质，具光泽，长圆形或近圆形，先端具小突尖、锥尖或卷曲成一囊。果序由7~8段至数十段的果束组成。果实长圆形，按长宽比例较短粗，果身直或微弯曲，长10~20cm，棱角明显，果柄通常伸长，果肉细腻，紧实，未成熟前味涩，成熟时味甜或略带酸味，但缺香气或微具香气，无种子或具少数种子。剑头芽假茎红色，带有极多白粉而呈浅黄绿色。

■ **生态**　最宜生于热带及亚热带地区。气候以均温26.7℃、月均降雨量101.6mm最为理想，旱季不能长于3个月。霜冻、干旱或风均可造成严重损害，甚至使其死亡。风力较小时会影响植物的新陈代谢，但强风会折断其假茎，甚至将植株连根拔起。飓风为另一个可严重损害作物的因素。

■ **分布**　中国主要分布于福建、台湾、广东、广西及云南等省区。

东盟地区主要分布于泰国、菲律宾等国家。

厄瓜多尔、哥斯达黎加和哥伦比亚，以及热带、亚热带地区亦有分布。

■ **化学成分**　叶含有生物碱、强心苷、黄酮类、皂苷类、甾体类和鞣质类化合物。

果实含有苷类、甾体类、生物碱、碳水化合物、儿茶酚胺类物质，如去甲肾上腺素、多巴胺、5-羟色胺、色氨酸、吲哚化合物；还含有果胶、黄酮类化合物（白花青苷、槲皮素和3-O-半乳糖苷、3-O-葡萄糖苷、3-O-鼠李葡萄糖苷）、鞣质、铁、维生素C、维生素B、白蛋白、脂肪。

果皮还含有酚类化合物。

■ **药理作用**　有潜在的抗溃疡和溃疡愈合能力，还具有止泻、抗菌、镇痛、降血糖、促进伤口愈合和保肝作用。

■ **应用**

柬埔寨　果实可抗菌，治疗溃疡、烧烫伤、痔疮；成熟果皮烤制后酒制治疗肾结石、妇人产后关节炎；未成熟果实可止泻、止痢，治疗消化性溃疡。

中国　治疗痢疾、霍乱、皮肤瘙痒、高血压。

老挝　治疗消化性溃疡。

缅甸　果实可作滋补品、泻药，改善记忆力和治疗胃溃疡；叶治疗哮喘。

菲律宾　治疗消化性溃疡。

■ **使用注意**　可影响大脑活动，引起困乏。偏头痛、过敏体质者慎用，忌与酒精同用。

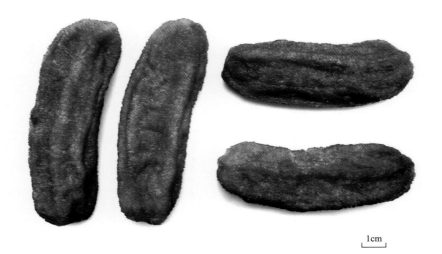

大蕉药材（果实）

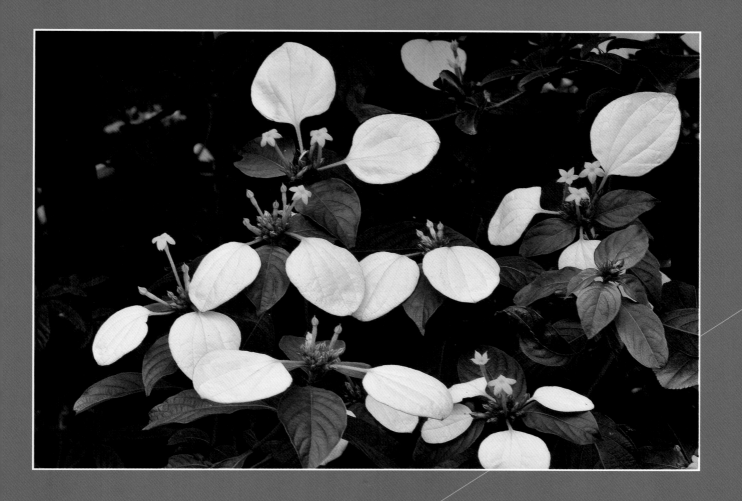

224 玉叶金花

Mussaenda pubescens Dryand.

■ 学名	*Mussaenda pubescens* Dryand.
■ 科	茜草科
■ 异名	*Mussaenda hirsutula* Miq., *Mussaenda esquirolli* Levl. [M. Wilsonii Hutch.] Gamble

■ **本地名称**

中国　玉叶金花Yù yè jīn huā，白纸扇Bái zhǐ shàn，白蝴蝶Bái hú dié，白叶子Bái yè zi，百花茶Bǎi huā chá，大凉藤Dà liáng téng，蝴蝶藤Hú dié téng，黄蜂藤Huáng fēng téng。

老挝　ຕ້າງບົວເຄືອ Tang buea kheua，ຕ້າງບົວເຈືອ Kab buea juea.

马来西亚　Janda kaya.

越南　Bướm bạc, Bươm bướm, Hồđiệp, Hoa bướm, Bứa chừa (Thai) {B[uw][ows]m b[aj]c, B[uw][ow]m b[uw][ows]m, H[oof] [dd]i[eej]p, Hoa b[uw][ows]m, B[uws]a ch[uwf]a (Thai)}.

■ **通用名称**　Buddha's lamp.

■ **药用部位**　全株或根、嫩枝、叶。

■ **植物描述**　攀缘灌木，嫩枝被贴伏短柔毛。叶对生或轮生，膜质或薄纸质，卵状长圆形或卵状披针形，长5~8cm，宽2~2.5cm，顶端渐尖，基部楔形，上面近无毛或疏被毛，下面密被短柔毛；叶柄长3~8mm，被柔毛；托叶三角形，长5~7mm，2深裂，裂片钻形，长4~6mm。聚伞花序顶生，密花；苞片线形，有硬毛，长约4mm；花梗极短或无梗；花萼管陀螺形，长3~4mm，被柔毛，萼裂片线形，通常比花萼管长2倍以上，基部密被柔毛，向

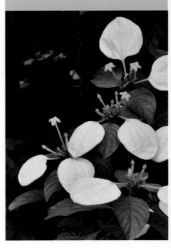

上毛渐稀疏；花叶阔椭圆形，长2.5~5cm，宽2~3.5cm，有纵脉5~7，顶端钝或短尖，基部狭窄，柄长1~2.8cm，两面被柔毛；花冠黄色，花冠管长约2cm，外面被贴伏短柔毛，内面喉部密被棒状毛，花冠裂片长圆状披针形，长约4mm，渐尖，内面密生金黄色小疣突；花柱短，内藏。浆果近球形，长8~10mm，直径6~7.5mm，疏被柔毛，顶部有萼檐脱落后的环状疤痕，干时黑色，果柄长4~5mm，疏被毛。花期6~7月。

■ **生态** 生于山坡、山谷、灌丛的阴凉处。

■ **分布** 中国主要分布于浙江、福建、台湾、江西、湖北、湖南、广东、香港、海南、广西、云南及贵州等地区。

东盟地区主要分布于老挝、越南。

■ **化学成分** 本品含多种三萜类化合物及三萜皂苷、麝香草苷（M_2、N、O、P、Q、U、V、I、J、G、K和F）与齐墩果酸。

■ **药理作用** 具有抗炎、抗肿瘤和保肝作用。

■ **应用**

中国 叶可清热解毒、祛湿、止咳、止渴；水煮外洗治疗皮肤疮疥溃烂；内服治疗风湿骨痛、咽喉炎、支气管炎、扁桃体炎；也可作凉茶配料，预防感冒、中暑等。

老挝 全株治疗流行性感冒、扁桃体炎、肾病、水肿、肠溃疡、泄泻、血崩、带下、风湿痹痛。

■ **使用注意** 脾肾阳虚者慎服。

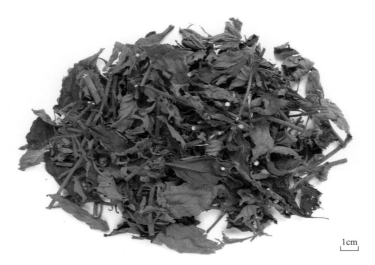

玉叶金花药材

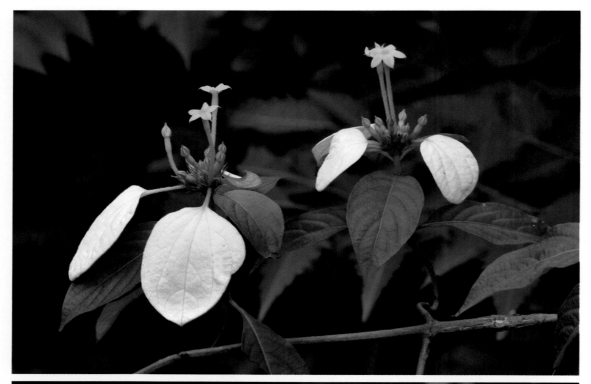

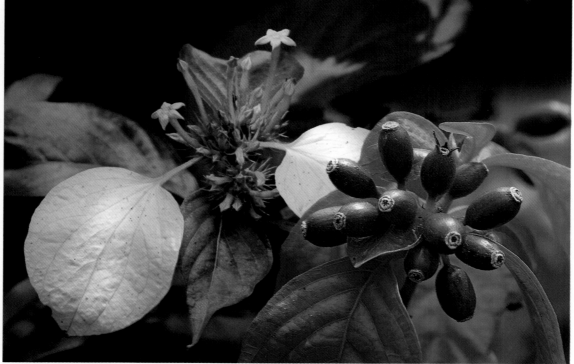

玉叶金花原植物

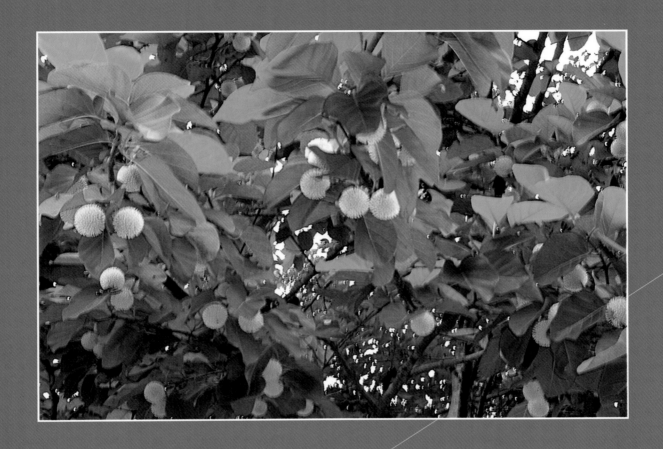

225 东方乌檀

Nauclea orientalis (L.) L.

学名	*Nauclea orientalis* (L.) L.
科	茜草科
异名	*Adina orientalis* (L.) Lindeman ex Bakh. f., *Bancalus cordatus* (Roxb.) Kuntze, *Cadamba nocturna* Buch.-Ham., *Cephalanthus orientalis* L., *Nauclea cordata* Roxb., *Platanocarpum cordatum* Korth.

■ **本地名称**

中国　东方乌檀Dōng fāng wū tán。

老挝　ກ້ານເຫຼືອງ Kan leuang.

马来西亚　Gempol, Bengkal, Kayu mas.

缅甸　မအူလကြီး Ma ou gyi.

菲律宾　Bangkal.

泰国　กระทุ่ม Kra tom.

越南　Gáo, Gáo vàng, Huỳnh bá, Gáo nam {G[as]o, G[as]o v[af]ng, Hu[yf]nh b[as], G[as]o nam}.

■ **通用名称**　Cheese wood, Leichhardt pine, Leichhardt tree, Yellow cheese wood.

■ **药用部位**　茎、树皮、叶。

■ **植物描述**　乔木,高30m,直径1m,树皮具深皱纹。叶心形,深绿色,表面无毛,长10~27cm,宽6~17cm,叶柄长2~3.5cm;托叶大,倒卵形。头状花序球形,直径3~5cm;花淡黄色或橙色,花萼难以分辨,花冠筒长0.7~1cm,裂片5~6;雄蕊5~6,花药长约1.5cm,在花冠筒口,近无柄;花柱和柱头白色,长1.5~1.7cm,柱头膨大成圆锥形。聚合果,不规则球状团块,肉质,含有多数种子。种子小,直径0.5~1.0mm。花期3~5月,

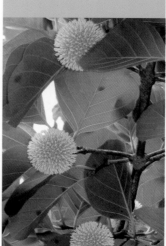

果期6~8月。

■ **生态**　　主要生于低矮山地或低洼地区。

■ **分布**　　中国主要分布于陕西、浙江、广东等省区。

东盟地区主要分布于马来西亚、泰国、越南、老挝等国家。

澳大利亚亦有分布。

■ **化学成分**　茎含有两种四氢-β-咔啉单萜生物碱糖苷、脱氧核糖核酸、表甲氧核糖核酸、异胡豆苷、3,4,5-三甲氧基苯酚、$3\alpha,19\alpha,23$-三羟基熊果酸甲酯、β-谷甾醇、棕榈酸、齐墩果酸。

树皮含有三萜皂苷、核苷和非诺丁宁。

根含有吲哚生物碱、胆甾醇 A、胆甾醇 B。

叶含有生物碱、10-羟基异长春花苷内酰胺、6-羟基乙酰基酰胺、长春酰胺，还含有苦味物质。

■ **药理作用**　植物所含的吲哚类成分具有一定的抗疟活性。叶提取物具有驱虫作用。

■ **应用**

柬埔寨　可止痛。

中国　　治疗胃痛和动物咬伤。

老挝　　与牡荆、毛竹等同煎治疗乏力。

缅甸　　叶煎剂治疗黄疸。

菲律宾　叶治疗疖子和肿瘤；树皮煎剂可治疗腹泻和牙痛。

泰国　　叶治疗黄疸。

越南　　治疗发热、疟疾、肝病。

■ **使用注意**　无。

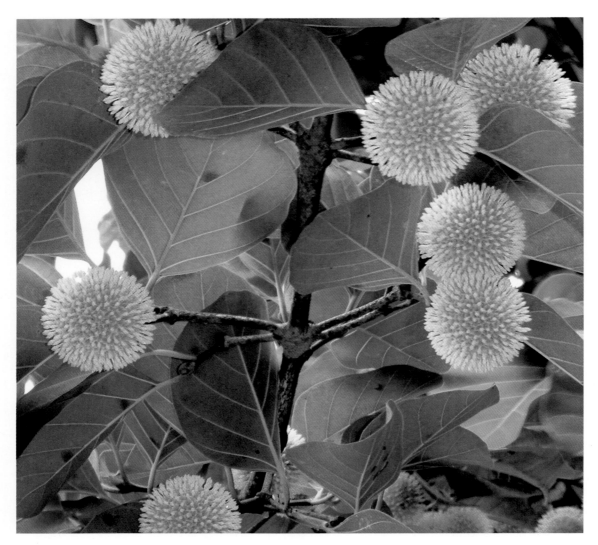

东方乌檀原植物

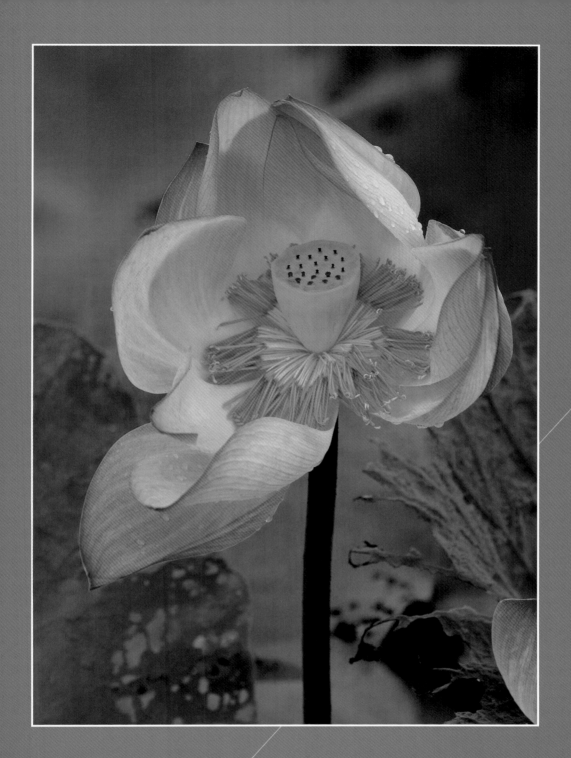

226 莲

Nelumbo nucifera Gaertn.

■ 学名	*Nelumbo nucifera* Gaertn.
■ 科	睡莲科
■ 异名	*Nelumbium speciosum, Nymphaea nelumbo* L.

■ **本地名称**

柬埔寨	ឈូក Chhouk.
中国	莲Lián，莲花Lián huā，芙蕖Fú qú，芙蓉Fú róng，菡萏Hàn dàn，荷花Hé huā。
老挝	ບົວຫຼວງ Bua luang.
马来西亚	Bunga telpok, Seroja, Teratai.
缅甸	ပဒုမ္မာဘုက္ကာ Padonmar kyar.
菲律宾	Bayno, Lotus.
泰国	บัวหลวง Bua luang.
越南	Sen, Liên, Ngậu (Tay), Bó bua (Thai), Lin ngó (Dao) {Sen, Li[ee]n, Ng[aaj]u (Tay), B[os] bua (Thai), Lin ng[os] (Dao)}.

■ **通用名称**　Indian lotus, Sacred lotus, Bean of India, Simply lotus.

■ **药用部位**　根、嫩叶、花、种子。

■ **植物描述**　多年生水生草本。根茎横生，肥厚，节间膨大，内有多数纵行通气孔道，节部缢缩，上生黑色鳞叶，下生须状不定根。叶圆形，盾状，直径25~90cm，全缘，稍呈波状，上面光滑，具白粉，下面叶脉从中央射出，有一至二回叉状分枝；叶柄粗壮，圆柱形，长1~2m，中空，外面散生小刺。花梗和叶柄等长或稍长，也散生小刺；花直径10~20cm，芳香；花瓣红色、粉红色或白色，矩圆状椭圆形至倒卵形，长5~10cm，宽3~5cm，由外

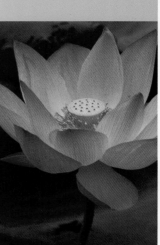

向内渐小，有时变成雄蕊，先端圆钝或微尖；花药条形，花丝细长，着生在花托之下；花柱极短，柱头顶生；花托（莲房）直径5~10cm。坚果椭圆形或卵形，长1.8~2.5cm，果皮革质，坚硬，熟时黑褐色；种子（莲子）卵形或椭圆形，长1.2~1.7cm，种皮红色或白色。花期6~8月，果期8~10月。

■ **生态**　典型的湿地植物，为重要的水生植物之一，在湿地、湖泊、池塘生态系统中占有关键的地位。在整个生长期间都离不开水，喜光照充足、温暖环境，极耐高温和较耐低温。其生长亦受水位高低及其波动影响。

■ **分布**　中国各地均有分布。

东盟地区主要分布于泰国、越南等国家。

澳大利亚、印度亦有分布。

■ **化学成分**　叶含有(E)-3-羟基巨豆-7-烯-9-酮、$(3S,5R,6S,7E)$-巨豆-7-烯-3,5,6,9-四醇、dendranthemoside B、淫羊藿苷B_2、sedumoside F_1、木犀草素、槲皮素-3-O-β-D-葡萄糖醛酸苷、槲皮素-3-O-β-D-葡萄糖苷、异鼠李素-3-O-芸香糖苷、蛋氨酸、山梨酸、N-甲基亚甲基四环素、2-羟基-1-甲氧基阿朴吗啡、前荷叶碱、荷叶碱、莲碱、$(+)$-1(R)-乌药碱、$(-)$-1(S)-去甲乌药碱、儿茶素、槲皮素-3-O-葡萄糖苷、槲皮素-3-O-葡萄糖醛酸苷、槲皮素-3-O-半乳糖苷、山奈酚-3-O-葡萄糖苷和杨梅素-3-O-吡喃糖苷。

新鲜根茎中含有水、脂肪、还原糖、蔗糖、粗蛋白、淀粉、灰分、钙、维生素（维生素B_1、维生素B_2、维生素B_3、维生素C）。

种子含有肉豆蔻酸、棕榈酸、油酸和亚油酸。

■ **药理作用**　具有抗氧化、抗病毒、抗炎、解热、抗癌、降血糖、减肥等作用，能抗血小板凝集，有保护中枢神经系统作用。

■ **应用**

柬埔寨　种子、花梗和根茎可食用；种子和花浸渍剂可滋补、清热。

中国　莲子治疗脾虚泄泻、带下、遗精、心悸、失眠；莲子心治疗热入心包、神昏谵语、心肾不交、烦热吐血；莲蓬治疗血崩、尿血、痔疮出血、产后瘀血、恶露不尽；莲须治疗遗精、带下、小便频数。

老挝　治疗神经系统疾病。

缅甸　花粉用于缓解呕吐、腹泻和镇静。

菲律宾　根、根茎和花可用作收敛剂；叶和种子可用作膏药。

泰国　　　　根可止泻、利尿、杀虫、消炎、化脓、清热、化痰，治疗癃闭、烧烫伤、胃肠胀气、口疮、口渴；根茎可化痰、止呕、清热、补血、止泻、止痢、止血，治疗口疮、口渴、烧烫伤、头疼、食欲不振；叶可补血、化脓；花可止泻、清热、调经、化痰，治疗乏力；花粉可化痰、止泻、祛风、清热、利尿、止血，治疗乏力；胚芽可扩张血管、止呕，治疗呕血、口渴；茎皮可止痢、止血、止泻；花托可止血、止泻；种子可止泻、止血、化痰，治疗口疮、口渴、食欲不振、乏力、烧烫伤、淋病；茎秆可止泻。

■ **使用注意**　　过敏体质忌用；消渴、高胆固醇血症、精神病、心脏病、勃起障碍者慎用。

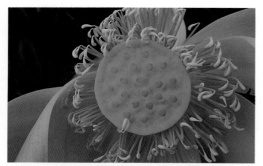

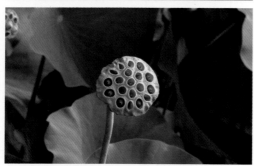

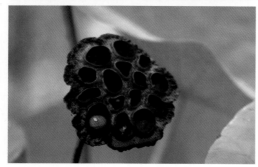

莲原植物

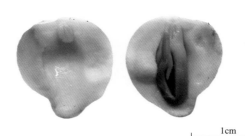

莲药材（种子）

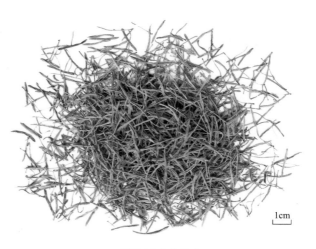

莲药材（花蕊）

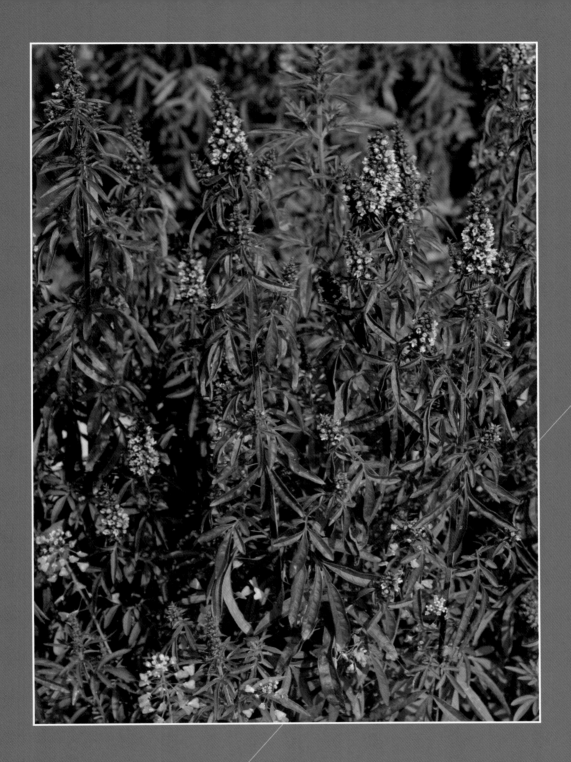

227 裂叶荆芥

Nepeta tenuifolia Benth.

■ 学名	*Nepeta tenuifolia* Benth.
■ 科	唇形科
■ 异名	*Schizonepeta tenuifolia* Briq.

■ **本地名称**

中国　　裂叶荆芥Liè yè jīng jiè，荆芥Jīng jiè，小茴香 Xiǎo huí xiāng，假苏Jiǎ sū，四棱杆蒿Sì léng gǎn hāo。

越南　　Kinh giới lá rách, Kinh giới trung quốc {Kinh gi[ows]i l[as] r[as]ch, Kinh gi[ows]i trung qu[oos]c}.

■ **药用部位**　地上部分。

■ **植物描述**　一年生草本。茎高0.3~1m，四棱形，多分枝，被灰白色疏短柔毛，茎下部的节及小枝基部通常微红色。叶通常为指状3裂，大小不等，长1~3.5cm，宽1.5~2.5cm，先端锐尖，基部楔状渐狭并下延至叶柄，裂片披针形，宽1.5~4mm，中间的较大，两侧的较小，全缘，草质，上面暗橄榄绿色，被微柔毛，下面带灰绿色，被短柔毛，脉上及边缘较密，有腺点；叶柄长2~10mm。花序为多数轮伞花序组成的顶生穗状花序，长2~13cm，通常生于主茎上的较长大而多花，生于侧枝上的较小而疏花，但均为间断的；苞片叶状，下部的较大，与叶同形，上部的渐变小，乃至与花等长，小苞片线形，极小；花萼管状钟形，长约3mm，直径1.2mm，被灰色疏柔毛，具15脉，齿5，三角状披针形或披针形，先端渐尖，长约

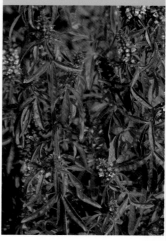

0.7mm，后面的较前面的为长；花冠青紫色，长约4.5mm，外被疏柔毛，内面无毛，冠筒向上扩展，冠檐二唇形，上唇先端2浅裂，下唇3裂，中裂片最大；雄蕊4，后对较长，均内藏，花药蓝色；花柱先端近相等2裂。小坚果长圆状三棱形，长约1.5mm，直径约0.7mm，褐色，有小点。花期7~9月，果期在9月以后。

■ **生态**　生于海拔540~2700m的山脚的路边、林缘或山谷中。

■ **分布**　中国主要分布于黑龙江、辽宁、河北、河南、山西、陕西、甘肃、青海、四川、贵州、浙江、江苏、福建、云南等省区。

东盟地区主要分布于越南。

韩国亦有分布。

■ **化学成分**　地上部分含胡薄荷酮、薄荷酮、异薄荷酮、乙基戊基醚、3-甲基环戊酮、3-甲基环己酮、苯甲醛、1-辛烯-3-醇、3-辛酮、3-辛醇、聚伞花素、柠檬烯、新薄荷醇、薄荷醇、辣薄荷酮、辣薄荷烯酮、葎草烯、丁香烯、β-蒎烯、3,5-二甲基-2-环己烯-1-酮、乙烯基二甲苯、桉叶素、葛缕酮、二氢葛缕酮、马鞭草烯酮。

花含荆芥苷（A、B、C、E）、荆芥醇、荆芥二醇、香叶木素、橙皮苷、木犀草素、芹菜素-7-O-葡萄糖苷、木犀草素-7-O-葡萄糖苷、咖啡酸、迷迭香酸、迷迭香酸单甲酯、荆芥素A、5,7-二羟基-6,4'-二甲氧基黄酮、5,7-二羟基-6,3',4'-三甲氧基黄酮、5,4'-二羟基-7-甲氧基黄酮。

■ **药理作用**　具有抗炎、解热、镇静、抗肿瘤、抗菌、止血、抗氧化、利尿作用，对消化道平滑肌有刺激作用。无明显毒性。

■ **应用**

中国　治疗感冒、头痛、喉炎、麻疹、荨麻疹、皮肤瘙痒。

■ **使用注意**　表虚自汗、阴虚头痛者禁服。

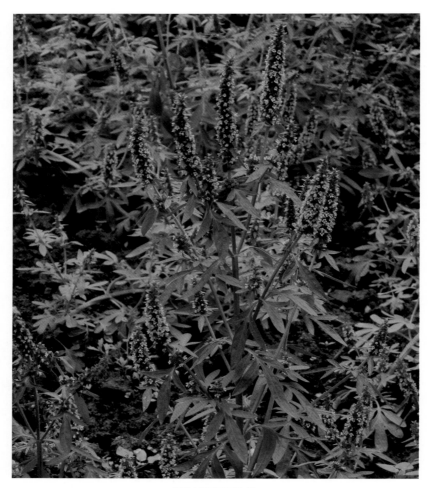

裂叶荆芥原植物

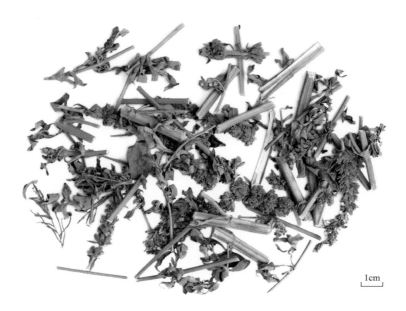

1cm

裂叶荆芥药材

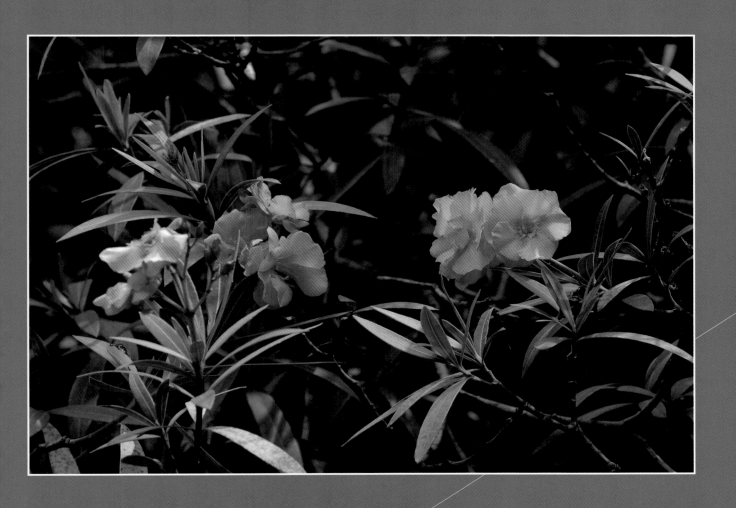

228 欧洲夹竹桃

Nerium oleander L.

■ 学名	*Nerium oleander* L.
■ 科	夹竹桃科
■ 异名	*Nerium odorum* Soland.

■ **本地名称**

柬埔寨　ផ្កាយិត្ថូ Phka yitthoo.

中国　欧洲夹竹桃 Ōu zhōu jiā zhú táo。

老挝　ຢີ່ໂຖ Nhee tho, ກະດັງງາ Ka danh nga.

马来西亚　Bunga anis, Bunga jepun, Pedendang.

缅甸　နွယ်သာကြီ Nwe-thar-gi.

菲律宾　Adelfa.

泰国　ยี่โถ Yi tho.

越南　Trúc đào, Đào lê {Tr[us]c [dd][af]o, [dd][af]o l[ee]}.

■ **通用名称**　Ceylon rose, Common oleander, Dog-bane, Double oleander, Laurier rose, Oleander, Pink bay-tree, Rosa laurel, Rose bay, Rose of ceylon, Rosebay, Scented oleander, South sea rose, Sweet-scented oleander.

■ **药用部位**　叶。

■ **植物描述**　常绿直立大灌木，高达5m，枝条灰绿色，含汁液；嫩枝条具棱，被微毛，老时毛脱落。叶3~4轮生，下枝为对生，窄披针形，顶端急尖，基部楔形，叶缘反卷，长11~15cm，宽2~2.5cm，叶面深绿，无毛，叶背浅绿色，有多数洼点，幼时被疏微毛，老时毛渐脱落；中脉在叶面陷入，在叶背突起，侧脉两面扁平，纤细，密生而平行，每边侧脉达120，直达叶缘；叶柄扁平，基部稍宽，长5~8mm，

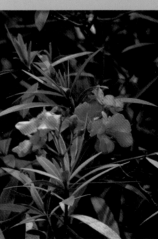

幼时被微毛，老时毛脱落；叶柄内具腺体。聚伞花序顶生，着花数朵；总花梗长约3cm，被微毛；花梗长7~10mm；苞片披针形，长7mm，宽1.5mm；花芳香；花萼5深裂，红色，披针形，长3~4mm，宽1.5~2mm，外面无毛，内面基部具腺体；花冠深红色或粉红色，栽培演变有白色或黄色，花冠为单瓣、呈5裂时，其花冠为漏斗状，长和直径约3cm，其花冠筒圆筒形，上部扩大呈钟形，长1.6~2cm，花冠筒内面被长柔毛，花冠喉部具5宽鳞片状副花冠，每片顶端撕裂，并伸出花冠喉部之外，花冠裂片倒卵形，顶端圆形，长1.5cm，宽1cm；花冠为重瓣、呈15~18枚时，裂片组成3轮，内轮为漏斗状，外面2轮为辐状，分裂至基部或每2~3片基部连合，裂片长2~3.5cm，宽1~2cm，每花冠裂片基部具长圆形而顶端撕裂的鳞片；雄蕊着生在花冠筒中部以上，花丝短，被长柔毛，花药箭头状，内藏，与柱头连生，基部具耳，顶端渐尖，药隔延长呈丝状，被柔毛；无花盘；心皮2，离生，被柔毛，花柱丝状，长7~8mm，柱头近球形，顶端凸尖；每心皮有胚珠多数。蓇葖2，离生，平行或并连，长圆形，两端较窄，长10~23cm，直径6~10mm，绿色，无毛，具细纵条纹。种子长圆形，基部较窄，顶端钝、褐色，种皮被锈色短柔毛，顶端具黄褐色绢质种毛；种毛长约1cm。花期几乎全年，夏、秋季为最盛；果期一般在冬、春季，栽培很少结果。

■ **生态**　　常见于林缘和山坡路边，海拔200~1000m。喜湿、适阳。栽培，通过种子或枝条繁殖。

■ **分布**　　中国主要分布于安徽、福建、广东、广西、贵州、湖南、江苏、江西、四川、台湾、西藏和云南等省区。

东盟地区主要分布于马来西亚、缅甸、越南以及菲律宾等国家。

印度亦有分布。

■ **化学成分**　果实含有脂肪酸和类胡萝卜素，主要包括反式番茄红素、顺式番茄红素、反式β-胡萝卜素、顺式β-胡萝卜素、α-胡萝卜素、油酸、棕榈酸、亚油酸、硬脂酸、花生四烯酸、顺丁烯二酸、亚麻酸、棕榈油酸、(E)-11-二十烯酸、(E)-13-二十烯酸、二十七烷、熊果酸、二萜类物质、软骨甾醇、苦参碱、葫芦二烯、皂苷、糖苷等。

■ **药理作用**　对疔疮、脓性皮炎、皮癣、瘰疬、雀斑、粉刺、乳腺炎、痔疮和血管瘤具有治疗作用，还具有免疫刺激、抗氧化、抗炎、降血糖和抗癌活性。

■ **应用**

束埔寨　可强心、利尿、催吐、杀虫。根治疗皮炎；根和根皮有较强的利尿和强心
　　　　作用。

老挝　　治疗心脏病。

缅甸　　花可作镇痛剂，用于缓解慢性疼痛、背痛、头痛和疖疮痛。

菲律宾　树皮和树叶与油混合可治疗疱疹和其他皮疹。

泰国　　根可平喘、止痛，治疗皮癣；茎皮治疗皮癣和烧烫伤；叶可抗炎，治疗皮
　　　　炎、疟疾、烧烫伤；花可加快心率、抗炎，治疗头痛；果实可利尿；种子
　　　　和树液服用后有心脏毒性不良反应。

越南　　植物提取物治疗心力衰竭、二尖瓣疾病、心动过速、心源性水肿、垂体功
　　　　能减退。

■ **使用注意**　有剧毒。

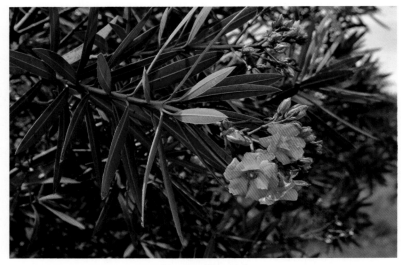

欧洲夹竹桃原植物

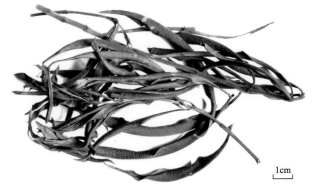

1cm

欧洲夹竹桃药材

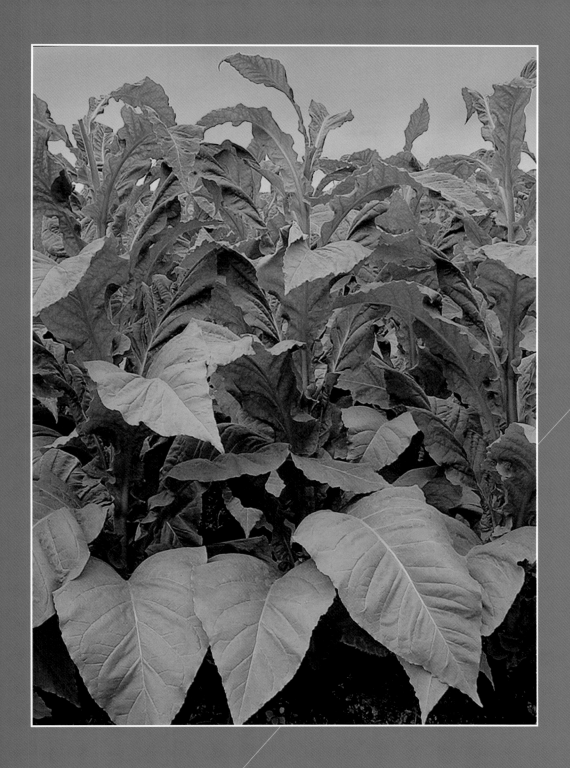

229 烟草

Nicotiana tabacum L.

■ 学名	*Nicotiana tabacum* L.
■ 科	茄科
■ 异名	*Nicotiana chinensis* Fisch. ex Lehm., *Nicotiana fruticosa* Moc. & Sessé ex Dunal, *Nicotiana latissima* Mill, *Nicotiana Mexicana* Schltdl., *Nicotiana pilos* Dunal, *Nicotiana tabaca* St.-Lag.

CHINA-ASEAN

■ **本地名称**

柬埔寨　ថ្នាំជក់ Thnam chouk.

中国　烟草 Yān cǎo，烟叶 Yān yè。

老挝　ຢາສູບ Yar soop.

马来西亚　Tembakau.

缅甸　ဆေးရွက်ကြီး Say ywet gyi.

菲律宾　Tabako.

泰国　ยาสูบ Ya suub.

越南　Thuốc lá, Lão bẩu (Tày), Yên thảo {Thu[oos]c l[as], Lão b[aar]u (T[af]y), Y[ee]n th[ar]o}.

■ **药用部位**　叶。

■ **植物描述**　一年生或有限多年生草本，全体被腺毛；根粗壮。茎高0.7~2m，基部稍木质化。叶矩圆状披针形、披针形、矩圆形或卵形，顶端渐尖，基部渐狭至茎，呈耳状而半抱茎，长10~30（~70）cm，宽8~15（~30）cm，柄不明显或呈翅状柄。花序顶生，圆锥状，多花；花梗长5~20mm。花萼筒状或筒状钟形，长20~25mm，裂片三角状披针形，长短不等；花冠漏斗状，淡红色，筒部色更淡，稍弓曲，长3.5~5cm，檐部宽1~1.5cm，裂片急尖；雄蕊中1枚显著较其余4枚短，不伸出

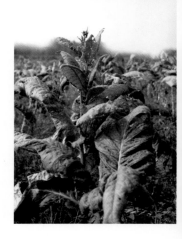

花冠喉部，花丝基部有毛。蒴果卵状或矩圆状，长约等于宿存萼。种子圆形或宽矩圆形，直径约0.5mm，褐色。夏、秋季开花结果。

■ **生态** 可在从北纬60°至南纬40°的各种气候条件下栽培。对生长最为理想的平均温度为21~27℃，下限和上限分别为13℃和37℃。需300~400mm的降水量，平均分布于生长季节。栽培最宜轻质到中质的壤土，且保水能力良好、酸性弱（pH值5.0~6.0），土壤还须排水良好，因为烟草对水涝极其敏感。

■ **分布** 中国各地均有分布。

东盟地区主要分布于菲律宾、马来西亚、印度尼西亚等国家。

日本、印度和南美洲地区亦有分布。

■ **化学成分** 全草含氨基酸、生物碱、纤维素、叶绿酸、绿原酸、谷氨酸、天门冬酰胺、谷氨酰胺、γ-氨基丁酸、吡啶生物碱、对乙酰氨基酚、肌球蛋白、胭脂红、2,3′-联吡啶、葡萄糖苷、2,3,6-三甲基-1,4-萘醌、2-甲基醌、2-萘胺、丙酸、安替比林、茴香脑、丙烯醛、西布烯、胆碱、尼古丁、尼可汀。

■ **药理作用** 具有消肿、解毒、杀虫、镇痛、抗炎作用。

■ **应用**

柬埔寨 可止痢、杀虫，治疗毒虫叮咬和刀伤。

中国 可消肿、解毒、杀虫等，治疗疔疮肿毒、头癣、白癣、毒蛇咬伤等，还可治疗脑疽、背痛、风痰、鹤膝风（包括骨结核、慢性化脓性膝关节炎等）等。也可用于灭钉螺、蚊、蝇、老鼠和杀虫等。

老挝 治疗皮肤病。

缅甸 叶治疗风湿病，可起到镇静、麻醉、催吐的作用。

菲律宾 干叶煎剂可用作灌肠剂排出肠虫。叶膏药可用作镇静剂。

泰国 叶可镇静、利尿、平喘，外用治疗皮肤病。

■ **使用注意** 可致癌。

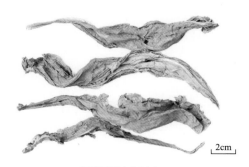

2cm

烟草药材（叶）

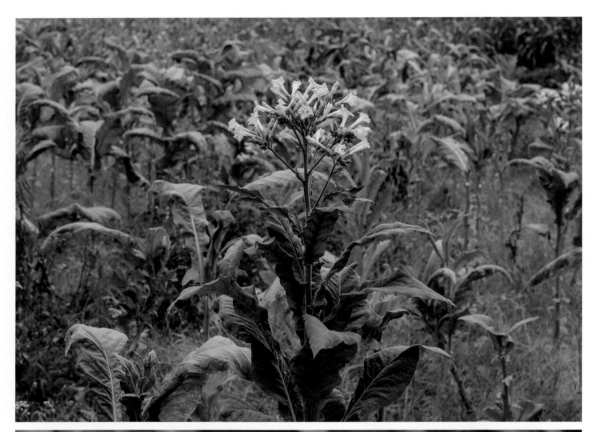

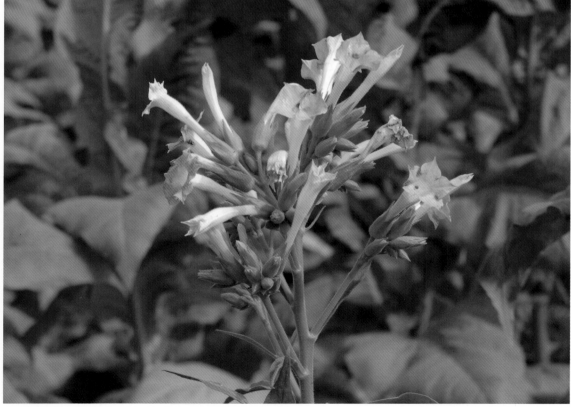

烟草原植物

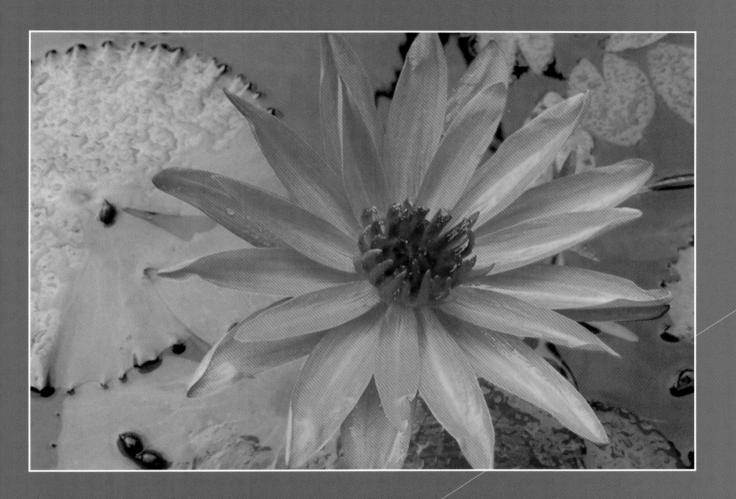

230 齿叶睡莲

Nymphaea lotus L.

■ 学名	*Nymphaea lotus* L.
■ 科	睡莲科
■ 异名	*Castalia edulis* Salisb., *Castalia lotus* Tratt., *Castalia mystica* Salisb., *Castalia pubescens* Blume, *Nymphaea lotus* var. *rogeonii* A. Chev.

■ **本地名称**

柬埔寨　ព្រលិត Pro lett.

中国　齿叶睡莲Chǐ yè shuì lián，柔毛齿叶睡莲Róu máo chǐ yè shuì lián，红睡莲Hóng shuì lián。

老挝　ບົວເງິນ Bua nguen, ບົວນ້ອຍ Bua noy.

马来西亚　Teratai.

缅甸　ကြာ Kyar.

越南　Súng, Súng trắng {S[us]ng, S[us]ng tr[aws]ng}.

■ **通用名称**　Water lily, Pink water lily.

■ **药用部位**　全草或根茎、叶、花。

■ **植物描述**　多年水生草本。根茎肥厚，匍匐。叶纸质，卵状圆形，直径15~26cm，基部具深弯缺，裂片圆钝，近平行，边缘有弯缺三角状锐齿，上面无毛，干时有小点，下面带红色，密生柔毛、微柔毛或近无毛；叶柄长达50cm，无毛。花直径2~8cm；花梗略和叶柄等长；萼片矩圆形，长5~8cm；花瓣12~14，白色、红色或粉红色，矩圆形，长5~9cm，先端圆钝，具5纵条纹；雄蕊花药先端不延长，外轮花瓣状，内轮不孕，花丝扩大，宽约2mm；柱头具12~15辐射线，具棒状附属物。浆果为凹下的卵形，长约5cm，宽约4cm，具部分宿存雄蕊。种子球形，两端较

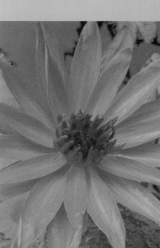

尖，中部有条纹，具假种皮。花期8~10月，果期9~11月。

■ **生态** 主要生于浅水的水池或水塘中，多为栽培，亦有野生。喜非酸性的水，不耐15℃以下的低温。

■ **分布** 中国主要分布于云南、台湾等省区。

东盟地区主要分布于泰国、缅甸、菲律宾、越南等国家。

尼泊尔、孟加拉国、印度、巴布亚新几内亚、巴基斯坦、斯里兰卡亦有分布。

■ **化学成分** 全草含氨基丁酸、苏氨酸、丝氨酸精氨酸二肽、4-羟基丁酸、酪氨酸、丁酸和精氨酸混合物、(DL-缬氨酸)2-氨基-7-甲基辛酸、亮氨酸、D-异亮氨酸、L-异亮氨酸和天门冬氨酸混合物、苯丙氨酸、皂苷、鞣质和生物碱。

叶含酚类、鞣质类、皂苷类、甾体类、原花青素类和黄酮类化合物。

■ **药理作用** 具有抗氧化、抗焦虑、抗菌作用，能增强生殖功能。

■ **应用**

柬埔寨 叶可清热；根可清热、利尿、滋阴；花浆治疗发热、中暑、脑炎；花入煎剂可强心、止呕，治疗烧烫伤、昏厥、内出血、胎动不安、肿瘤。

老挝 治疗神经系统疾病。

缅甸 花粉用作滋补剂、镇静剂，可降低体温和治疗溃疡；果仁治疗便秘和痢疾。

泰国 根茎可滋补；花可滋补、清热；种子可滋补、消食。

■ **使用注意** 无。

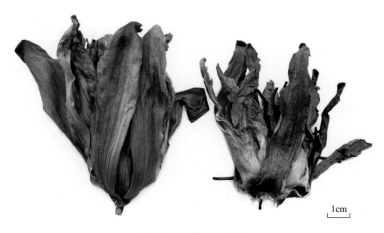

齿叶睡莲药材（花）

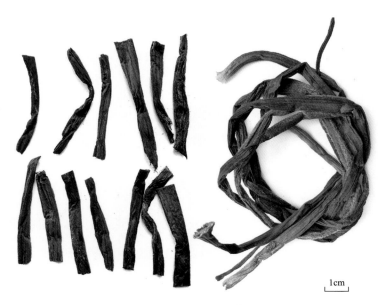

1cm

齿叶睡莲药材（叶柄）

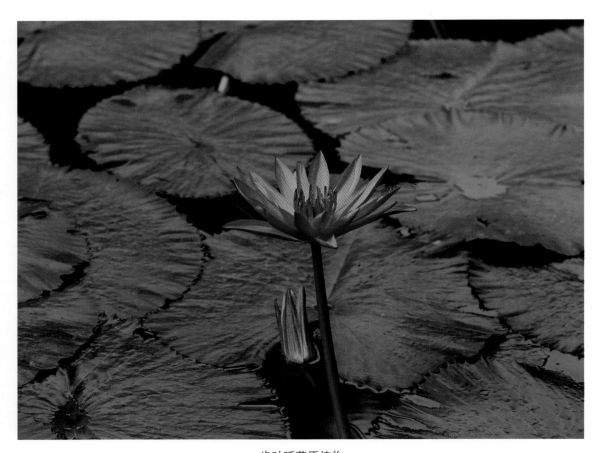

齿叶睡莲原植物

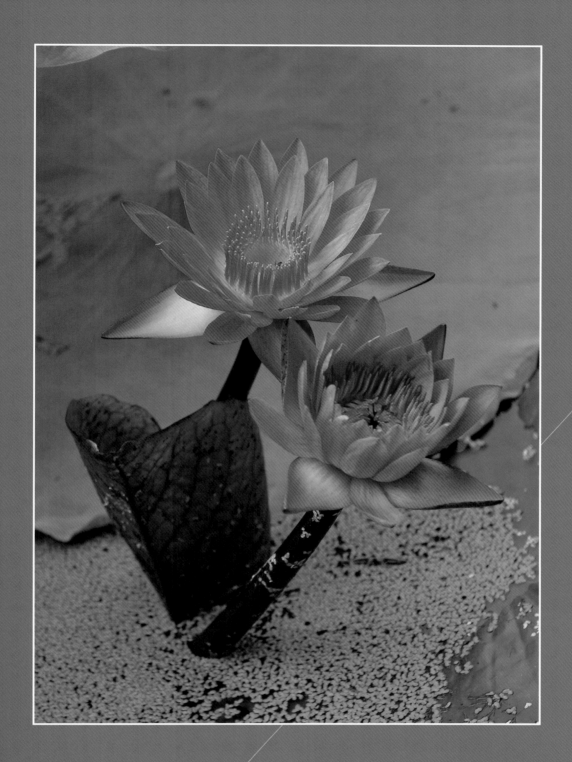

231 延药睡莲

Nymphaea nouchali Burm. f.

■ 学名	*Nymphaea nouchali* Burm. f.
■ 科	睡莲科
■ 异名	*Castalia caerulea* Tratt., *Castalia scutifolia* Salisb., *Castalia stellaris* Salisb., *Castalia stellate* (Willd.) Blume, *Leuconymphaea stellata* (Willd.) Kuntze, *Nymphaea nouchali* var. *caerulea* (Savigny) Verdc.

■ **本地名称**

柬埔寨	រំចង Romchaorng.
中国	延药睡莲 Yán yào shùi lián。
老挝	ບົວຂີ້ແບ Boua khi bair.
马来西亚	Kelipok, Teratai kechil.
缅甸	ကြာနီ Kyar ni, ကြာညို Kyar nyo, ကြာပြာ Kyar pya.
菲律宾	Lawas.
泰国	บัวเผื่อน Bua phuean.
越南	Súng, Súng lam {S[us]ng, S[us]ng lam}.

■ **通用名称**　Blue lotus, Star lotus, Red and blue water lily, Blue star water lily, Manel flower.

■ **药用部位**　花。

■ **植物描述**　多年水生草本。根茎短，肥厚。叶纸质，圆形或椭圆状圆形，长7~13cm，直径7~10cm，基部具弯缺，裂片平行或开展，先端急尖或圆钝，边缘有波状钝齿或近全缘，下面带紫色，两面无毛，皆具小点；叶柄长达50cm。花直径3~15cm，微香；花梗略和叶柄等长；萼片条形或矩圆状披针形，长7~8cm，有紫色条纹，但无纵肋，宿存；花瓣白色带青紫色、鲜蓝色或紫红色，10~30，条状矩圆形或披针形，长4.5~5cm，先端急

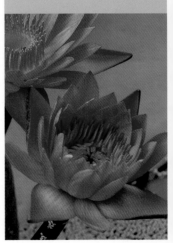

尖或稍圆钝，内轮渐变成雄蕊，雄蕊药隔先端具长附属物；柱头具10~30辐射线，先端成短角，但无附属物。浆果球形。种子具条纹。花果期7~12月。

■ **生态** 生于静止的或流动缓慢的水域中，水深可为浅至中等。

■ **分布** 中国主要分布于安徽、广东、海南、湖北、台湾、云南等省区。

东盟地区主要分布于印度尼西亚、缅甸、菲律宾、泰国和越南等国家。

阿富汗、孟加拉国、印度、尼泊尔、巴布亚新几内亚、巴基斯坦、斯里兰卡、澳大利亚亦有分布。

■ **化学成分** 全草含槲皮素、木犀草素、异喹啉、木犀草素葡萄糖苷、山柰素、山柰醇-3-半乳糖苷、山柰醇-3-葡萄糖苷、维生素C、氨基酸。

■ **药理作用** 对糖尿病、炎症、肝功能紊乱、泌尿系统功能紊乱、月经失调有治疗作用，具有壮阳、保肝和补益作用。从花中分离的甾体类化合物有显著的降血糖活性，能刺激β-细胞分泌胰岛素，对受损的内分泌组织有修复作用。

■ **应用**

柬埔寨	植物汁液可止血、麻醉、止痛、安神，治疗淋病；揉搓敷于前额可助入睡。
中国	根茎可祛风、滋补。
缅甸	花粉用于缓解呕吐、腹泻和镇静。
菲律宾	全草汁液可涂于前额以促进睡眠。

■ **使用注意** 无。

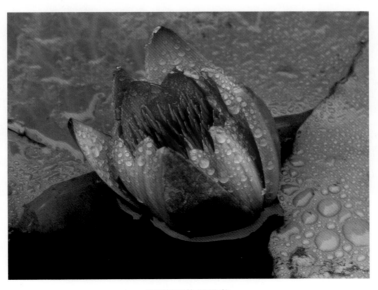

延药睡莲原植物

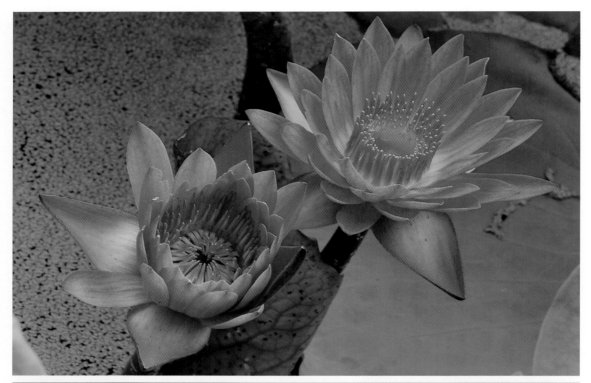

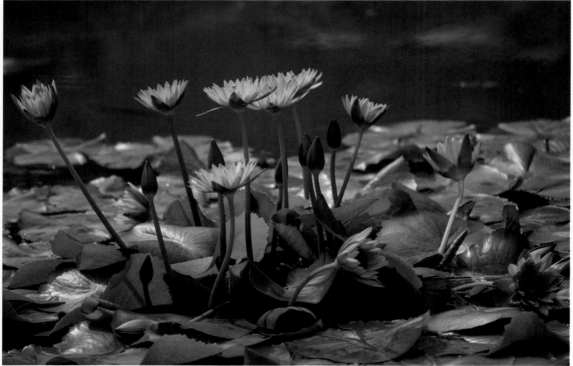

延药睡莲原植物

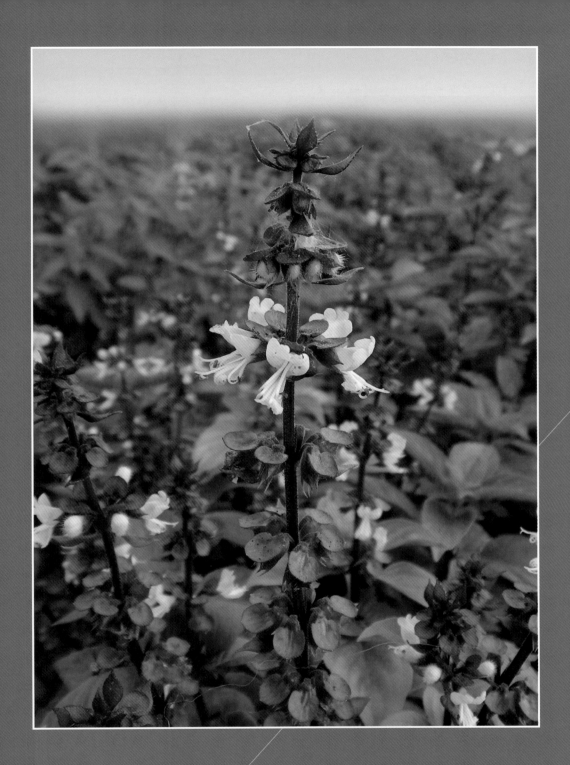

232 罗勒

Ocimum basilicum L.

■ 学名	*Ocimum basilicum* L.
■ 科	唇形科
■ 异名	*Ocimum basilicum* var. *album* (L.) Benth., *Ocimum basilicum* var. *anisatum* Benth., *Ocimum basilicum* var. *basilicum, Ocimum basilicum* var. *densiflorum* Benth., *Ocimum basilicum* var. *difforme* Benth., *Ocimum basilicum* var. *glabratum* Benth.

■ 本地名称

柬埔寨	ជីនាងវង Chi neang vong.
中国	罗勒Luó lè，九层塔Jiǔ céng tǎ，小叶薄荷 Xiǎo yè bò he。
老挝	ຜັກບົວລະພາ Phar bua la pha.
马来西亚	Selasihhijau.
缅甸	ပင်စိမ်း Pin seinn.
菲律宾	Balanoy, Kaluuy, Samirig.
泰国	แมงลัก Mang-luk, อีตู่ E too.
越南	Trà tiên, Tiến thực, Rau húng lông, Húng quế lông {Tr[af] ti[ee]n, Ti[ees]n th[uwj]c, Rau h[us] ng l[oo]ng, H[us]ng qu[ees] l[oo]ng}.

■ 通用名称　Sweet basil, Thai basil.

■ 药用部位　全草或根、茎、茎皮、叶、种子。

■ 植物描述　一年生草本，高20~80cm，具圆锥形主根及自其上生出的密集须根。茎直立，钝四棱形，上部微具槽，基部无毛，上部被倒向微柔毛，绿色，常染有红色，多分枝。叶卵圆形至卵圆状长圆形，长2.5~5cm，宽1~2.5cm，先端微钝或急尖，基部渐狭，边缘具不规则牙齿或近于全缘，两面近无毛，

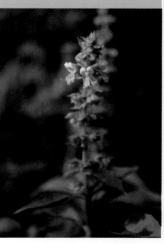

下面具腺点，侧脉3~4对，与中脉在上面平坦，下面多少明显；叶柄伸长，长约1.5cm，近于扁平，向叶基多少具狭翅，被微柔毛。总状花序顶生于茎、枝上，各部均被微柔毛，通常长10~20cm，由多数具6花交互对生的轮伞花序组成，下部的轮伞花序远离，彼此相距可达2cm，上部的轮伞花序靠近；苞片细小，倒披针形，长5~8mm，短于轮伞花序，先端锐尖，基部渐狭，无柄，边缘具纤毛，常具色泽；花梗明显，花时长约3mm，果时伸长，长约5mm，先端明显下弯；花萼钟形，长4mm，宽3.5mm，外面被短柔毛，内面在喉部被疏柔毛，萼筒长约2mm，萼齿5，呈二唇形，上唇3齿，中齿最宽大，长2mm，宽3mm，近圆形，内凹，具短尖头，边缘下延至萼筒，侧齿宽卵圆形，长1.5mm，先端锐尖，下唇2齿，披针形，长2mm，具刺尖头，齿边缘均具缘毛，果时花萼宿存，明显增大，长达8mm，宽6mm，明显下倾，脉纹显著；花冠淡紫色，或上唇白色、下唇紫红色，伸出花萼，长约6mm，外面在唇片上被微柔毛，内面无毛，冠筒内藏，长约3mm，喉部多少增大，冠檐二唇形，上唇宽大，长3mm，宽4.5mm，4裂，裂片近相等，近圆形，常具波状皱曲，下唇长圆形，长3mm，宽1.2mm，下倾，全缘，近扁平；雄蕊4，分离，略超出花冠，插生于花冠筒中部，花丝丝状，后对花丝基部具齿状附属物，其上有微柔毛，花药卵圆形，汇合成1室；花柱超出雄蕊之上，先端相等2浅裂；花盘平顶，具4齿，齿不超出子房。小坚果卵珠形，长2.5mm，宽1mm，黑褐色，有具腺的穴陷，基部有一白色果脐。花期通常7~9月，果期9~12月。

■ **生态**　　　为花坛栽培植物。荫蔽条件下无法生长。喜轻质（砂土）、中质（壤土）及排水良好、潮湿的土壤。适宜生于酸性、中性和碱性的土壤。

■ **分布**　　　中国主要分布于新疆、吉林、河北、河南、浙江、江苏、安徽、江西、湖北、湖南、广东、广西、福建、台湾、贵州、云南及四川等省区。

东盟地区主要分布于泰国等国家。

印度、巴布亚新几内亚亦有分布。

■ **化学成分**　茎皮含皂苷、甾体、鞣质、糖苷、生物碱和黄酮类化合物。

叶含甲基沙维醇、生物碱、糖苷、三萜、鞣质、植物甾醇、黄酮类、皂苷、芳樟醇、1,8-桉树脑、丁香酚、咖啡酸、迷迭香酸等化合物。

■ **药理作用**　具有降血脂、保肝、抗癌、抗惊厥、保护生殖系统、解血毒、神经保护、益智作用。能降低大鼠红细胞比容、血小板和红细胞计数。

■ **应用**

柬埔寨　种子可缓解分娩疼痛、壮阳，治疗慢性炎症、久泻、痢疾、淋病、肾炎、膀胱炎、内痔。入煎剂灌鼻可用于麻醉，治疗缩瞳症；入浸渍剂可杀虫、抗菌、消炎。

中国　内服治疗风寒感冒、头痛、脘腹胀满、消化不良、胃痛、肠炎、泄泻、外伤肿痛、风湿痹痛；外用治疗毒蛇咬伤、湿疹、皮炎。根治疗腐疮；果实治疗目赤肿痛。

老挝　可利尿，治疗感冒、鼻塞。

缅甸　全草治疗瘫痪和风湿病；叶治疗哮喘、支气管炎、呕吐和腹泻。

菲律宾　叶浸渍液或煎剂可用作驱虫剂和兴奋剂。

泰国　可烹食；治疗发热、喉痹、胃痛、头痛、咳嗽、泄泻、便秘、疣、癣病、肾功能不全。入膏剂治疗蚊虫叮咬、痤疮。根治疗伤口感染；叶可祛风、化痰、止咳、止晕，治疗癣病、汗出、消化不良；种子可通便、止痢，治疗结膜炎；全草可祛风、清热，治疗头痛、跌打损伤、毒蛇咬伤。

■ **使用注意**　气虚血燥者慎服。

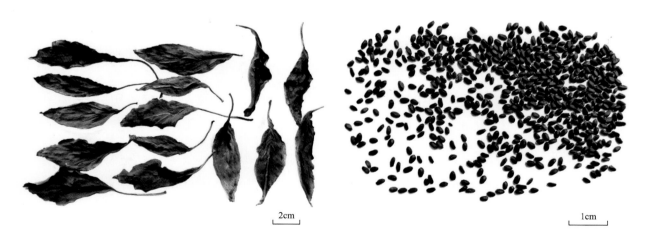

2cm　　　　　　　　　1cm

罗勒药材（叶、种子）

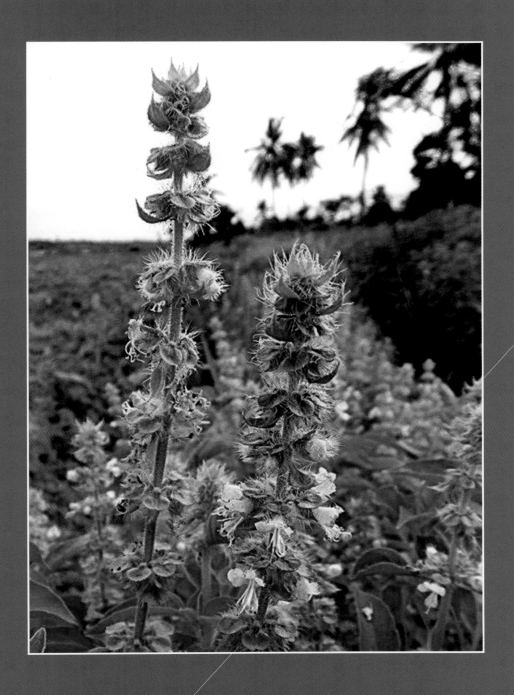

233 毛罗勒

Ocimum basilicum L. f. var. *citratum* Back

■ 学名	*Ocimum basilicum* L. f. var. *citratum* Back
■ 科	唇形科
■ 异名	*Ocimum basilicum* var. *album* (L.) Benth., *Ocimum basilicum* var. *anisatum* Benth., *Ocimum basilicum* var. *basilicum*, *Ocimum basilicum* var. *densiflorum* Benth., *Ocimum basilicum* var. *difforme* Benth., *Ocimum basilicum* var. *glabratum* Benth.

■ **本地名称**

中国	毛罗勒Máo luó lè。
老挝	ຜັກອີ່ຕູ່ຂາວ Phark e tou khao.
马来西亚	Ruku-ruku.
缅甸	ပင်စိမ်းချို Pin sein cho.
泰国	แมงลัก Mang-luk (Central), อีตู่ E too.
越南	Trà tiên, Tiến thực, Rau húng lông, Húng quế lông {Tr[af] ti[ee]n, Ti[ees]n th[uwj]c, Rau h[us]ng l[oo]ng, H[us]ng qu[ees] l[oo]ng}.

■ **通用名称**　Labiatae, Hairy basil, Lemon basil.

■ **药用部位**　全草或茎、叶、花、果实、种子。

■ **植物描述**　亚灌木状草本，直立，多分枝，高30~120cm。幼枝、茎、叶被白色茸毛。叶具柄；叶片卵形，长达5cm，边缘常微齿状。总状花序，花密集，近白色。

■ **生态**　原产于亚洲与非洲，分布于热带干燥的落叶林及平原，常有栽培。喜轻质（砂土）、中质（壤土）及排水良好的土壤。

■ **分布**　中国主要分布于安徽、福建、广东、广西、贵州、河北、河南、湖北、湖南、江苏、江西、吉林、四川、新疆、云南、浙江等省区。

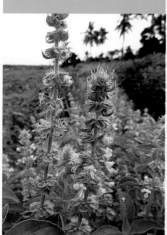

东盟地区广泛分布。

欧洲国家、印度亦有分布。

■ **化学成分**　地上部分含萜类化合物（芳樟醇、桉树脑、丁香酚、异岩藻烯、肉桂酸甲酯和α-库比烯）、表-α-杜松醇、α-佛手柑素、C-紫堇烯、大根香叶烯D和樟脑。

■ **药理作用**　具有抗氧化和通便作用。

■ **应用**

中国　果实可清热、明目、祛翳，治疗目赤肿痛、倒睫目翳、走马牙疳。

老挝　可减脂、降血压。

缅甸　叶治疗哮喘、支气管炎和咳嗽。

泰国　可烹食；祛风、散寒。鲜茎入煎剂可发汗、祛风，治疗胃肠胀气、消化不良、咳嗽。叶可止咳、化痰、止晕、祛风、发汗、止呕，治疗支气管炎、皮肤病、癣病、胃肠胀气、腹痛、消化不良；鲜叶研磨成汁可止泻，治疗感冒、流涕、支气管炎、皮疹瘙痒。种子可祛风、利尿、通便、止血、清疮、止泻、止痢，治疗胃肠胀气、口疮；种子浸渍剂可增加饱腹感、缓泻，治疗便秘（孕妇及哺乳期妇女可用）、重金属中毒。根可祛风、健胃、止血，治疗胃肠胀气。全草可祛风、发汗、止咳，治疗牙痛、胃肠胀气。植物油可祛风、止咳，治疗腹痛、胃肠胀气。

■ **使用注意**　种子肿胀可致小儿卡喉。

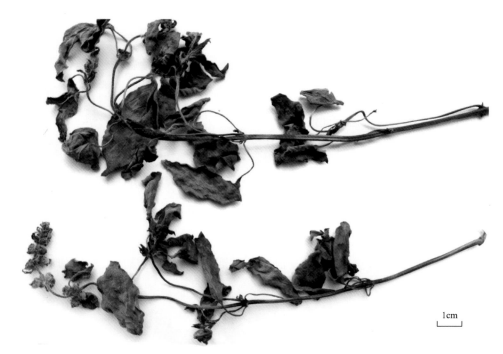

1cm

毛罗勒药材

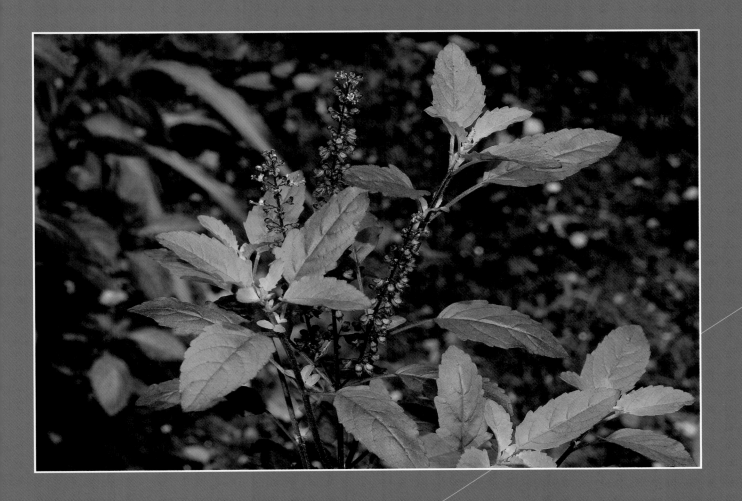

234 圣罗勒

Ocimum tenuiflorum L.

■ 学名	*Ocimum tenuiflorum* L.
■ 科	唇形科
■ 异名	*Ocimum tenuiflorum* var. *anisodorum* (F. Muell.) Domin, *Ocimum tenuiflorum* f. *villicaulis* Domin

■ 本地名称

柬埔寨	ម្រះព្រៅ Mreah prov.
中国	圣罗勒Shèng luó lè，回香草Huí xiāng cǎo，神罗勒Shén luó lè，九层塔Jiǔ céng tǎ。
老挝	ສະເໝົາວົມຂາວ Sa phao lom.
马来西亚	Oku, Sulasi, Ruku-ruku.
缅甸	ပင်စိမ်း Pin-sein.
菲律宾	Sulasi, Biday.
泰国	กะเพรา Ka prau.
越南	Hương nhu tía, É đỏ, É tía {H[uw][ow]ng nhu t[is]a, [es] [dd][or], [es] t[is]a}.

■ 通用名称 Holy basil.

■ 药用部位 全草或根、茎、叶、花、果实、种子。

■ 植物描述 多年生草.本或近草本，高0.5~1m，全株具甜味。茎直立，多分枝，被伸展柔毛。单叶对生，常紫褐色，具长柄；叶片椭圆状长圆形或椭圆形，长2.5~6cm，宽1~3cm，顶端钝圆，基部楔形至圆形，边缘浅波状，具锯齿，两面被柔毛和腺毛，下面叶脉毛较密。轮伞花序，花6，于枝顶构成总状花序或圆锥花序；花小，紫色或白色；苞片无梗，心形，顶端急尖；花萼钟状，花时长2.5mm，果时长6mm，被绒毛，上唇中齿扁圆，顶端急尖，侧齿阔三角形，较下唇裂片短，下唇

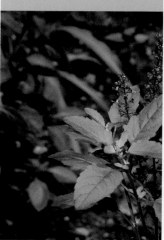

裂片披针形；花冠白色至浅红色，疏被短绒毛，上唇裂片卵形，下唇长圆形，扁平；雄蕊稍伸出，上部花丝基部被柔毛。小坚果褐色，近球形，稍压扁。

■ **生态**　喜全日照，喜湿。喜肥沃土壤。

■ **分布**　中国主要分布于海南、台湾、四川等省区。

东盟地区主要分布于缅甸、泰国、柬埔寨、老挝、越南、马来西亚、印度尼西亚、菲律宾等国家。

南亚次大陆、巴布亚新几内亚、澳大利亚亦有分布。

■ **化学成分**　全草含6-烯丙基-3,8-二甲氧基-黄烷-3,4-二醇、6-烯丙基-3-(4-烯丙基-2-甲氧基苯氧基)-3,8-二甲氧基黄烷-4-醇、5-烯丙基-3-(4-烯丙基-2-甲氧基苯氧基甲基)-2-(4-羟基-3-甲氧基苯基)-7-甲氧基-2,3-二氢苯并呋喃、1,2-双(4-烯丙基-2-甲氧基苯氧基)-3(4-羟基-3-甲氧基苯基)-3-甲氧基丙烷、1-(4-羟基-3-甲氧基苯基)-1,2,3-三(4-烯丙基-2-甲氧基苯氧基)丙烷、1-烯丙基-4-(5-烯丙基-2-羟基-3-甲氧基苯氧基)-5-甲氧基苯氧基-4-烯丙基-2-甲氧基苯氧基-5-甲氧基苯、3-(5-烯丙基-2-羟基-3-甲氧基苯基)-1-(4-羟基-3-甲氧基苯氧基)-1-丙炔。

■ **药理作用**　具有镇痛作用，50%乙醇提取物有显著的降血糖作用。无明显毒性。

■ **应用**

柬埔寨　叶可作烹饪佐料；治疗流行性感冒和消化系统疾病。

中国　全草可止痛、平喘，治疗头痛、哮喘。

老挝　可减脂，治疗头目眩晕。

缅甸　鼻吸、洗浴、推拿时可用。

菲律宾　叶煎剂可用作芳香沐浴制剂和治疗风湿痛证。

泰国　根可祛风、清热、平喘、止咳、止泻、发汗、调经、化痰，治疗胃肠胀气、消化不良、腹痛、淋病、疟疾；茎可祛风、止泻，治疗腹痛、胃肠胀气；叶可祛风、止呕、止咳、化痰、发汗，治疗消化不良、腹痛、胃肠胀气、呕血、皮肤病、支气管炎、鼻炎、关节痛、耳痛、牙痛；花可祛风，治疗腹痛、胃肠胀气；果实可祛风，治疗腹痛；种子治疗尿路感染。

■ **使用注意**　无。

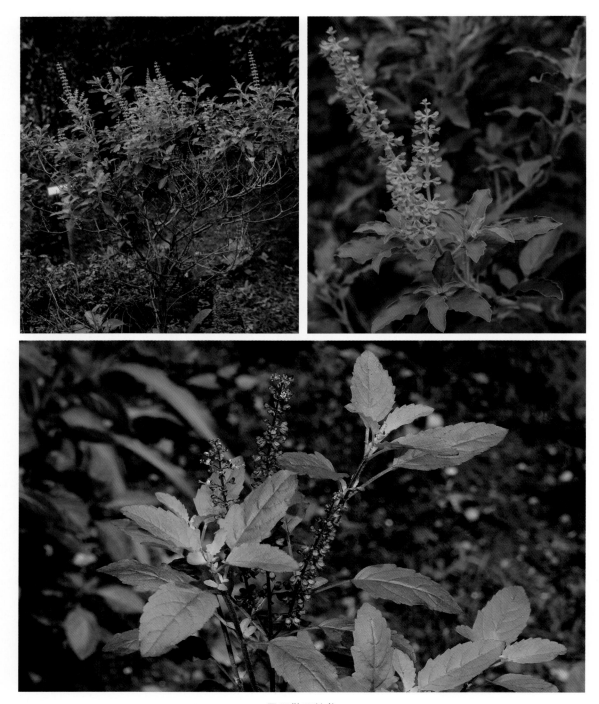

圣罗勒原植物

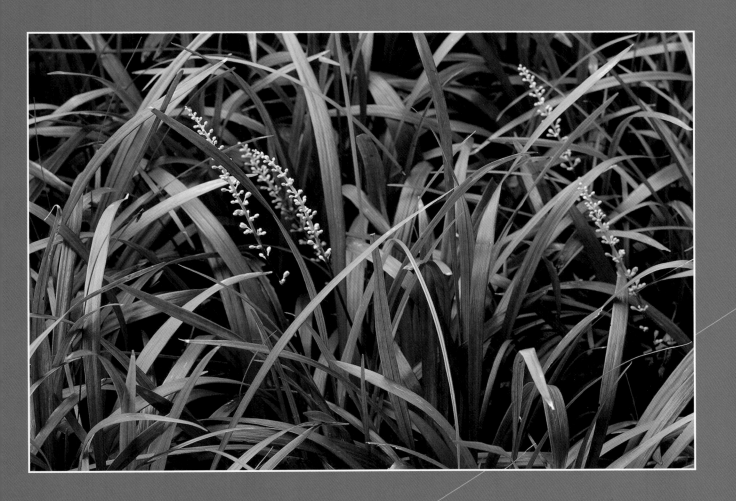

235 麦冬

Ophiopogon japonicus (L. f.) Ker-Gawl.

学名	*Ophiopogon japonicus* (L. f.) Ker-Gawl.
科	百合科
异名	*Ophiopogon acaulis* (Blume) Ridl., *Ophiopogon aciformis* F. T. Wang & Tang ex H. Li & Y. P. Yang, *Ophiopogon albimarginatus* D. Fang, *Ophiopogon amblyphyllus* F. T. Wang & L. K. Dai, *Ophiopogon angustifoliatus* (F. T. Wang & Tang) S. C. Chen

■ 本地名称

中国　麦冬Mài dōng，麦门冬Mài mén dōng，沿阶草Yán jiē cǎo。

老挝　ຫຍ້າຫນວດເສືອ Nha neud seua.

泰国　หนวดปลาหมึก Nuat pla muek.

越南　Mạch môn, Tóc tiên, Lan tiên, Xà thảo, Duyên giới thảo, Mạch môn đông, Phiéc kép phạ (Tay) {M[aj]ch m[oo]n, T[os]c ti[ee]n, Lan ti[ee]n, X[af] th[ar]o, Duy[ee]n gi[ows]i th[ar]o, M[aj]ch m[oo]n [dd][oo]ng, Phi[es]c k[es]p ph[aj] (Tay)}.

■ 通用名称　Mondo grass.

■ 药用部位　块根。

■ 植物描述　根较粗，中间或近末端常膨大成椭圆形或纺锤形的小块根；小块根长1~1.5cm，或更长，宽5~10mm，淡褐黄色；地下走茎细长，直径1~2mm，节上具膜质的鞘。茎很短，叶基生成丛，禾叶状，长10~50cm，少数更长，宽1.5~3.5mm，具3~7脉，边缘具细锯齿。花葶长6~15（~27）cm，通常比叶短得多，总状花序长2~5cm，或有时更长，具几朵

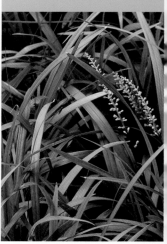

至十几朵花；花单生或成对着生于苞片腋内；苞片披针形，先端渐尖，最下面的长可达7~8mm；花梗长3~4mm，关节位于中部以上或近中部；花被片常稍下垂而不展开，披针形，长约5mm，白色或淡紫色；花药三角状披针形，长2.5~3mm；花柱长约4mm，较粗，宽约1mm，基部宽阔，向上渐狭。种子球形，直径7~8mm。花期5~8月，果期8~9月。

■ **生态** 生于山坡、潮湿的山谷、树林或沟渠边缘，海拔600~3400m。耐日照或荫蔽。喜肥力高、排水好的土壤，但亦耐贫瘠。

■ **分布** 中国主要分布于江西、安徽、浙江、福建、四川、贵州、云南和广西等省区。东盟地区主要分布于泰国。

■ **化学成分** 根含麦冬皂苷B、(23*S*,24*S*,25*S*)-23,24-二羟基罗斯考皂苷元-1-*O*-[α-L-4-*O*-乙酰基吡喃鼠李糖基(1→2)][β-D-吡喃木糖基(1→3)]-α-L-吡喃阿拉伯糖苷-24-*O*-β-D-吡喃岩藻糖苷、(23*S*,24*S*,25*S*)-23,24-二羟基罗斯考皂苷元-1-*O*-[α-L-吡喃鼠李糖基(1→2)][β-D-吡喃木糖基(1→3)]-α-L-吡喃阿拉伯糖苷-24-*O*-β-D-吡喃岩藻糖苷、(23*S*,24*S*,25*S*)-23,24-二羟基罗斯考皂苷元-1-*O*-[α-L-2,3,4-三-*O*-乙酰基吡喃鼠李糖基(1→2)][β-D-吡喃木糖基(1→3)]-α-L-吡喃阿拉伯糖苷-24-*O*-β-D-吡喃岩藻糖苷、(25*S*)-罗斯考皂苷元-1-*O*-[(2-*O*-乙酰基)-α-L-吡喃鼠李糖基(1→2)][β-D-吡喃木糖基(1→3)]-β-D-吡喃岩藻糖苷、(25*S*)-罗斯考皂苷元-1-*O*-[(3-*O*-乙酰基)-α-L-吡喃鼠李糖基(1→2)][β-D-吡喃木糖基(1→3)]-β-D-吡喃岩藻糖苷、(25*S*)-罗斯考皂苷元-1-*O*-β-D-吡喃岩藻糖-3-*O*-α-L-吡喃鼠李糖苷、(25*S*)-罗斯考皂苷元-1-*O*-α-L-吡喃鼠李糖基(1→2)-β-D-吡喃木糖苷、罗斯考皂苷元-1-*O*-硫酸酯、麦冬苷元、硫酸龙脑钙、丙三醇、N-[β-羟基-β-(4-羟基)-苯乙基-4-羟基桂皮酰胺]、β-谷甾醇、豆甾醇、β-谷甾醇-3-*O*-β-D-葡萄糖苷、麦冬皂苷D、鲁斯可皂苷元、麦冬皂苷H~S、25(*S*)鲁斯可皂苷元-1-*O*-β-D-吡喃木糖基-(1→2)-[β-D-吡喃木糖基-(1→3)]-β-D-吡喃岩藻糖苷、新鲁斯可皂苷元-1-*O*-α-L-吡喃鼠李糖基-(1→3)-α-L-吡喃鼠李糖基-(1→2)-β-D-吡喃岩藻糖苷、25(*S*)鲁斯可皂苷元-1-*O*-α-L-吡喃鼠李糖基-(1→2)-[β-D-吡喃木糖基-(1→3)]-4-*O*-乙酰基-β-D-吡喃岩藻糖苷、麦冬皂苷E、麦冬苷元、沿阶草苷A、ophiopogonol、ophiopogonanone G、ophiopogoside A、ophiopogoside B、cyclo-(Phe-Tyr)、环（亮-异亮）二肽、*N*-[2-(4-羟基苯基)乙基]-4-羟基肉桂酰胺、天师酸。

■ **药理作用** 具有降血糖、抗炎、抗氧化、抗衰老、抗血栓、抗心肌缺血作用，能改善
胃部血液循环，保护胃黏膜。对机体无遗传毒性。

■ **应用**

中国 块根治疗热病伤津、烦渴、咽干、肺热燥咳、肺痨咯血、小儿慢性咽炎。

■ **使用注意** 泄泻、湿浊中阻、风寒或寒痰咳喘者禁服。

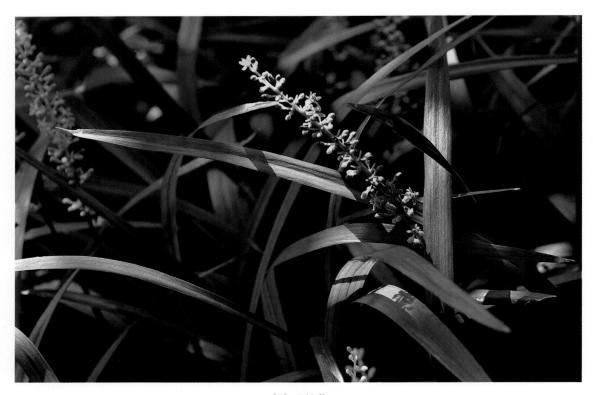

麦冬原植物

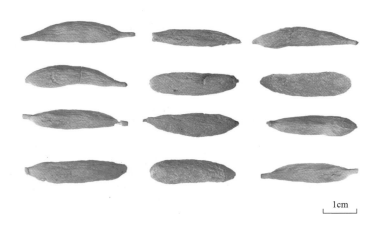

1cm

麦冬药材（块根）

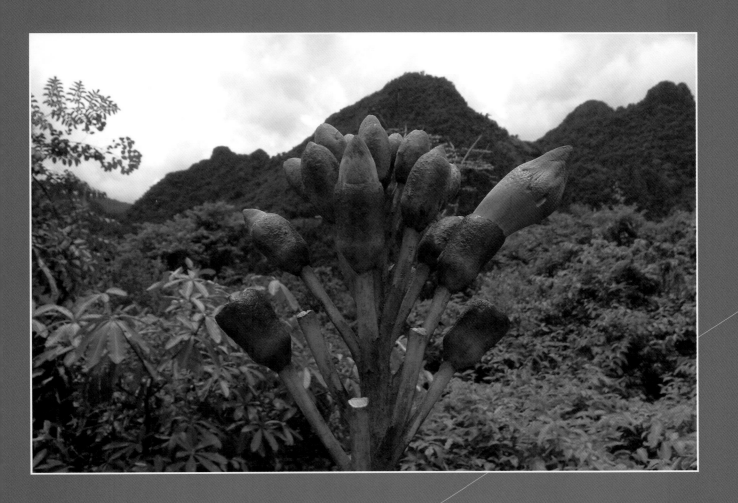

236 木蝴蝶

Oroxylum indicum (L.) Kurz

■ 学名	*Oroxylum indicum* (L.) Kurz
■ 科	紫葳科
■ 异名	*Bignonia indica* L., *Oroxylum indicum* Vent., *Oroxylum indicum* (L.) Vent., *Oroxylum indicum* Kurz., *Sparthodea indica* Pers., *Sparthodea campanulata* P. Beauv.

■ **本地名称**

柬埔寨　ដើមស្រោមដាវ Daem sraom dav.

中国　木蝴蝶Mù hú dié，千张纸Qiān zhāng zhǐ，破故纸Pò gù zhǐ，毛鸦船王Máo yā chuán wáng，蝴蝶千层纸Hú dié qiān céng zhǐ，土黄柏Tǔ huáng bǎi，兜铃Dōu líng，海船Hǎi chuán。

老挝　ລິ້ນໄມ້ Lin may, ຮັງກາ Ung ka.

马来西亚　Berak, Beka, Beka kampung, Bikir, Bikir hangkap, Boli, Boloi, Bongloi kayu, Kankatang, Kulai, Mekulai.

缅甸　ေၾကာင့္လွ်ာ Kyaung shar.

泰国　เพกา Peka, มะริดไม้ Marid mai.

越南　Núc nác, Nam hoàng bá, Ngúc ngác, Mộc hồđiệp, May ca, Phắc ca (Tay), Co ca liên (Thai), Ngòng pằng điẳng (Dao), P'sờ lụng (K'ho) {N[us]c n[as]c, Nam ho[af]ng b[as], Ng[us]c ng[as]c, M[ooj]c h[oof] [dd]i[eej]p, May ca, Ph[aws]c ca (Tay), Co ca li[ee]n (Thai), Ng[of]ng p[awf]ng [dd]i[awr]ng (Dao), P's[owf] l[uj]ng (K'ho)}.

■ **通用名称**　Broken bones, Indian trompet flower, Midday marvel.

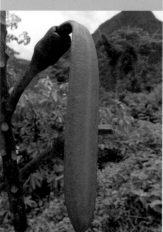

■ **药用部位**　根、茎、根皮、树皮、叶、花、果实、种子。

■ **植物描述**　直立小乔木，高6~10m，胸径15~20cm，树皮灰褐色。大型奇数二至三（稀四）回羽状复叶，着生于茎干近顶端，长60~130cm；小叶三角状卵形，长5~13cm，宽3~10cm，顶端短渐尖，基部近圆形或心形，偏斜，两面无毛，全缘，叶片干后发蓝色，侧脉5~6对，网脉在叶下面明显。总状聚伞花序顶生，粗壮，长40~150cm；花梗长3~7cm；花大、紫红色；花萼钟状，紫色，膜质，果期近木质，长2.2~4.5cm，宽2~3cm，光滑，顶端平截，具小苞片；花冠肉质，长3~9cm，基部直径1~1.5cm，口部直径5.5~8cm，檐部下唇3裂，上唇2裂，裂片微反折，花冠在傍晚开放，有恶臭气味；雄蕊插生于花冠筒中部，花丝长4cm，微伸出花冠外，花丝基部被绵毛，花药椭圆形，长8~10mm，略叉开；花盘大，肉质，5浅裂，厚4~5mm，直径约1.5cm；花柱长5~7cm，柱头2片开裂，长约7mm，宽约5mm。蒴果木质，常悬垂于树梢，长40~120cm，宽5~9cm，厚约1cm，2瓣开裂，果瓣具有中肋，边缘肋状突起。种子多数，圆形，连翅长6~7cm，宽3.5~4cm，周翅薄如纸，故有"千张纸"之称。

■ **生态**　生于海拔500~900m的热带及亚热带低丘、河谷、密林，以及公路边丛林中，常单株生长。

■ **分布**　中国主要分布于福建、台湾、广东、广西、四川、贵州及云南等省区。

东盟地区主要分布于缅甸、泰国、柬埔寨、老挝、越南、马来西亚、印度尼西亚、菲律宾等国家。

印度、尼泊尔、不丹亦有分布。

■ **化学成分**　根和茎皮含黄酮类化合物，如黄芩素-7-二葡萄糖苷、黄芩素-7-葡萄糖苷、黄芩素(5,6,7-三羟基黄酮)、木蝴蝶素、乔松酮、紫檀烷、红景天苷、对羟基苯乙醇和环己烷醇、5-羟基-6,7-二甲氧基黄酮、5,7-二羟基-6-甲氧基黄酮、芹菜素、白杨素-7-O-β-D-吡喃葡萄糖苷。还含水杨酸、甾醇、鞣酸、半乳糖等。

■ **药理作用**　根和茎皮具有抗组胺、增强抗体功能、增强免疫的活性物质。植物中含有的黄芩素和木蝴蝶素有抗菌作用，高浓度黄芩素能延长纤维蛋白原凝血时间；黄芩苷-7-O-双葡萄糖苷具有抗炎、抗菌、抗肿瘤、抗诱变和止咳作用；黄芩苷元能抑制乙二醛酶Ⅰ和脂氧合酶活性，有抗癌、抗炎、抗过

敏、利尿作用；植物中的黄酮类成分对肠胃有保护作用；茎皮提取物具有
自由基清除活性，有一定的保肝和抗菌作用。

■ **应用**

柬埔寨　治疗泄泻、痢疾。树皮入散剂或浸渍剂可发汗；散剂与麻醉剂合用发汗
效果优于吐根树散剂；未成熟果实可祛风、健胃；根治疗水肿；叶可润
肤；茎用于蝎虫咬伤。

中国　种子、树皮可消炎镇痛，治疗心气痛、肝气痛、支气管炎及胃、十二指肠
溃疡。

老挝　根和茎皮可抗过敏，治疗消渴。

缅甸　树皮和果实治疗糖尿病、消化不良、便秘、炎症、耳部疾病。

泰国　根与水或饱和石灰溶液入糊剂外用，治疗脓疮和炎症；树皮治疗牙痛、感
冒发热、水肿、食欲不振、小儿疾病、外伤感染；根可祛风、通便；茎可
杀虫，治疗脾大、胃肠胀气；叶治疗胃肠胀气；花可杀虫。

越南　树皮治疗黄疸、皮疹过敏、咽喉肿痛、声嘶、胃痛、痢疾、尿路感染、尿
血、小儿麻疹；种子治疗久咳、气管炎、胃痛、溃疡。

■ **使用注意**　脾胃虚寒者慎服。

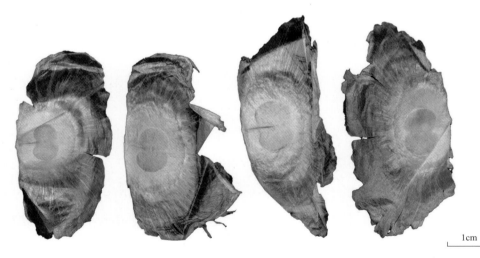

木蝴蝶药材（种子）

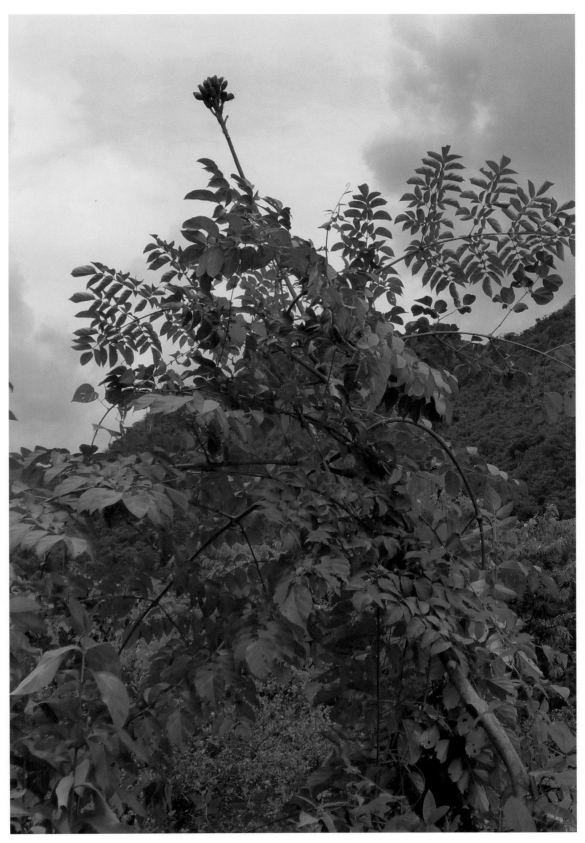

木蝴蝶原植物

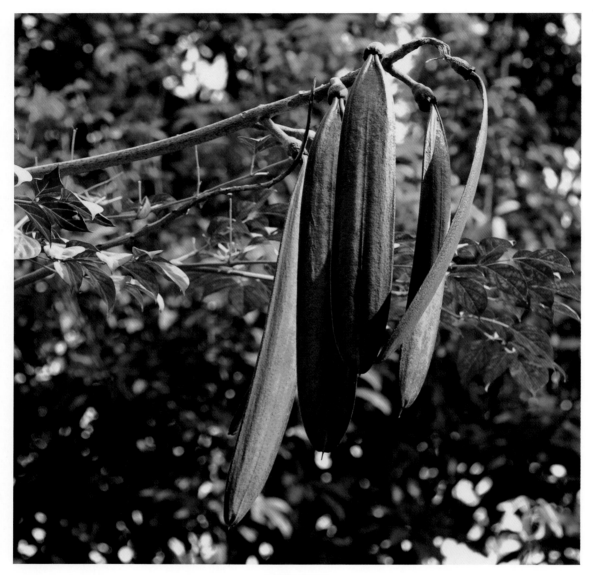

木蝴蝶原植物

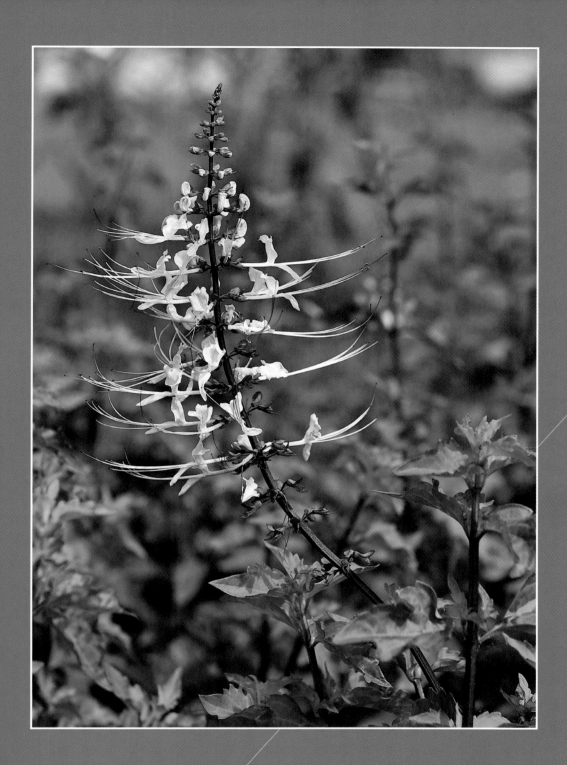

237 肾茶

Orthosiphon aristatus (Blume) Miq.

■ 学名	*Orthosiphon aristatus* (Blume) Miq.
■ 科	唇形科
■ 异名	*Orthosiphon stamineus* Benth.

■ **本地名称**

中国　　　肾茶Shèn chá，猫须草Māo xū cǎo，猫须公
　　　　　Māo xū gōng，苞须花Bāo xū huā。

老挝　　　ຫຍ້າຫນວດແມວ Nha nuot meo.

马来西亚　Misai kucing.

缅甸　　　သိဖုုကားမကိုုာ Thagyar ma giek.

菲律宾　　Balbaspusa, Kablinggubat.

泰国　　　หญ้าหนวดแมว Ya nhuad maew.

越南　　　Râu mèo, Cây bông bac {R[aa]u m[ef]o, C[aa]y
　　　　　b[oo]ng bac}.

■ **通用名称**　Indian kidney herb, Java tea, Kidney tea plant.

■ **药用部位**　全草或根、茎、叶。

■ **植物描述**　多年生草本。茎直立，高1~1.5m，四棱
形，具浅槽及细条纹，被倒向短柔毛。叶
卵形、菱状卵形或卵状长圆形，长（1.2~）
2~5.5cm，宽（0.8~）1.3~3.5cm，先端急
尖，基部宽楔形至截状楔形，边缘具粗牙齿
或疏圆齿，齿端具小突尖，纸质，上面榄绿
色，下面灰绿色，两面均被短柔毛及散布凹
陷腺点，上面被毛较疏，侧脉4~5对，斜上
升，两面略显著；叶柄长（3~）5~15mm，
腹平背凸，被短柔毛。轮伞花序6花，在主
茎及侧枝顶端组成具总梗、长8~12cm的总
状花序；苞片圆卵形，长约3.5mm，宽约
3mm，先端骤尖，全缘，具平行的纵向脉，

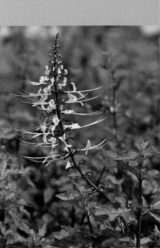

上面无毛，下面密被短柔毛，边缘具小缘毛；花梗长达5mm，与花序轴密被短柔毛；花萼卵珠形，长5~6mm，宽约2.5mm，外面被微柔毛及突起的锈色腺点，内面无毛，二唇形，上唇圆形，长、宽均约2.5mm，边缘下延至萼筒，下唇具4齿，齿三角形，先端具芒尖，前2齿比侧2齿长一倍，边缘均具短睫毛，果时花萼增大，长达1.1cm，宽至5mm，10脉明显，其间网脉清晰可见，上唇明显外反，下唇向前伸；花冠浅紫色或白色，外面被微柔毛，在上唇上疏布锈色腺点，内面在冠筒下部疏被微柔毛，冠筒狭管状，长9~19mm，近等大，直径约1mm，冠檐大，二唇形，上唇大，外反，直径约6mm，3裂，中裂片较大，先端微缺，下唇直伸，长圆形，长约5mm，宽约2.5mm，微凹；雄蕊4，超出花冠2~4cm，前对略长，花丝长丝状，无齿，花药小，药室叉开；花柱长长地伸出，先端棒状头形，2浅裂；花盘前方呈指状膨大。小坚果卵形，长约2mm，宽约1.6mm，深褐色，具皱纹。花果期5~11月。

■ **生态**　生于路边、稻田或林缘，海拔950~1050m。

■ **分布**　中国主要分布于海南、广西、云南、台湾及福建等省区。

东盟地区主要分布于老挝、马来西亚、缅甸、泰国、越南等国家。

澳大利亚、印度亦有分布。

■ **化学成分**　叶和茎含有正磷酸、葡萄糖苷、阿朴素、鞣质、有机酸（羟基乙酸和熊果酸）、β-谷甾醇、肌醇、甲基-甲基里帕色烯A、乙酰香草醛、肾茶色烯A、异戊二烯型二萜、肾茶二萜醇F~J、orthosiphon A、orthosiphon B、肾茶二萜酮A、肾茶二萜酮B。

本品还含有挥发油、植物甾醇、糖、生物碱、鞣质、常春藤碱、三萜皂苷、胆碱、甜菜碱、有机酸和钾盐、迷迭香酸、2,3-二咖啡酰酒石酸和α-谷甾醇。

■ **药理作用**　具有降血糖、降尿酸、利尿作用，用于治疗尿石症、胆结石、水肿和肝炎。

■ **应用**

中国　全草可利尿、清热，治疗急性肾炎、膀胱炎、尿路结石、风湿性关节炎。

老挝　叶可利尿，治疗肾和膀胱疾病（膀胱结石、石淋）、风湿痹痛、痛风、肝炎伴水肿。与其他药物合用作茶饮，治疗消渴。

缅甸　叶作降血糖茶饮用，并能改善肾功能。

菲律宾　广泛用于治疗高血压和糖尿病。

泰国　　　　　根可杀虫；茎治疗消渴、黄疸；叶治疗胃肠疾病、消渴、肝肾疾病。

越南　　　　　治疗肾炎、肠溃疡、风湿痹痛、痛风，可提高肝脏功能。

■　**使用注意**　　小便清长者慎服。

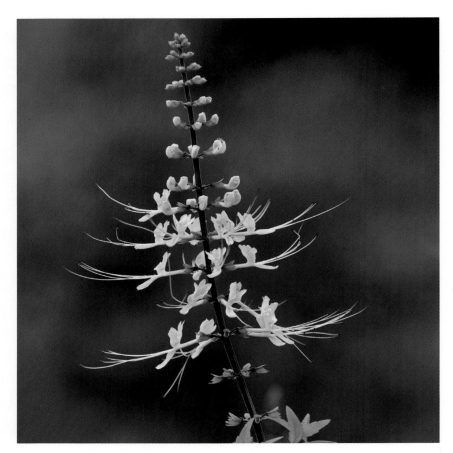

肾茶原植物

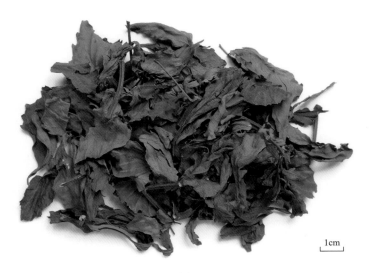

1cm

肾茶药材（叶）

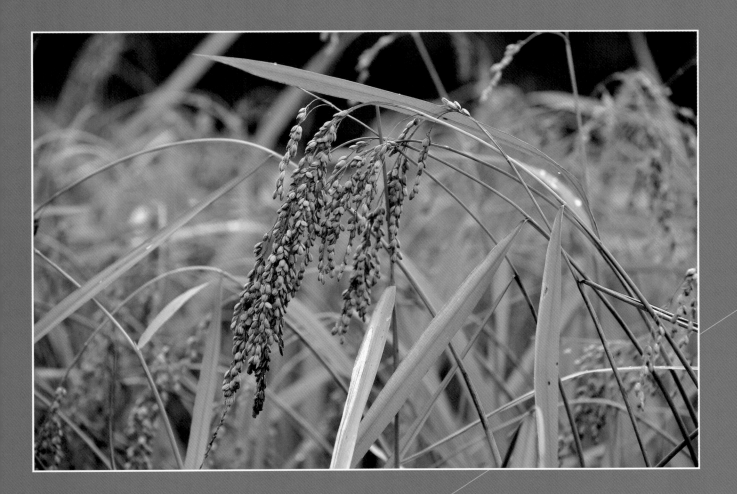

238 稲

Oryza sativa L.

学名	*Oryza sativa* L.
科	禾本科
异名	*Oryza sativa* var. *abuensis* Watt, *Oryza sativa* f. *atrobrunnea* Gustchin, *Oryza sativa* var. *atrobrunnea* (Gustchin) Portères, *Oryza sativa* var. *bengalensis* Watt, *Oryza sativa* var. *coarctata* Watt, *Oryza sativa* var. *collina* Trimen

CHINA-ASEAN

■ **本地名称**

柬埔寨	ស្រូវ Srov.
中国	稻Dào，糯Nuò，粳Jīng。
老挝	ເຂົ້າກ່ຳ Khao kam.
马来西亚	Beraspulut.
缅甸	�စပါး Saba.
菲律宾	Palay.
泰国	ข้าวเหนียว Khao niao.
越南	Lúa {L[us]a}.

■ **通用名称**   Glutinous rice, Purple rice.

■ **药用部位**   根、种子。

■ **植物描述**   一年生水生草本。茎直立，高0.5~1.5m，随品种而异。叶鞘松弛，无毛；叶舌披针形，长10~25cm，两侧基部下延长成叶鞘边缘，具2镰形抱茎的叶耳；叶片线状披针形，长40cm左右，宽约1cm，无毛，粗糙。圆锥花序大型疏展，长约30cm，分枝多，棱粗糙，成熟期向下弯垂；小穗含一成熟花，两侧甚压扁，长圆状卵形至椭圆形，长约10mm，宽2~4mm；颖极小，仅在小穗柄先端留下半月形的痕迹，退化外稃2，锥刺状，长

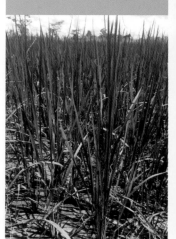

2~4mm；两侧孕性花外稃质厚，具5脉，中脉成脊，表面有方格状小乳状突起，厚纸质，遍布细毛，端毛较密，有芒或无芒；内稃与外稃同质，具3脉，先端尖而无喙；雄蕊6，花药长2~3mm。颖果长约5mm，宽约2mm，厚1~1.5mm；胚比小，约为颖果长的1/4。

■ **生态**　栽培于旱田，生长无需地面表层的水，仅依靠降雨即可。

■ **分布**　中国各地均有分布。

东盟地区主要分布于泰国、老挝、越南等国家。

印度亦有分布。

■ **化学成分**　种子含花青素、酚类化合物、没食子酸、花青素-3-O-葡萄糖苷、芍药苷-3-O-葡萄糖苷、黄酮醇苷、槲皮素-3-O-葡萄糖苷、槲皮素-3-O-芸香苷、叶黄素、玉米黄质、番茄红素、β-胡萝卜素、γ-谷维素、阿魏酸亚甲基二十八烷醇、油菜素内酯、环庚烯醇和β-谷甾醇酯。

■ **药理作用**　具有抗氧化、抗诱变、抗癌作用，能保护染色体，对中枢神经系统有兴奋作用。

■ **应用**

中国　根可养阴、止汗、健胃，治疗自汗、盗汗、肝炎、乳糜尿。种子和胃、缓中，煮稀饭适用于一切慢性虚弱病人。

老挝　治疗痢疾、泄泻、消渴。

缅甸　做粥可缓解消化不良，治疗腹泻和痢疾，米汤用于缓解肠道炎症。

菲律宾　根煎剂可治无尿症。煮熟的米饭制成膏状可用作润肤剂。

泰国　种子可入膳。

■ **使用注意**　无。

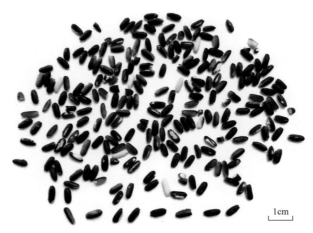

稻药材（种子）

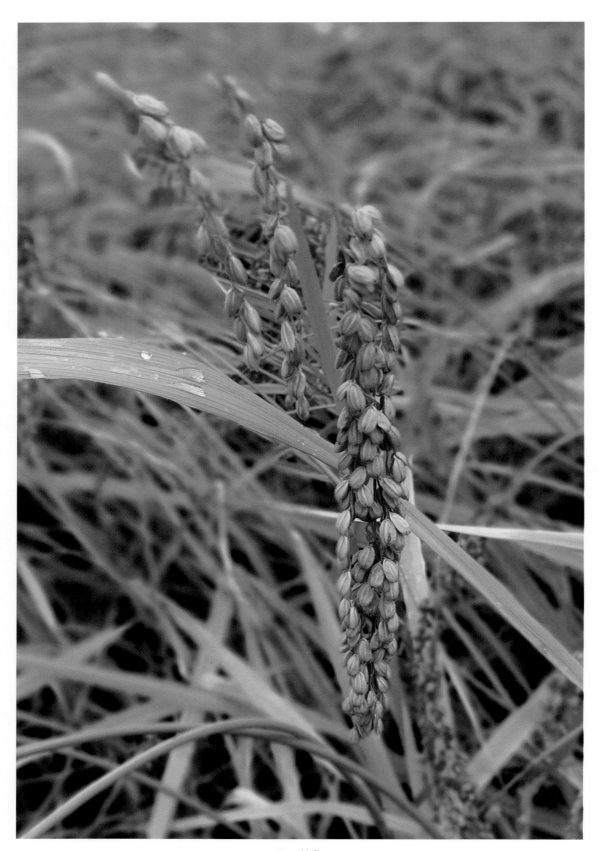

稻原植物

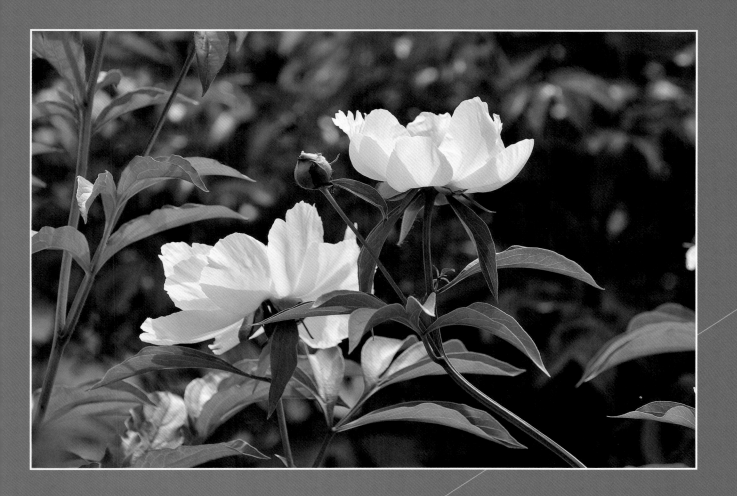

239 芍药

Paeonia lactiflora Pall.

■ 学名	*Paeonia lactiflora* Pall.
■ 科	毛茛科
■ 异名	*Paeonia lactiflora* var. *lactiflora*, *Paeonia lactiflora* f. nuda (Nakai) Kitag., *Paeonia lactiflora* f. pilosella (Nakai) Kitag., *Paeonia lactiflora* var. *trichocarpa* (Bunge) Stern, *Paeonia lactiflora* var. villosa M. S. Yan & K. Sun

■ **本地名称**

中国　芍药Sháo yào，将离Jiāng lí，离草Lí cǎo，梦尾春Lán wěi chūn，余容Yú róng，没骨花Mò gǔ huā，红药Hóng yào，毛果芍药Máo guǒ sháo yào。

马来西亚　Peony.

缅甸　သီလာစန္ဒာ Thi-lar-sandra.

越南　Bạch thược, Mẫu đơn trắng {B[aj]ch th[uw][owj]c, M[aax]u [dd][ow]n tr[aws]ng}.

■ **通用名称**　Chinese herbaceous peony.

■ **药用部位**　根。

■ **植物描述**　多年生草本。根粗壮，分枝黑褐色。茎高40~70cm，无毛。下部茎生叶为二回三出复叶，上部茎生叶为三出复叶；小叶狭卵形、椭圆形或披针形，顶端渐尖，基部楔形或偏斜，边缘具白色骨质细齿，两面无毛，背面沿叶脉疏生短柔毛。花数朵，生于茎顶和叶腋，有时仅顶端一朵开放，而近顶端叶腋处有发育不良的花芽，直径8~11.5cm；苞片4~5，披针形，大小不等；萼片4，宽卵形或近圆形，长1~1.5cm，宽1~1.7cm；花瓣9~13，

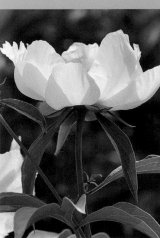

倒卵形，长3.5~6cm，宽1.5~4.5cm，白色，有时基部具深紫色斑块；花丝长0.7~1.2cm，黄色；花盘浅杯状，包裹心皮基部，顶端裂片钝圆；心皮（2~）4~5，无毛。蓇葖果长2.5~3cm，直径1.2~1.5cm，顶端具喙。花期5~6月，果期8月。

■ **生态**　生于海拔480~2300m的山坡草地。喜光照充足、温暖环境，耐旱、耐寒。在砂壤土中生长良好。

■ **分布**　中国主要分布于甘肃、河北、黑龙江、吉林、辽宁、内蒙古、宁夏、陕西、山西等省区。

东盟地区主要分布于马来西亚、缅甸、越南等国家。

日本、韩国、蒙古和俄罗斯亦有分布。

■ **化学成分**　根含芍药苷、氧化芍药苷、苯甲酰芍药苷、白芍苷、芍药苷元酮、没食子酰芍药苷、芍药新苷、芍药内酯A、芍药内酯B、芍药内酯C、β-谷甾醇、胡萝卜苷、1,2,3,6-四没食子酰基葡萄糖、1,2,3,4,6-五没食子酰基葡萄糖、右旋儿茶精、苯甲酸、牡丹酚、芍药二酮、pailactone-β、没食子酸、没食子酸乙酯、苯甲酰芍药苷。

■ **药理作用**　具有抗抑郁、抗肿瘤、抗炎、降血糖、缓解脑缺氧、神经保护作用，能松弛平滑肌，对动脉粥样硬化有防治作用。无明显毒性。

■ **应用**

中国　根治疗头目眩晕、头痛、胸胁疼痛、痢疾、阑尾炎、腓肠肌痉挛、手足拘挛疼痛、月经不调、痛经、崩漏、带下。

■ **使用注意**　不可与藜芦同用。

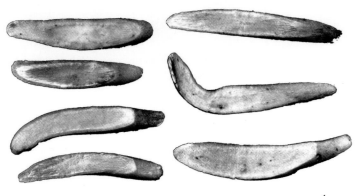

1cm

芍药饮片

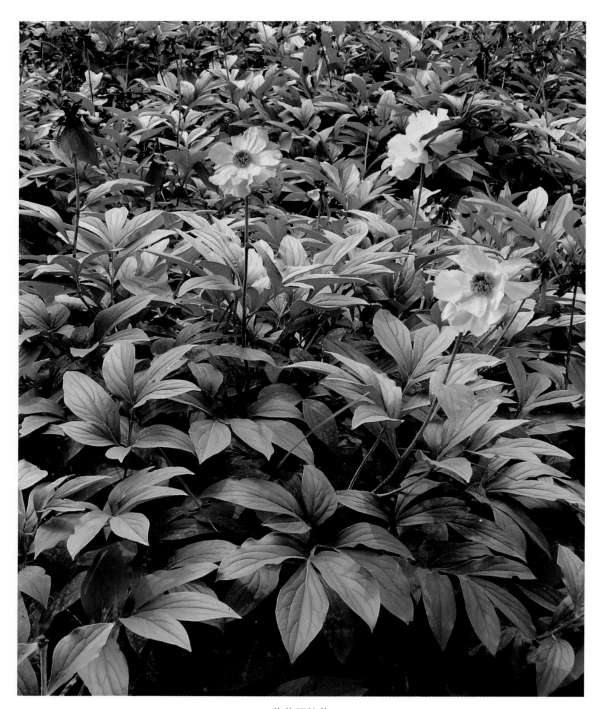

芍药原植物

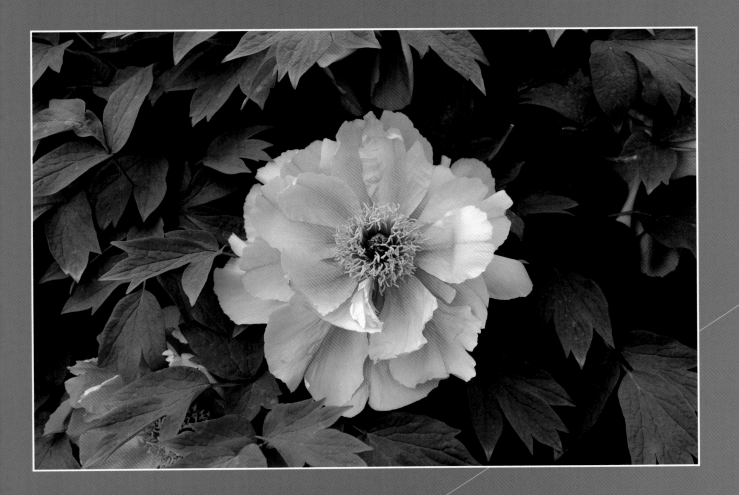

240 牡丹

Paeonia suffruticosa Andr.

■ 学名	*Paeonia suffruticosa* Andr.
■ 科	毛茛科
■ 异名	*Paeonia suffruticosa* var. *spontanea* Rehder, Paeonia *suffruticosa* subsp. *suffruticosa*, *Paeonia suffruticosa* var. *purpurea* Andrews

■ 本地名称

中国 　牡丹Mǔ dān，鹿韭Lù jiǔ，白茸Bái róng，木芍药Mù sháo yào，百雨金Bǎi yǔ jīn，洛阳花Luò yáng huā，富贵花Fù guì huā，矮牡丹Ǎi mǔ dān，紫斑牡丹Zǐ bān mǔ dān。

马来西亚 Peony.

泰国 　โบตั๋น Bo tan.

越南 　Mẫu đơn, Đơn bì, Hoa vương, Phú quý hoa {M[aax]u [dd][ow]n, [dd][ow]n b[if], Hoa v[uw][ow]ng, Ph[us] qu[ys] hoa}.

■ 通用名称 Moutan.

■ 药用部位 根、根皮。

■ 植物描述 落叶灌木。茎高达2m；分枝短而粗。叶通常为二回三出复叶，偶尔近枝顶的叶为3小叶；顶生小叶宽卵形，长7~8cm，宽5.5~7cm，3裂至中部，裂片不裂或2~3浅裂，表面绿色，无毛，背面淡绿色，有时具白粉，沿叶脉疏生短柔毛或近无毛，小叶柄长1.2~3cm；侧生小叶狭卵形或长圆状卵形，长4.5~6.5cm，宽2.5~4cm，不等2裂至3浅裂或不裂，近无柄；叶柄长5~11cm，和叶轴均无毛。花单生于枝顶，直径10~17cm；花梗长4~6cm；苞片5，长椭圆形，大小不

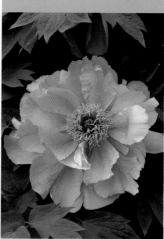

等；萼片5，绿色，宽卵形，大小不等；花瓣5，或为重瓣，玫瑰色、红紫色、粉红色至白色，通常变异很大，倒卵形，长5~8cm，宽4.2~6cm，顶端呈不规则的波状；雄蕊长1~1.7cm，花丝紫红色、粉红色，上部白色，长约1.3cm，花药长圆形，长4mm；花盘革质，杯状，紫红色，顶端有数个锐齿或裂片，完全包住心皮，在心皮成熟时开裂；心皮5，稀更多，密生柔毛。蓇葖果长圆形，密生黄褐色硬毛。花期5月，果期6月。

■ **生态**　喜温暖、凉爽、干燥、光照充足、日光直射的炎热环境。部分耐荫蔽，耐寒，耐弱碱性；避免水涝。宜生于疏松、土层深厚、肥沃、干燥、排水良好的中性砂土中。在酸性或黏结的土壤中生长不良。

■ **分布**　中国主要分布于河南、山东、河北、山西、北京等地区。

东盟地区主要分布于新加坡。

日本、荷兰、英国、法国、德国、美国、澳大利亚、意大利亦有分布。

■ **化学成分**　根皮含芍药苷、氧化芍药苷、苯甲酰芍药苷、牡丹酚、牡丹酚苷、牡丹酚原苷、牡丹酚新苷、甲酰基氧化芍药苷、2,3-二羟基-4-甲氧基苯乙酮、3-羟基-4-甲氧基苯乙酮、1,2,3,4,6-五没食子酰基葡萄糖、没食子酸、2,5-二羟基-4-甲氧基苯乙酮、paeonidanin、芍药苷元酮、(+)-儿茶素。

■ **药理作用**　具有抗氧化、降血糖、抗肿瘤、止血作用，对心肌梗死有治疗作用，能健脑补脑，提高免疫力。

■ **应用**

中国　根皮供药用，称"丹皮"，为镇痉药，能凉血散瘀，治疗中风、热病呕血、血热斑疹、急性阑尾炎、血瘀痛经、经闭腹痛、跌打瘀血作痛、高血压、神经性皮炎、过敏性鼻炎。

■ **使用注意**　孕妇慎用。

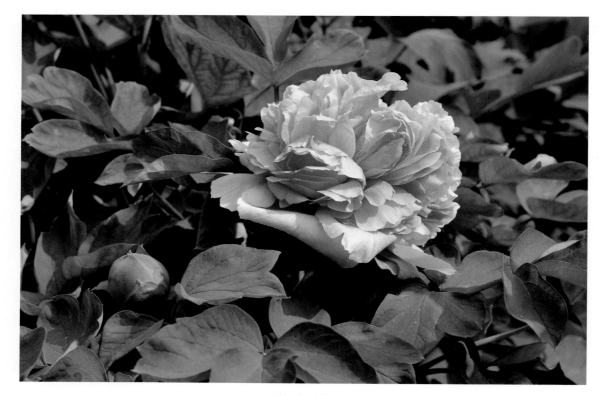

牡丹原植物

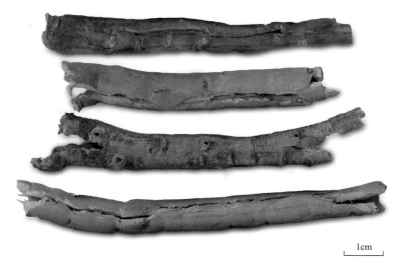

1cm

牡丹药材（根皮）

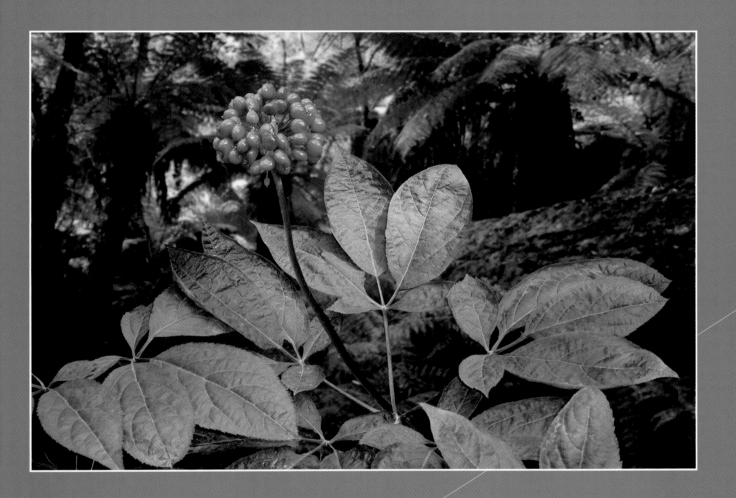

241 人参

Panax ginseng C. A. Mey.

■ 学名	*Panax ginseng* C. A. Mey.
■ 科	五加科
■ 异名	*Panax ginseng* f. *angustatus* Makino, *Panax ginseng* f. *dichrocarpus* Makino, *Panax ginseng* var. *japonicus* (Nees) Makino

■ **本地名称**

中国　　人参Rén shēn，棒槌Bàng chuí。

老挝　　ໂສມເກົາຫລີ Som koa dee.

马来西亚　Ginseng.

缅甸　　ကောလိသိမ့် Kaw li thein.

泰国　　โสม Som.

越南　　Nhân sâm, Sâm cao ly, Sâm triều tiên {Nh[aa]n s[aa]m, S[aa]m cao ly, S[aa]m tri[eef]u ti[ee]n}.

■ **通用名称**　Ginseng.

■ **药用部位**　根。

■ **植物描述**　多年生草本。根状茎（芦头）短，直立或斜上，不增厚成块状。主根肥大，纺锤形或圆柱形。地上茎单生，高30~60cm，有纵纹，无毛，基部有宿存鳞片。叶为掌状复叶，3~6轮生于茎顶，幼株的叶数较少；叶柄长3~8cm，有纵纹，无毛，基部无托叶；小叶片3~5，幼株常为3，薄膜质，中央小叶片椭圆形至长圆状椭圆形，长8~12cm，宽3~5cm，最外一对侧生小叶片卵形或菱状卵形，长2~4cm，宽1.5~3cm，先端长渐尖，基部阔楔形，下延，边缘有锯齿，齿有刺尖，上面散生少数刚毛，刚毛长约1mm，下面无毛，侧脉5~6对，两面明显，网脉不明显；

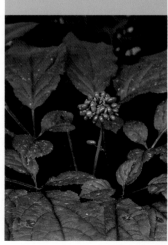

小叶柄长0.5~2.5cm，侧生者较短。伞形花序单个顶生，直径约1.5cm，有花30~50，稀5~6；总花梗通常较叶长，长15~30cm，有纵纹；花梗丝状，长0.8~1.5cm；花淡黄绿色；萼无毛，边缘有5三角形小齿；花瓣5，卵状三角形；雄蕊5，花丝短；子房2室；花柱2，离生。种子肾形，乳白色。

■ **生态** 主要生于阔叶针叶混交林中，或海拔500~1100m的缓坡上昼夜温差小的杂木林中。喜凉爽、潮湿的环境。生长以排水良好、疏松肥沃、腐殖质层深厚的褐色森林土或pH值5.5~6.2的山区灰化褐色森林土为最佳。

■ **分布** 中国主要分布于辽宁、黑龙江、吉林、河北、山西等省区。

东盟地区主要分布于泰国、老挝、马来西亚、缅甸、越南等国家。

俄罗斯、朝鲜和日本亦有分布。

■ **化学成分** 根含胆碱、β-咔啉-1-羧酸乙酯、N-9-甲酰基哈尔满、磷脂酰胆碱、黑麦草碱、溶血磷脂酰胆碱、三七皂苷R_1、人参皂苷Rg_2、人参皂苷Rh_2、人参皂苷Rg_3、20-葡萄糖人参皂苷Rf、丙二酰基人参皂苷Rb_1、丙二酰基人参皂苷Rb_2、丙二酰基人参皂苷Rd、20(R)-原人参三醇、西洋参皂苷、香橙烯、10α-香橙烯、双环大牻牛儿烯、β-甜没药烯、α-荜澄茄烯、丁香烯醇、丁香烯、α-荜澄茄油烯、α-姜黄烯、二十碳烯酸、α-榄香烯、β-榄香烯、γ-榄香烯、δ-榄香烯、佛术烯、反式-β-金合欢烯、喇叭茶醇、麦角酮、β-橄榄烯、α-依兰油烯、α-新丁香三环烯、β-新丁香三环烯、左旋新臭根子草醇、人参萜醇A、人参萜醇B、β-广藿香烯、γ-广藿香烯、α-檀香萜烯、β-檀香萜烯、芹子二烯、左旋匙叶桉油烯醇、枸橼酸、α,γ-二棕榈酸甘油酯、延胡索酸、亚油酸、亚麻酸、马来酸、苹果酸、油酸、棕榈酸、棕榈油酸、水杨酸、三棕榈酸甘油酯、香草酸、麦芽醇-3-葡萄糖苷、甘露糖、人参多糖A~U、人参三糖A~D、棉子糖、鼠李糖、木糖、二磷脂酰甘油、磷脂酰乙醇胺、磷脂酸、磷脂酰甘油、α,β-二亚麻酰基甘油半乳糖脂、α,β-二亚油酰基甘油半乳糖脂、α,β-二油酰基甘油半乳糖脂、α,β-二棕榈酰基甘油半乳糖脂、戈米辛A、戈米辛N、维生素B_3、维生素B_1、2,6-二叔丁基对苯二酚、麦芽醇、5-甲氧基苯并呋喃、β-N-草酰基-L-α,β-二氨基丙酸、β-人参烯、韦得醇、alloaromadendrene、菜油甾醇、β-谷甾醇、β-谷甾醇-3-(6-亚油酰基)吡喃葡萄糖苷、β-谷甾醇-3-(6-棕榈油酰基)吡喃葡萄糖苷、β-谷甾醇-3-(6-棕榈酰基)吡喃葡萄糖苷、β-谷甾醇-3-(6-硬脂酰基)吡喃葡萄糖苷、β-谷甾醇-3-

(6-油酰基)吡喃葡萄糖苷、豆甾醇、豆甾醇-3-(6-亚油酰基)吡喃葡萄糖苷、豆甾醇-3-(6-棕榈油酰基)吡喃葡萄糖苷、豆甾醇-3-(6-棕榈酰基)吡喃葡萄糖苷、豆甾醇-3-(6-硬脂酰基)吡喃葡萄糖苷、豆甾醇-3-(6-油酰基)吡喃葡萄糖苷、乙二酸、酒石酸、氨基丁酸、精氨酸、蔗糖、对叔丁基茴香醚、三七皂苷R_2、三七皂苷R_4、胡萝卜苷、人参皂苷类。

叶含20(R)-达玛烷-3β,6α,12β,20,25-五醇、20(R)-达玛烷-3β,6α,12β,20,25-五醇-6-O-α-L-吡喃鼠李糖基(1→2)-O-β-D-吡喃葡萄糖苷、人参皂苷类、20-葡萄糖人参皂苷Rf、20(R)-原人参二醇、20(R)-原人参三醇、山柰酚、山柰酚-3-O-葡萄糖基(1→2)半乳糖苷、三叶豆苷、乙酸-2,2-二甲基苯酯、1,2-二苯基乙烷、甘油、2-十七烷酮、2-异戊酰基-4-甲基-1,3-环戊二酮、3,7,11,15-四甲基-2-十六烯-1-醇、十三烷酸、11,14,17-二十碳三烯酸甲酯、7,10,12-十六碳三烯酸甲酯、亚麻酸甲酯、亚油酸甲酯、棕榈酸、正十五烷、β-金合欢烯、丙氨酸、β-谷甾醇、维生素、胡萝卜素、珠子参皂苷、20(R)-人参皂苷（Rh_2、Rg_2、Rg_3）。

■ **药理作用**　具有抗缺氧、抗氧化、抗肿瘤、抗衰老、降血糖、免疫调节、止咳化痰、镇痛、降血脂、抗焦虑、神经保护、放射保护作用。

■ **应用**

中国　治疗气短喘促、心悸健忘、口渴多汗及失血后引起的休克、虚脱等。

老挝　根可兴奋心脑、抗焦虑、止痛。

缅甸　根可用作心脏兴奋剂。

泰国　根可兴奋心脑、抗焦虑、止痛。

■ **使用注意**　不能与藜芦、五灵脂同用。

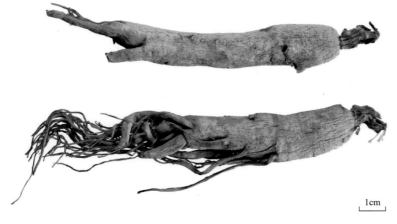

1cm

人参药材（根）

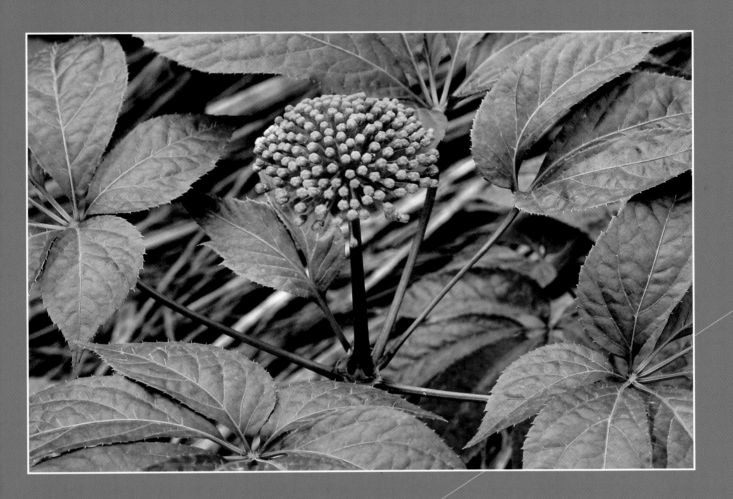

242 三七

Panax notoginseng (Burkill) F. H. Chen

■ 学名	*Panax notoginseng* (Burkill) F. H. Chen
■ 科	五加科
■ 异名	*Aralia quinquefolia* var. *notoginseng* Burkill, *Panax pseudoginseng* var. *notoginseng* (Burkill) G. Hoo & C. L. Tseng

■ **本地名称**

中国 三七Sān qī，田七Tián qī，山漆Shān qī，假人参Jiǎ rén shēn，人参三七Rén shēn sān qī，田漆Tián qī。

老挝 ໂສມ Som, ຮາກເຈັດ Sam chet.

马来西亚 Panax ginseng.

缅甸 နိုတိုဂျင်ဇင်း Noto gin zin.

泰国 ໂສມ Som.

越南 Tam thất, Sâm tam thất, Thổ sâm, Kim bất hoán {Tam th[aas]t, S[aa]m tam th[aas]t, Th[oor] s[aa]m, Kim b[aas]t ho[as]n}.

■ **通用名称** Pseudo-ginseng.

■ **药用部位** 根。

■ **植物描述** 多年生草本。根茎短，竹鞭状，横生，有2至多条圆柱形肉质根；肉质根圆柱形，长2~4cm，直径约1cm，干时有纵皱纹。地上茎单生，高约40cm，有纵纹，无毛，基部有宿存鳞片。叶为掌状复叶，4枚轮生于茎顶；叶柄长4~5cm，有纵纹，无毛；托叶小，披针形，长5~6mm；小叶片3~4，薄膜质，透明，倒卵状椭圆形至倒卵状长圆形，中央的长9~10cm，宽3.5~4cm，侧生的较小，先端长渐尖，基部渐狭，下延，边缘有

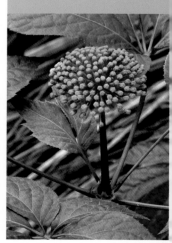

重锯齿，齿有刺尖，上面脉上密生刚毛，刚毛长1.5~2mm，下面无毛，侧脉8~10对，两面明显，网脉明显；小叶柄长2~10mm，与叶柄顶端连接处簇生刚毛。伞形花序单个顶生，直径约3.5cm，有花20~50；总花梗长约12cm，有纵纹，无毛；花梗纤细，无毛，长约1cm；苞片不明显；花黄绿色；萼杯状（雄花的萼为陀螺形），边缘有5三角形的齿；花瓣5；雄蕊5；子房2室；花柱2（雄花中的退化雌蕊上为1），离生，反曲。果实未见。

■ **生态**　生于山坡林下灌丛中。现主要栽培于山脚的斜坡处或土丘的缓坡处。为亚热带地区生态幅度狭窄的高山阴性植物。喜温暖、略微潮湿的环境；应避免过冷或过热。栽培需遮阴。栽于疏松、红色或棕红色的弱酸性土壤中，避免连作。

■ **分布**　中国主要分布于云南、广西、江西、四川等省区。

东盟地区主要分布于泰国。

■ **化学成分**　根含槲皮素、木糖、葡萄糖、乙酸、丁香烯、γ-荜澄茄烯、δ-荜澄茄烯、2,8-二甲基-5-乙酰基双环[5,3,0]癸-1,8-二烯、2,6-二叔丁基-4-甲基苯酚、二十二烷、二十烷、α-榄香烯、β-榄香烯、γ-榄香烯、十八碳二烯酸乙酯、异丙烯基苯、α-依兰油烯、γ-依兰油烯、十七碳二烯酸甲酯、1-甲氧基乙基苯、1-甲基-4-过氧甲硫基双环[2,2,2]辛烷、1-甲基-4-丙烯基环乙烷、十八碳二烯酸甲酯、棕榈酸甲酯、十九烷、壬酸、反式-2-壬烯醛、香附子烯、达玛-20(22)-烯-3β,12β,25-三醇-6-O-β-D-吡喃葡萄糖苷、α-柏木烯、α-胡椒烯、花侧柏烯、1,9,9-三甲基-4,7-二亚甲基-2,3,5,6,7,8-六氢奠、1,1,5,5-四甲基-4-亚甲基-2,3,4,6,7,10-六氢萘、邻苯二甲酸二辛酯、邻苯二甲酸二异辛酯、邻苯二甲酸二叔丁酯、β-N-草酰基-L-α,β-二氨基丙酸、dencichine、人参皂苷（Rb_1、Rb_2、Rb_3、Rc、Rd、Re、Rh_1、Rg_1、Rg_2）、绞股蓝皂苷Ⅹ、绞股蓝皂苷Ⅶ、胡萝卜苷、三七皂苷（R_1、R_2、R_3、R_4、R_6、R_7）、20-O-葡萄糖人参皂苷Rf、人参炔三醇、三七皂苷（A、B、C、D、E、G、H、I、J、K、L、M、N、T_1、T_2、T_3、T_4、T_5）、西洋参皂苷R_1、人参皂苷F_2、竹节参皂苷L_5、yesanchinoside H、yesanchinoside E、人参环氧炔醇、人参炔醇。

叶含人参皂苷Ra_3、人参皂苷F_1、绞股蓝皂苷Ⅸ、三七皂苷Fa。

■ **药理作用**　具有抗菌、抗炎、抗肿瘤、抗衰老、降血糖作用，能促进新陈代谢，对循环系统、免疫系统和神经系统功能有调节作用，能改善贫血，有抗血小板凝集作用。无明显毒性。

■ **应用**

中国　治疗衄血、呕血、咯血、便血、血崩、产后瘀血腹痛、跌打损伤。

老挝　可滋补。

缅甸　用作补品。

■ **使用注意**　不宜入煎剂，孕妇慎用。

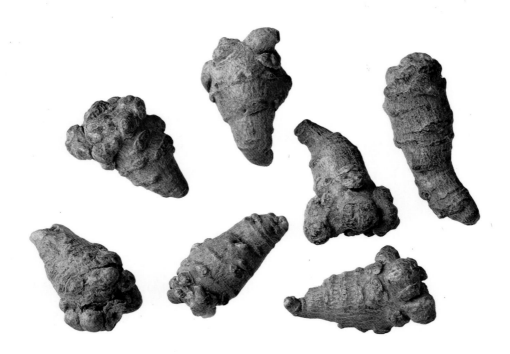

1cm

三七药材（根）

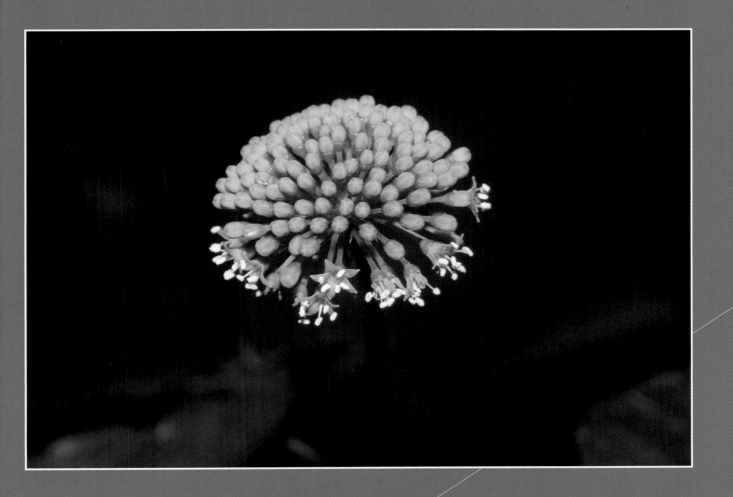

243 越南人参

Panax vietnamensis Ha & Grushv.

■ 学名	*Panax vietnamensis* Ha & Grushv.
■ 科	五加科
■ 异名	*Panax vietnamensis* var. *fuscidiscus* K. Komatsu, S. Zhu & S. Q. Cai

■ 本地名称

中国　越南人参Yuè nán rén shēn，玉灵人参Yù líng rén shēn。

老挝　ບອມບິກະທິງ Porm bee ka ting, ຮ່ມສາມເມືອງ Hom xam meuang, ຄອນແຄນຂາວ Korn kaen khao, ສາມເຈັດ Sam jet.

马来西亚　Ginseng.

越南　Sâm ngọc linh, Sâm việt nam, Sâm khu năm, Sâm K5 {S[aa]m ng[oj]c linh, S[aa]m vi[eej]t nam, S[aa]m khu n[aw]m, S[aa]m K5}.

■ 通用名称　Vietnamese ginseng.

■ 药用部位　根、根茎。

■ 植物描述　多年生草本，高达100cm。根茎与竹类似，横走，直径1~2.5cm，节间短，长2~5mm，外表面黄褐色。根附生于根状茎，块状，纺锤形或倒圆锥形，长3~5cm，直径2~4cm。茎直立，细长，绿色，无毛，具海绵状髓部。掌状复叶3~4，轮生于茎顶；叶柄长8~13cm，无毛，无托叶或托叶状附属物；小叶通常5，小叶柄长8~11mm，3枚较大者几乎等大，叶片膜质，卵形或椭圆形，长10~15cm，宽4~5cm，近端2枚较小，卵状椭圆形，长4~5cm，宽2~4cm，顶端短尾尖至渐尖，基部楔形或渐尖，边缘具均匀锯齿，

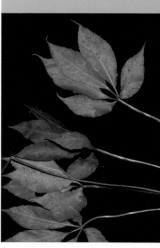

稀重锯齿，二级脉5~8对，两面沿叶脉被明显刚毛。伞形花序，花40~80，总花梗长10~18cm，密被毛；花直径2mm，花梗长0.5cm，密被毛，萼片5，三角形，长0.5mm，无毛，花瓣5，倒卵形，无毛，雄蕊5，子房长约1mm，花柱2。果实卵形，扁平，直径4~5mm；种子1，卵形。

■ **生态**　生于丛林的树冠下或流水旁，海拔1200m以上。喜湿，喜阴。

■ **分布**　中国主要分布于南部各省区。

东盟地区主要分布于越南。

■ **化学成分**　本品含聚乙炔、脂肪酸、甾醇、糖类、挥发油和一些微量元素。

地下部分含人参皂苷（Rb_1、Rb_2、Rd、Re、Rg_1）、马钱子碱R_1、马钱子碱R_2、三七皂苷R_1、人参皂苷R_1、人参皂苷R_2和人参皂苷R_{11}。

■ **药理作用**　具有抗肿瘤、抗应激、抗抑郁、抗氧化、补血、补中益气、增强体质、壮阳等作用，对中枢神经系统和心血管系统亦有保护作用，对血压变化无影响。

■ **应用**

老挝　干燥根可滋补、抗疲劳，治疗虚损、急慢性胃痛、胃溃疡。

越南　可滋补，治疗虚损、乏力、动脉粥样硬化、咽炎、慢性支气管哮喘，解肝毒。

■ **使用注意**　无。

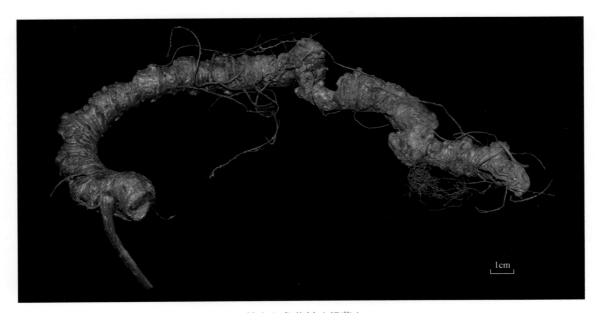

越南人参药材（根茎）

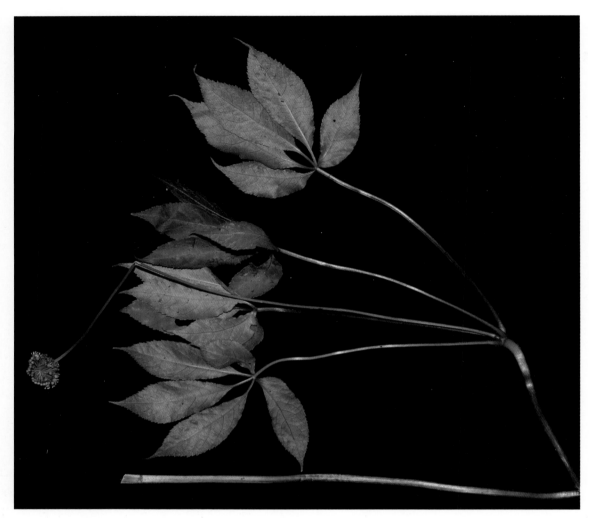

越南人参原植物

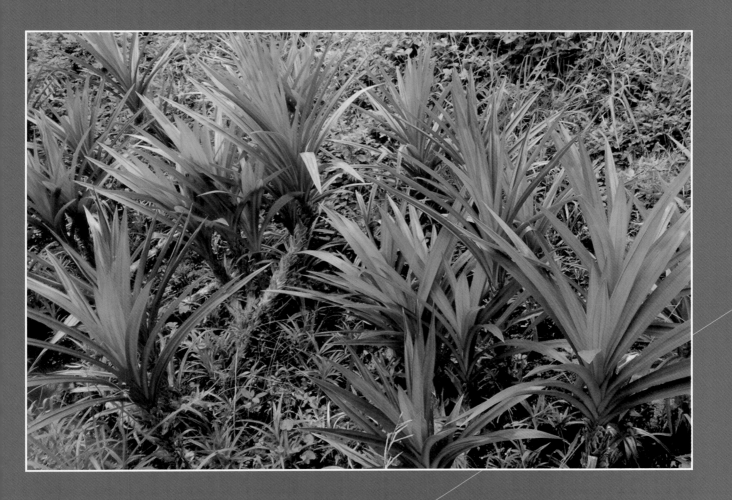

244 香露兜

Pandanus amaryllifolius Roxb.

■ 学名	*Pandanus amaryllifolius* Roxb.
■ 科	露兜树科
■ 异名	*Pandanus odorus* Ridl.

■ **本地名称**

中国　香露兜Xiāng lù dōu，板兰香Bǎn lán xiāng。

老挝　ເຕີຍຫອມ Tay home.

马来西亚　Daunpandan.

缅甸　ဆပ္သ�’ဖူး Sat tha phoo.

菲律宾　Pandanmabango.

泰国　เตยหอม Toey-hom.

越南　Dứa thơm, Cây cơm nếp, Nếp thơm {D[uws] a th[ow]m, C[aa]y c[ow]m n[ees]p, N[ees]p th[ow]m}.

■ **通用名称**　Fragrant pandan.

■ **药用部位**　根、茎、叶。

■ **植物描述**　常绿草本。具有气生根。茎分枝；茎纤细，长1~1.6m，直径2~5cm，匍匐或上升；叶片长25~75cm，宽2~5cm，背面稍带白色，边缘全缘，具少量小刺，顶端有明显的双侧褶皱。花果未见。

■ **生态**　野外罕见，但有广泛栽培。

■ **分布**　中国主要分布于海南。

东盟地区主要分布于泰国、越南、印度尼西亚、马来西亚、菲律宾等国家。

斯里兰卡亦有分布。

■ **化学成分**　叶含芸香苷、表儿茶素、柚皮苷、儿茶酚、山奈酚、呋喃酸、2-乙酰-1-吡咯啉、2-乙酰基-1-吡咯啉。生物碱包括pandamarilactone-1、

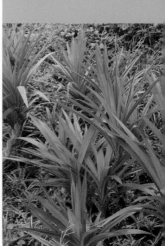

pandamarilactonine、6Z-pandanamine。

根含萜类化合物。

■ **药理作用**　　具有抗氧化、降血糖、抗癌、利尿作用。无明显毒性。

■ **应用**

老挝　　　　可强心，治疗发热。

菲律宾　　　叶煎剂可用作驱虫剂。叶可与米饭同煮以提升米饭香味。也可用作冰淇淋调味剂。

泰国　　　　根可利尿；茎可利尿，治疗乏力；叶可清热、利尿，治疗口疮、口渴、乏力、麻疹和天花。

■ **使用注意**　　无。

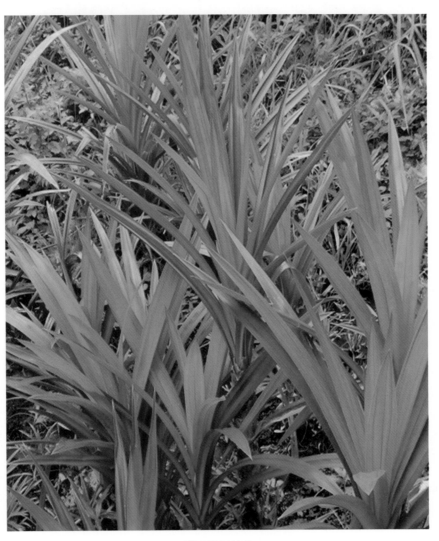

香露兜原植物

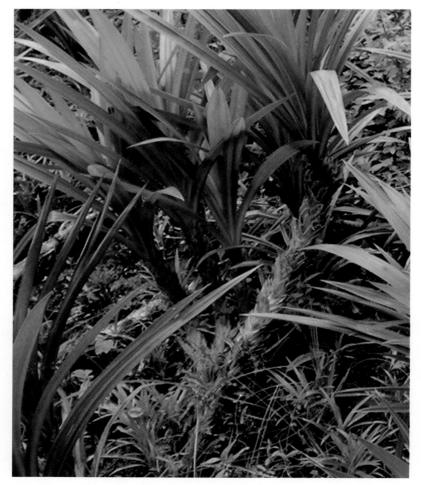

香露兜原植物

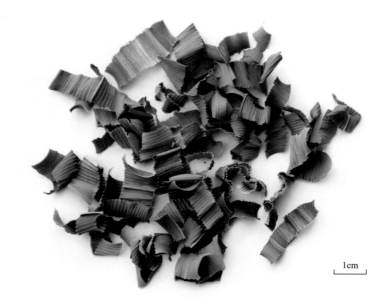

1cm

香露兜饮片

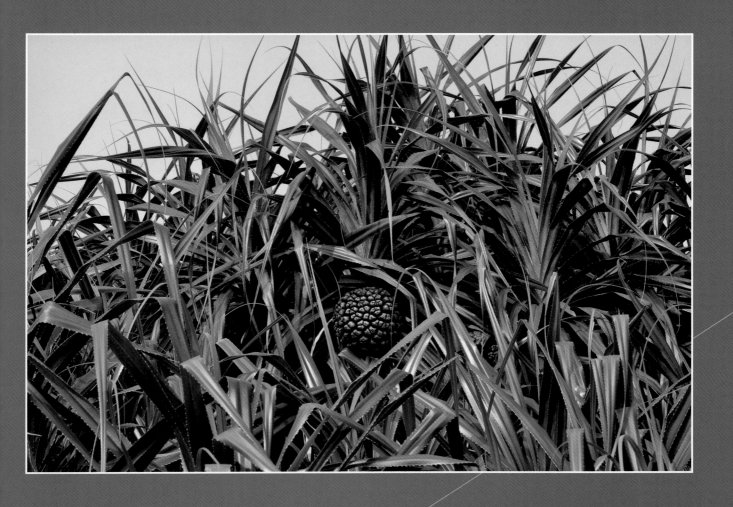

245 露兜树

Pandanus humilis Lour.

学名	*Pandanus humilis* Lour.
科	露兜树科
异名	*Pandanus fascicularis* Lamarck, *Pandanus odoratissimus* L. f. var. *sinensis* (Warburg) Kanehira, *Pandanus remotus* H. St. John, *Pandanus sinensis* (Warburg) Martelli, *Pandanus tectorius* var. *sinensis* Warburg

■ **本地名称**

柬埔寨	រំចេកស្រុក Romchaek srok.
中国	露兜树Lù dōu shù，林投Lín tóu，露兜簕Lù dōu lè。
老挝	ເຕີຍນ້ອຍ Teuy.
马来西亚	Mengkuang tikus, Pandan tikus, Sendayan masing.
泰国	เตยหนู Tuey nuu.
越南	Dứa nhỏ {D[uws]a nh[or]}.

■ **通用名称**　Pandan, Screw palm, Screw pine.

■ **药用部位**　根、果实或果核。

■ **植物描述**　常绿分枝灌木或小乔木，常左右扭曲，具多分枝或不分枝的气生根。叶簇生于枝顶，3行紧密螺旋状排列，条形，长达80cm，宽4cm，先端渐狭成一长尾尖，叶缘和背面中脉均有粗壮的锐刺。雄花序由若干穗状花序组成，每一穗状花序长约5cm；佛焰苞长披针形，长10~26cm，宽1.5~4cm，近白色，先端渐尖，边缘和背面隆起的中脉上具细锯齿；雄花芳香，雄蕊常为10余枚，多可达25，着生于长达9mm的花丝束上，呈总状排列，分离花丝长约1mm，花药条形，长

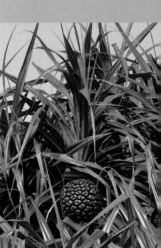

3mm，宽0.6mm，基着药，药基心形，药隔顶端延长的小尖头长1~1.5mm；雌花序头状，单生于枝顶，圆球形；佛焰苞多枚，乳白色，长15~30cm，宽1.4~2.5cm，边缘具疏密相间的细锯齿，心皮5~12合为一束，中下部联合，上部分离，子房上位，5~12室，每室有胚珠1。聚花果大，向下悬垂，由40~80核果束组成，圆球形或长圆形，长达17cm，直径约15cm，幼果绿色，成熟时橘红色；核果束倒圆锥形，高约5cm，直径约3cm，宿存柱头稍突起呈乳头状、耳状或马蹄状。花期1~5月。

■ **生态**　生于海边沙地上，主要生于太平洋热带及亚热带地区沿海生境的半自然植被中。可耐受干旱、强风及盐雾。

■ **分布**　中国主要分布于广东、广西、海南、香港、澳门、云南、福建、台湾等地区。

东盟地区主要分布于泰国、缅甸、马来西亚、柬埔寨、老挝、越南等国家。

印度亦有分布。

■ **化学成分**　根含3-酮-24(31)-烯-28,29-去甲基环木菠萝烷、3-酮-24(31)-烯-环木菠萝烷、3-酮-24(31)-烯-28-去甲基环木菠萝烷、β-豆甾醇、β-谷甾醇和棕榈酸。

果实含东莨菪内酯、松柏醛、咖啡酸甲酯、阿魏酸、对羟基苯甲醛、丁香醛、原儿茶酸、二十六烷酸、羽扇豆醇、(24R)-麦角甾-4,7,22-三烯-3-酮、胆固醇、β-谷甾酮、齐墩果酸、胡萝卜苷和邻苯二甲酸二异丁酯。

茎皮含1′-O-苯甲基-α-L-吡喃鼠李糖基-(1″→6′)-β-D-吡喃葡萄糖苷、二氢去氢二愈创木基醇、异牡荆素、牡荆素、3,5-二咖啡酰奎宁酸甲酯、3,5-二咖啡酰奎宁酸乙酯、3,4-二咖啡酰奎宁酸甲酯、(+)-lyoniresinol-3α-O-β-glucopyranoside、(−)-lyoniresinol-3α-O-β-glucopyranoside、苄醇-β-D-吡喃葡萄糖苷、3-羟基-2-异丙烯基-二氢基苯比呋喃-5-羧酸甲酯、松脂醇、表松脂醇、salicifoliol、thero-2,3-bis-(4-hydroxy-3-methoxyphenyl)-3-ethoxypropan-1-ol、erythero-2,3-bis-(4-hydroxy-3-methoxyphenyl)-3-ethoxypropan-1-ol、桉脂素A、黑麦草内酯、松脂醇-4-O-β-D-葡萄糖苷、原儿茶酸、咖啡酸、对羟基苯甲酸和阿魏酸。

■ **药理作用**　具有显著的保肝作用。

■ **应用**

柬埔寨　　根可清热、化痰、利尿，治疗性病。

中国　　　根治疗感冒发热、肝炎、肾炎、水肿、腰腿痛、头痛、尿路感染、疝气
　　　　　痛、结膜炎等；鲜花可提取挥发油；果实治疗痢疾、咳嗽；果核治疗睾丸
　　　　　炎、痔疮。

老挝　　　治疗肾结石、头痛。

泰国　　　根可利尿。

■ **使用注意**　孕妇忌用。

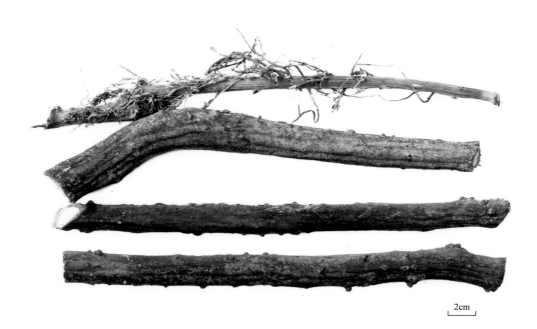

2cm

露兜树药材（根）

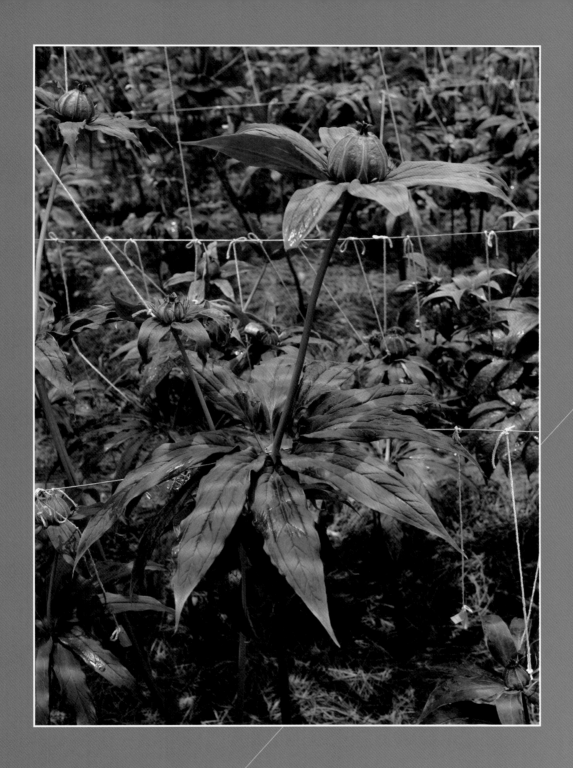

246 七叶一枝花

Paris polyphylla Smith

■ 学名	*Paris polyphylla* Smith
■ 科	百合科
■ 异名	*Paris polyphylla* Smith (French) Hare, *Daiswa polyphylla* (Smith) Raf.

■ **本地名称**

中国　七叶一枝花Qī yè yī zhī huā，蚤休Zǎo xiū，蚩休Chī xiū，重台根Zhòng tái gēn，整休Zhěng xiū，草河车Cǎo hé chē，重台草Zhòng tái cǎo，白甘遂Bái gān suí，重楼Chóng lóu，七叶一盏灯Qī yè yī zhǎn dēng，中华王孙Zhōng huá wáng sūn，九道箍Jiǔ dào gū。

老挝　ຕົ້ນຄັນຮົມ Tonkhan hom, ຮົມສາມເມືອງ(ລາວ) Hom sammeaung(Lao), ກົວໂຊ(ມົ້ງ) Kua zo(Hmong).

泰国　ตีนสูงดอย Teen hung doi.

越南　Bảy lá một hoa, Thất diệp nhất chi hoa, Tảo hưu, Cúa dô (H'mong) {B[ar]y l[as] m[ooj]t hoa, Th[aas]t di[eej]p nh[aas]t chi hoa, T[ar]o h[uw]u, C[us]a d[oo] (H'mong)}.

■ **通用名称**　Herb paris.

■ **药用部位**　全草或根、根茎。

■ **植物描述**　多年生草本。根茎肥厚，黄褐色，结节明显。茎直立，圆柱形，常带紫红色或青紫色，基部有1~3膜质叶鞘包茎。叶轮生茎顶，常7；叶片长圆状披针形、倒卵状披针形或倒披针形，长8~27cm，宽2.2~10cm，先端急尖或渐尖，基部楔形，全缘，膜质或薄纸质。花柄出自轮生叶中央，通常比叶长，顶生一花；花两性，外轮花被片4~6，叶

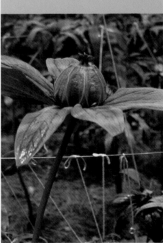

状，绿色，狭卵状披针形，内轮花被片狭条形，长超过外轮或近等长；雄蕊8~12，排成2轮，花药短，与花丝近等长或稍长，药隔在花药上方突出；子房近球形，具棱，花柱粗短，具4~5分枝。蒴果球形，紫色，成熟时3~6瓣裂。种子多数，具鲜红色多浆汁的外种皮。

■ **生态**　生于海拔100m以上的溪流岸边。喜部分荫蔽或全荫蔽的环境。喜湿润、含腐殖质丰富的轻质砂土。

■ **分布**　中国主要分布于安徽、福建、甘肃、广东、广西、贵州、河南、湖北、湖南、江苏、江西、陕西、山西、四川、台湾、西藏、云南、浙江等省区。

东盟地区主要分布于老挝、缅甸、泰国和越南等国家。

不丹、印度、尼泊尔亦有分布。

■ **化学成分**　根茎含皂苷类化合物，如$(25R)$-螺甾-5-烯-$3\beta,17\alpha$-二醇(偏诺皂苷)、3-O-{α-L-鼠李糖基-$(1'\rightarrow2)$-O-[O-β-木聚吡喃基-$(1\rightarrow5)$-α-L-阿拉伯-呋喃糖基-$(1\rightarrow4)$]-β-D-吡喃葡萄糖苷}、异鼠李素-3-O-β-D-吡喃葡萄糖苷，还含有薯蓣皂苷衍生物与甾醇。

■ **药理作用**　具有抗真菌、抗菌、止咳平喘、杀精子、抗肿瘤、止血、抗逆转录病毒作用。

■ **应用**

中国　根茎可清热解毒、消肿止痛、凉肝定惊。治疗流行性乙型脑炎、胃痛、阑尾炎、淋巴结结核、扁桃体炎、腮腺炎、乳腺炎、疮疡肿毒、肺痨久咳、跌打损伤、蛇虫咬伤、骨髓炎等。

老挝　根茎酒制可滋补，治疗毒蛇咬伤。

泰国　根治疗月经不调、肌无力、消化不良；地下茎可健胃、止血、滋补、止痛、消炎，治疗胃痛、胃溃疡、痔疮、毒蛇咬伤；全草治疗肌无力。

■ **使用注意**　虚寒证、阴证外疡及孕妇禁服。

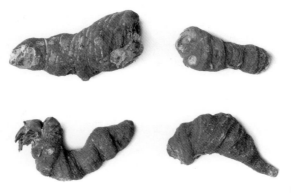

1cm

七叶一枝花药材（根茎）

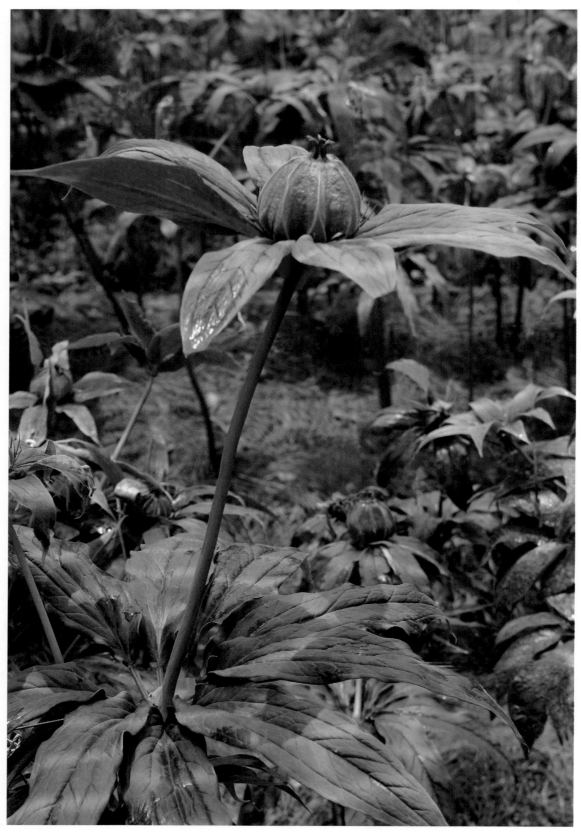

七叶一枝花原植物

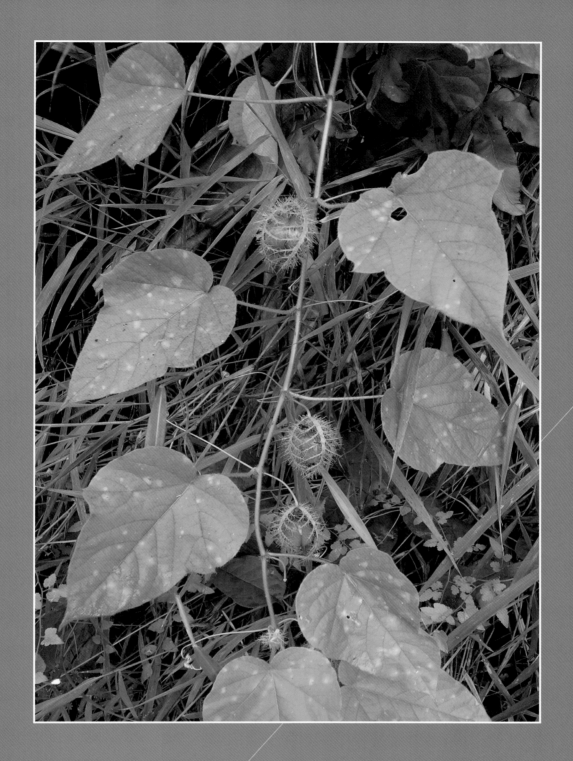

247 龙珠果

Passiflora foetida L.

■ 学名	*Passiflora foetida* L.
■ 科	西番莲科
■ 异名	*Passiflora edulis* Sims., *Passiflora foetida* L. var. *hispida* (DC.) Killip, *Passiflora incarnata* L.

■ **本地名称**

柬埔寨　រល្ពិសារម៉ាវព្រៃ Voar savmav prey.

中国　龙珠果Lóng zhū guǒ，毛西番莲Máo xī fān lián，香花果Xiāng huā guǒ，天仙果Tiān xiān guǒ，野仙桃Yě xiān táo，肉果Ròu guǒ，龙吞珠Lóng tūn zhū，龙须果Lóng xū guǒ，风雨花Fēng yǔ huā，神仙果Shén xiān guǒ。

老挝　ຜັກບ້ວງ Phak bouang, ຜັກຫຸ້ມຫໍ Phak houm hor, ຜັກຫ່າງໝອຍ Phak hammoy, ຜັກດຳນິນທອງ Phak tamnin thorng.

马来西亚　Ajar mentimun, Akar timun tikus, Karang kerut, Letup-letup, Pokok kerang kerut, Pokok lang bulu.

缅甸　ဆူးခါးကလေး Sukar-gale.

菲律宾　Pasionaryangmabaho.

泰国　กะทกรก Ka tog rog.

越南　Lạc tiên, Chùm bao, Dây nhãn lồng, Dây lưới, Máu ném, Dây bầu đường (Đà nẵng), Tây phiêu liên, Mò pì, Mác quánh mon (Tay), Co hồng tiên (Thai) {L[aj]c ti[ee]n, Ch[uf]m bao, D[aa]y nh[ax]n l[oof]ng, D[aa]y l[uw][ows]i, M[as]u n[es]m, D[aa]y b[aaf]u [dd][uw][owf]ng ([dd][af] n[awx]ng), T[aa]y phi[ee]u li[ee]n, M[of] p[if], M[as]c qu[as]nh mon (Tay), Co h[oof]ng ti[ee]n (Thai)}.

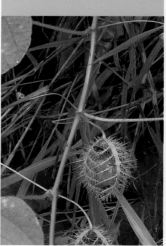

■ **药用部位**　全株或地上部分，或茎、叶、花、果实。

■ **植物描述**　多年生草质藤本。茎柔弱，圆柱形，常被柔毛，具腋生卷须。叶互生，裂片先端具腺体；托叶细绒状分裂；叶膜质，宽卵形至长圆状卵形，长4.5~13cm，宽4~12cm，3浅裂，基部心形，边缘不规则波状，具缘毛及腺毛，两面被丝状毛及混生腺毛或腺点。聚伞花序退化而仅具一花，腋生，5数，白色或淡紫色，苞片一至三回羽状分裂，小裂片丝状，先端具腺毛；萼片长圆形，背面近先端具一角状附属物；花瓣与萼片近等长；副花冠由3~5轮丝状裂片组成，花丝基部合生，上部分离；子房椭圆形，花柱3~4。浆果卵圆形。

■ **生态**　常见逸生于海拔120~500m的草坡路边。

■ **分布**　中国主要分布于广东、广西、海南、台湾、云南等省区。

东盟地区主要分布于老挝。

印度和南美洲地区亦有分布。

■ **化学成分**　本品含生物碱、酚类、黄酮类、皂苷类和鞣质类化合物。还含有β-咔啉类化合物（1-甲基-9H-吡啶[3,4-b]吲哚）、黄酮类化合物、白杨素-苯并黄酮、木犀草素-8-葡萄糖苷、有机酸、吡喃酮衍生物、malton等。

果实含黄酮类物质。

■ **药理作用**　具有止痛、镇静、安眠作用，能通过抑制单胺氧化酶活性刺激中枢神经，有舒张血管、消炎和缓解水肿的作用，有抗菌、抗氧化活性，有细胞毒性。植物中含有的吡喃酮衍生物有镇静作用，能诱发抑郁；果实提取物有催吐、止痛和麻醉作用，果实中的黄酮类成分具有保肝作用，氢氰酸用于治疗头痛头晕；地上部分总提取物具有止痛、镇静作用，用于治疗失眠和抑郁症。

■ **应用**

柬埔寨　叶研磨治疗皮肤瘙痒；叶和茎取汁可镇静、安眠、止痉、降血压，治疗不孕；花可作交感神经系统抑制剂。

中国　全株治疗肺热咳嗽、小便浑浊、痈疮肿毒、外伤性角膜炎、淋巴结炎；果实治疥疮、无名肿毒。

老挝　全株治疗神经系统疾病、失眠；新叶和花烹食可助睡眠。

缅甸　叶入汤剂可缓解哮喘；花可作镇静剂；果实可作催吐剂。

菲律宾	叶搅碎涂于皮肤可止痒。
泰国	全株可化痰、利尿，治疗水肿、胃溃疡；叶可通便，治疗背、膝、肌肉、关节疼痛；茎治疗黄疸；花可降血压。
越南	植物提取液或煎剂治疗失眠、神经衰弱、心悸。

■ **使用注意**　风寒咳嗽者不宜食用。

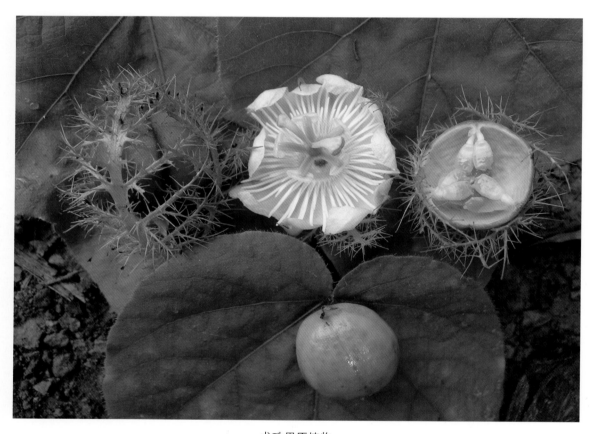

龙珠果原植物

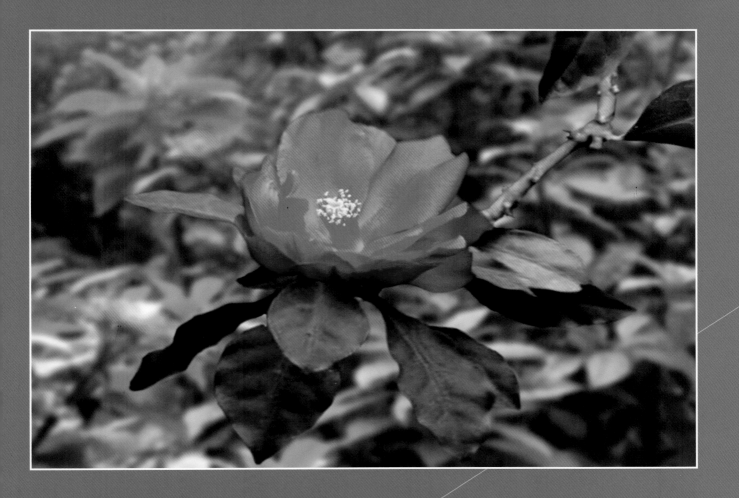

248 玫瑰麒麟

Pereskia bleo (Kunth) DC.

■ 学名	*Pereskia bleo* (Kunth) DC.
■ 科	仙人掌科
■ 异名	*Cactus bleo* Kunth, *Pereskia corrugata* Cutak, *Pereskia panamensis* F. A. C. Weber, *Rhodocactus bleo* (Kunth) F. M. Knuth, *Rhodocactus corrugatus* (Cutak) Backeb

CHINA-ASEAN

■ **本地名称**

中国　玫瑰麒麟Méi guī qí lín，七星针樱麒麟Qī xīng zhēn yīng qí lín，木麒麟Mù qí lín，樱麒麟 Yīng qí lín。

马来西亚　Jarum tujuh, Ru jepun.

缅甸　 ့အရွဲ့ငှးဆီ Gandaya hninsi.

泰国　 กุหลาบพุกาม Ku lap phu kam.

越南　Xương rồng diệp long {X[uw][ow]ng r[oof]ng di[eej]p long}.

■ **通用名称**　Wax rose.

■ **药用部位**　叶。

■ **植物描述**　灌木，高2~3.5m。茎圆形，基部木质，中上部肉质；叶痕覆盖尖刺，分枝较多，长4~20mm。叶互生，肉质，长圆状披针形，长13~19cm，宽4~6cm，叶柄长约15mm；叶基被白霜，尖刺具多分枝；下面浅红色，中脉隆起，侧脉弧形。花生于枝顶，单生或簇生，橙色，直径约7cm；萼片3；雄蕊多数，圆形；雌蕊1，花柱白色，圆柱形，柱头5裂。浆果圆锥形，肉质，长3~4cm，直径约4cm，熟时黄绿色、味酸。

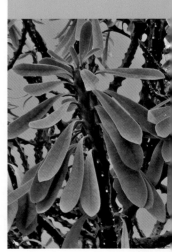

■ **生态**　喜温暖湿润的环境。对土质没有特别要求。

■ **分布**　东盟地区主要分布于泰国、马来西亚、缅甸、越南等国家。
墨西哥和南美洲地区亦有分布。

■ **化学成分**　叶含二氢猕猴桃内酯、菜油甾醇、谷甾醇、豆甾醇、2,4-二叔丁基酚、α-生育酚和植醇。

■ **药理作用**　具有抗肿瘤、抗菌、抗氧化、镇痛等作用。无明显毒性。

■ **应用**

　马来西亚　可行胃气、散瘀血，治疗跌打损伤、痔疮、痈疮肿痛、子宫疾病。

■ **使用注意**　无。

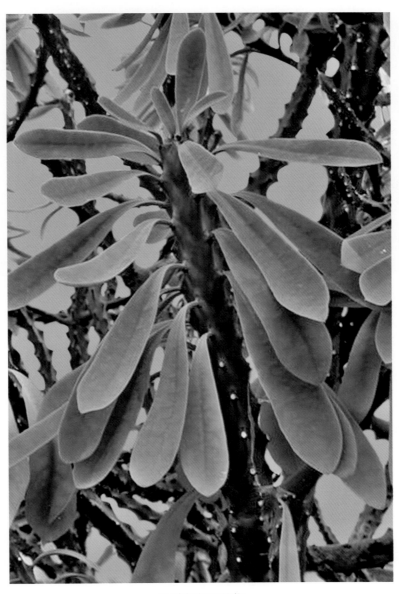

玫瑰麒麟原植物

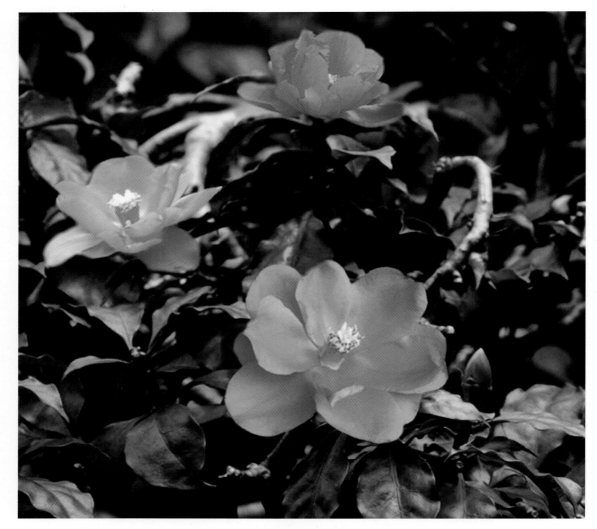

玫瑰麒麟原植物

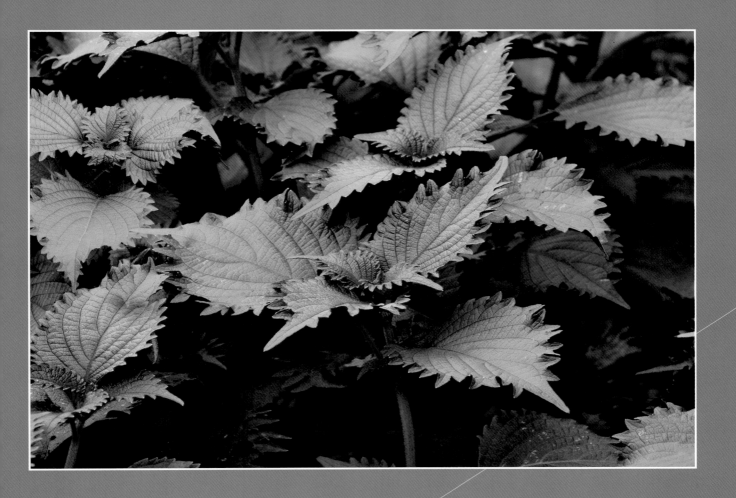

249 紫苏

Perilla frutescens (L.) Britt.

■ **学名**	*Perilla frutescens* (L.) Britt.
■ **科**	唇形科
■ **异名**	*Perilla frutescens* var. *acuta* (Thunb.) Kudô, *Perilla frutescens* var. *arguta* (Benth.) Hand.-Mazz., *Perilla frutescens* var. *auriculatodentata* C. Y. Wu & S. J. Hsuan ex H. W. Li, *Perilla frutescens* var. *crispa* (Thunb.) H. Deane, *Perilla frutescens* f. *crispa* (Thunb.) Makino, *Perilla frutescens* var. *crispa* (Benth.) Deane ex Bailey

■ **本地名称**

中国　紫苏Zǐ sū，桂荏Guì rěn，白苏Bái sū，荏子 Rěn zǐ，赤苏Chì sū。

老挝　ຫອມເຮືອດ Hom heuad.

马来西亚　Perilla.

缅甸　ရှမ်းနံနံ Shan hnan.

泰国　งาขี้ม้อน Nga khi mon, งาขี้ม่อน Nga khi mon.

越南　Tía tô, Tử tô, Hom tô (Thai), Phjac hom deng, Phẳn cưa (Tay), Cần phân (Dao) {T[is]a t[oo], T[uwr] t[oo], Hom t[oo] (Thai), Phjac hom deng, Ph[awr]n c[uw]a (Tay), C[aaf]n ph[aa]n (Dao)}.

■ **通用名称**　Purple perilla.

■ **药用部位**　全草或种子。

■ **植物描述**　一年生草本。具有特殊芳香。茎直立，多分枝，紫色、绿紫色或绿色，钝四棱形，被短柔毛。叶对生；紫红色或绿色，被长毛；叶较小，卵形，长4.5~7.5m，宽2.8~5cm，先端渐尖或突尖，部分呈短尾状，基部圆形或阔楔形，边缘具粗锯齿，部分锯齿较深或

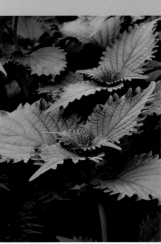

浅裂，两面紫色或仅下面紫色，两面被疏柔毛，沿叶脉处较密，叶下面有细油腺点；侧脉7~8对，位于下部者稍靠近，斜上升。轮伞花序，由2花组成，偏向一侧呈假总状花序，顶生和腋生；花序密被长柔毛；苞片卵形、卵状三角形或披针形，全缘，具缘毛，外面有腺点，边缘膜质；花梗密被柔毛；花萼钟状，外面下部密被长柔毛和有黄色腺点，顶端5齿，2唇，上唇宽大，有3齿，下唇有2齿，结果时增大，基部呈囊状；花冠唇形，白色或紫红色，花冠筒内有毛环，外面被柔毛，上唇微凹，下唇3裂，裂片近圆形，中裂片较大；雄蕊4，二强，着生于花冠筒内中部，几不伸出花冠外，花药2室；花盘在前边膨大；雌蕊1，子房4裂，花柱基底着生，柱头2裂。小坚果较小，土黄色，有网纹，果萼小，下面被疏柔毛。

- **生态** 生于山地、湿地、路边及村庄边缘。喜温暖湿润、光照充足环境。栽培宜用疏松、肥沃、易灌溉的壤土。

- **分布** 中国主要分布于江苏、湖北、广东、广西、河南、河北、山东、山西、浙江和四川等省区。

  东盟地区主要分布于泰国。

- **化学成分** 地上部分含紫苏酮、异白苏烯酮、白苏烯酮、紫苏烯、亚麻酸乙酯、亚麻酸、β-谷甾醇。

  叶含紫苏醛、柠檬烯、β-丁香烯、α-香柑油烯、芳樟醇、紫苏醇-β-D-吡喃葡萄糖苷、紫苏苷B、紫苏苷C、1,2-亚甲二氧基-4-甲氧基-5-烯丙基-3-苯基-β-D-吡喃葡萄糖苷、紫苏苷A、紫苏苷D、紫苏苷E、橙皮素C、野黑樱苷、黑接骨木苷、咖啡酸、阿魏酸、迷迭香酸、咖啡酸甲酯、咖啡酸乙烯酯、原儿茶醛、阿魏酸甲酯、迷迭香酸甲酯、迷迭香酸乙酯、芹菜苷元、apigenin-7-caffeylgucoside、芹菜素-7-葡萄糖苷、芹菜素-7-二葡萄糖苷、芹菜素-7-O-二葡萄糖苷、木犀草素、luteolin-7-caffeylgucoside、木犀草素-7-葡萄糖苷、木犀草素-7-二葡萄糖苷、木犀草素-7-O-二葡萄糖苷、野黄芩素、高山黄芩素-7-O-二葡萄糖苷、七叶内酯、丙二酰紫苏苷红色素、紫苏苷、咖啡酰花青苷、矢车菊双苷、矢车菊素、cyaniding-3-ferulylglucoside-5-glucoside、叶黄素、β-caroyene、新黄质、堇菜黄质、花药黄质。

  果实含亚麻酸、亚油酸、苯乙醛、戊基-2-呋喃酮、(Z)-β-金合欢烯、肉豆蔻醚、邻苯二甲酸二异丁酯、齐墩果酸、乌苏酸、熊果酸、β-谷甾醇、豆甾醇、芸苔甾醇。

■ **药理作用**　具有抗炎、抗菌、抗过敏、抗氧化、抗肿瘤、抗病毒、保肝、止血、解热等作用。紫苏挥发油具有毒性，能造成小鼠精神萎靡、活动减少、体重减轻甚至死亡。

■ **应用**

中国　全草治疗风寒感冒、胸闷、呕吐恶心、出血性疾病、花粉症、带状疱疹等。

老挝　可消炎。

缅甸　种子可作泻药。

泰国　种子可润肠通便。

■ **使用注意**　阴虚、气虚及温病者慎服。

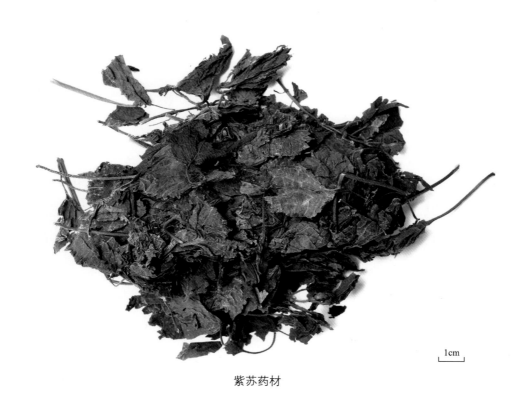

1cm

紫苏药材

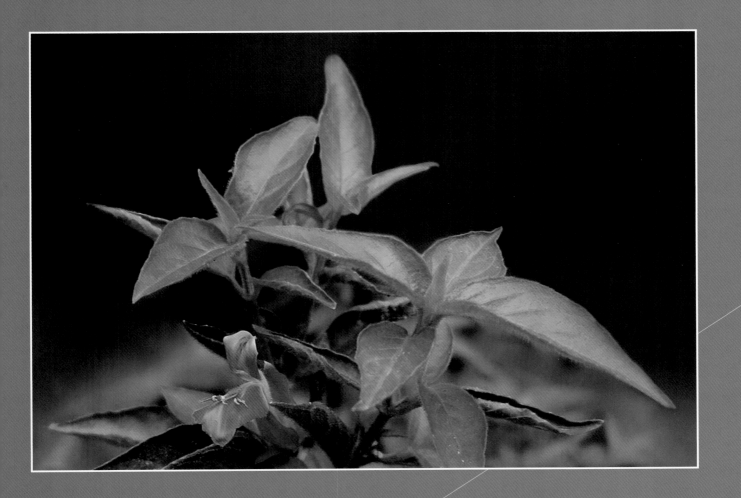

250 观音草

Peristrophe bivalvis (L.) Merr.

学名	*Peristrophe bivalvis* (L.) Merr.
科	爵床科
异名	*Peristrophe roxburghiana* (Roem. & Schult.) Bremek., *Hypoestes bodinieri* H. Lév., *Justicia bivalvis* L., *Justicia roxburghiana* Roem. & Schult., *Justicia tinctoria* Roxb., *Peristrophe tinctoria* (Roxb.) Nees

■ **本地名称**

中国　观音草Guān yīn cǎo，染色九头狮子草Rǎn sè jiǔ tóu shī zi cǎo，蓝茶Lán chá。

老挝　ຫອມປາ Hom pa.

马来西亚　Noja.

越南　Lá diễn, Cây cẩm {L[as] di[eex]n, C[aa]y c[aar]m}.

■ **通用名称**　Roxburgh pcristrophe.

■ **药用部位**　全草或根。

■ **植物描述**　多年生直立草本，高可达1m；枝多数，交互对生，具5~6钝棱和同数的纵沟，小枝被褐红色柔毛，老枝具淡褐色皮孔。叶卵形或有时披针状卵形，顶端短渐尖至急尖，基部阔楔尖或近圆，全缘，长3~5（~7.5）cm，宽1.5~2（~3）cm，纸质，干时黑紫色，嫩叶两面被褐红色柔毛，老时上面渐无毛；侧脉每边5~6；叶柄长约5mm。聚伞花序，由2或3头状花序组成，腋生或顶生；总花梗长3~5mm，后被柔毛；总苞片2~4，阔卵形、卵形或椭圆形，不等大，长（1.8~）2.3~2.5cm，宽8~15mm，顶端急尖，基部楔形，干时黑紫色或稍透明，有脉纹，被

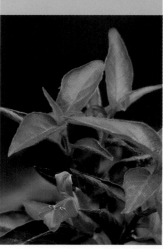

柔毛；花萼小，长4.5~5mm，裂片披针形，被柔毛；花冠粉红色，长3~3.5（~5)cm，被倒生短柔毛，冠管直，宽约1.5mm，喉部稍内弯，上唇阔卵状椭圆形，顶端微缺，下唇长圆形，浅3裂；雄蕊伸出，花丝被柔毛，药室线形，下方的1室较小；花柱无毛，柱头2裂。蒴果未见，据文献记载长约1.5cm，被柔毛。花期冬、春季。

■ **生态**　生于路旁、草地或林下。

■ **分布**　中国主要分布于福建、广东、广西、贵州、海南、湖南、江西、台湾、云南等省区。

东盟地区主要分布于柬埔寨、印度尼西亚、老挝、马来西亚、泰国、越南等国家。

印度亦有分布。

■ **化学成分**　全草含黄酮、苯、生物碱、甾体、萜类、多糖、有机酸、糖苷、挥发油和矿物质。黄酮类有cornutum-3-*O*-glucoside和甘草素；生物碱类有齐拉宁、乙氧基二脲、尿嘧啶、腺嘌呤、邻苯二甲酰胺、邻苯二甲酸、*N*-反式肉桂酸对羟基苯、*N*-反式柠檬酸、*R*-27-羟基巴豆酰-辛酰-4-反式-8-反式二烯、2*α*-羟基羊春碱；苯丙素类有苯基丙醇、苯乙酸及其酯、香豆素、木质素、6,7-亚甲基二氧基-5,8-二氧香豆素、6,7-二羟基香豆素、4,6,7-三甲氧基-5-甲基香豆素；萜类有羽扇豆醇、羽扇豆酮和齐墩果酸；类固醇有*β*-谷氨酸类固醇和大豆甾体；糖苷类有*β*-胡萝卜苷、十八烷基葡萄糖苷；挥发油成分有六甲基紫罗兰酮、亚油酸甲酯、棕榈醛、*β*-紫罗兰酮、香豆素、二氢香豆素、1-辛烷-3-醇、反相-3-己基-1-醇、3-辛醇、苄基醇、樟脑醇、对甲醛、对乙烯基烯醇、叔醇、柑橘萜醇、亚麻酸甲酯、樟脑、1-辛烯-3-酮、*α*-松节油醇、甲基丁醇、2-酮、*α*-戊烯、*α*-石墨烯、氧化石墨烯、苯、己基-1-醇、正己醇、5-甲基-2-呋喃甲醇、苯甲醛、6-甲基庚酮、对乙酰氨基酚、环氧樟脑、松节油、3,4-二甲基-2,6-三甲氧基甲苯、5,6-环氧-*β*-紫罗兰酮；有机酸类有2-氧二甲苯甲酯、6,14-三甲基甲酸、3,4-二羟基苯甲酸、异山梨酸、柠檬酸、硬脂酸、十八酸、己酸、十二酸；脂肪族类有十六醇、十五烷、十八烷和棕榈醇；多糖有十八烷基葡萄糖苷；矿物质有锂、锰、锌等。

■ **药理作用**　具有降血压、抗氧化、护肝、止咳作用，无明显亚慢性毒性、胚胎毒性和致畸毒性。

■ **应用**

中国　　全草治疗咽喉肿痛、风湿痛、毒蛇咬伤、小儿惊风、口腔炎、疖、痈、尿路感染、中耳炎、风湿性关节炎；根外敷治疗腹痛、腰痛、跌打损伤。

老挝　　治疗高血压。

马来西亚　　治疗干咳、肺燥咳喘、鼻衄、肿痛、扭伤挫伤。

■ **使用注意**　孕妇禁用。

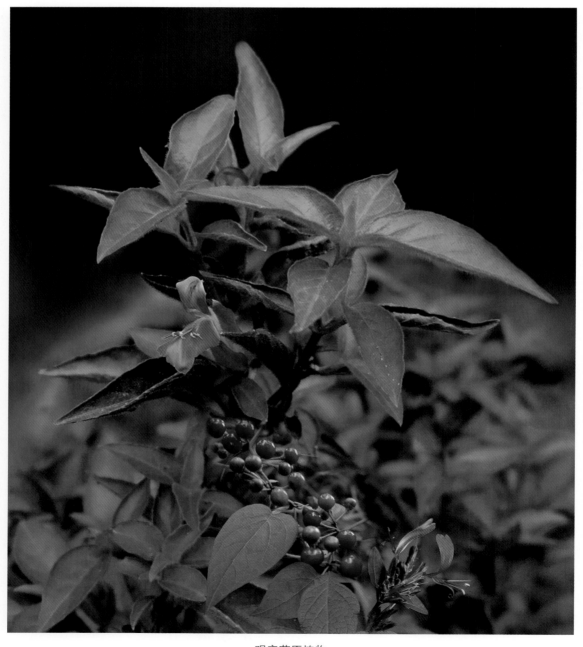

观音草原植物

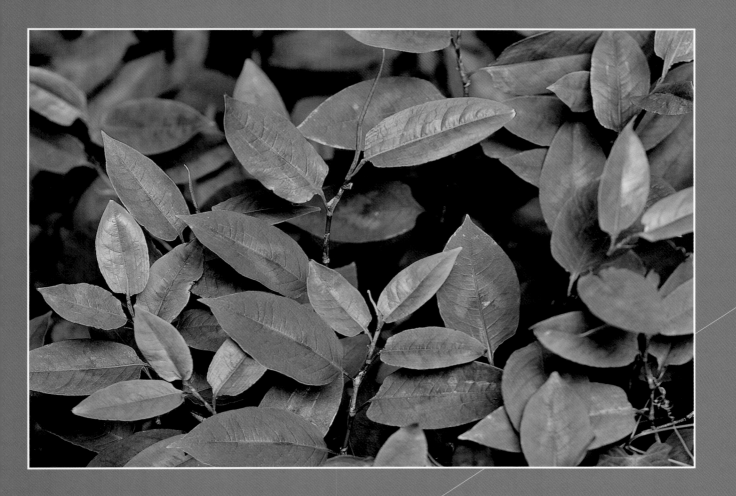

251 火炭母草

Persicaria chinensis (L.) H. Gross

■ 学名　*Persicaria chinensis* (L.) H. Gross

■ 科　蓼科

■ 异名　*Polygonum chinense* L.

■ **本地名称**

中国　火炭母草Huǒ tàn mǔ cǎo，火炭毛Huǒ tàn máo，乌炭子Wū tàn zǐ，运药Yùn yào，地肤蝶Dì fū dié，火炭星Huǒ tàn xīng。

老挝　ສົ້ມກົບ Som kob, ແພວນ້ຳ Phaew nam.

马来西亚　Rice saartweed, Southern smartweed, Chinese knotweed.

缅甸　မဟာကာလကံဆစ္ Maha-gar-kyan-sit.

泰国　เอื้องเพ็ดม้า Ueang phet ma, พญาดง Pha ya dong.

越南　Thồm lồm, Đuôi tôm, Lá lồm, Mía bẹm, Xốm cúng (Thai), Xích địa lợi, Hỏa mẫu thảo {Th[oof]m l[oof]m, [dd]u[oo]i t[oo]m, L[as] l[oof]m, M[is]a b[ej]m, X[oos]m c[us]ng (Thai), X[is]ch [dd][ij]a l[owj]i, H[or]a m[aax]u th[ar]o}.

■ **通用名称**　Chinese knotweed.

■ **药用部位**　全草或根、茎、叶。

■ **植物描述**　多年生草本。茎近直立或蜿蜒，无毛。叶互生，有柄，叶柄基部两侧常各有一耳垂形的小裂片，垂片通常早落；托叶鞘通常膜质，斜截形；叶片卵形或长圆状卵形，长5~10cm，宽3~6cm，先端渐尖，基部截形，全缘，两面均无毛，有时下面沿脉有毛，下面有褐色小点。头状花序排成伞房花序或圆锥花序；花序轴密生腺毛；苞片膜质，卵形，无毛；花白色或淡红色；花被5裂，裂

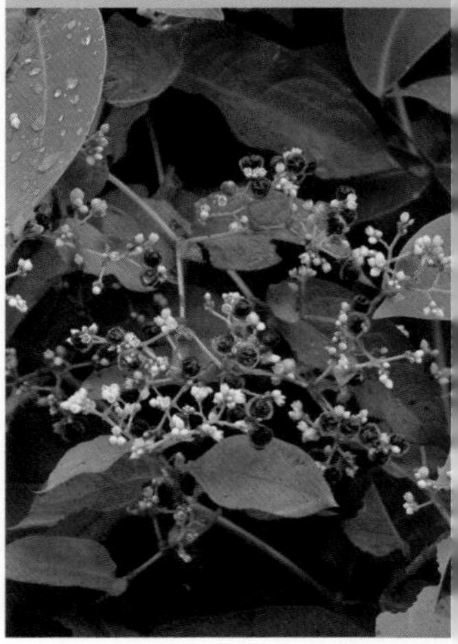

片果时增大；雄蕊8，花柱3。瘦果卵形，有3棱，黑色，光亮。

■	**生态**	生于山地中部山区，以及水分充足的旷地、沟壑和路边，海拔30~2400m。
	分布	中国主要分布于江苏、安徽、浙江、福建、台湾、广东、广西、海南、四川、云南等省区。
		东盟地区主要分布于马来西亚、菲律宾。
		日本及印度亦有分布。
	化学成分	全草含黄酮类化合物和黄酮苷类化合物，如异鼠李素、芹菜素、槲皮素、木犀草素、阿魏酸、柚皮苷、巴提福林、山柰酚-7-葡萄糖苷、山柰酚-3-O-葡萄糖醛酸苷、没食子酸、丁香酸、咖啡酸、原儿茶酸、3-O-甲基鞣花酸、鞣花酸、3,3'-二-O-甲基鞣酸。

叶含β-谷甾醇。

根和茎含豆甾-4-烯-3,6-二酮、豆甾烷-3,6-二酮、海可皂苷和25-螺甾-4-烯-3,12-二酮。

根还含L-鼠李糖、L-肌醇、D-半乳糖、脂肪酸、棕榈酸、亚麻酸等。

茎还含金色酰胺醇乙酸酯。

■	**药理作用**	具有止痛、抗菌、抗炎、抗癌、抗氧化、抗辐射活性，有保护心血管、保肝、护肾等保健作用。火炭母水提物对小鼠中枢神经有抑制作用，可引起小鼠共济失调、呼吸过速和头部震颤，有致死作用。
	应用	
	中国	治疗泄泻、痢疾、黄疸、发热、咽喉肿痛、头目眩晕、乏力、带下、跌打损伤。
	马来西亚	治疗白喉、急性肠炎、霉菌性阴道炎、小儿脓疱病。
	缅甸	全草治疗肾脏疾病。
	泰国	根可调经、化痰；茎可利尿、杀虫、调经、祛风；叶可调经、祛风，治疗腹痛；茎和叶治疗腹痛、目赤肿痛。
	使用注意	无。

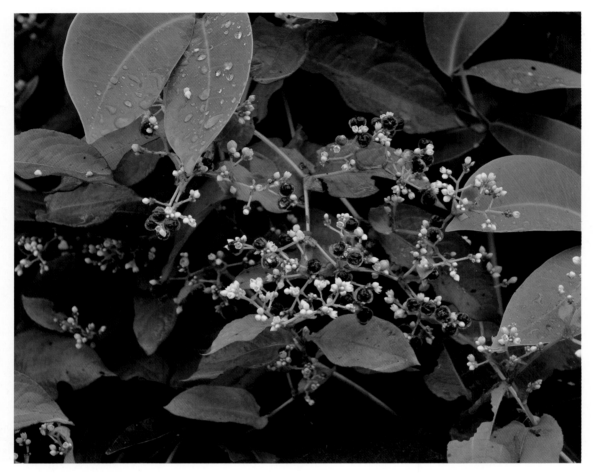

火炭母草原植物

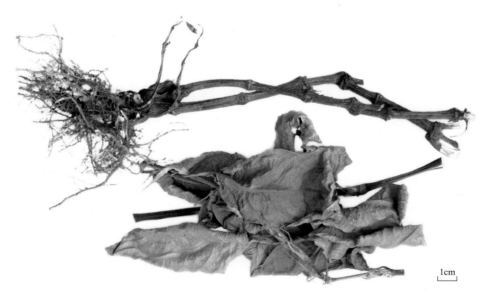

1cm

火炭母草药材

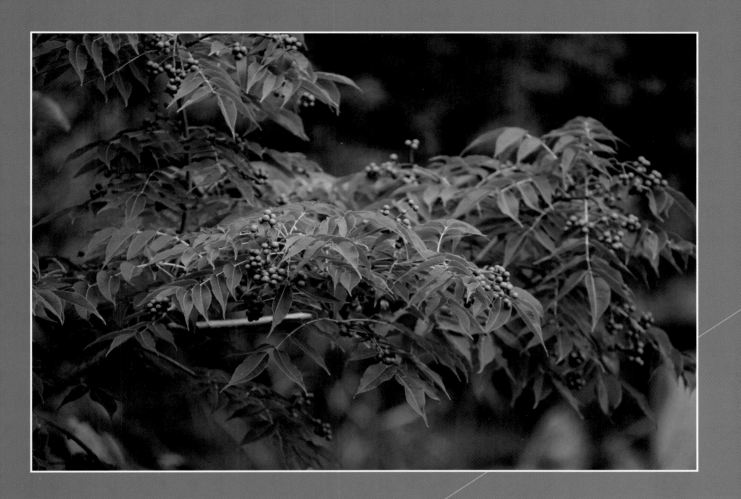

252 黄檗

Phellodendron amurense Rupr.

■ 学名	*Phellodendron amurense* Rupr.
■ 科	芸香科
■ 异名	*Phellodendron amurense* var. *sachalinense* F. Schmidt

■ **本地名称**

中国　　黄檗Huáng bò，檗木Bò mù，黄檗木Huáng bò mù，黄波椤树Huáng bō luó shù，黄伯栗 Huáng bó lì。

老挝　　ໝາກເຟືອງປ່າ) Mark feuang pa.

马来西亚　Pohon gabus amur.

越南　　Hoàng bá, Hoàng nghiệt, Quan hoàng bá {Ho[af] ng b[as], Ho[af]ng nghi[eej]t, Quan ho[af]ng b[as]}.

■ **通用名称**　Amur corktree.

■ **药用部位**　树皮。

■ **植物描述**　树高10~20m，直径1m。枝扩展，成年树的树皮有厚木栓层，浅灰色或灰褐色，深沟状或不规则网状开裂，内皮薄，鲜黄色，味苦，黏质，小枝暗紫红色，无毛。叶轴及叶柄均纤细，有小叶5~13，卵状披针形或卵形，长6~12cm，宽2.5~4.5cm，顶部长渐尖，基部阔楔形，一侧斜尖，或为圆形，叶缘有细钝齿和缘毛，叶面无毛或中脉有疏短毛，叶背仅基部中脉两侧密被长柔毛。花序顶生；萼片细小，阔卵形，长约1mm；花瓣紫绿色，长3~4mm；雄花的雄蕊比花瓣长，退化雌蕊短小。果实圆球形，直径约1cm，蓝黑色，通常有5~8（~10）浅纵沟，干后较

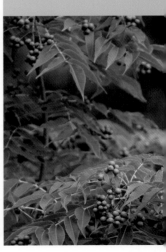

明显；种子通常5。花期5~6月，果期9~10月。

■ 生态　生于海拔900m以上的混交林或山区溪谷沿岸。种植于平原、低矮山坡、路边、居民区附近或河边水土条件良好的地方。适应力强，喜阳，耐寒。

■ 分布　中国主要分布于河南、安徽、宁夏、内蒙古等地区。

东盟地区主要分布于老挝、马来西亚、越南等国家。

朝鲜、日本、亚洲中部和俄罗斯等欧洲东部国家亦有分布。

■ 化学成分　树皮含小檗碱、黄柏碱、木兰花碱、药根碱、掌叶防己碱、白栝楼碱、蝙蝠葛任碱、胍、柠檬苦素、黄柏酮、γ-谷甾醇、β-谷甾醇、菜油甾醇、豆甾醇、7-去氢豆甾醇、白鲜交酯、黄柏酮酸、青萤光酸、24-亚甲基环木菠萝醇、γ-羟基丁烯内酯衍生物 I、γ-羟基丁烯内酯衍生物 II、牛奶树醇-B、小檗红碱。

叶含黄柏苷、去氢黄柏苷、黄柏环合苷、黄柏双糖苷、去氢黄柏双糖苷、去甲淫羊藿异黄酮次苷、异黄柏苷、去氢异黄柏苷、金丝桃苷、phellodenol E、(2*R*)-phellodensin-F、clerosterol 3-*O*-β-D-galactopyranoside。

果实含黄连素、巴马汀、月桂烯、南美花椒酸胺、5,5′-二甲基糠醛醚。

■ 药理作用　具有抗炎、抗氧化、抗焦虑、抗溃疡、抗肿瘤、抗过敏、保肝、降血糖、降血压作用，能抑制微生物和滴虫感染，对神经系统有调节作用。无明显毒性作用。

■ 应用

中国　治疗急性细菌性痢疾、急性肠炎、急性黄疸型肝炎、口疮、风湿痹痛、尿路感染、遗精、带下、静脉炎。

老挝　治疗泄泻。

■ 使用注意　脾虚泄泻、胃弱食少者禁服。

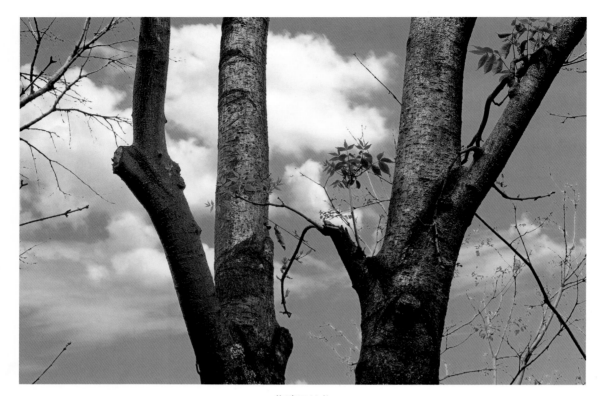

黄檗原植物

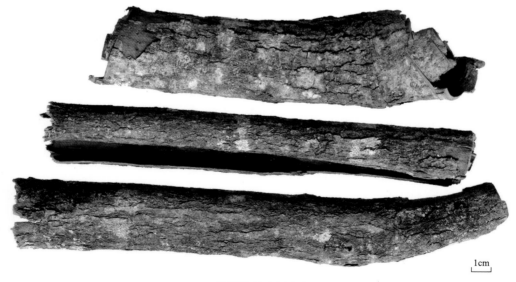

黄檗药材（树皮）

1cm

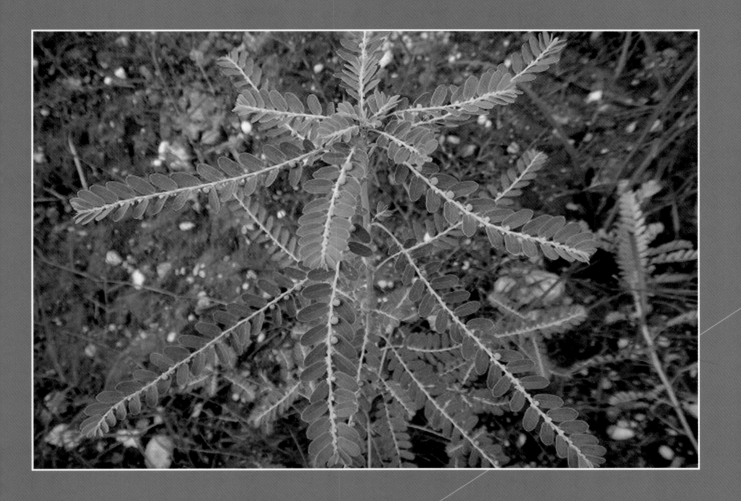

253 苦味叶下珠

Phyllanthus amarus Schumach. & Thonn.

■ 学名	*Phyllanthus amarus* Schumach. & Thonn.
■ 科	大戟科
■ 异名	*Phyllanthus niruri* L., *Phyllanthus carolinianus* Blanco, *Phyllanthus sellowianus* (Klotzsch) Müll. Arg., *Phyllanthus fraternus* G. L. Webster, *Phyllanthus kirganella*, *Phyllanthus lathyroides* Kunth

■ **本地名称**

柬埔寨　ឥស្សីផ្សាំស្រេច Eysey psam srach.

中国　苦味叶下珠Kǔ wèi yè xià zhū，珠仔草Zhū zǎi cǎo，假油甘Jiǎ yóu gān，龙珠草Lóng zhū cǎo，企枝叶下珠Qǐ zhī yè xià zhū，油甘草Yóu gān cǎo，小里草Xiǎo lǐ cǎo。

老挝　ຫຍ້າໄຂ່ຫ້າງ Nha khai dang，ຫຍ້າໃຕ້ໃບ Nha tai bai.

缅甸　 မျေးရှစ်ဆ့လ္လား Myae shitsha.

泰国　ลูกใต้ใบ Luk tai bai.

越南　Diệp hạ châu đắng, Chó đẻ thân xanh {Di[eej]p h[aj] ch[aa]u [dd][aws]ng, Ch[os] [dd][er] th[aa]n xanh}.

■ **通用名称**　Egg woman, Gale of the wind, Stonebreaker, Seed-under-leaf.

■ **药用部位**　全草或根、茎、叶、果实。

■ **植物描述**　一年生草本，细长，高15~45cm，从基部分枝。茎直立，上有纤细的叶状分枝。叶多数，近无柄，淡绿色，通常疏生鳞片，下部蓝绿色，椭圆形至长圆形，托叶锥形。花生于叶轴，多数，雄花1~3，萼片圆形，花盘成小腺体，雄蕊3，花药无梗，短柱状；

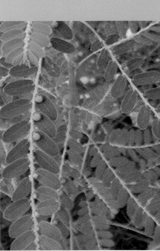

雌花单生，萼片倒卵形至长圆形，花盘环状、浅裂。蒴果扁球形，直径2mm，光滑，3裂。种子三角形、圆形，背面具规则平行的纵沟纹。

■ **生态**　生于空旷的荒地、杂草丛生的灌丛、干燥的植被和旱地落叶林中，常生于海拔1000m的湿润砂土中。栽种于全日照或略微遮阴的、钙含量高、pH值约为8.0的湿润土壤中。

■ **分布**　中国主要分布于广东、广西、海南、台湾、云南等省区。

东盟地区主要分布于泰国。

世界其他热带地区亦有分布。

■ **化学成分**　地上部分含没食子鞣质（苋菜红、天牛苷和鞣料云实素等）、叶下珠脂素和海冰叶下珠脂素。

叶含珠子草素、珠子草次素、叶下珠新素、叶下珠脂素、海冰叶下珠脂素和雌二醇。

根含山柰酚-4-鼠李糖苷、草二萜-7-鼠李糖苷、羽扇豆醇及其乙酸盐。

■ **药理作用**　具有镇痛、抗炎、抗惊厥、抗氧化、降血脂、降血压、护肾、益智作用。根的水提物能诱导蛋白质和嗜酸性粒细胞的表达，具有肾和生殖系统毒性，引起精子数量减少，同时造成肾损伤，包括两侧肾间质水肿及肾小管坏死，还能引起胃炎和十二指肠炎。

■ **应用**

柬埔寨　全草浸渍剂可利尿、清洁血液、催乳，治疗黄疸；全草治疗水肿、淋病、月经过多或其他泌尿生殖系统疾病；根可清热止泻，研磨外敷治疗溃疡、痈疮肿痛。

中国　全草治疗肾炎水肿、尿路感染、结石、肠炎、痢疾、小儿疳积、角膜炎、黄疸型肝炎；外用治疗青竹蛇咬伤。

老挝　可利胆、利尿，治疗肝病、乙型肝炎、疟疾、肠胃不适、痔疮、小儿疳积、疖疮、肿痛、带下。

缅甸　全草用于缓解肿胀和溃疡。

泰国　根可清热、止泻、消炎、利尿、止痢，治疗肾结石；茎可清热、消炎、利尿，治疗肾结石、脓疮、跌打损伤；叶可清热、消炎、利尿，治疗肾结石、脓疮、黄疸；果实可清热，治疗口疮；全草可清热、利尿、止咳、平喘、调经、止泻，治疗黄疸、痔疮、腹水、脓疮、口疮、口渴、肾结石。

■ **使用注意**　对肾脏和睾丸有毒性损伤。

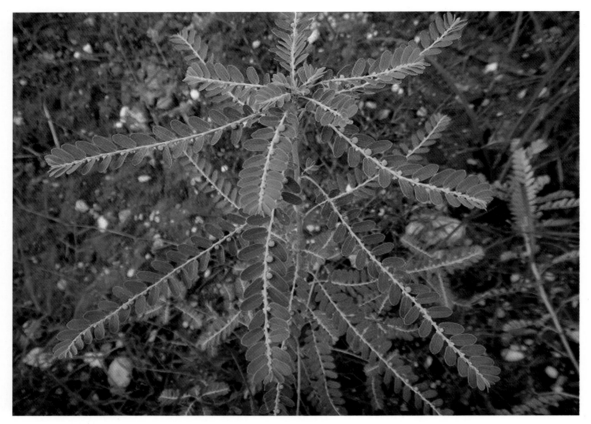

苦味叶下珠原植物

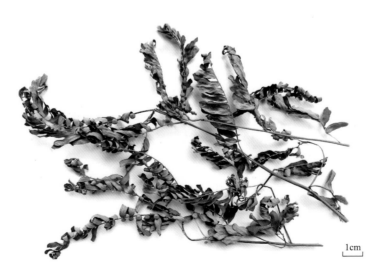

1cm

苦味叶下珠药材

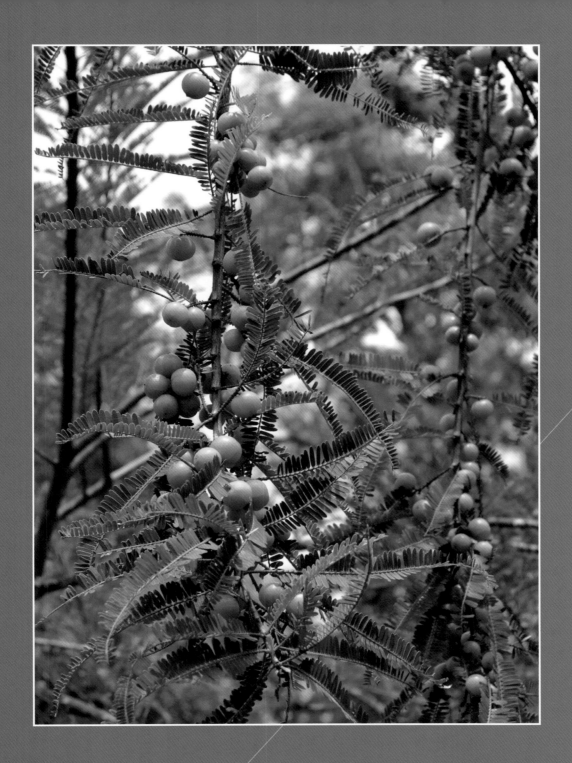

254 余甘子

Phyllanthus emblica L.

■ 学名	*Phyllanthus emblica* L.
■ 科	大戟科
■ 异名	*Emblica officinalis* Gaertn., *Phyllanthus glomeratus* Wall., *Dichelactina nodicaulis* Hance, *Diasperus emblica* (L.) Kuntze, *Phyllanthus mairei* Levl.

■ **本地名称**

柬埔寨　កន្ទួតព្រៃ Kantout prey.

中国　余甘子Yú gān zǐ，庵摩勒Ān mó lè，米含Mǐ hán，望果Wàng guǒ，木波Mù bō，油甘子 Yóu gān zǐ。

老挝　ໝາກຂາມປ້ອມ(ລາວ) Mark kharm porm(Lao)，ດິວຊາມ(ຍ້າວ) Dieu cam(Yao ethnic).

马来西亚　Asam melaka, Laka, Pokok melaka.

缅甸　ဆီးဖြူ Zephyu.

泰国　มะขามป้อม Ma kham pom.

越南　Me rừng, Mận rừng, Me quả tròn, Chùm ruột núi, Chùm ruột rừng, Mác kham (Tay), Diều cam (Dao), Xì xa liên (K'ho) {Me r[uwf]ng, M[aaj]n r[uwf]ng, Me qu[ar] tr[of]n, Ch[uf]m ru[ooj]t n[us]i, Ch[uf]m ru[ooj]t r[uwf]ng, M[as]c kham (Tay), Di[eef]u cam (Dao), X[if] xa li[ee]n (K'ho)}.

■ **通用名称**　Country gooseberry, Emblic myrabolan, Malacca tree.

■ **药用部位**　根、茎、根皮、茎皮、叶、花、成熟果实、种子。

■ **植物描述**　乔木，高达23m，胸径50cm；树皮浅褐色；枝条具纵细条纹，被黄褐色短柔毛。叶片纸

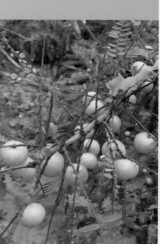

质至革质，2列，线状长圆形，长8~20mm，宽2~6mm，顶端平截或钝圆，有锐尖头或微凹，基部浅心形而稍偏斜，上面绿色，下面浅绿色，干后带红色或淡褐色，边缘略背卷；侧脉每边4~7；叶柄长0.3~0.7cm；托叶三角形，长0.8~1.5mm，褐红色，边缘有睫毛。多朵雄花和1朵雌花或全为雄花组成腋生的聚伞花序；萼片6。雄花：花梗长1~2.5mm；萼片膜质，黄色，长倒卵形或匙形，近相等，长1.2~2.5mm，宽0.5~1mm，顶端钝或圆，边缘全缘或有浅齿；雄蕊3，花丝合生成长0.3~0.7mm的柱，花药直立，长圆形，长0.5~0.9mm，顶端具短尖头，药室平行，纵裂；花粉近球形，直径17.5~19μm，具4~6孔沟，内孔多长椭圆形；花盘腺体6，近三角形。雌花：花梗长约0.5mm；萼片长圆形或匙形，长1.6~2.5mm，宽0.7~1.3mm，顶端钝或圆，较厚，边缘膜质，多少具浅齿；花盘杯状，包藏子房达一半以上，边缘撕裂；子房卵圆形，长约1.5mm，3室，花柱3，长2.5~4mm，基部合生，顶端2裂，裂片顶端再2裂。蒴果呈核果状，圆球形，直径1~1.3cm，外果皮肉质，绿白色或淡黄白色，内果皮硬壳质。种子略带红色，长5~6mm，宽2~3mm。花期4~6月，果期7~9月。

- **生态**　生于落叶林中，有时亦稀疏分布于双翅果林中。

- **分布**　中国主要分布于江西、福建、台湾、广东、海南、广西、四川、贵州和云南等省区。

  东盟地区主要分布于老挝、泰国、越南等国家。

  印度、斯里兰卡亦有分布。

- **化学成分**　果实含有维生素C、鞣花丹宁（鞣花素A、鞣花素B）、花梗苷元、鞣质、泛昔洛林、叶黄素A~F、诃子酸、油柑酸、黏液酸、鞣料云实素和诃子素。

  根含有β-谷甾醇。

  茎皮含有D-亮氨酸。

  叶含有黄芪黄酮类化合物、山柰酚衍生物。

- **药理作用**　具有抗菌、抗真菌、抗氧化、抗胃溃疡等作用。水提物有抗癌、抗毒素活性，对铯离子有较好的解毒作用；果汁有降低胆固醇的作用。

- **应用**

  束埔寨　果实可食用，含丰富的油脂、鞣质和维生素C；可治疗咳嗽。

  中国　　果实可清热、消炎、泻肺、生津，治疗咳嗽、喉痛，解河豚鱼中毒等；根和叶治疗皮炎、湿疹、风湿痛等；叶可利尿；根可止血、降血压；茎皮可止血；花可清热、通便。

老挝　　　　茎皮入煎剂可降血压。

马来西亚　　根皮治疗溃疡型胃炎；新鲜树皮提取物与蜂蜜、姜黄合用治疗淋病；叶入煎剂治疗发热；种子入散剂治疗支气管炎和哮喘。

缅甸　　　　果实可治疗失眠、月经过多，具有抗衰老、滋补的功效。

泰国　　　　茎治疗皮肤瘙痒、感冒、咳嗽、咽喉肿痛；叶治疗泄泻、膝痛；果实与其他药物合用可滋补，治疗咽喉肿痛、咳嗽、高血压、消渴；根治疗石淋、胆道疾病、感冒。

越南　　　　果实盐渍入煎剂治疗消渴。

■ **使用注意**　脾胃虚寒者慎服。

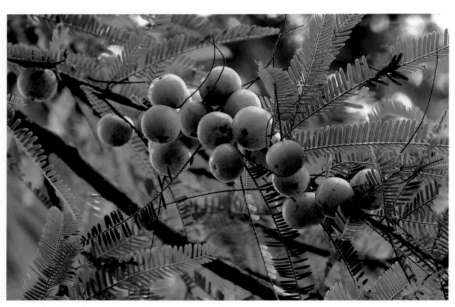

余甘子原植物

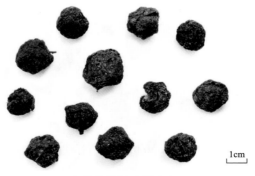

1cm

余甘子药材（果实）

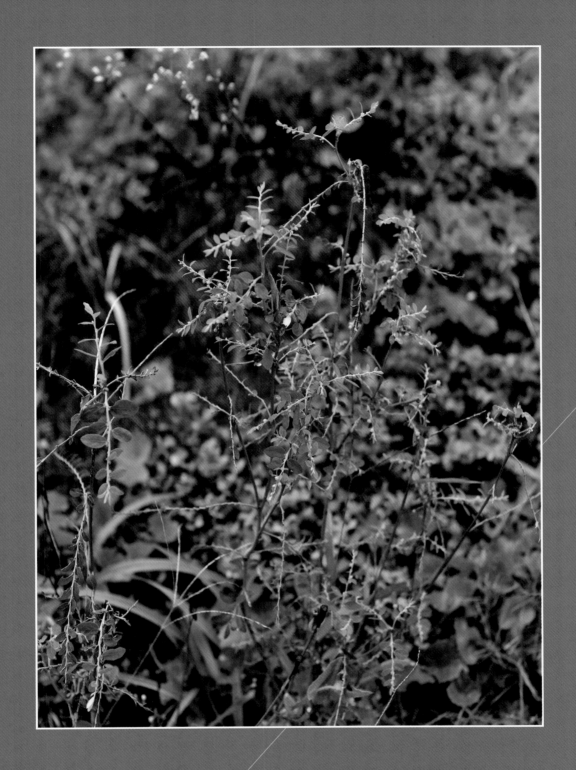

255 珠子草

Phyllanthus niruri L.

■ 学名	*Phyllanthus niruri* L.
■ 科	大戟科
■ 异名	*Phyllanthus niruri* var. *amarus* (Schumach. & Thonn.) Leandri, *Phyllanthus niruri* var. *debilis* (Klein ex Willd.) Müll. Arg., *Phyllanthus niruri* var. *genuinus* Beille, *Phyllanthus niruri* var. *javanicus* Müll. Arg.

CHINA-ASEAN

■ **本地名称**

中国　珠子草Zhū zǐ cǎo，月下珠Yuè xià zhū，霸贝菜 Bà bèi cài，小返魂Xiǎo fǎn hún。

马来西亚　Dukung anak, Buah rami, Buah amin, Turi hutan.

缅甸　 တောင်ဆီးဖြူ Taung zee phyu.

菲律宾　Sampasampalukan, Taltalikod, Sambagsambag.

泰国　มะขามป้อมดิน Makham pom din.

越南　Chó đẻ quả tròn {Ch[os] [dd][er] qu[ar] tr[of]n}.

■ **药用部位**　全草。

■ **植物描述**　一年生草本，高达50cm；茎褐红色，通常自中上部分枝；枝圆柱形，橄榄色；全体无毛。叶片纸质，长椭圆形，长5~10mm，宽2~5mm，先端钝、圆形或近截形，有时具不明显的锐尖头，基部偏斜；侧脉每边4~7；叶柄极短；托叶披针形，长1~2mm，膜质透明。通常1朵雄花和1朵雌花双生于每一叶腋内，有时只有1朵雌花腋生。雄花：花梗长1~1.5mm；萼片5，倒卵形或卵形，宽1~1.5mm，先端钝或圆形，中部黄绿色，基部有时淡红色，边缘膜质；花盘腺体5，倒卵形，宽0.25~0.4mm；雄蕊3，花丝长

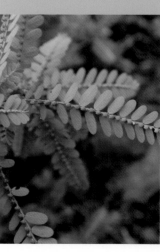

0.6~0.9mm，2/3~3/4合生成柱，花药近球形，长0.25~0.4mm，药室纵裂；花粉粒扁长，具3孔沟，少数4孔沟，沟狭长。雌花：花梗长1.5~4mm；萼片5，不相等，宽椭圆形或倒卵形，长1.5~2.3mm，宽1.2~1.8mm，先端钝或圆形，中部绿色，边缘略带黄白色，膜质；花盘盘状；子房圆球形，3室，花柱3，分离，先端2裂，裂片外弯。蒴果扁球形，直径约3mm，褐红色，光滑，成熟后开裂为3个2裂的分果片，轴柱和萼片宿存。种子长1~1.5mm，宽0.8~1.2mm，具小颗粒状排成的纵条纹。花果期1~10月。

■ **生态**　生于野地、山坡或向阳山谷。

■ **分布**　中国主要分布于台湾、广东、海南、广西、云南等省区。

东盟地区主要分布于马来西亚、菲律宾、越南、老挝、柬埔寨、缅甸、泰国等国家。

印度及美洲热带地区亦有分布。

■ **化学成分**　全草含叶黄素、4-甲氧基-一叶萩碱、4-甲氧基去甲秋灵、4-甲氧基去甲秋防己碱、槲皮素、槲皮苷、黄芪甲素、芸香苷、山奈酚-4′-鼠李糖苷、槲皮素-3-O-β-D-吡喃葡萄糖基-(1→4)-α-L-鼠李糖苷、3,5,7,4′-四羟基黄酮、伊鲁林、尼鲁司汀、恩替卡西林、4-甲氧基二氢果胶碱、4-甲氧基四氢秋马汀、4-羟基硒姜黄素、二氢硒姜黄素、四氢秋马汀、异辛酰胆碱、叶黄素、低甲硅烷、四氢萘、香草醛、没食子酸、反式植醇、双(2,5-二甲基己基)、邻苯二甲酸酯、三十烷醇、1,12-二氮杂环丁烷-1,1-二酮、二己基苯基-1,2-二羧酸酯、鞣花酸、诃里拉京。

叶含珠子草素、珠子草次素、4-羟基-2-甲氧基萘林、二异辛基三甲醚、羟基炔黄素、愈创木酚二甲醚、2,3-去甲氧基异亮氨酸、2,3-去甲氧基琥珀酸酯、异环肽、激肽原、二乙酸酯、4-羟基芝麻素等。

果实含亚麻酸、亚油酸、雷公藤内酯酸A、石岩枫酸A、叶兰素D、amarulone、苋菜酸。

根含羽扇豆醇、1β-羟基-3-氧代-5α-25-烯、3-氧代-5α-1,25-二烯、3α-羟基-5α-7-烯、3,7,11,15,19,2-六甲基-(2Z,6Z,10Z,14E,18E,22E)-四环素-1-O、雌二醇、表儿茶素、没食子儿茶素、没食子酸-3-羟基-6-没食子酸酯。

■ **药理作用**　具有抗肿瘤、抗HBV（乙型肝炎病毒）、抗HIV活性。此外，还有保肝和降血脂的作用。

■ **应用**

中国　　　全草可止咳、化痰。

缅甸　　　全草入煎剂治疗黄疸、糖尿病、高血压，具有利尿和保肝的功效。

菲律宾　　全草入煎剂可利尿。

泰国　　　全草可滋补，治疗肌肉疼痛。

■ **使用注意**　　无。

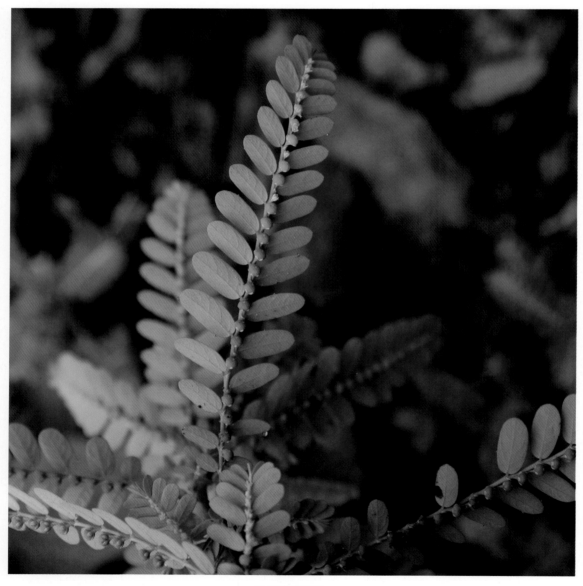

珠子草原植物

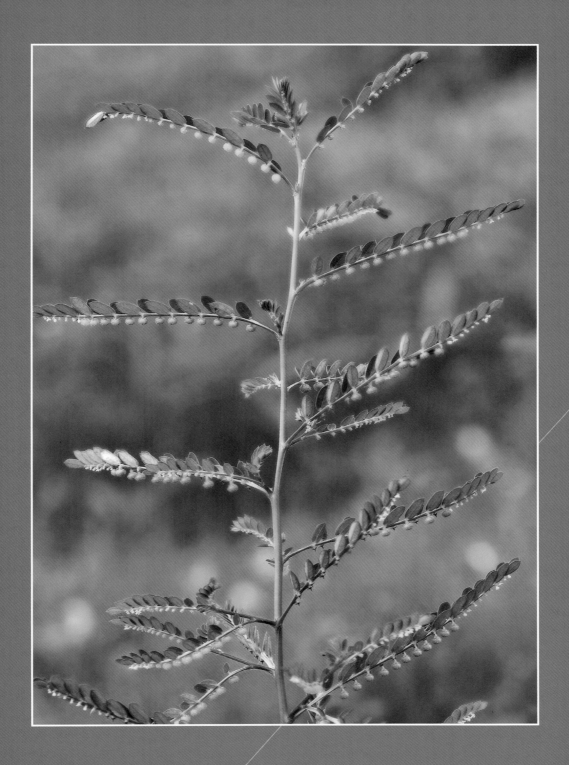

256 叶下珠

Phyllanthus urinaria L.

■ 学名	*Phyllanthus urinaria* L.
■ 科	大戟科
■ 异名	*Phyllanthus urinaria* subsp. *chamaepeuce* (Ridl.) G. L. Webster, *Phyllanthus urinaria* var. *laevis* Haines, *Phyllanthus urinaria* var. *oblongifolius* Müll. Arg, *Phyllanthus urinaria* subsp. *urinaria*

■ **本地名称**

柬埔寨	ដើមប្រក់ផ្លែ Daem proark phler.
中国	叶下珠Yè xià zhū，阴阳草Yīn yáng cǎo，假油树Jiǎ yóu shù，珍珠草Zhēn zhū cǎo，珠仔草Zhū zǎi cǎo。
老挝	ຫຍ້າໄຂ່ຫຼັງ Nha khai dang, ຫຍ້າໃຕ້ໃບ Nha tai bai.
马来西亚	Dukung anak.
缅甸	ရွမဆီဖြူ Myae zee phyu.
泰国	หญ้าใต้ใบ Ya tai bai.
越南	Chó đẻ, Chó đẻ răng cửa, Cam kiềm, Diệp hạ châu, Dút đất, Khao ham (Tay) {Ch[os] [dd][er], Ch[os] [dd][er] r[aw]ng c[uwr]a, Cam ki[eef]m, Di[eej]p h[aj] ch[aa]u, D[us]t [dd][aas]t, Khao ham (Tay)}.

■ **通用名称** Phyllanthus, Common leafflower.

■ **药用部位** 全草或根、茎、叶、果实。

■ **植物描述** 一年生草本，直立或平卧，高达80cm；茎基部多分枝；枝倾卧而后上升，具翅，一侧具短硬毛。叶2列；托叶卵状披针形，长约1.5mm，基部明显耳状；叶柄极短；叶片纸质，椭圆形、椭圆状倒卵形或近线形，有时稍呈镰形，长4~10mm，宽2~5mm，下面灰绿色或苍白色，或有时略带红色，上面深

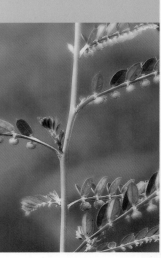

绿色，基部多钝，有时明显偏斜，边缘具缘毛，先端圆、钝或急尖而有小尖头；侧脉每边4~5，明显。雌雄同株。雄花2~4簇生于小枝远端叶腋内，雌花单生于小枝中下部的叶腋内；花梗长约0.5mm，基部有小苞片1~2。雄花：萼片6，椭圆形至椭圆状倒卵形，长0.3~0.6mm，宽0.2~0.4mm，黄白色，先端钝；花盘腺体6，绿色；雄蕊3；花丝全部合生，呈细长柱状。雌花：花梗长约0.5mm；萼片6，卵形至卵状披针形，近等长，长约1mm，边缘膜质，黄白色，果期宿存；花盘圆盘状，边全缘；子房卵形或球形，有鳞片状突起；花柱3，离生，先端2裂，裂片外卷。蒴果球形，直径2~2.5mm，具淡红色小凸刺。种子长1~1.2mm，宽0.9~1mm，浅灰褐色，背面和侧面有12~15尖锐的横脊，通常在侧面有1~3圆形凹点。花期4~6月，果期7~11月。

- ■ **生态**　生于旱地、路边、荒地、林缘，海拔100~600m。

- ■ **分布**　中国主要分布于安徽、广东、贵州、海南、河北、河南、湖北、湖南、江苏、江西、陕西、山东、山西、台湾、西藏、云南及浙江等省区。

　　东盟地区主要分布于老挝、马来西亚、泰国、越南等国家。

　　不丹、印度、日本、尼泊尔、斯里兰卡和南美洲地区亦有分布。

- ■ **化学成分**　全草含黄酮类、木脂素类、生物碱类、鞣质类、有机酸类、萜类、甾体类、酯类、糖苷类、多酚类等成分。黄酮类包括芸香苷、槲皮素、山柰酚；木脂素类包括叶下珠脂素、海冰叶下珠脂素、叶黄素、垂体内酯、尼四氢萘、异环内酯、5-去甲氧基红霉素、尿三氢萘、右旋乌司他林、尿嘧啶核苷；香豆素类包括鞣花酸、3,3′,4-三甲基氧化扁桃酸、乙氧基呋喃羧酸乙酯、甲基短叶酸乙酯；鞣质类为1-O-没食子酸酰基、3,6-十七烷基二甲基烯-1,4-羟甲基酰基-聚乙二醇、香叶醛；酸类包括咖啡酸、阿魏酸、原儿茶酸、丁二酸；其他还含有正十八烷、β-谷甾醇、胡萝卜苷、柯里拉京、三十烷醇、豆甾醇、羽扇豆醇、豆甾醇-3-O-β-D-葡萄糖苷、isostrictiniin、大麻酚、乙基没食子酸、绿原酸、4-乙氧基没食子酸。

- ■ **药理作用**　具有抗肿瘤、抗菌、抗氧化、抗血栓等作用，具有抗HBV的保肝作用。叶提取物能损伤肝肾功能，可能引起病变。

- ■ **应用**

　　柬埔寨　治疗发热。植物浸渍剂治疗肝病、泄泻、疟疾，植物提取物可抗病毒、镇痛。

中国　　　全草治疗目赤肿痛、泄泻、肠炎、痢疾、肝炎、肾炎、小儿疳积、水肿、尿路感染。

老挝　　　治疗肝病、乙型肝炎。

马来西亚　治疗下痢赤白、肝炎、小儿疳积、夜盲、黄疸、泄泻、恶犬咬伤。

缅甸　　　全草治疗高血压、糖尿病、汞中毒和排尿困难。

泰国　　　根可清热、止泻、消炎、利尿、止痢，治疗肾结石；茎可清热、消炎、利尿，治疗肾结石、脓疮、跌打损伤；叶可清热、消炎、利尿，治疗肾结石和黄疸；果实可清热，治疗口疮；全草可清热、利尿，治疗黄疸、痔疮、腹水、脓疮和腹痛。

■ **使用注意**　阳虚体弱者慎用。

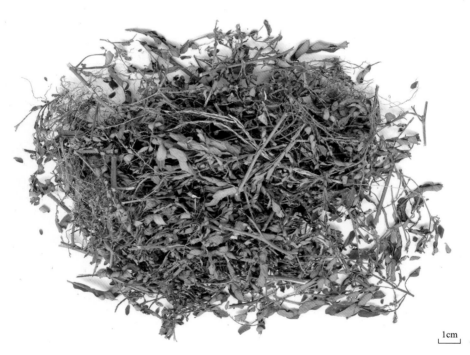

1cm

叶下珠药材

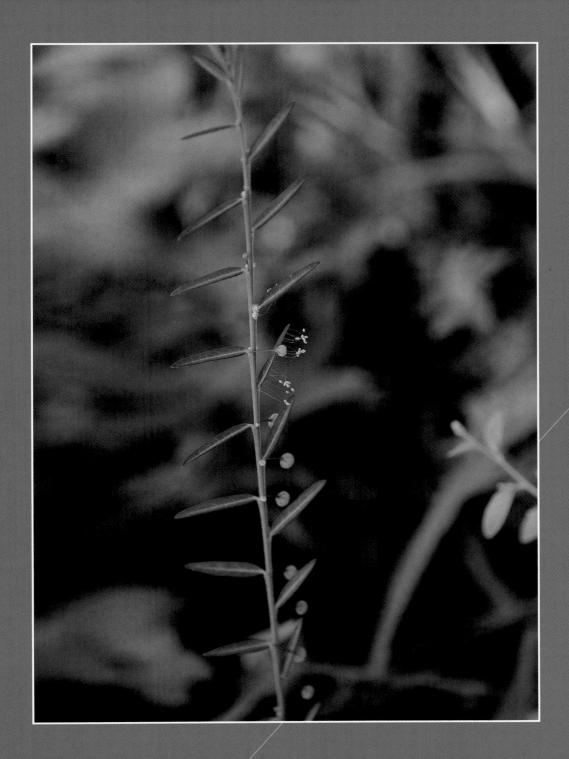

257 黄珠子草

Phyllanthus virgatus G. Forster

■ 学名	*Phyllanthus virgatus* G. Forster
■ 科	大戟科
■ 异名	*Diasperus virgatus* (G. Forst.) Kuntze, *Diasperus beckleri* (Müll. Arg.) Kuntze, *Macraea oblongifolia* Wight, *Phyllanthus anceps* Vahl, *Phyllanthus simplex* Retz., *Phyllanthus virgatus* var. *hirtellus* Airy Shaw

■ 本地名称

中国　黄珠子草Huáng zhū zǐ cǎo，珍珠草Zhēn zhū cǎo，鱼骨草Yú gǔ cǎo，日开夜闭Rì kāi yè bì，音叶叶下珠Yīn yè yè xià zhū。

缅甸　ဆီးချုပ် Zephu.

越南　Vảy ốc, Đơn, Chân rết {V[ar]y [oos]c, [dd][ow]n, Ch[aa]n r[ees]t}.

■ 通用名称　Virgate leafflower.

■ 药用部位　全草。

■ 植物描述　一年生草本。有时主茎不明显，枝通常自茎基部分出。全株无毛。单叶互生，几无柄；托叶膜质，卵状三角形，粉红色；叶片近革质，线状披针形、长圆形或狭椭圆形，长5~25mm，宽2~7mm，先端钝或急尖，基部圆而稍偏斜，上面绿色，下面略带白霜。花小，单性同株；通常1雌花和2~4雄花簇生于叶腋；雄花萼片6，雄蕊3，花丝分离，花盘腺体6；雌花花萼6深裂，紫红色，外折，子房球形，3室，具鳞片状突起，花柱分离，2深裂，花盘不分裂。蒴果扁球形，果皮紫红色，具鳞片状突起，果梗丝状，萼片宿存。

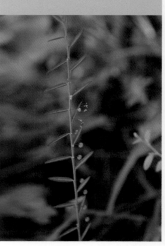

种子具细疣点。

■ **生态** 生于平原、山地草坡、沟边草丛或路旁灌丛中。

■ **分布** 中国主要分布于广东、广西、贵州、海南、河北、河南、湖北、湖南、陕西、山西、四川、台湾、云南、浙江等省区。

东盟地区主要分布于柬埔寨、印度尼西亚、老挝、马来西亚、泰国、越南等国家。

不丹、印度、尼泊尔、斯里兰卡及太平洋群岛亦有分布。

■ **化学成分** 全草含槲皮素-3-O-鼠李糖苷、槲皮素-3-O-葡萄糖苷。

■ **药理作用** 具有抑制单纯疱疹病毒Ⅱ型的作用。黄珠子草总黄酮及其有效成分短叶苏木酚和8,9-单环氧短叶苏木酚具有保肝作用。无明显毒性。

■ **应用**

中国 健脾消积，利尿通淋，清热解毒。治疗疳积、痢疾、淋病、肾炎、肠炎、乳痈、牙疳、毒蛇咬伤。

■ **使用注意** 肾虚尿多者不宜用。

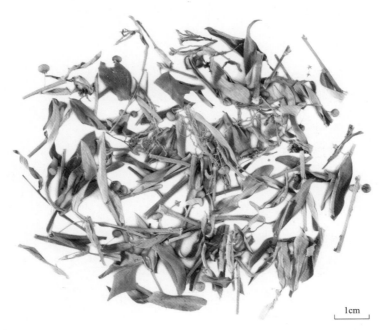

1cm

黄珠子草饮片

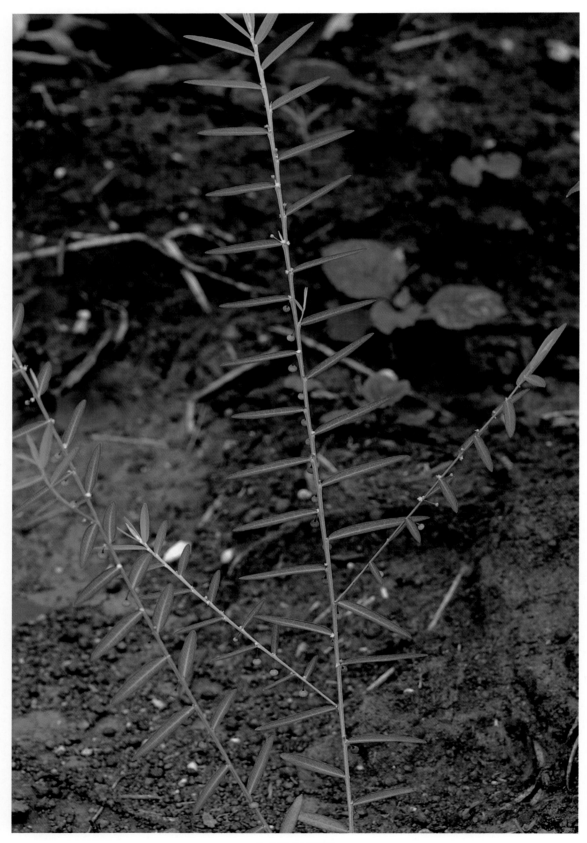

黄珠子草原植物

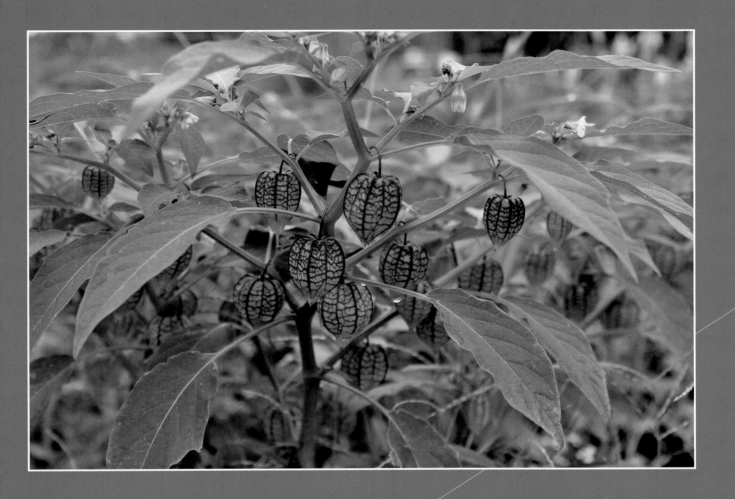

258 苦蘵

Physalis angulata L.

学名	*Physalis angulata* L.
科	茄科
异名	*Physalis esquirolii* Levl. et Vant., *Physalis bodinieri* Levl., *Physalis minima* auct., *Physalis angulata* var. *angulata*, *Physalis angulata* var. *capsicifolia* (Dunal) Griseb., *Physalis angulata* var. *ramosissima* (Mill.) O. E. Schulz

■ **本地名称**

中国　苦蘵Kǔ zhī，灯笼泡Dēng lóng pào，灯笼草 Dēng lóng cǎo。

老挝　ໝາກຕົບແຕັບ Mak tob tab.

马来西亚　Capak, Ceplukan, Letup-letup.

泰国　โทงเทง Thong theng, ต้อมต๊อก Tom tok.

越南　Tầm bóp, Thù lù cát, Toan tương, Cây lồng đèn {T[aaf]m b[os]p, Th[uf] l[uf] c[as]t, Toan t[uw][ow]ng, C[aa]y l[oof]ng [dd][ef]n}.

■ **通用名称**　Cutleaf groundcherry, Wild tomato, Camapu and winter cherry.

■ **药用部位**　全草或根、果实。

■ **植物描述**　一年生草本，疏生短柔毛或无毛，高 30~50cm；茎多分枝，分枝细长。叶柄长 1~5cm，叶卵形至卵状长圆形，顶端渐尖或尖锐渐尖，基部宽楔形或楔形，边缘光滑或不等齿，两面无毛，长3~6cm，宽4cm。花序梗长5~12cm，细长，具短柔毛，长 4~5mm，裂片5、披针形，边缘有毛；花冠浅黄色，通常在喉部有紫色条纹，长 4~6mm，直径6~8mm；花药蓝紫色或有时黄

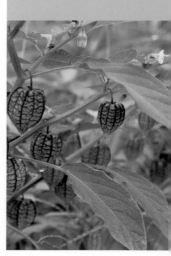

色，长约1.5mm。果萼卵形，直径1.5~2.5cm，薄纸质，浆果直径约1.2cm。种子盘状，长约2mm。果期5~12月。

■ **生态**　常生于海拔500~1500m的山谷树林下及村庄的路边。

■ **分布**　中国主要分布于陕西及华东、中南、西南各省区。

东盟地区主要分布于越南、马来西亚等国家。

印度、日本、澳大利亚和美洲地区亦有分布。

■ **化学成分**　全草含有14α-羟基香豆素内酯、24,25-环氧维生素A。

茎、叶含有酸浆果红素(B、D、E、F、G、H、I、J、K)、5,6-二羟基二氢卟啉、physagulin (A、B、C、D、E、F、G)、14α-羟基香豆素内酯和皮质醇。

种子含有油酸、亚油酸、棕榈酸、硬脂酸、花生四烯酸等。

根含有机酸、氨基酸、糖苷、酚类和碳水化合物类。

叶还含有绿原酸。

果实含有维生素C和类胡萝卜素。

果皮含有氯化钾、柠檬酸钾、植物甾醇、不饱和脂肪酸（油酸、亚油酸、亚麻酸）和饱和脂肪酸以及无定形糖苷、鞣质和糖。

■ **药理作用**　具有抗癌作用。水提取物能引起离体平滑肌收缩，对离体心肌有负性肌力以及负性变时作用。无明显毒性。

■ **应用**

中国　全草治疗感冒、肺热咳嗽、咽喉肿痛、牙龈肿痛、湿热黄疸、痢疾、水肿、热淋、天疱疮、疔疮。

老挝　治疗毒蛇咬伤、乙型肝炎。

马来西亚　可治疗慢性支气管炎、黄疸、睾丸炎、痢疾。

泰国　全草治疗热证，外用治疗炎症、咽喉肿痛。

■ **使用注意**　孕妇忌用。可引起肠胃不适、头目眩晕、头痛、失眠等不良反应。

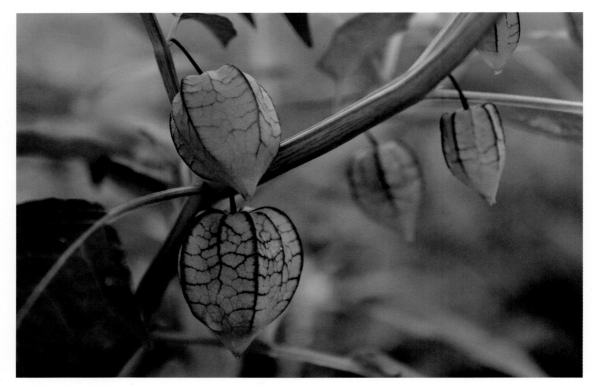

苦蘵原植物

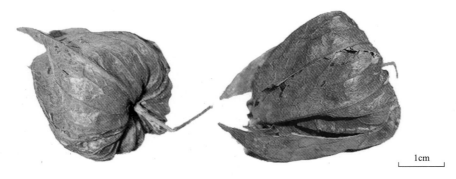

1cm

苦蘵药材（果实）

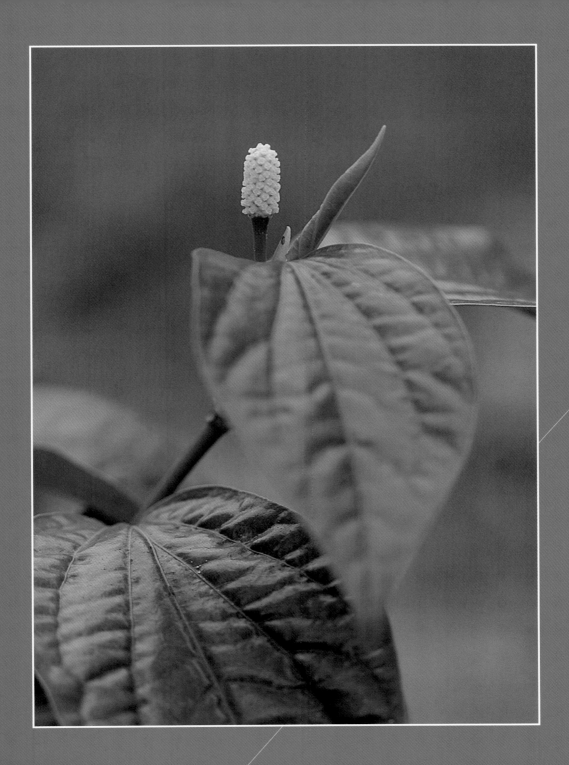

259 蒌叶

Piper betle L.

■ 学名	*Piper betle* L.
■ 科	胡椒科
■ 异名	*Piper siriboa* L., *Piper chawya* Buch.-Ham, *Piper betle* var. *densum* (Blume) C. DC., *Piper betle* var. *marianum* (Opiz) C. DC., *Piper betle* var. *psilocarpum* C. DC.

■ **本地名称**

中国　　萎叶Lóu yè，蒟酱Jǔ jiàng，青蒟Qīng jǔ，芦子Lú zǐ，大芦子Dà lú zǐ。

老挝　　ເຄືອພູຂ່ຽວ Kheua phoo khieo.

马来西亚　Sirih.

缅甸　　ကမ္ယဲရကြ Kun.

菲律宾　Ikmo, Buyo, Gawed.

泰国　　พลู Plue.

越南　　Trầu cau, Trầu cay, Trầu lương, Thổ lâu đẳng {Tr[aaf]u cau, Tr[aaf]u cay, Tr[aaf]u l[uw][ow]ng, Th[oor] l[aa]u [dd][awf]ng}.

■ **通用名称**　Betel.

■ **药用部位**　根、茎、叶、花。

■ **植物描述**　攀缘植物，高10~15m，顶部叶片极多，有大量分枝，节披针形，托叶增厚。叶宽卵形或椭圆形，互生，无毛，长5~15cm，宽5~12cm，先端短渐尖，基部斜对生，圆形或浅心形，基部叶脉2~3对，中间叶脉1对，叶柄长1~4cm。穗状花序，对生，长2~9cm，横径0.3~1.0cm，花序梗长1.5~6cm，苞片很小；花无梗，无花被，雌花具3~7柱头，雄花具2雄蕊。果实球形，小。

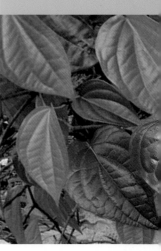

■ **生态**　宜生于相对湿度高的潮湿森林中，常见于高地。喜温和的热带气候。喜深厚、排水良好、易碎、富含有机质、pH值7.0~7.5的壤土和黏土；不耐盐渍或强碱性土壤。

■ **分布**　中国主要分布于台湾及东南、西南部各省区。

东盟地区主要分布于缅甸、马来西亚、菲律宾、越南、印度、印度尼西亚等国家。

斯里兰卡以及非洲地区亦有分布。

■ **化学成分**　叶含豆甾-4-烯-3,6-二酮、4-烯丙基间苯二酚、马兜铃内酰胺、黄樟素、烯丙基吡咯烷醇、丁香酚、松油烯-4-醇、乙酸丁香酯、蒌叶醇、香芹酚、1,8-桉叶油素、杜松萜烯、石竹烯、蒎烯、胡椒酚。

■ **药理作用**　具有止痛、化痰、平喘、抗菌、抗炎、抗疟疾、抗氧化作用，能治疗鼻炎、抑制胆汁分泌、缓解痉挛。叶提取物无明显毒性作用。

■ **应用**

柬埔寨　叶与槟榔、青柠嚼服，可将唾液染红。

中国　可祛风散寒、活血、化痰行气、消肿、止痒，治疗风寒咳嗽、支气管哮喘、风寒湿痹、胃痛、妊娠水肿，局部外用治疗湿疹和足癣。

老挝　可调经、杀虫、发汗、祛风、通便，治疗高热惊厥、口角歪斜。

缅甸　可发汗、健胃、止血、益脑、强心、祛风、通便、抑制中枢神经兴奋、避孕、抗过敏、镇痛、除臭、润肤、兴奋神经、化痰、清热、保肝、催涎。

菲律宾　鲜叶可捣碎用于消毒伤口。叶制成膏药可敷于疖子。

泰国　根治疗癌症；茎治疗癌症、痔疮；叶可抗菌、祛风、化痰、止咳、止血，治疗肺炎、支气管炎、外伤伤口不愈、皮肤瘙痒、癌症、荨麻疹、脓疮、腹痛、跌打损伤；花治疗癌症。

■ **使用注意**　阴虚患者忌用。

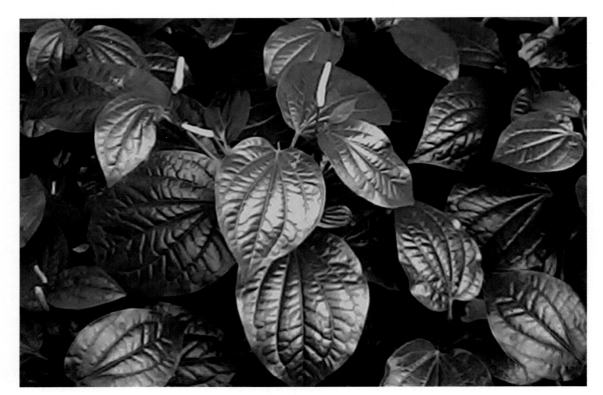

蒌叶原植物

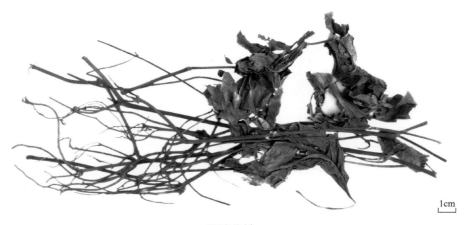

1cm

蒌叶药材

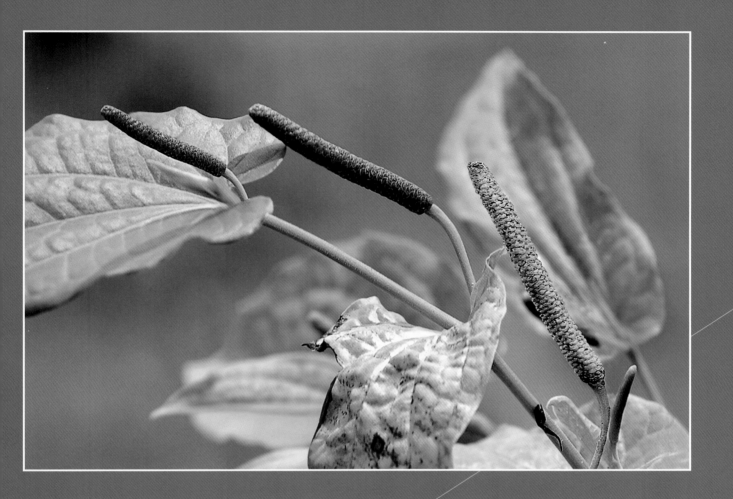

260 荜拔

Piper longum L.

■ 学名	*Piper longum* L.
■ 科	胡椒科
■ 异名	*Chavica longa* H. Karst., *Chavica roxburghii* Miq., *Chavica sarmentosa* Miq.

■ **本地名称**

中国　荜拔Bì bá，荜拨梨Bì bō lí，阿梨诃他Ā lí hē tā，椹圣Zhēn shèng，蛤蒌Há lóu。

老挝　ລາໄຍ Lam nhai.

马来西亚　Chabai.

缅甸　ပိတ္ခင်း Peik-chin.

菲律宾　Litlit.

泰国　ดีปลี Dhee plee.

越南　Tiêu lốt {Ti[ee]u l[oos]t}.

■ **通用名称**　Long pepper.

■ **药用部位**　根、叶、果实或果穗。

■ **植物描述**　灌木，小；茎匍匐，枝条匍匐或匍匐蔓延，长达10m。单叶，卵形至长圆形，基部圆形，顶端尖，边缘全缘，羽状，上表面光滑，下表面斑驳，长8.5~30cm，宽3~13cm，绿色。穗状花序与叶对生。花单性，直立或稍弯曲，雄花纤细，苞片窄；雌花苞片圆形，耳片多，长圆形至圆柱形，顶端稍小，表面凹凸不平，长2~7cm，直径4~8mm；茎长，幼时绿色，逐渐变成象牙色，最后变成红色。果实小，卵球形，墨绿色，稍渐尖。种子平圆，质硬，黑色或棕色。

■ **生态**　生于疏荫杂木林中。不耐水涝。栽培以砂壤土为最佳。

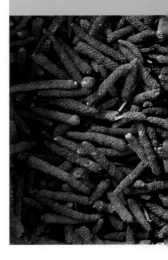

■ **分布**　中国主要分布于云南、福建、广东、广西、海南等省区。

东盟地区主要分布于缅甸、马来西亚、越南等国家。

印度、尼泊尔、斯里兰卡亦有分布。

■ **化学成分**　全株含香豆素、N-5-(4-羟基-3-甲氧基苯基)-2E-戊酰基哌啶、哌啶甲酰胺、1-[1-氧代-5(3,4-亚甲基二氧苯基)-2e,4e-戊二烯基]-吡咯烷、1-[1-氧代-5(3,4-亚甲基二氧苯基)-2E-戊烯基]-吡咯烷、1-[1-氧代-9(3,4-亚甲基二氧苯基)-2e,8e-非二烯基]-吡咯烷、(R)-(−)-姜黄酮、八氢-4-氢-3α-甲基-7-亚甲基-α-(1-甲基乙基)-1H-吲哚-1-甲醇、(+)-阿帕那醇I、双去甲氧基姜黄素、去甲氧基姜黄素。

■ **药理作用**　具有抗疟活性，对糖尿病、神经紊乱、更年期综合征等有治疗作用，亦有缓解麻痹的作用。果实提取物有防蚊作用。

■ **应用**

中国　果穗为镇痛、健胃药，治疗胃寒引起的腹痛、呕吐、腹泻、冠心病心绞痛、神经性头痛及牙痛等。

老挝　果实可食用。

缅甸　治疗消化不良、咳嗽、感冒、心神不宁、发热、头痛、失眠。

菲律宾　咀嚼根并咽下唾液或将根煮成煎剂治疗疝气，也可治疗消化不良和胃痛。

■ **使用注意**　阴虚火旺者禁服。

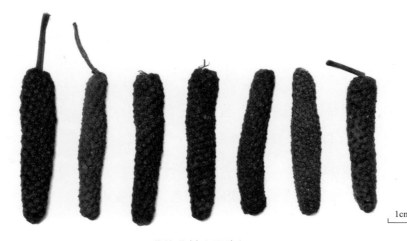

1cm

荜拔药材（果穗）

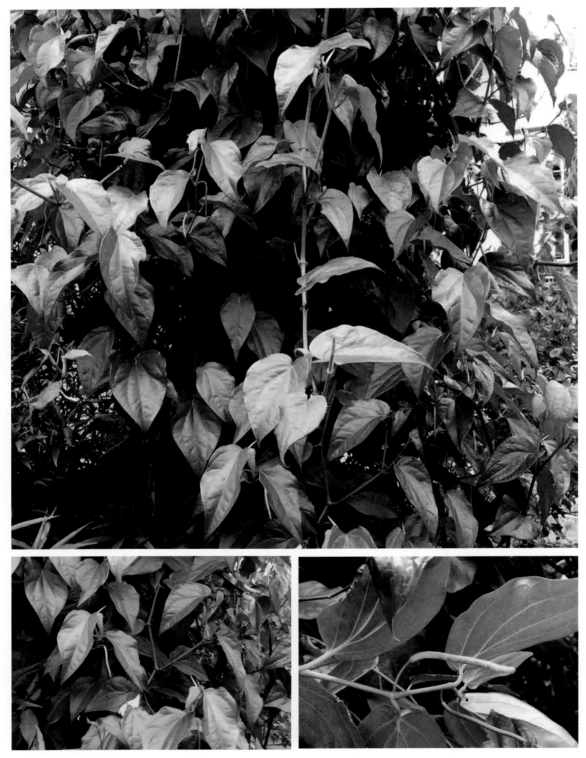

荜拔原植物

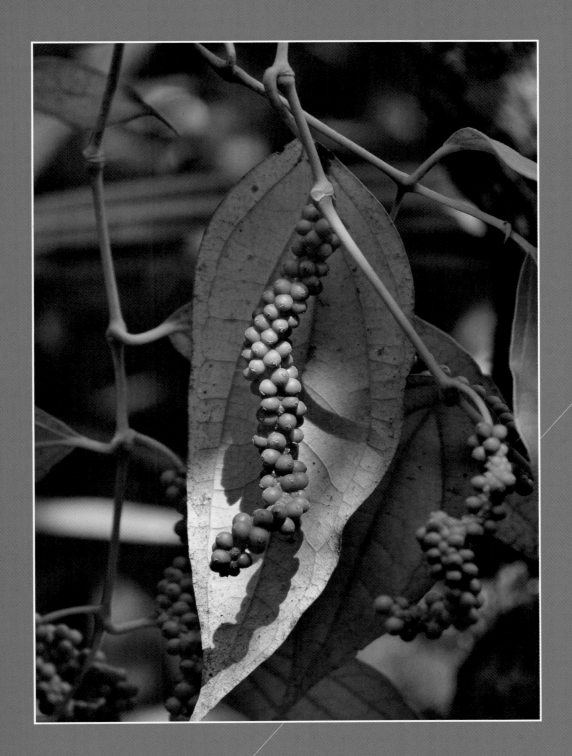

261 胡椒

Piper nigrum L.

■ 学名	*Piper nigrum* L.
■ 科	胡椒科
■ 异名	*Piper aromaticum* Lam.

■ **本地名称**

柬埔寨　ម្រេច Marech.

中国　　胡椒Hú jiāo，白胡椒Bái hú jiāo，黑胡椒Hēi hú jiāo。

老挝　　ພິກໄທ Prik thai.

马来西亚　Ladahitam.

缅甸　　ငရုပ်ကောင်း Ngayotekaungmae.

菲律宾　Paminta.

泰国　　พริกไทย Prik-thai.

越南　　Hồ tiêu, Hạt tiêu, Mạy lòi (Tay) {H[oof] ti[ee]u, H[aj]t ti[ee]u, M[aj]y l[of]i (Tay)}.

■ **通用名称**　Black pepper.

■ **药用部位**　根、茎、叶、花、果实、种子。

■ **植物描述**　多年生攀缘状藤本，高1.8~2.4（~4）m。节显著膨大，常生须根。叶互生；叶片厚革质，阔卵形或卵状长圆形，长9~15cm，宽5~9cm，先端短尖，基部圆，常稍偏斜，叶脉5~7，最上1对离基1.5~3.5cm从中脉发出，其余为基出。花通常单性，雌雄同株，少有杂性，无花被；穗状花序与叶对生，比叶短或近等长；总花梗与叶柄近等长；苞片匙状长圆形，长3~3.5mm，下部贴生于花序轴上，上部呈浅杯状；雄蕊2，花药肾形，花丝粗短；子房球形，柱头3~4，稀5。浆果球形，成熟时红色，未成熟时干后变黑色。

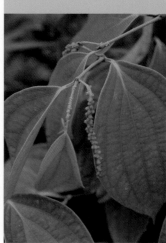

■ **生态**　为阳性树种，也稍耐阴湿，抗寒力强。以在湿润肥沃的微酸性砂质土壤中生长为最佳。

■ **分布**　中国主要分布于福建、广东、广西、云南等省区。

东盟地区主要分布于泰国。

印度亦有分布。

■ **化学成分**　种子含β-石竹烯、柠檬烯、桧烯、3-蒈烯、β-蒎烯、α-蒎烯、胡椒碱、胡椒酰胺、苄哌苯胺、垂盆草苷、假蒟亭碱、派立托胺、三甲胺、桂利嗪、吡诺酚、毛蕊花碱和胡椒醛。

■ **药理作用**　具有抗炎、抗癌、抗氧化、抗抑郁活性，对糖尿病、动脉粥样硬化有治疗作用，能抑制胆固醇吸收，具有保肝、益智、改善记忆力的功效。对人体无明显毒性作用。

■ **应用**

東埔寨　出产贡布胡椒，作调料烹食用。

中国　种子治疗胃寒呕吐、腹痛、泄泻、厌食、反胃、癫痫、咳痰。

老挝　治疗泄泻、胃肠胀气、腹痛、胸闷、支气管炎。

缅甸　果实治疗发热、咳嗽、哮喘、腹泻和消化不良。

菲律宾　可用作兴奋剂和发红剂。

泰国　根可化痰、祛风、消食、止晕、健胃，治疗腹痛；叶可祛风、化痰、安眠，治疗疝痛、腹痛；花治疗结膜炎；茎可祛风、消食、化痰；种子可祛风、健胃、化痰，治疗疝痛、胃肠胀气。

■ **使用注意**　热病及阴虚有火者禁服。孕妇慎服。

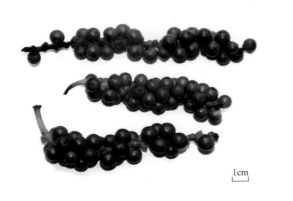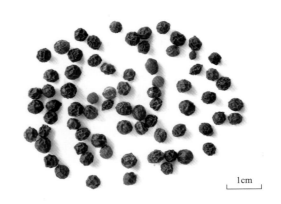

胡椒药材（果实）

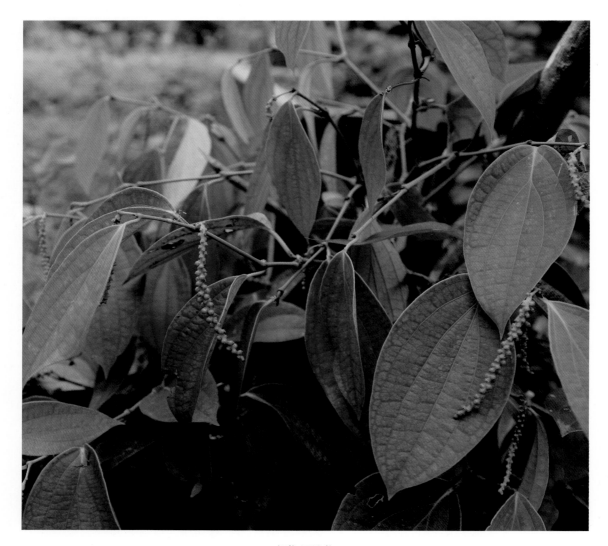

胡椒原植物

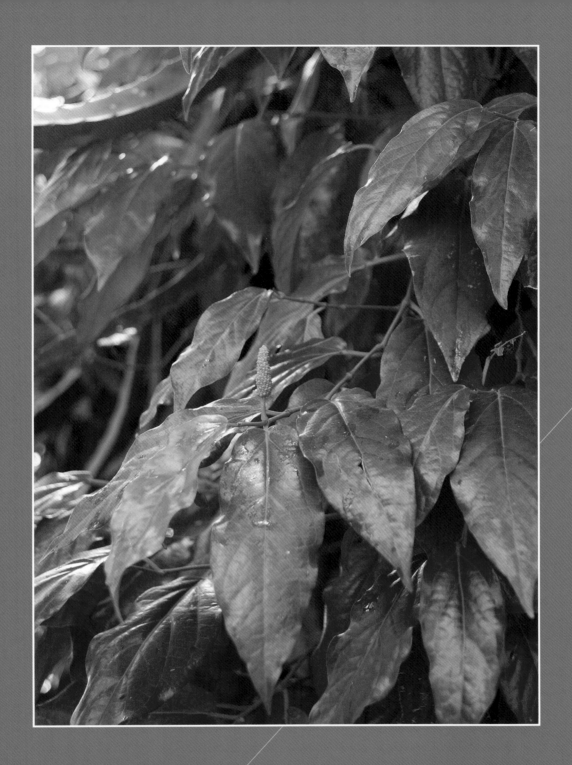

262 假荜拔

Piper retrofractum Vahl

学名	*Piper retrofractum* Vahl
科	胡椒科
异名	*Piper longum* L., *Piper latifolium* Hunter, *Piper chaba* Hunter, *Piper officinarum* (Miq.) C. DC., *Chavica officinarum* Miq.

■ **本地名称**

柬埔寨　ដីផ្លី Deypley.

中国　假荜拔Jiǎ bì bá。

老挝　ສະລິປິ Sa li pi.

马来西亚　Chabai jawa, Bakek, Kedawak.

缅甸　အိုးကယ်ပိတ်ချင်း Eain deya peik chin.

泰国　ดีปลี Dee'bplee.

越南　Tiêu dôi, Tiêu gâp {Ti[ee]u d[oo]i, Ti[ee]u g[aaj]p}.

■ **通用名称**　Balinese long pepper, Javanese long pepper.

■ **药用部位**　根、果实或果序。

■ **植物描述**　攀缘植物，除轴和柱头外无毛，雌雄异株。茎干燥时带褐色，厚约2mm，圆柱状，具条纹。叶柄长5~11mm，叶鞘仅限于叶柄基部具有；叶片狭椭圆形、卵状长圆形或椭圆形，长8.5~16cm，宽3.2~7.5cm，纸质，干燥时有白霜，浓密腺体，基部近相等至不等，两侧均钝或一侧略狭而短，有时狭短的一侧稍凹入而呈半心形，先端短渐尖至锐尖；叶脉9~11，很少，羽状，通常在中脉两边各4或5。穗状花序。雄性穗状花序长5~6cm；花序梗稍长于叶柄；苞片圆形，宽1~1.2mm，盾形，无梗；雄蕊2或3；花丝极少；花药宽椭圆形。雌性穗状花序长3~4cm，宽约

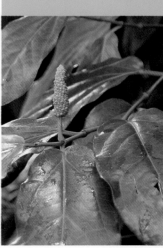

7mm；花序梗和苞片同雄性穗状花序。子房嵌生于花序轴中；柱头3，卵形锐尖，下弯。未成熟的核果部分合生至花序轴，先端圆形。

■ **生态**　生于林中，攀缘于树上或石上，海拔1100~1300m。栽培广泛。

■ **分布**　中国主要分布于广东、台湾等省区。

东盟地区主要分布于柬埔寨、新加坡、马来西亚、菲律宾、泰国、越南、老挝、印度尼西亚等国家。

印度、尼泊尔、小安的列斯群岛、维尔京群岛亦有分布。

■ **化学成分**　全草含1-十一碳烯基-3,4-甲撑二氧苯、α-谷甾醇、β-谷甾醇、胡椒碱、桉树脑萜烯-41,1-β-芳香叶烯、果糖、葡萄糖、鸟苷、N-异丁基癸二酸-2-反式-4-二烯胺、棕榈酸、佩利托林、哌啶甲叉啶、哌龙尼林、曲古酰胺-D、芝麻素、四氢胡椒碱。

■ **药理作用**　具有祛痰、镇咳、开胃、抗真菌等作用，亦能缓解胀气、保护肠胃、降低胆固醇。

■ **应用**

柬埔寨　果实外用治疗风湿痹痛、头痛、疖疮、淋巴腺炎，内服治疗黄疸和肝病。

中国　果序可作兴奋剂，亦可治疗胃寒。

老挝　可祛风、消食，治疗胃肠胀气、腹痛、胸痛。

缅甸　根可助消化、祛痰；果实可祛痰、通便，治疗消化系统紊乱。

泰国　干燥果实可祛风、健胃、止泻、催产、化痰。

■ **使用注意**　阴虚火旺者禁服。

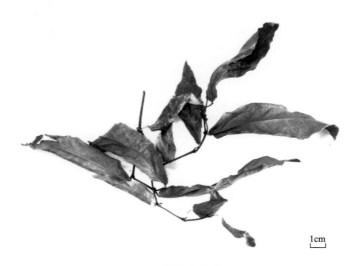

1cm

假荜拔药材

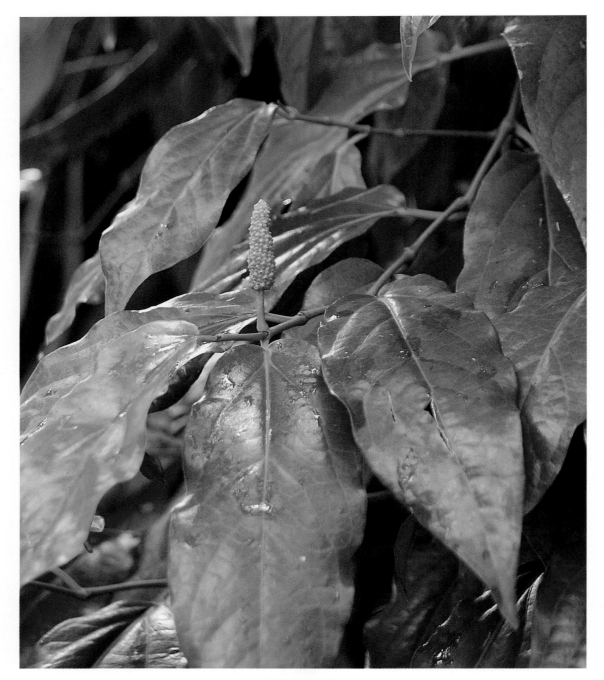

假荜拔原植物

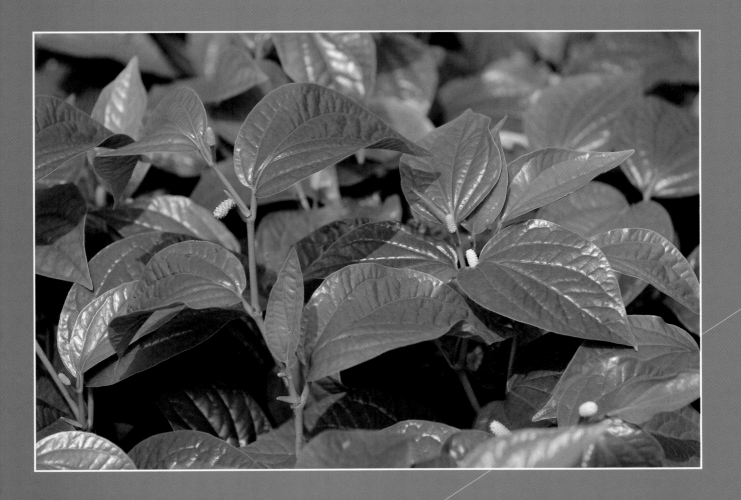

263 假蒟

Piper sarmentosum Roxb.

■ 学名	*Piper sarmentosum* Roxb.
■ 科	胡椒科
■ 异名	*Piper albispicum* C. DC., *Piper baronii* C. DC., *Piper brevicaule* C. DC., *Piper lolot* C. DC., *Piper pierrei* C. DC., *Piper saigonense* C. DC.

■ **本地名称**

柬埔寨　ចាភ្លូ Cha plou.

中国　假蒟Jiǎ jǔ，蛤蒟Há jǔ，假蒌Jiǎ lóu，臭蒌Chòu lóu，山蒌Shān lóu，大柄蒌Dà bǐng lóu。

老挝　ຜັກອີ່ເລິດ Phack ee leud，ຜັກນາງເລິດ Phack nang leud(Lao)，Lau chuay (Yao ethnic).

马来西亚　Kaduk.

缅甸　တောကွန်း Taw kun.

泰国　ช้าพลู Cha phlu.

越南　Lá lốt, Tất bác, Phjăc pat, Bầu pat (Tay), ân khia táo, Lau chuẩy (Dao) {L[as] l[oos]t, T[aas]t b[as]c, Phj[aw]c pat, B[aaf]u pat (Tay), [aa]n khia t[as]o, Lau chu[aar]y (Dao)}.

■ **药用部位**　全草或根、茎、叶、花、果实或果序。

■ **植物描述**　多年生匍匐草本，揉之有香气。茎节膨大，常生不定根。叶互生，近膜质，有细腺点，下部的叶阔卵形或近圆形，长7~14cm，宽6~13cm，先端短尖，基部浅心形，叶脉7；上部的叶小，卵形至卵状披针形。花单性，雌雄异株，无花被；穗状花序；雄花苞片扁圆形，雄蕊2；雌花苞片稍大，柱头3~5。浆果近球形，具角棱，下部嵌生于花序轴中。

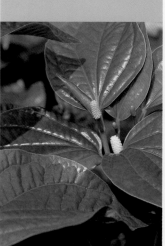

■ **生态**　　　　生于潮湿、略为荫蔽的森林或杂草丛中，主要为栽培。

■ **分布**　　　　中国主要分布于福建、广东、广西、贵州、海南、西藏、云南等省区。

东盟地区主要分布于柬埔寨、印度尼西亚、老挝、马来西亚、菲律宾、越南
等国家。

印度亦有分布。

■ **化学成分**　　果实含酰胺类化合物（派立托胺、豚鼠素、短杆菌酰胺B、沙门汀、短臂酰
胺B、1-piperettyl pyrrolidine、3,4,5-三甲氧基肉桂酰基吡咯烷、沙蒿素）、
木脂素、(+)-细辛素、芝麻素、1-(3,4-亚甲基二氧苯基)-1E-十四烯、甲基丙
酸酯、谷甾醇、豆甾醇。

叶含氢化肉桂酸、β-谷甾醇、佩利托林、吡咯酰胺、沙门汀、沙蒿素、挥发
油、斯塔硫醇、法尼醇、肉豆蔻素、β-卡戊烯。

根含芳香烯、1-烯丙基-2-甲氧基-4-亚甲二氧基苯、β-谷甾醇、吡咯酰胺、
沙门汀、龙脑苷、沙门汀酰胺A、沙门汀酰胺B、沙门汀酰胺C、派立托
胺、芝麻素、几内亚胡椒酰胺、短穗胡椒酰胺B。

■ **药理作用**　　具有止痛、抗炎、抗氧化、松弛肌肉、保护心血管等作用。亦能降血糖，
对糖尿病有治疗作用；促进骨形成，预防骨质疏松。

■ **应用**

柬埔寨　　全草可消炎。可作佐料烹食。

中国　　　根治疗风湿骨痛、跌打损伤、风寒咳嗽、妊娠和产后水肿；果序治疗牙
痛、胃痛、腹胀、食欲不振等。

老挝　　　治疗风湿痹痛、腰痛、关节痛、骨痛、肢寒、轻瘫、消化系统疾病、呕
吐、腹胀、腹痛、泄泻、腰背冷痛、头痛、牙痛、急性口疮、牙龈炎、鼻
渊、四肢汗出、水肿。

马来西亚　叶和根治疗牙痛、足癣、咳喘、胸膜炎；植物水提取物可降血糖。

缅甸　　　根可作利尿剂。

泰国　　　根可健胃、祛风、止泻、化痰，治疗腹痛、遗尿、胃肠胀气；茎可祛风、
化痰，治疗胃肠胀气、遗尿；叶可化痰，治疗胃肠胀气；花可化痰、祛
风，治疗胃肠胀气和痛证；果实可祛风、化痰、消食、止咳；全草治疗腹痛。

■ **使用注意**　　鲜叶内草酸钙含量高。

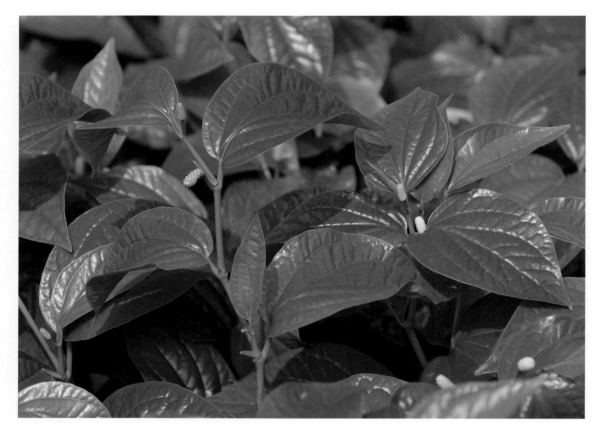

假蒟原植物

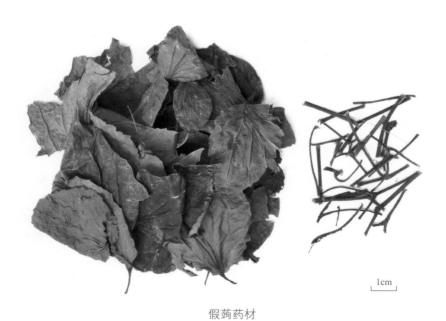

假蒟药材

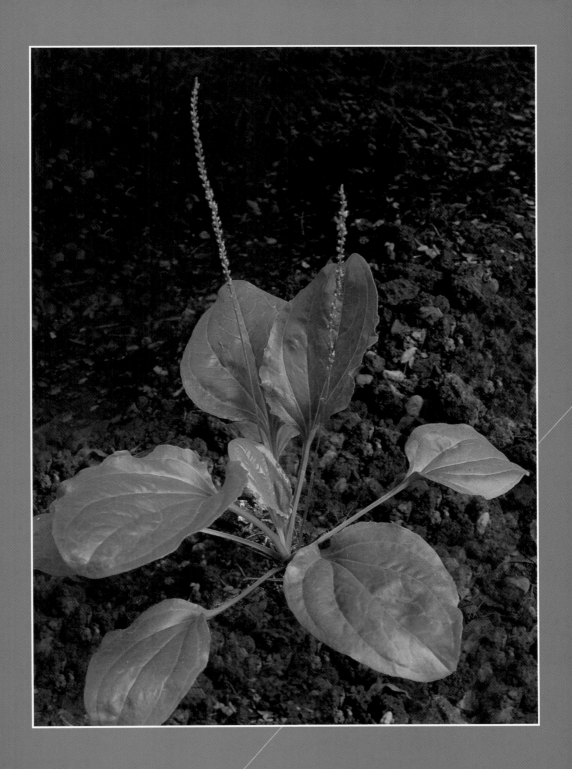

264 车前

Plantago asiatica L.

■ 学名	*Plantago asiatica* L.
■ 科	车前科
■ 异名	*Plantago depressa* Willd.

■ **本地名称**

柬埔寨　អំពិលទឹក Ampov teuk.

中国　车前Chē qián，车轮草Chē lún cǎo，猪耳草 Zhū ěr cǎo，牛耳朵草Niú ěr duo cǎo，车轱辘菜Chē gū lu cài。

老挝　ຫຍ້າເອັນຍືດ Nha en nyeut, ຜັກພາຍ Phak phai (Lao), ນາງໃຈໝຍ Nang chay mai (Yao etnic).

马来西亚　Ekoranjing, Daun sembung.

缅甸　အဖေ့ကာတၥ့ထောၣ A kyaw ta htaung.

泰国　ผักกาดน้ำ Phak kat nam.

越南　Mã đề á {M[ax] [dd][eef] [as]}.

■ **通用名称**　Herba plantaginis.

■ **药用部位**　全草或根、茎皮、叶、花、种子。

■ **植物描述**　多年生草本。具须根。具长叶柄，几与叶片等长或长于叶片，基部扩大；叶片卵形或椭圆形，长4~12cm，宽2~7cm，先端尖或钝，基部狭窄成长柄，全缘或呈不规则的波状浅齿，通常有5~7弧形脉。花茎数个，具棱角，有疏毛，穗状花序为花茎的2/5~1/2；花淡绿色，每花有一宿存苞片，三角形；花萼4，基部稍全生，椭圆形或卵圆形，宿存；花冠小，膜质，花冠管卵形，先端4裂片三角形，向外反卷；雄蕊4，着生于花冠管近基部，与花冠裂片互生，花药长圆形，先端有三角形突出物，花丝线形；雌蕊1；子房

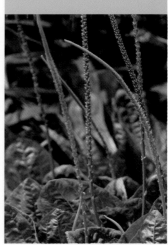

上位，卵圆形，2室，花柱1，线形有毛。蒴果卵状圆锥形，于基部上方周裂。种子4~8，近椭圆形，黑褐色。

■ **生态** 生于草地、沟边、河岸湿地、田边、路旁或村边空旷处，海拔3~3200m。

■ **分布** 中国主要分布于安徽、重庆、福建、甘肃、广东、广西、贵州、海南、河北、黑龙江、河南、湖北、湖南、江苏、江西、吉林、辽宁、内蒙古、青海、山东、山西、四川、台湾、新疆、西藏、云南、浙江等省区。

东盟地区主要分布于马来西亚、印度尼西亚等国家。

孟加拉国、不丹、印度、日本、韩国、尼泊尔、斯里兰卡亦有分布。

■ **化学成分** 全草含熊果酸、N-山梨糖醇、β-谷甾醇、β-谷甾醇棕榈酸酯、棕榈酸豆甾醇酯、桃叶珊瑚苷、扁桃苷（A、B、C、D、E、F）、头孢糖苷B、3,4-二羟基苯乙醇-6-咖啡酰基-β-D-葡萄糖苷、异麦角糖苷、阿克替苷、白背甲苷、异麦芽糖苷。

地上部分含车前子素、车前草苷、海参苷。

叶含珊瑚木苷、车前苷。

根含珊瑚木苷、车前苷、水苏糖、蔗糖和其他糖。

■ **药理作用** 具有抗病原微生物、抗衰老、抗癌、止咳平喘、增强抵抗力、通便、降血糖、降低胆固醇、保肝等作用。

■ **应用**

柬埔寨 茎皮治疗消渴。

中国 全草可利尿、清热、明目、祛痰，治疗小便不通、淋浊、带下、尿血、黄疸、水肿、泄泻、鼻衄、目赤肿痛、喉痹、乳蛾、咳嗽、皮肤溃疡。

马来西亚 全草可利尿、退热、祛痰、明目。

缅甸 全草治疗高血压、关节炎和糖尿病；叶可作解毒剂，入煎剂治疗牙龈炎和耳痛；根治疗发热。

泰国 根治疗口疮；叶可解毒、利尿，治疗口疮、皮肤瘙痒、肾结石；花治疗口疮；种子可止泻、止痢、利尿、化痰、祛风、缓泻、消炎，治疗疝痛、跌打损伤、脓疮；全草治疗口疮、咽喉肿痛、泄泻、汗出、肾结石、尿道炎、跌打损伤、癃闭。

■ **使用注意** 遗精、遗尿者慎用。

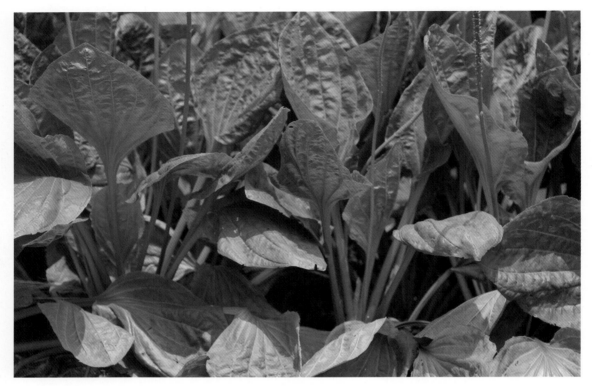

车前原植物

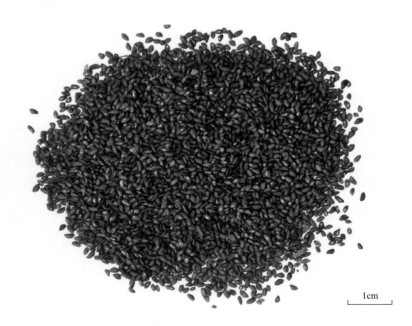

1cm

车前药材（种子）

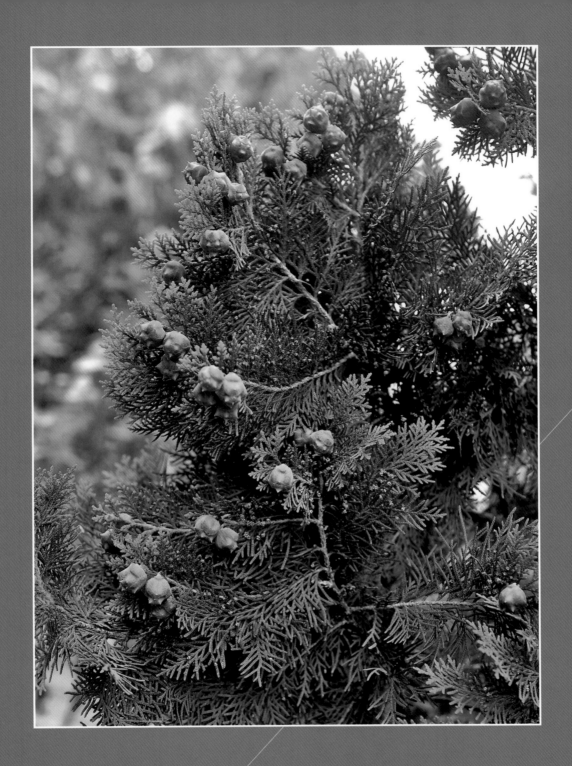

265 侧柏

Platycladus orientalis (L.) Franco

学名	*Platycladus orientalis* (L.) Franco
科	柏科
异名	*Platycladus orientalis* subsp. *chengii* (Bordères & Gaussen) Silba

■ **本地名称**

中国　侧柏Cè bǎi，柏Bǎi，香柏Xiāng bǎi，扁柏Biǎn bǎi，扁桧Biǎn guì。

老挝　ກົກສົນ Kok son.

马来西亚　Pokok thuja.

缅甸　ကျောက်ထင်းရှူး Kyauk htin shu.

泰国　สนหางสิงห์ Son hang sing.

越南　Trắc bách diệp {Tr[aws]c b[as]ch di[eej]p}.

■ **通用名称**　Oriental arbor vitae, Oriental thuja, Chinese arborvitae, Tree of life.

■ **药用部位**　枝梢、树皮、叶、种子。

■ **植物描述**　多年生常绿乔木。树皮浅灰褐色，纵裂成条片。小枝扁平，直展，排成一平面。叶鳞形，交互对生，长1~3mm，先端微钝，小枝中央叶的露出部分呈倒卵状菱形或斜方形，背面中间有条状腺槽，两侧的叶船形，先端微内曲，背部有钝脊，尖头的下方有腺点。雌雄同株；球花单生于短枝顶端；雄球花黄色，卵圆形。球果卵圆形，熟前肉质，蓝绿色，被白粉；熟后木质，张开，红褐色；种鳞4对，扁平，背部近先端有反曲的尖头，中部种鳞各有种子1~2。种子卵圆形或长卵形，灰褐色或紫褐色，无翅或有棱脊，种脐大而明显。

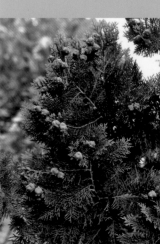

■ **生态**　由于曾进行了广泛的栽培种植，自然存在的与当地引进的难以区分；海拔300~3300m。

■ **分布**　中国主要分布于甘肃南部、河北、河南、陕西、山西、安徽、福建、广东北部、广西北部、贵州、湖北、湖南、江苏、江西、吉林、辽宁、内蒙古南部、山东、四川、西藏、云南、浙江等省区。

东盟地区主要分布于马来西亚。

韩国、俄罗斯亦有分布。

■ **化学成分**　全株含挥发油、黄酮类以及鞣质类物质。

■ **药理作用**　具有抗菌、抗炎、抗肿瘤、抗氧化、神经保护、降血脂、止血等作用。

■ **应用**

中国　种子可滋补；叶治疗咯血、呕血、便血、崩漏下血、血热脱发、须发早白。

老挝　治疗神经系统疾病。

泰国　树皮可止血；叶可清热、止咳，治疗跌打损伤、呕血。

■ **使用注意**　大剂量服用可致肠胃不适、食欲不振。

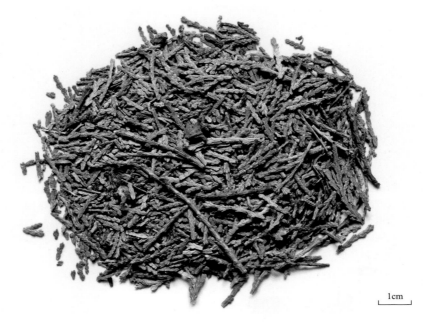

侧柏药材

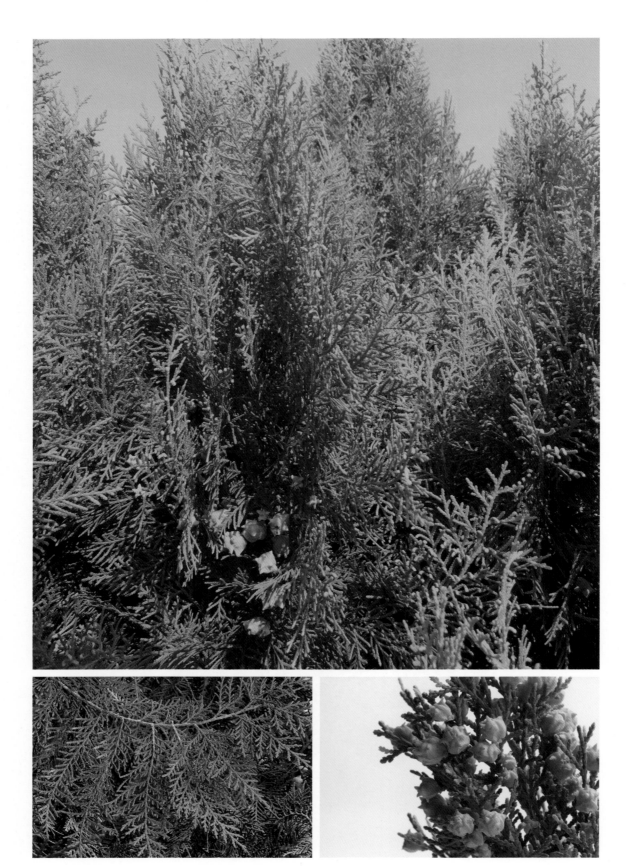

侧柏原植物

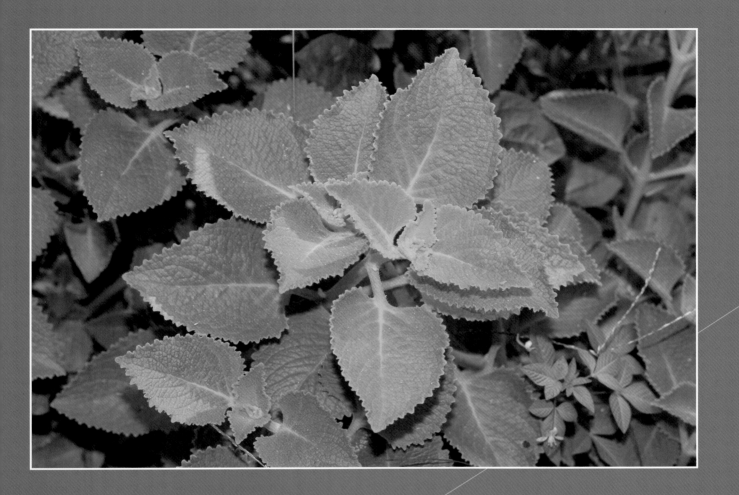

266 到手香

Plectranthus amboinicus (Lour.) Spreng.

■ 学名	*Plectranthus amboinicus* (Lour.) Spreng.
■ 科	唇形科
■ 异名	*Coleus amboinicus* var. *violaceus* Gürke, *Coleus aromaticus* Benth., *Coleus carnosus* Hassk., *Coleus crassifolius* Benth., *Coleus subfrutectosus* Summerh., *Coleus suborbicularis* Zoll. & Moritzi

■ 本地名称

柬埔寨　ជីរត្រចៀកជ្រូក Chi trochiek chhrouk, ជីរស្ទឹកក្រាស់ Chi kras, ជីរក្រអូប Chi krao orp.

中国　到手香Dào shǒu xiāng，碰碰香Pèng pèng xiāng，左手香Zuǒ shǒu xiāng。

老挝　ຜັກຫູເສືອ Hou seua.

马来西亚　Bebangun, Magun-magun, Nilam.

缅甸　ဇီယာရွက် Ziya-ywet.

菲律宾　Oregano, Kalabo, Suganda.

泰国　เนียมหูเสือ Neum hu seur.

越南　Húng chanh, Tần lá dày, Rau thơm lông, Dương tử tô {H[us]ng chanh, T[aaf]n l[as] d[af]y, Rau th[ow]m l[oo]ng, D[uw][ow]ng t[uwr] t[oo]}.

■ 通用名称　Country borage, Indian borage.

■ 药用部位　鲜叶。

■ 植物描述　多年生草本，具香气，多汁，多分枝，被直立的短柔毛。茎干肉质，高20~50cm，具长硬毛或密被直立的短柔毛，茎下部木质。叶片对生，宽椭圆形，顶端卵形渐狭，极厚，被短柔毛，下表面多腺毛，粗糙，味清香。顶生总状花序，细长；花着生于茎上，螺旋生长，淡紫色。果实具4红褐色脉络。

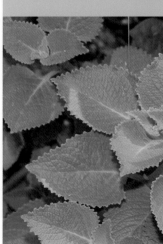

■ **生态**　常作为盆栽植物种植。易生于排水良好、半遮阴的地方。在亚热带及热带地区生长良好，耐寒。应少浇水。

■ **分布**　东盟地区主要分布于缅甸。

布隆迪、安哥拉、坦桑尼亚、莫桑比克、巴西（纳塔尔）、斯威士兰、阿拉伯半岛、也门、印度亦有分布。

■ **化学成分**　叶含黄酮类化合物，如6-甲氧基芫花素、槲皮素、黄芩素、木犀草素和芹菜素；三萜酸类化合物，如齐墩果酸、2,3-二羟基齐墩果酸、克拉索酸、熊果酸、果胶酸、乌头酸、龙脑酸和2,3,19,23,4-羟基熊果酸；另外，还含有水杨酸酯、松油烯、蛇床烯、对伞花烃、蒎烯、石竹烯和月桂烯。

■ **药理作用**　具有抗癌活性，对癌细胞有杀伤作用。无明显毒性。

■ **应用**

柬埔寨　治疗哮喘、泄泻、流行性感冒。

中国　全草可消炎、消肿、止痒、祛风、解毒，治疗感冒发热、扁桃体炎、喉炎、肺炎、寒热、头痛、胸腹满闷、呕吐泄泻。外用消肿散瘀。

老挝　取鲜叶汁20g，每日2次，口服，治疗咳嗽、扁桃体炎。入蒸浴治疗流行性感冒。

缅甸　治疗咳嗽、发热、哮喘、关节炎、耳鸣耳痛。

菲律宾　经浸软的鲜叶用于治疗烧伤。叶捣碎可治疗蜈蚣咬伤，也可敷于前额治疗头痛。叶浸渍剂可治疗消化不良和哮喘。

泰国　叶或地上部分外用治疗感冒。

■ **使用注意**　无。

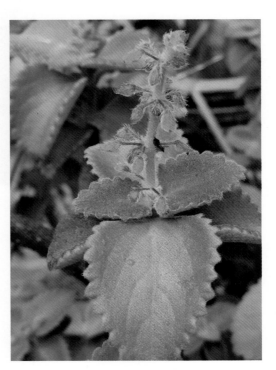

到手香原植物

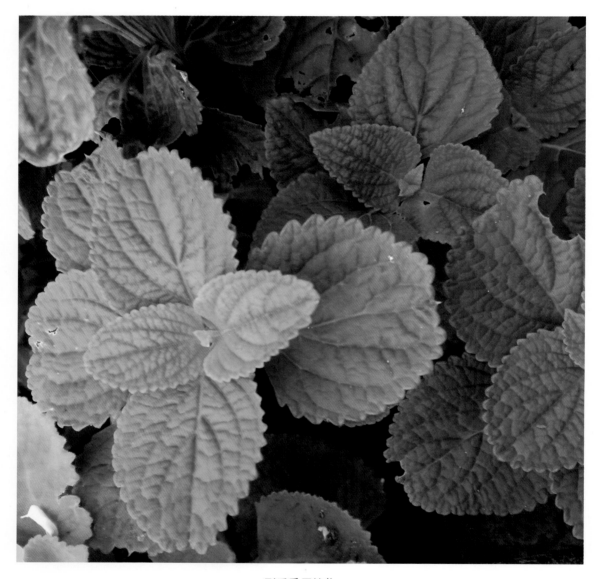

到手香原植物

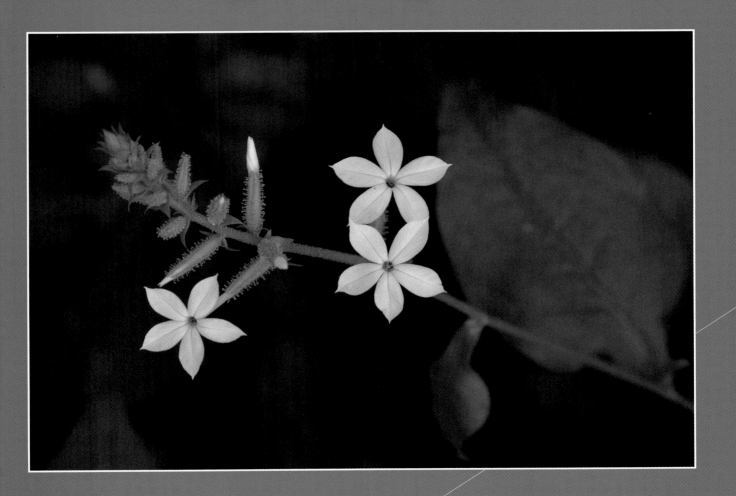

267 白花丹

Plumbago zeylanica L.

■ 学名	*Plumbago zeylanica* L.
■ 科	白花丹科
■ 异名	*Dodonaea angustifolia* L. f., *Ptelea viscosa* L.

■ **本地名称**

中国　白花丹Bái huā dān，白雪花Bái xuě huā，白皂药Bái zào yào，山波苓Shān bō líng，一见消Yī jiàn xiāo，千槟榔Qiān bīng láng，照药Zhào yào，火灵丹Huǒ líng dān，猛老虎Měng láo hǔ。

老挝　ປິດປີຂາວ Pit pee khao.

马来西亚　Ceraka, Celaka putih, Ceraka bukit, Daun encok, Sangdikit.

缅甸　ကန့်ဂျုံဖြူ Kant gyoke phyu.

菲律宾　Sangdikit.

泰国　เจตมูลเพลิงขาว Jetta moon plueng kao.

越南　Bạch hoa xà, Đuôi công hoa trắng, Nhài công, Lài dưa, Bươm bướm, Cây mộng mắt, Cây lá đinh, Bạch tuyết hoa, Pít pì khao (Tay), Co nhả cam (Thai) {B[aj]ch hoa x[af], [dd]u[oo]i c[oo]ng hoa tr[aws]ng, Nh[af]i c[oo]ng, L[af]i d[uw]a, B[uw][ow]m b[uw][ows]m, C[aa]y m[ooj]ng m[aws]t, C[aa]y l[as] [dd]inh, B[aj]ch tuy[ees]t hoa, P[is]t p[if] khao (Tay), Co nh[ar] cam (Thai)}.

■ **通用名称**　Ceylon leadwort, Swart waterbossic, White laedwort, White-flower leadwort.

■ **药用部位**　根、茎、鲜叶。

■ **植物描述**　多年生蔓生亚灌木状草本，茎细弱，基部木

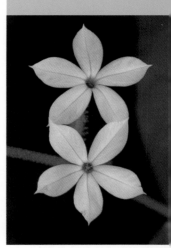

质，多分枝，有细棱，节上带红色，具腺毛。单叶互生；叶柄基部扩大而抱茎；叶片纸质，卵圆形至卵状椭圆形，长4~10cm，宽1.5~5cm，先端尖，基部阔楔形，无毛，全缘。穗状花序顶生或腋生；苞片短于萼，边缘为干膜质；花萼管状，绿色，上部5裂，具5棱，棱间干膜质，外被腺毛，有黏性；花冠白色或白而略带蓝色，高脚碟状，管狭而长，先端5裂，扩展；雄蕊5，生于喉处；子房上位，1室，柱头5裂。蒴果膜质。

■ **生态**　多生于气候炎热的地区，常见于阴湿的沟边或村边路旁的旷地。

■ **分布**　中国主要分布于广东、广西、台湾、福建、四川、云南等省区。

东盟地区主要分布于老挝、马来西亚、泰国、越南、柬埔寨、缅甸等国家。

印度亦有分布。

■ **化学成分**　全草含黄酮类化合物、酚类物质、三萜类化合物、有机酸，以及白花丹衍生物，如3-氯白花丹素、3,3-双白花丹醌、白花丹酸、白雪花酮，还含有苦参酮、三油酸甘油酯、甾醇、β-谷甾醇、胡萝卜甾醇、芳香酸等。

根含萘醌衍生物白花丹碱。

■ **药理作用**　具有抗菌活性，可作用于金黄色葡萄球菌、炭疽杆菌、痢疾杆菌、阴沟肠杆菌、伤寒沙门菌、绿脓杆菌等；植物中含有的白花丹素能提高人体中性粒细胞的吞噬功能，在低剂量下有免疫刺激作用，在高剂量下呈细胞毒性；白花丹提取物还具有解热、抗炎、开胃、抗生育、抗凝血和抗癌活性，有促进子宫收缩的作用。

■ **应用**

柬埔寨　治疗风湿痹痛、癣病、消化不良、象皮病、水肿、白癜风、身热、痔疮、紫癜发热、败血症、鼻窦炎、皮肤病、溃疡、风湿痹痛、半身不遂。

中国　根治疗风湿骨痛、跌打肿痛、胃痛、肝脾肿大；叶外用治疗跌打肿痛、扭挫伤、体癣。

老挝　可滋补、发汗，入煎剂口服治疗泄泻、痢疾、腹部疾病、消化性溃疡、贫血、肥胖、肝病、腹水；根入糊剂外用治疗腿部水肿。

马来西亚　可清热、健胃、收缩子宫、抗菌、杀虫、保肝、抑制中枢神经系统，治疗不孕症、癌症。

缅甸　治疗痛经、闭经和皮肤病。

菲律宾	叶捣碎可治疗水疱。
泰国	茎和叶可滋阴。
■ **使用注意**	孕妇禁服。外用时间不宜过长，以免起疱。

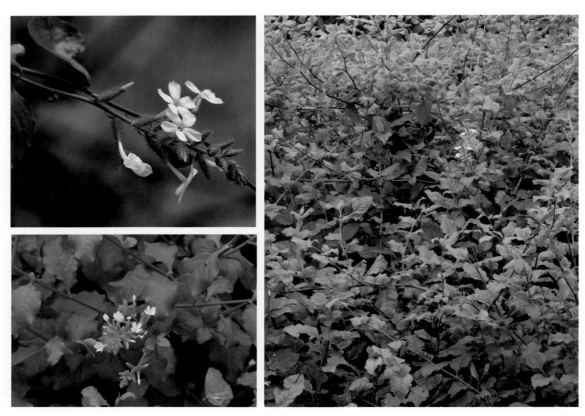

白花丹原植物

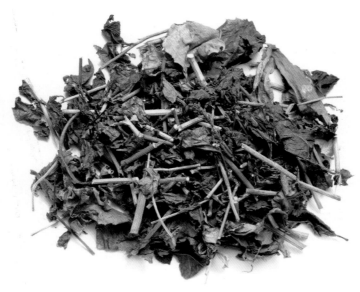

1cm

白花丹药材

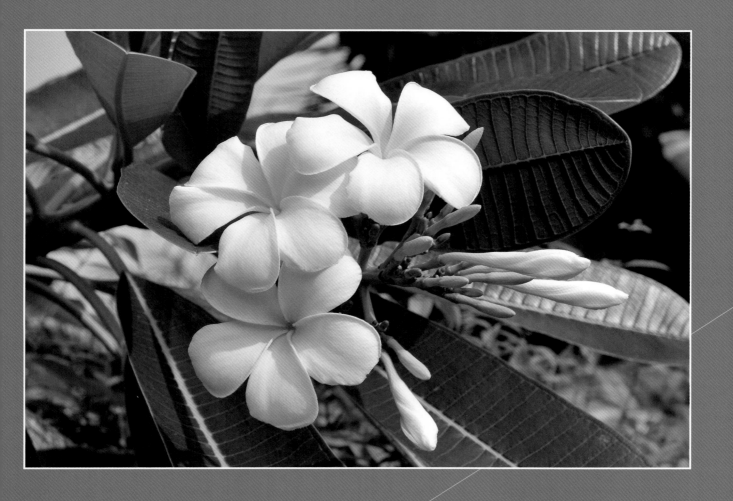

268 红鸡蛋花

Plumeria rubra L.

■ 学名	*Plumeria rubra* L.
■ 科	夹竹桃科
■ 异名	*Plumeria acutifolia* (Poir.) Bailey, *Plumeria alba* L., *Plumeria acuminata* Aiton. f., *Plumeria obtusa* L.

■ **本地名称**

柬埔寨　ចំប៉ើស Champey saor.

中国　　红鸡蛋花Hóng jī dàn huā，缅栀子Miǎn zhī zǐ，蛋黄花Dàn huáng huā，甲脚木Jiǎ jiǎo mù，番缅花Fān miǎn huā，蕃花Fān huā。

老挝　　ຈຳປາຂາວ Champa khao.

马来西亚　Bunga, Cempaka, Cempaka biru, Cempaka mulia, Cempaka raya，Pokok bunga kemboja.

缅甸　　တရုတ်စကားအနီ Tayoke saga ani.

菲律宾　Kalatsutsi.

泰国　　ลั่นทม Lun tom.

越南　　Đại, Bông sứ, Sứ cùi, Hoa chăm pa, Hoa đại, Miến chi tử {[dd][aj]i, B[oo]ng s[uws], S[uws] c[uf]i, Hoa ch[aw]m pa, Hoa [dd][aj]i, Mi[ees]n chi t[uwr]}.

■ **通用名称**　Frangipan(n)i plant, Singapore plumeria, Temple tree.

■ **药用部位**　茎、树皮、叶、花。

■ **植物描述**　多年生落叶小乔木，全株具丰富乳汁。枝条粗壮。叶互生；叶片厚纸质，常聚集于枝上部，长圆状倒披针形或长椭圆形，长20~40cm，宽7~11cm，先端短渐尖，基部狭楔形，两面无毛；侧脉每边30~40，未达叶

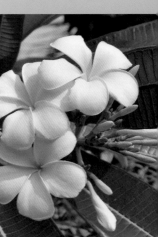

缘网结成边脉。顶生聚伞花序；花萼5裂，卵圆形，不张开而压紧花冠筒；花冠外面白色，内面黄色，裂片狭倒卵形，比花冠筒长1倍，花冠筒圆筒形，内面密被柔毛；雄蕊5，着生于花冠筒基部，花丝极短，花药长圆形；心皮2，离生。蓇葖果双生。种子斜长圆形，扁平，先端具长圆形膜质翅。

- **生态** 喜高温高湿、光照充足、排水良好的环境。耐旱，不耐寒，忌涝渍。栽培以深厚肥沃、通透性良好、富含有机质的酸性砂壤土为佳。通过枝条扦插繁殖。雨季初期为最佳种植时间。

- **分布** 中国主要分布于福建、广东、广西、海南、云南等省区。

  东盟地区主要分布于老挝。

  墨西哥和中美洲地区亦有分布。

- **化学成分** 茎皮含苦参素、鸡蛋花苷、黄鸡蛋花素、白花丹酸、野罂粟碱酸和羽扇豆醇衍生物。

  花含挥发油、黄鸡蛋花素、槲皮素，少量山柰酚、矢车菊素二葡萄糖苷、2-羟基苯甲酸苯甲酯、癸烷、二十一烷。

  叶含红鸡蛋花苷、树脂酸。

  胶乳部分含鸡蛋花酸。

- **药理作用** 具有抗菌、抗氧化、抗诱变、通便、降血压作用，亦具有显著的抗炎和抗过敏活性。

- **应用**

  柬埔寨 木材与柬埔寨娑罗双、茶梨合用杀虫；心材可杀虫；乳白色树皮作膏剂外用，治疗肿瘤和无痛肿胀；根皮可通便、抗病毒。

  中国 花治疗肺热咳喘、肝炎、消化不良、小儿疳积、痢疾、感冒发热、肺虚咳嗽、贫血，并可预防中暑；树皮治疗痢疾、感冒高热、哮喘。

  老挝 治疗头痛发热、身痛、乏力、肌肤不仁、宫颈糜烂、糖尿病。乳胶治疗疣。

  缅甸 治疗痢疾和疟疾。

  菲律宾 树皮煎剂可退热、通便和催吐。

  泰国 乳胶治疗皮肤病。

- **使用注意** 中寒腹泻者慎用。

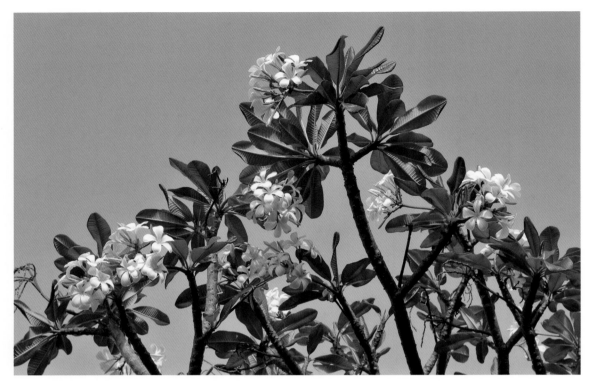

红鸡蛋花原植物

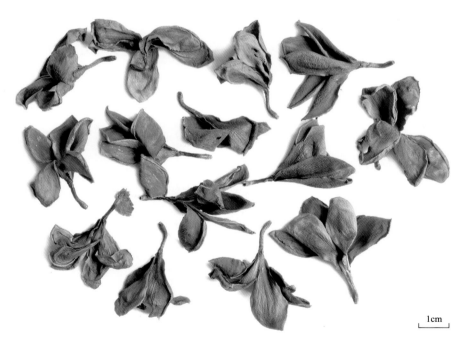

1cm

红鸡蛋花药材（花）

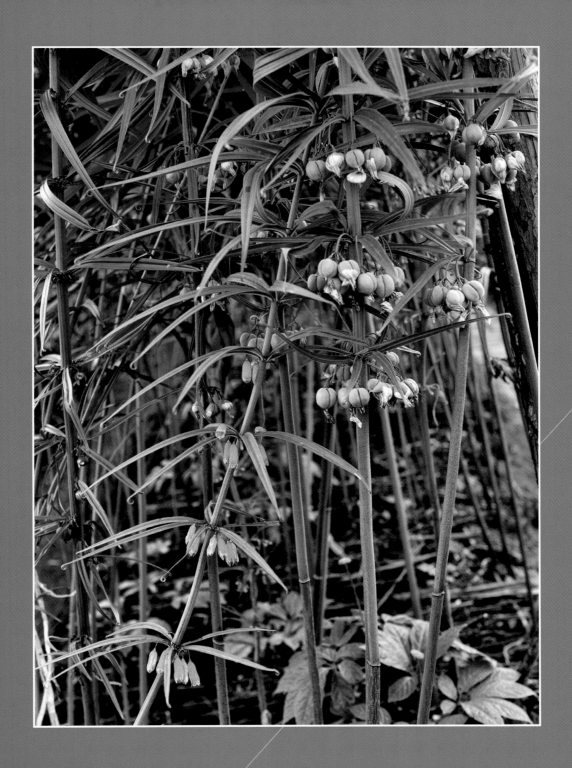

269 滇黄精

Polygonatum kingianum Coll. et Hemsl.

学名	*Polygonatum kingianum* Coll. et Hemsl.
科	百合科
异名	*Polygonatum kingianum* var. *ericoideum* (H. Lév.) C. Jeffrey & McEwan，*Polygonatum kingianum* var. *grandifolium* D. M. Liu & W. Z. Zeng，*Polygonatum kingianum* var. *uncinatum* (Diels) C. Jeffrey & McEwan

■ **本地名称**

中国　滇黄精Diān huáng jīng，节节高Jié jié gāo，仙人饭Xiān rén fàn，鸡头参Jī tóu shēn，老虎姜Lǎo hǔ jiāng，大黄精Dà huáng jīng。

老挝　ເກດກະສັກ Ket ka sack.

泰国　กะเลียว Ka leau.

越南　Hoàng tinh hoa đỏ, Hoàng tinh lá mọc vòng, Cù cơm nếp, Khinh lài {Ho[af]ng tinh hoa [dd][or], Ho[af]ng tinh l[as] m[oj]c v[of]ng, C[uf] c[ow]m n[ees]p, Khinh l[af]i}.

■ **通用名称**　Sealwort.

■ **药用部位**　根茎。

■ **植物描述**　多年生草本。根茎肥大，稍呈块状或结节状膨大。茎顶端常作缠绕状。叶轮生，无柄，每轮通常4~8叶，叶片线形至线状披针形，长6~20cm，宽3~30mm，先端渐尖并拳卷。花腋生，下垂，通常2~4朵成短聚伞形花序，花梗基部有膜质小苞片；花被筒状，通常粉红色，裂片窄卵形；雄蕊着生在花被管1/2以上处；花柱为子房长的2倍以上。浆果球形，成熟时红色。

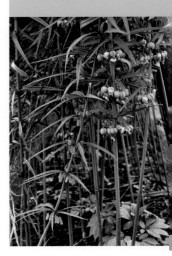

- **生态**　　生于树林、灌木林或阴凉的草坡上，间或生于岩石上，海拔700~3600m。

- **分布**　　中国主要分布于云南、四川和贵州等省区。

  东盟地区主要分布于越南和缅甸等国家。

- **化学成分**　　根茎含西伯利亚蓼苷A、14α-羟基西伯利亚蓼苷A、西伯利亚蓼苷B、新巴拉次薯蓣皂苷元-A$_3$-O-β-石蒜四糖苷、黄精多糖A、黄精多糖B、黄精多糖C、黄精低聚糖A、黄精低聚糖B、黄精低聚糖C、4′,5,7-trihydroxy-6,8-dimethylhomoisoflavone、3-ethoxymethyl-5,6,7,8-tetrahydro-8-indolyllizinone、pinoresinol-O-β-D-glucopyranosyl(1→6)-β-D-glucopyranoside、丁香树脂醇、syringaresinol-O-β-D-glucopyranoside、liriodendrin、(+)-pinoresinol-O-β-D-glucopyranosyl(1→6)-β-D-glucopyranoside、菝葜皂苷、β-谷甾醇、果糖、葡萄糖、琥珀酸、5-羟甲基-糠醇、黄精醌A、黄精醌B、4′,7-二羟基-3′-甲氧基异黄酮、甘露糖、2′,7-二羟基-3′,4′-二甲氧基异黄烷、2′,7-二羟基-3′,4′-二甲氧基异黄烷苷、新异甘草苷、新甘草苷、异甘草素、(6αR,11αR)-10-羟基-3,9-二甲氧基紫檀烷、3-丁氧甲基-5,6,7,8-四氢-8-吲哚哩嗪酮、棕榈酸-3β-谷甾醇酯、正丁基-β-D-呋喃果糖苷。

- **药理作用**　　具有抗菌、抗衰老、抗疲劳、抗动脉粥样硬化、止血、降血糖、降血脂作用，对神经系统、免疫系统和心血管系统功能有调节作用。有毒性，炮制后毒性降低。

- **应用**

  中国　　根茎治疗脾胃气虚、体倦乏力、口干食少、肺虚燥咳、劳嗽咯血、精血不足、腰膝酸软、须发早白、内热消渴。

  老挝　　可滋补。

- **使用注意**　　泄泻、痰湿痞满气滞者禁服。

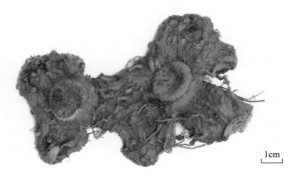

滇黄精药材（根茎）

1cm

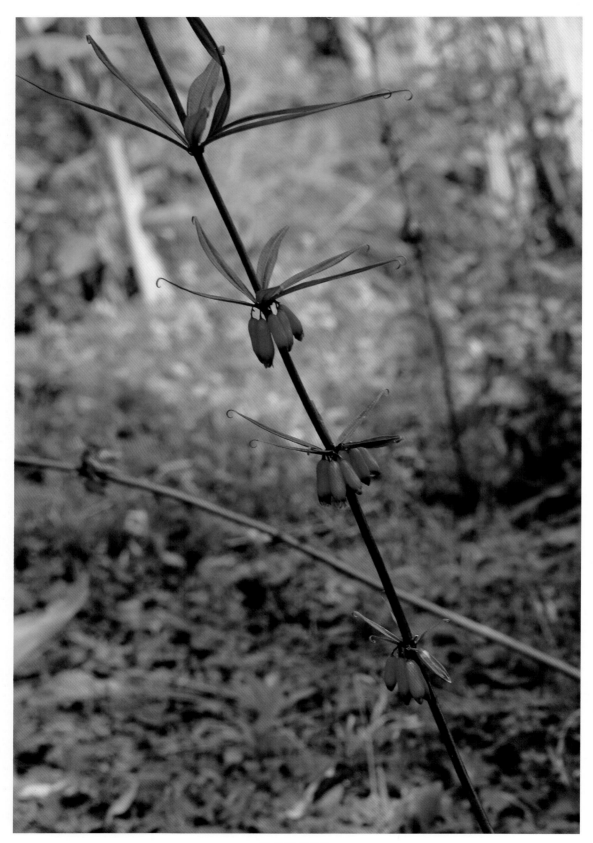

滇黄精原植物

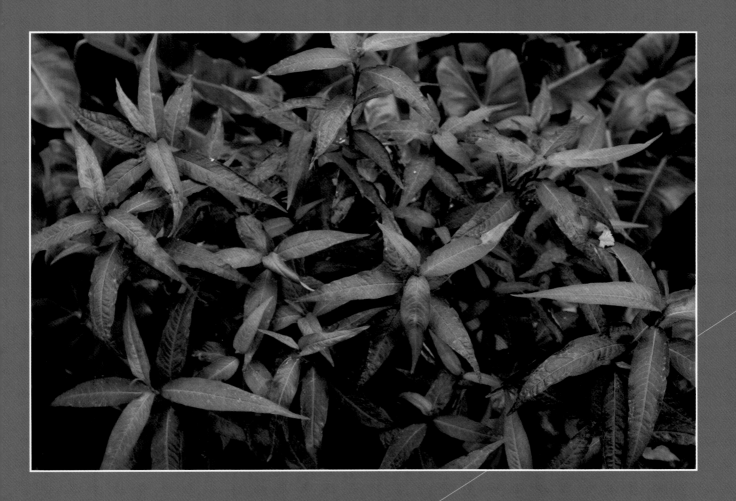

270 越南香菜

Polygonum odoratum Lour.

■ 学名	*Polygonum odoratum* Lour.
■ 科	蓼科
■ 异名	*Persicaria odorata* (Lour.) Soják

■ **本地名称**

柬埔寨　ជីក្រសាំងតាហុំ Chi krasang tahum.

中国　　越南香菜Yuè nán xiāng cài，粘毛蓼Zhān máo liǎo。

老挝　　ຜັກແພວ Phack pheo.

马来西亚　Daun kesum, Daun laksa.

缅甸　　ဝက်ဆကိမ္ Wet kyein.

泰国　　ผักไผ่ Phakphai.

越南　　Rau răm, Thủy liễu, Lão liễu, Phắc phèo (Tay) {Rau r[aw]m, Th[ur]y li[eex]u, L[ax]o li[eex]u, Ph[aws]c ph[ef]o (Tay)}.

■ **通用名称**　Vietnamese mint, Vietnamese cilantro, Cambodian mint, Hot mint.

■ **药用部位**　全草或地上部分，或根、茎、叶。

■ **植物描述**　多年生草本，高30~35cm。茎呈绿色，带红色，分枝。叶互生，全缘（不具齿），披针形，上面深绿色，有红绿色新月痕，下面酒红色，托叶鞘发育良好。总状花序呈穗状，花小，粉红色，花瓣5，雄蕊3。果实（瘦果）小。

■ **生态**　广泛栽培。以在热带及亚热带地区温暖潮湿的条件下生长为最佳。冬季温度过低或夏季温度过高时，植株会枯萎。喜光照充足、排水良好的土壤。

■ **分布**　中国主要分布于陕西、四川、云南、贵州，

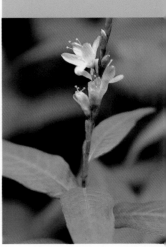

及东北、华东、华中、华南各省区。

东盟地区主要分布于泰国、老挝、马来西亚、越南、新加坡、柬埔寨等国家。

捷克、丹麦、英国、法国、德国、匈牙利、葡萄牙和俄罗斯亦有分布。

■ **化学成分**　叶含酚类化合物、黄酮类化合物、癸醛、十二醛、癸醇、β-丁香烯。

地上部分和根含酚类化合物与黄酮类物质。

茎含癸醛、十二烷醛、正癸醇、β-丁香烯。

■ **药理作用**　具有抗氧化作用，对乳腺癌和糖尿病有治疗作用，并能治疗肝中毒。无临床不良反应。

■ **应用**

柬埔寨　可清热、消食、解毒。全草可壮阳。植物水提取物可抗菌。

中国　　茎、叶治疗胃痛、消化不良、小儿疳积、风湿痹痛。

老挝　　治疗背痛、皮炎。

泰国　　植物油可祛风；全草可杀虫。

■ **使用注意**　无。

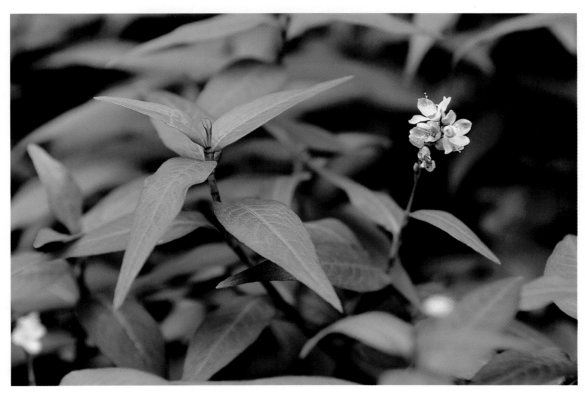

越南香菜原植物

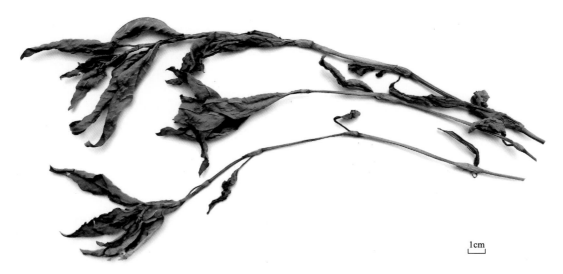

越南香菜药材

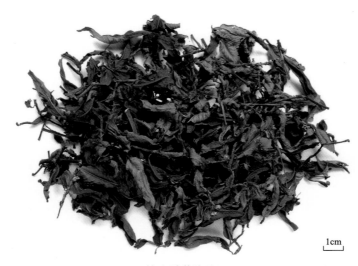

越南香菜饮片

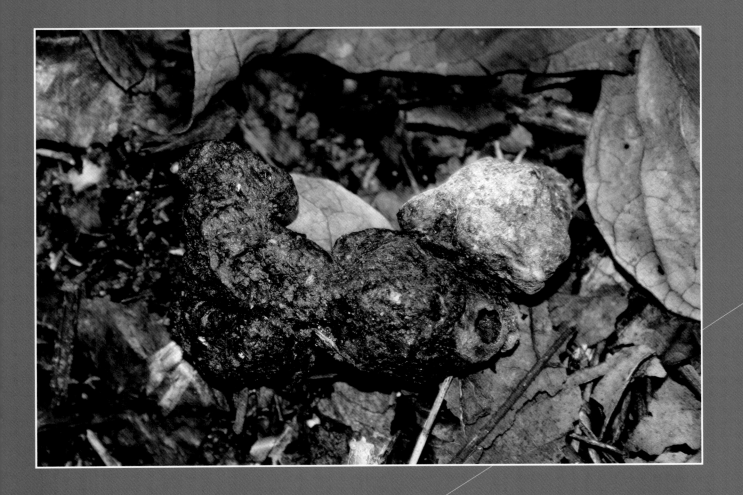

271 猪苓

Polyporus umbellatus (Pers.) Fries

■ 学名	*Polyporus umbellatus* (Pers.) Fries
■ 科	多孔菌科

■ **本地名称**

中国　　猪苓Zhū líng，豕苓Shǐ líng，粉猪苓Fěn zhū líng，野猪粪Yě zhū fèn，地乌桃Dì wū táo，猪茯苓Zhū fú líng，野猪食Yě zhū shí，猪屎苓Zhū shǐ líng。

老挝　　ເຫັດປວກ Het puak.

马来西亚　Cendawan zhu-ling.

越南　　Nấm trư linh {N[aas]m tr[uw] linh}.

■ **通用名称** Agaric polyporus, Lumpy bracket, Umbrella polypore.

■ **药用部位** 菌核。

■ **植物描述** 菌核形状不规则，呈大小不一的团块状，坚实，表面紫黑色，有多数凹凸不平的皱纹，内部白色。子实体从埋生于地下的菌核上发出，有柄并多次分枝，形成一丛菌盖，中部脐状。有淡黄色的纤维状鳞片，近白色至浅褐色，无环纹，边缘薄而锐，常内卷，肉质，干后硬而脆。菌肉薄，白色。菌管与菌肉同色，下延。管口圆形至多角形。孢子无色，光滑，圆筒形，一端圆形，一端有歪尖。

■ **生态** 生于向阳山地树林中腐殖质丰富的土壤里，坡度在20°~50°，海拔1000~2000m。常见于次生落叶林中，包括橡木林、枫林、榆木林、白杨林、柳林、竹林等。喜阴凉、潮湿的环境，不耐旱。栽培宜在含水量为30%~50%、pH值为5.0~7.0的腐殖土和砂壤土中。

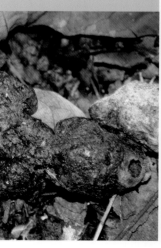

■ **分布**　中国主要分布于北京、河北、山西、内蒙古、吉林、黑龙江、湖南、四川、贵州、陕西、青海和宁夏等地区。

东盟地区主要分布于老挝、马来西亚、越南等国家。

■ **化学成分**　本品含多孔菌甾酮A~G、葡聚糖Ⅰ、4,6,8(14),22-麦角甾四烯-3-酮、25-去氧罗汉松甾酮A、7,22-麦角二烯-3-酮、7,22-麦角甾二烯-3-醇、5,7,22-麦角甾三烯-3-醇、5α,8α-表二氧-6,22-麦角甾二烯-3-醇、α-羟基二十四碳酸、多糖（D-甘露糖、D-半乳糖、D-葡萄糖）、麦角固醇、麦角甾-7,22-二烯-3β,5α,6β-三醇、麦角甾-4,6,8(14),22-四烯-3-酮、(22E,24R)-麦角甾-7,22-二烯-3-酮、(22E,24R)-麦角甾-7,22-二烯-3β-醇、5α,8α-过氧-(22E,24R)-麦角甾-6,22-二烯-23β-醇、多孔菌甾酮Ⅰ、多孔菌甾酮Ⅱ、(20S,22R,24R)-16,22-环氧-3b,14a,23b,25-四氢叶酸-7-烯-6-酮、(23R,24R,25R)-23,26-环氧-3b,14a,21a,22a-四氢叶酸-7-烯-6-酮。

■ **药理作用**　具有抗癌、抗突变、利尿、保肝、免疫调节作用。过量服用或注射无溶血反应、热原反应和过敏反应。

■ **应用**

中国　治疗小便不利、水肿、癃闭、尿路感染、泄泻。

老挝　可烹食。

■ **使用注意**　无水湿内停者禁用。

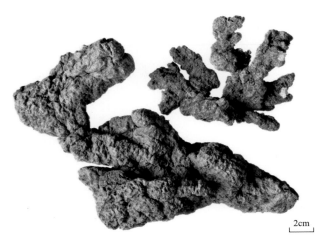

猪苓药材（菌核）

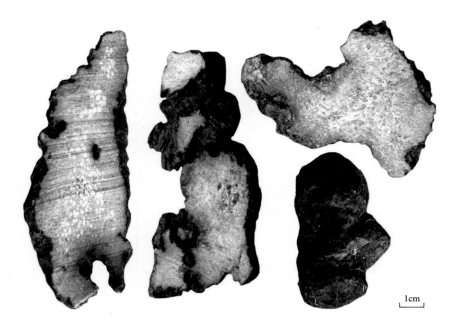

1cm

猪苓饮片

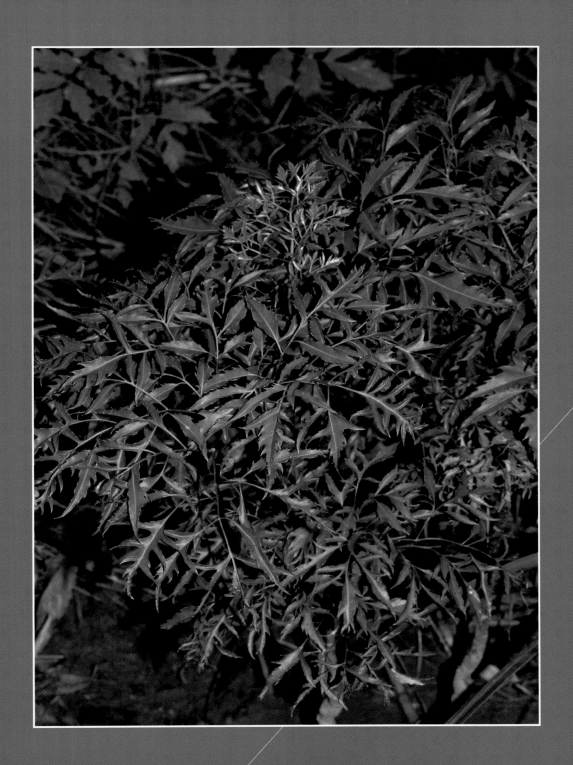

272 南洋参

Polyscias fruticosa (L.) Harms

■ 学名	*Polyscias fruticosa* (L.) Harms
■ 科	五加科
■ 异名	*Aralia deleauana* L. Linden, *Aralia tripinnata* Blanco, *Nothopanax fruticosus* (L.) Miq., *Panax aureus* Sander, *Panax diffusus* W. Bull, *Panax dumosus* W. Bull

■ **本地名称**

柬埔寨　ោឈ្ Chi trorchiek chrouk, Chi sleuk krass, Chi kror orp.

中国　南洋参Nán yáng shēn，南洋森Nán yáng sēn，福禄桐Fú lù tóng。

马来西亚　Kuku garuda, Pokok teh.

缅甸　ဂဠုန်လက်သည်း Galon let the.

菲律宾　Papuwa.

越南　Đinh lăng lá nhỏ, Cây gỏi cá, Nam dương lâm {[DD]ing la[aw]ng l[as] nh[or], C[aa]y g[or]i c[as], Nam d[uw][ow]ng l[aa]m}.

■ **通用名称**　Ming aralia, Chinese ariala.

■ **药用部位**　全草或根。

■ **植物描述**　通常少分枝。叶互生，奇数羽状复叶，小叶叶数和叶形变化甚大，小叶卵圆形至披针形，边缘有锯齿或分裂，具短柄，叶片绿色。伞形花序呈圆锥状，花小而繁，绿色。主要变种有银边南洋参，其枝条柔软，叶为一回羽状复叶，小叶2~4对，卵形或近圆形，叶绿色，有光泽，叶缘白色。另外，还有皱叶南洋参、五叶南洋参、栎叶南洋参、花边叶南洋参等品种。

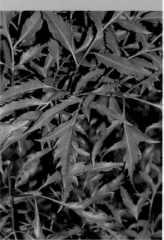

■ **生态**　　　适宜生于热带环境中，常为栽培。

■ **分布**　　　中国主要分布于海南。

东盟地区主要分布于柬埔寨、马来西亚、老挝、越南等国家。

■ **化学成分**　全草含皂苷类化合物（酸性齐墩果酸）、生物碱、维生素B_1、维生素B_2、维生素B_6、维生素C、20种氨基酸、糖类、植物甾醇、鞣质、有机酸、挥发油、微量的糖及聚乙炔类物质［人参炔醇、(8E)十七碳-1,8-二烯-4,6-二炔-3,10-二醇、(8E)十七碳-1,8-二烯-4,6-二炔-3-醇-10-酮、(8Z)十七碳-1,8-二烯-4,6-二炔-3-醇-10-酮］。

■ **药理作用**　具有解热镇痛、抗炎杀菌、镇静等作用，能促进子宫收缩，刺激内分泌。

■ **应用**

柬埔寨　　可利尿，治疗头晕、口腔溃疡、咽喉溃疡、头痛、痔疮和高血压。

缅甸　　　全草治疗发热和止血。

菲律宾　　根入煎剂可用作利尿剂。

越南　　　可滋补、增强免疫力、解毒，治疗阿米巴痢疾、消化不良、疟疾、皮疹。

■ **使用注意**　无。

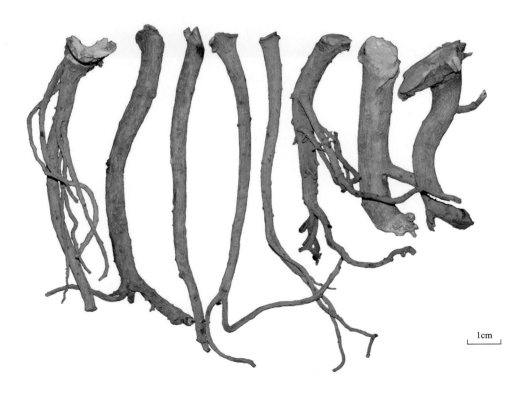

1cm

南洋参药材（根）

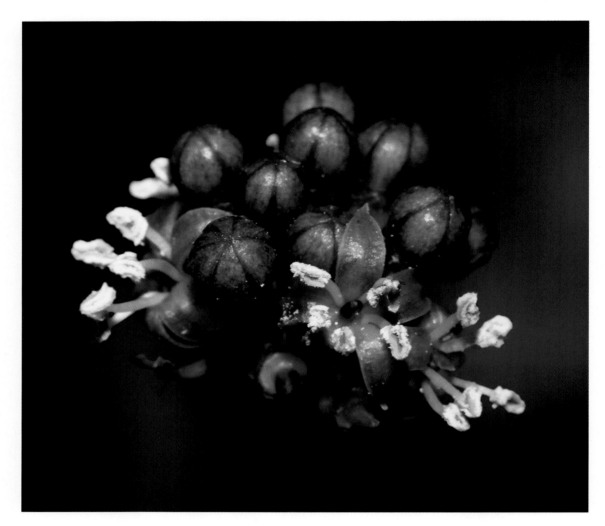

南洋参原植物

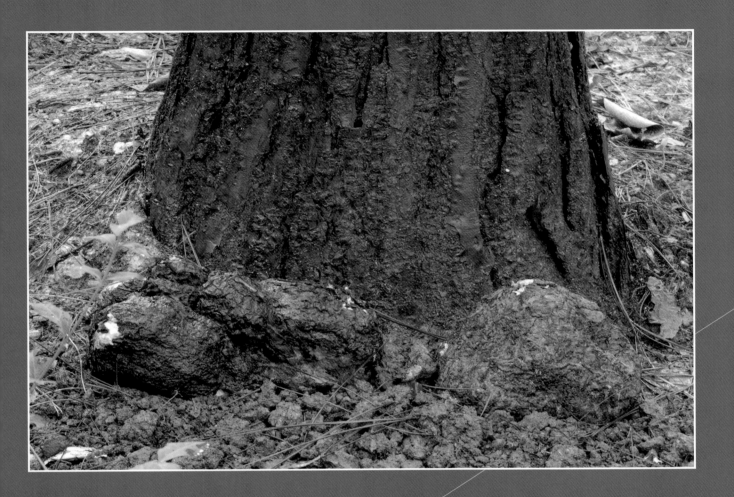

273 茯苓

Poria cocos (Schw.) Wolf.

| 学名 | *Poria cocos* (Schw.) Wolf. |
| 科 | 多孔菌科 |

■ **本地名称**

中国　茯苓Fú líng，茯菟图Fú tù tú，松薯Sōng shǔ，
不死面Bù sǐ miàn，松苓Sōng líng，松木薯
Sōng mù shǔ。

越南　Phục linh {Ph[uj]c linh}.

■ **通用名称**　Indian buead.

■ **药用部位**　菌核。

■ **植物描述**　菌核球形、卵形、椭圆形至不规则形，重量
也不等，一般重500~5000g。外面有厚而多
皱褶的皮壳，深褐色，新鲜时软，干后变
硬；内部白色或淡红色，粉粒状。子实体生
于菌核表面，全平伏，白色，肉质，老后或
干后变为浅褐色。菌管密，长2~3mm，管
壁薄，管口圆形、多角形或不规则形，直径
0.5~1.5mm，口缘常裂为齿状。孢子长方形
至近圆柱形，平滑，有一歪尖。

■ **生态**　寄生在松科植物如赤松、马尾松等的根中，
可伸入土壤至地下20~30cm处。或生于松属
植物根际的砂土中，以及向阳的山坡上。可
栽培。

■ **分布**　中国主要分布于云南、安徽、湖北和湖南等
省区。
东盟地区主要分布于越南。

■ **化学成分**　菌核含茯苓酸、16α-羟基齿孔酸、茯苓酸甲
酯、16α-羟基齿孔酸甲酯、7,9(11)-去氢茯苓
酸甲酯、多孔菌酸C甲酯、齿孔酸、去氢齿

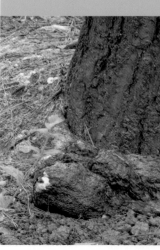

孔酸、茯苓新酸（A、B、C、D、DM、AM）、7,9(11)-去氢茯苓酸、茯苓聚糖、茯苓次聚糖、麦角甾醇、辛酸、十一烷酸、月桂酸、十二碳酸、棕榈酸、十二碳烯酸、辛酸酯、乙酰依布里酸、麦角甾醇过氧化物、麦角甾-7,22-二烯-3β,5α,6β-三醇、麦角甾-7-烯-3β-醇、胡萝卜苷、乙基-β-D-吡喃葡萄糖苷、柠檬酸三甲酯、(R)-苹果酸二甲酯。

- ■ **药理作用**　具有抗炎、抗肿瘤作用，能增强免疫力，对前列腺增生有治疗作用。

- ■ **应用**

　　中国　　菌核治疗脾虚湿盛、癃闭、食少脘闷、痰饮咳嗽、心悸失眠、泄泻、水肿。

- ■ **使用注意**　泄泻者慎服。

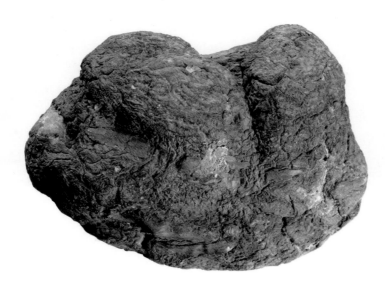

1cm

茯苓药材

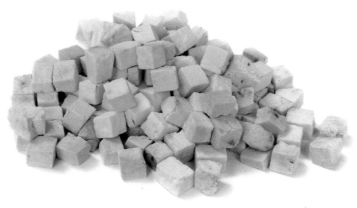

1cm

茯苓饮片

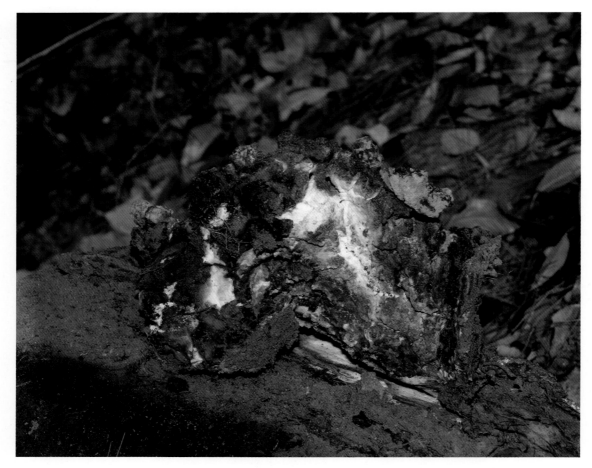

茯苓原植物

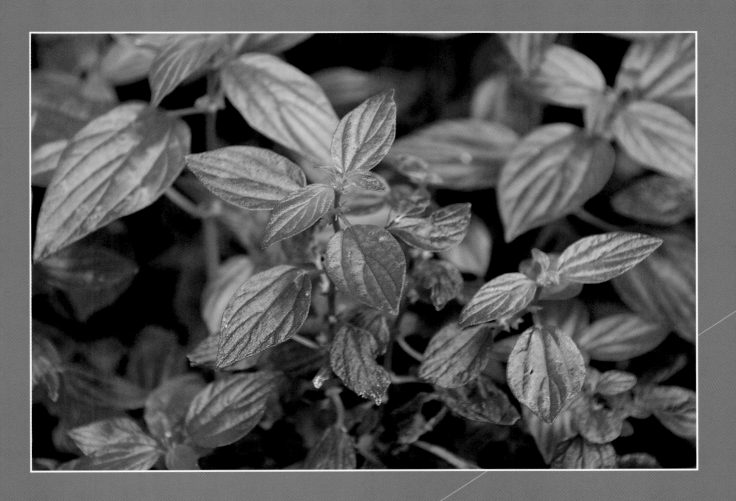

274 雾水葛

Pouzolzia zeylanica (L.) Benn.

学名	*Pouzolzia zeylanica* (L.) Benn.
科	荨麻科

本地名称

柬埔寨	មុខឈ្នាង Muk chhnieng.
中国	雾水葛Wù shuǐ gě，白石薯Bái shí shǔ，啜脓羔Chuò nóng gāo，啜脓膏Chuò nóng gāo，水麻秧Shuǐ má yāng，多枝雾水葛Duō zhī wù shuǐ gě。
老挝	ສົ້ມຊົ້ວແມ່ Som xua mea.
马来西亚	Gubai, Ubi etek, Rubai(Melayu).
泰国	ขอบชะนางขาว Khop cha ngang kao.
越南	Bọ mắm, Cây thuốc dòi, Thuốc vòi {B[oj] m[aws] m, C[aa]y thu[oos]c d[of]i, Thu[oos]c v[of]i}.

药用部位　全草。

植物描述

多年生草本。茎直立或渐升，高12~40cm，不分枝，通常在基部或下部有1~3对对生的长分枝，枝条不分枝或有少数极短的分枝，有短伏毛，或混有开展的疏柔毛。叶全部对生，或茎顶部的对生。叶片草质，卵形或宽卵形，长1.2~3.8cm，宽0.8~2.6cm，短分枝的叶很小，长约6mm，顶端短渐尖或微钝，基部圆形，边缘全缘，两面有疏伏毛，或有时下面的毛较密，侧脉1对；叶柄长0.3~1.6cm。团伞花序通常两性，直径1~2.5mm；苞片三角形，长2~3mm，顶端骤尖，背面有毛。雄花：有短梗；花被片4，狭长圆形或长圆状倒披针形，长约1.5mm，基部稍合生，外面有疏毛；雄蕊4，长约

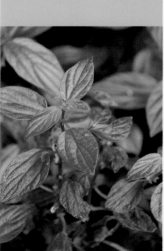

1.8mm，花药长约0.5mm；退化雌蕊狭倒卵形，长约0.4mm。雌花：花被椭圆形或近菱形，长约0.8mm，顶端有2小齿，外面密被柔毛，果期呈菱状卵形，长约1.5mm；柱头长1.2~2mm。瘦果卵球形，长约1.2mm，淡黄白色，上部褐色，或全部黑色，有光泽。花期秋季。

■ **生态**　生于草地、溪边的灌丛、潮湿处，及稻田边光照充足、略潮湿的地方，海拔100~800（~1300）m。

■ **分布**　中国主要分布于安徽、福建、甘肃、广东、广西、湖北、湖南、江西、四川、台湾、云南、浙江等省区。

东盟地区主要分布于马来西亚、缅甸、菲律宾、泰国和越南等国家。

印度、日本、克什米尔、尼泊尔、巴布亚新几内亚、巴基斯坦、斯里兰卡、澳大利亚、马尔代夫、波利尼西亚、也门、非洲地区亦有分布。

■ **化学成分**　全草含β-谷甾醇、胡萝卜素、齐墩果酸、表儿茶素、α-杏仁苷、丁香基-β-芸香苷、$2\alpha,3\alpha,19\alpha$-三羟基尿苷-12-烯-8-甲酸、东莨菪碱、黄芩苷-7-邻-α-乙酰鼠李糖苷、东莨菪碱、槲皮素、槲皮素3-O-β-D-葡萄糖苷、芹菜素、2α-羟基熊果酸。

■ **药理作用**　具有镇痛、抗氧化、抗微生物和抗炎作用。植物中含有新去甲木脂素，对腹腔巨噬细胞脂多糖诱导的NO合成途径有抑制作用。

■ **应用**

柬埔寨　可解毒、化脓、清热、祛湿、抗菌，与宽叶依兰合用作浸渍剂治疗癌症。

中国　带根全草治疗泄泻、肠炎、尿路感染、乳痈、牙痛。

老挝　治疗水肿。

泰国　叶可抗真菌，洗浴时加入可用于妇人产后恢复；地上部分可调经、利尿、杀虫，治疗皮肤病。

■ **使用注意**　疮疡无脓者勿用之，以免增加疼痛。

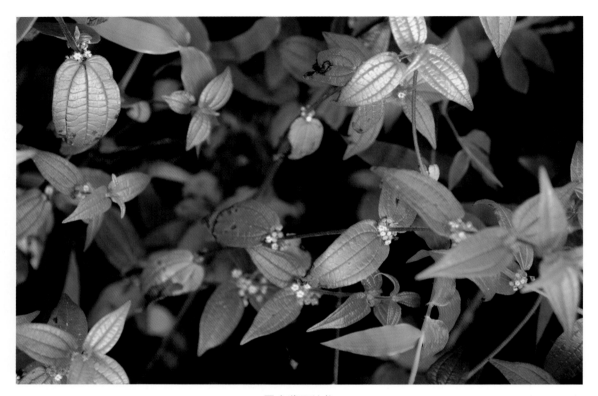

雾水葛原植物

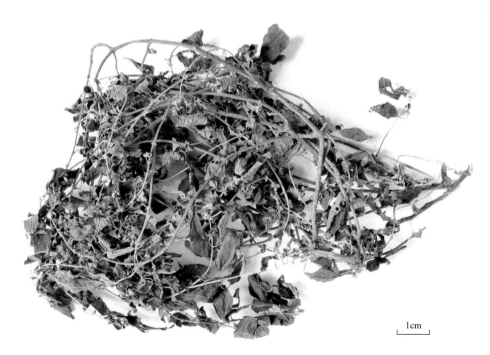

1cm

雾水葛药材

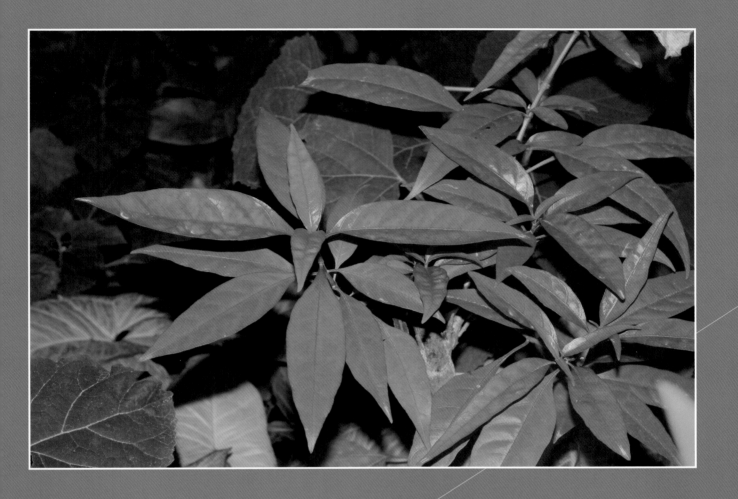

275 山売骨

Pseuderanthemum latifolium B. Hansen

■ 学名	*Pseuderanthemum latifolium* B. Hansen
■ 科	爵床科
■ 异名	*Pseuderanthemum palatiferum* (Wall.) Radlk

■ **本地名称**

柬埔寨　ក្រលេងវេក Kroleng vekk.

中国　山壳骨Shān ké gǔ，小驳骨Xiǎo bó gǔ，钩粉草Gōu fěn cǎo。

泰国　ว่านพญาวานร Wan pha ya wa non.

越南　Xuân hoa, Hoàn ngọc, Nhật nguyệt, Tu lình, Nội đồng, Dièng tòn pièng (Dao), Nhần nhéng (Mường) {Xu[aa]n hoa, Ho[af]n ng[oj]c, Nh[aaj]t nguy[eej]t, Tu l[if]nh, N[ooj]i [dd][oof]ng, Di[ef]ng t[of]n pi[ef]ng (Dao), Nh[aaf]n nh[es]ng (Muong)}.

■ **药用部位**　全草或根、叶。

■ **植物描述**　多年生草本，高1m，茎上部被毛，老枝节膨大。叶长11.5~12cm，宽3.5~5cm，椭圆形，两端渐尖，几全缘，疏具波状圆锯齿，背面中脉被柔毛或最后光滑，侧脉5~6，背面突起，具柄，长1~2.5cm。总状花序长达30cm，常簇生，穗状；花序各节有间距，下部各节相距1~2cm；苞片三角形，几线形，长3~4mm；花萼5深裂，长5mm，线形；花冠淡紫色，高脚碟形，长2cm，冠管线形，长1.5cm，冠檐裂片长5mm，直径约3mm，不明显二唇形，下唇中裂片紫色带黄点；子房被柔毛。蒴果长2.5cm，被柔毛。种子直径4mm，具网状皱纹，无毛。

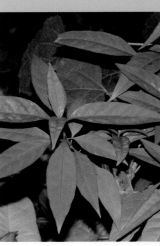

■ **生态**　喜湿，适阳，略能耐荫蔽。在春、夏之际生长旺盛，冬季半落叶。可由扦插再生。

■ **分布**　中国主要分布于广东、广西、海南、云南等省区。

东盟地区主要分布于柬埔寨、老挝、马来西亚、缅甸、泰国、越南等国家。

印度亦有分布。

■ **化学成分**　叶含有β-谷甾醇、植物醇、3-O-(β-D-吡喃吡咯烷)-谷甾醇、两种异构体（表雄豆甾醇和茯苓甾醇）、正五烷-1-醇、多孔甾醇、山柰醇-3-甲基醚-7-邻-β-葡萄糖苷和芹菜碱-7-邻-β-葡萄糖苷、胡萝卜素、黄酮、棕榈酸、水杨酸。还含有多种矿物质、蛋白水解酶与多糖。

根含有羽扇豆醇、羽扇豆烯酮、白桦脂碱、天门冬苦苷、β-谷甾醇和果胶酸。

■ **药理作用**　对大肠杆菌、枯草芽孢杆菌、金黄色葡萄球菌、化脓性链球菌有杀菌作用，同时对白色念珠菌、立枯丝核菌、酵母菌、稻瘟病菌有灭菌活性。无毒性作用。

■ **应用**

柬埔寨　全草治疗扭伤、关节错位、风湿痹痛。

中国　全草治疗出血。

越南　治疗肠胃不适、消化性溃疡、十二指肠溃疡、胃肠道出血、内痔、外伤。叶和根可止血，治疗胃肠道感染、泄泻、外伤、内痔。亦可用于动物疾病防治。

■ **使用注意**　无。

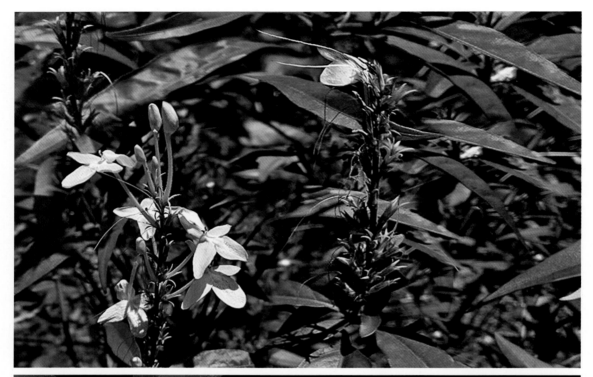

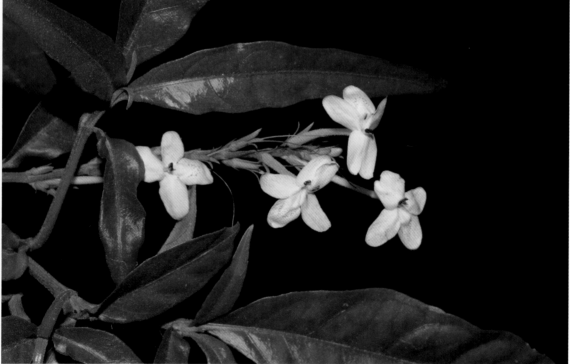

山壳骨原植物

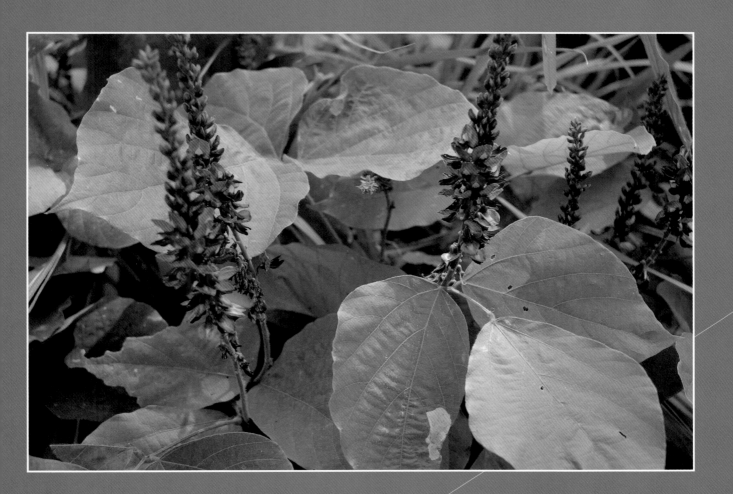

276 葛

Pueraria lobata (Willd.) Ohwi

学名	*Pueraria lobata* (Willd.) Ohwi
科	豆科
异名	*Pueraria lobata* subsp. *chinensis* (Ohwi) Ohwi, *Pueraria lobata* var. *chinensis* Ohwi, *Pueraria lobata* subsp. *lobata*, *Pueraria lobata* var. *montana* (Lour.) Maesen, *Pueraria lobata* subsp. *thomsonii* (Benth.) H. Ohashi & Tateishi, *Pueraria lobata* var. *thomsonii* (Benth.) Maesen

■ 本地名称

中国　　葛Gě，野葛Yě gě，葛藤Gě téng，葛麻姆Gě má mǔ，粉葛Fěn gě。

老挝　　ມັນຕົ້ນເຄືອ Man ton kheua.

马来西亚　Kudsu.

越南　　Sắn dây, Bạch cát, Bản mắm kéo (Thai), Khau cát (Tay) {S[aws]n d[aa]y, B[aj]ch c[as]t, B[awr]n m[aws]m k[es]o (Thai), Khau c[as]t (Tay)}.

■ 通用名称　Kudzu.

■ 药用部位　块根。

■ 植物描述　粗壮藤本，长可达8m，全体被黄色长硬毛，茎基部木质，有粗厚的块状根。羽状复叶具3小叶；托叶背着，卵状长圆形，具线条；小托叶线状披针形，与小叶柄等长或较长；小叶3裂，偶尔全缘，顶生小叶宽卵形或斜卵形，长7~15（~19）cm，宽5~12（~18）cm，先端长渐尖，侧生小叶斜卵形，稍小，上面被淡黄色、平伏的疏柔毛，下面较密；小叶柄被黄褐色绒毛。总状花序长15~30cm，中部以上有颇密集的花；苞

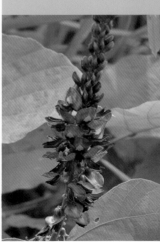

片线状披针形至线形，远比小苞片长，早落；小苞片卵形，长不及2mm；花2~3聚生于花序轴的节上；花萼钟形，长8~10mm，被黄褐色柔毛，裂片披针形，渐尖，比萼管略长；花冠长10~12mm，紫色，旗瓣倒卵形，基部有2耳及一黄色硬痂状附属体，具短瓣柄，翼瓣镰状，较龙骨瓣为狭，基部有线形、向下的耳，龙骨瓣镰状长圆形，基部有极小、急尖的耳；对旗瓣的一雄蕊仅上部离生；子房线形，被毛。荚果长椭圆形，长5~9cm，宽8~11mm，扁平，被褐色长硬毛。花期9~10月，果期11~12月。

■ **生态**　生于灌丛、稀疏树林中、潮湿山坡及向阳树林的边缘，亦可栽培。适应力强。在深厚、肥沃、疏松、混有沙子的土壤中生长良好。

■ **分布**　中国主要分布于辽宁、河北、河南、山东、安徽、江苏、浙江、福建、台湾、广东、广西、江西、湖南、湖北、重庆、四川、贵州、云南、山西、陕西和甘肃等省区。

东盟地区主要分布于泰国。

■ **化学成分**　根含大豆苷元、大豆苷、葛根素、4′-甲氧基葛根素、大豆苷元-4′,7-二葡萄糖苷、大豆苷元-7-(6-O-丙二酰基)-葡萄糖苷、染料木素、刺芒柄花素、大豆苷元-8-C-芹菜糖基(1→6)葡萄糖苷、染料木素-8-C-芹菜糖基(1→6)-葡萄糖苷、葛根素木糖苷、3′-羟基葛根素、3′-甲氧基葛根素、4′-O-葡萄糖基葛根素、葛根酚、葛根苷A、葛根苷B、刺芒柄花素-7-葡萄糖苷、羽扇烯酮、β-谷甾醇、二十二烷酸、二十四烷酸、1-二十四烷酸甘油酯、尿囊素、β-谷甾醇-β-D-葡萄糖苷、6,7-二甲氧基香豆精、5-甲基海因、槐花二醇、广东相思子三醇、大豆皂醇A、大豆皂醇B、葛根皂醇C、葛根皂醇A、葛根苷D。

花含尼泊尔鸢尾异黄酮、尼泊尔鸢尾素-7-O-β-D-葡萄糖苷、葛花苷、染料木素、鸢尾苷、染料木苷、尿囊素、胡萝卜苷、豆甾醇葡萄糖苷、β-谷甾醇。

■ **药理作用**　水提取物对肠道病毒71型的细胞毒性有抑制作用，能促进成骨样细胞分化，改善记忆障碍，改善更年期症状，具有抗代谢、抗抑郁作用。

■ **应用**

中国　块根可清热解毒、解痉镇痛、透疹止泻、润肠通便。亦可治疗感冒发热、口渴、头痛、皮疹、急性肠胃炎、小儿泄泻、肠梗阻、泄泻、高血压引起的颈项强直和疼痛、心绞痛、突发性耳聋。

老挝　可活血。

■ **使用注意**　不可过服，消化不良者慎用，夏日表虚汗多尤忌。

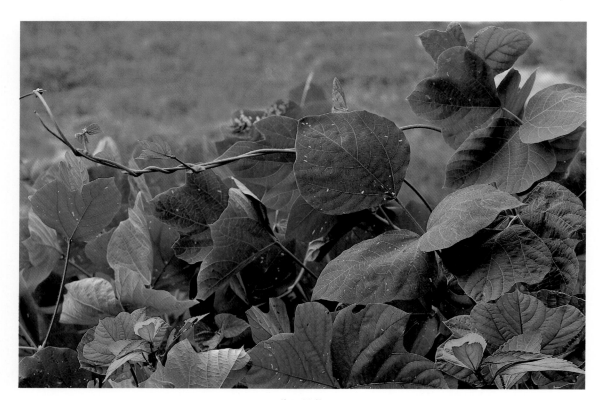

葛原植物

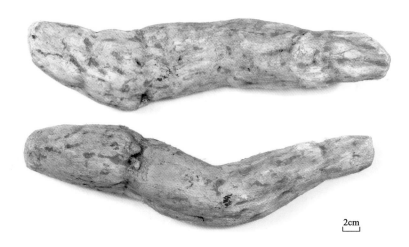

2cm

葛药材（块根）

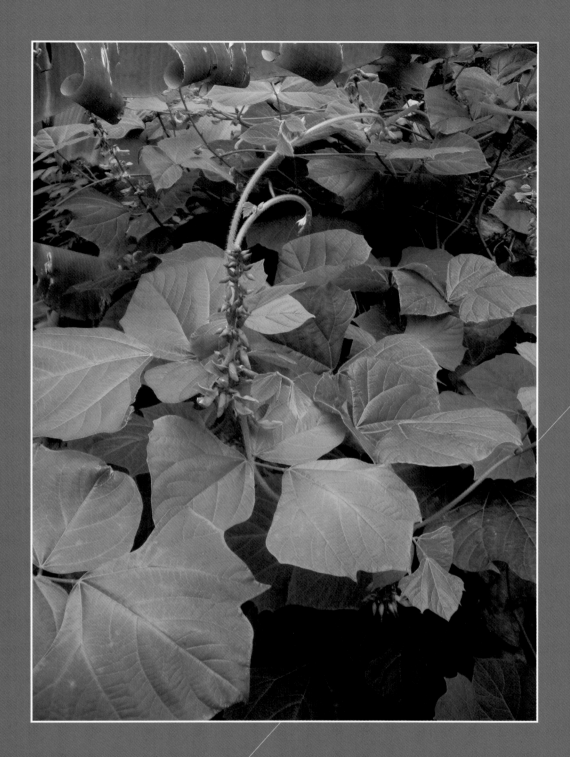

277 葛麻姆

Pueraria montana var. *chinensis* (Ohwi) Sanjappa & Pradeep

学名	*Pueraria montana* var. *chinensis* (Ohwi) Sanjappa & Pradeep
科	豆科
异名	*Pueraria thomsonii* Benth., *Pueraria lobata* (Willd.) Ohwi, *Dolichos grandiflorus* Wall.

■ **本地名称**

中国　　葛麻姆 Gě má mǔ。

老挝　　ມັນຕົ້ນເຄືອ Man ton kheua.

马来西亚　Kudsu.

菲律宾　　Baay.

越南　　Sắn dây, Bạch cát, Bản mắm kéo (Thái), Khau cát (Tày) {S[aws]n d[aa]y, B[aj]ch c[as]t, B[awr]n m[aws]m k[es]o (Thai), Khau c[as]t (Tay)}.

■ **通用名称**　Foot-a-night vine, Japanese arrowroot, Ko-hemp, Kudsu, Kudzu, Kudzu bean, Kudzu hemp, Kudzu vine, Lobed kudzu vine, Vine-that-ate-the-south.

■ **药用部位**　根、枝、叶、花。

■ **植物描述**　顶生小叶宽卵形，长9~18cm，宽6~12cm，先端渐尖，基部近圆形，通常全缘，侧生小叶略小而偏斜，两面均被长柔毛，下面毛较密；花冠长12~15mm，旗瓣圆形。花期7~9月，果期10~12月。

■ **生态**　生于山地森林及开阔地带。在多种土壤中均易生长。

■ **分布**　中国除青海、新疆和西藏外，各省区均有分布。

东盟地区主要分布于柬埔寨、老挝、马来西亚、缅甸、泰国、越南。

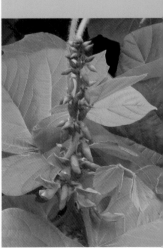

朝鲜、日本和澳大利亚亦有分布。

■ **化学成分**　根含大豆苷元、大豆苷、葛根素、5-羟基葛根素、3′-羟基葛根素、3′-甲氧基葛根素、苦参碱、3′-羟基-4′-*O*-*β*-D-葡糖基葛根素、3′-甲氧基大豆苷元、8-C-芹糖(1→6)葡萄糖苷大豆苷元、染料木黄酮。同时还含有蛋白质、脂肪和碳水化合物。

■ **药理作用**　具有抗菌、抗炎、抗癌、抗氧化、抗衰老、抗血栓、降血脂、降血糖、镇痛、神经保护作用，对肝炎有治疗效果。无毒副作用。

■ **应用**

中国　　可发汗、清热。根入煎剂治疗感冒、痢疾、发热；嫩枝可催乳。

老挝　　治疗发热、痢疾。

菲律宾　叶煎剂可用于清洗伤口。树枝汁液可涂于皮肤，治疗皮肤瘙痒。

越南　　根治疗发热、麻疹、肠炎、口渴；叶可清肝，治疗毒蛇咬伤；花可醒酒，治疗痔疮。

■ **使用注意**　体质虚寒者慎服。

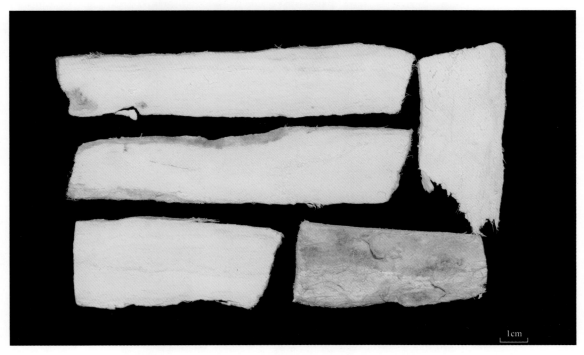

葛麻姆饮片

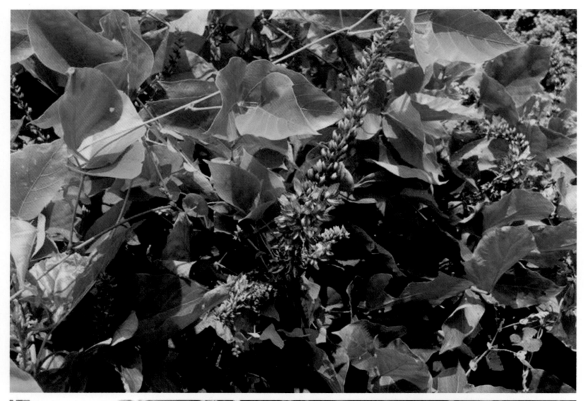

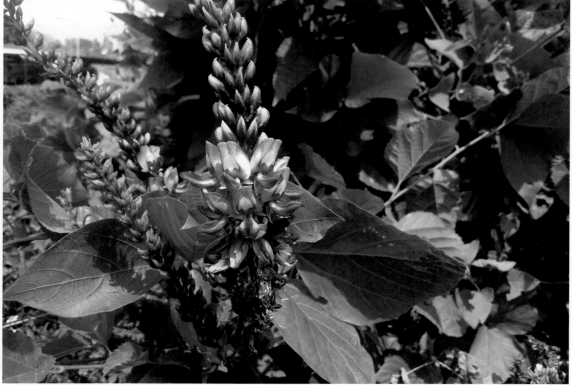

葛麻姆原植物

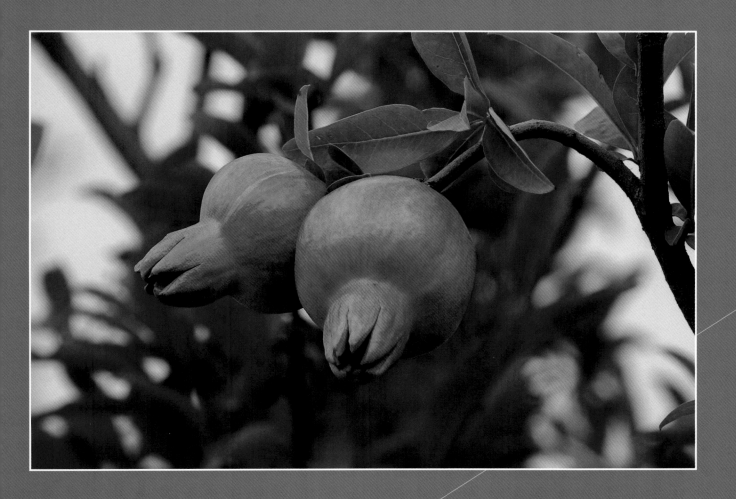

278 石榴

Punica granatum L.

学名	*Punica granatum* L.
科	石榴科
异名	*Punica nana* L.

■ **本地名称**

柬埔寨	ទទឹម Tor teum.
中国	石榴Shí liu，安石榴Ān shí liu，山力叶Shān lì yè，丹若Dān ruò，若榴木Ruò liú mù。
老挝	ພິລາ Phi la.
马来西亚	Buahdelima.
缅甸	သလဲပင် Thale pin.
菲律宾	Granada.
泰国	ทับทิม Tubtim.
越南	Lựu, An thạch lựu {L[uwj]u, An th[aj]ch l[uwj]u}.

■ **通用名称** Pomegranate.

■ **药用部位** 根、茎、树皮、根皮、叶、花、果实、种子。

■ **植物描述** 落叶灌木或乔木，高通常3~5m，稀达10m，枝顶常成尖锐长刺，幼枝具棱角，无毛，老枝近圆柱形。叶通常对生，纸质，矩圆状披针形，长2~9cm，顶端短尖、钝尖或微凹，基部短尖至稍钝，上面光亮，侧脉稍细密；叶柄短。花大，1~5朵生于枝顶；萼筒长2~3cm，通常红色或淡黄色，裂片略外展，卵状三角形，长8~13mm，外面近顶端有一黄绿色腺体，边缘有小乳突；花瓣常大，红色、黄色或白色，长1.5~3cm，宽1~2cm，顶端圆形；花丝无毛，长达13mm；花柱长超过雄蕊。浆果近球形，直径5~12cm，通常为

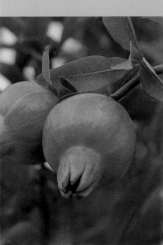

淡黄褐色或淡黄绿色，有时白色，稀暗紫色。种子多数，钝角形，红色至乳白色，肉质外种皮供食用。

■ **生态** 海拔可达1500m，年平均气温约为20℃，年平均降雨量约为1000mm。可耐旱，及耐季节性水涝；对低于−12℃的霜冻敏感。喜排水良好的土壤，重质、轻质及中质均可，可忍耐压实的土壤；对强碱性土壤敏感。

■ **分布** 中国各地均有分布。

东盟地区主要分布于泰国。

中亚、西亚地区和印度北部等地亦有分布。

■ **化学成分** 叶含鞣质（石榴皮鞣素和石榴叶鞣质）、黄酮苷、木犀草素和芹菜素。

花含没食子酸、熊果酸、三萜、马斯林酸和积雪酸。

果皮含酚类化合物、没食子酸、脂肪酸、儿茶素、槲皮素、芸香苷、黄酮醇、黄酮、花青素等；还含有鞣酸、糖、果胶、没食子酸酯、原花翠素［没食子儿茶素-(4→8)-儿茶酚、没食子儿茶素-(4→8)-没食子儿茶素、儿茶酚-(4→8)-没食子儿茶素］。

果实汁液含花青素，如飞燕草素、矢车菊素和天竺葵苷（飞燕草素-3-葡萄糖苷、3,5-二葡萄糖苷、花青素-3-葡萄糖苷、天竺葵苷-3-葡萄糖苷），并含有葡萄糖、维生素C、鞣花酸、鞣花鞣质、金盏花素、石榴皮亭A、石榴皮亭B、穿心莲内酯A~D、5-O-没食子酰基穿心莲内酯D、石榴叶鞣质、石榴皮葡萄糖酸鞣质、1-α-O-没食子酸穿心莲素、石榴皮鞣素、2-O-邻没食子酸、没食子酸、咖啡酸、儿茶素、槲皮素、芸香苷、矿物质、氨基酸、石榴碱。

种子含维生素C、维生素K、多酚、鞣花鞣质、黄酮类化合物、辛酸、棕榈酸、硬脂酸、油酸、亚油酸、鞣花酸、甾醇、雌酮。

根含鞣花鞣质、石榴皮鞣素、安石榴苷、哌啶生物碱、石榴鞣酸、没食子酸、甘露醇、四氢叶酸、球果碱、甲基球果碱、拟球粒碱和异麦角新碱。

■ **药理作用** 具有抗氧化和抗菌作用。水提取物有毒性，能影响基因转变、姐妹染色单体互换过程，对精子有致畸作用。

■ **应用**

柬埔寨 果实可食用；树皮、果皮和根可止血、止泻、杀虫；花可止血。

中国 果皮治疗久泻、久痢、便血、直肠脱垂、月经过多、带下、虫积腹痛；根治疗蛔虫病、绦虫病、久泻、久痢、带下；花治疗痔疮、呕血、外伤出血、月经不调、带下、中耳炎；叶治疗泄泻、天花、麻风、跌打损伤。

老挝　　　治疗登革热出血、绦虫病。

缅甸　　　根用作驱虫药；果实治疗喉痛、口腔疾病、呕吐，可增强食欲。

菲律宾　　嫩叶煎剂可用作漱口水，治疗口腔疾病；果皮煎剂可用作驱虫剂。

泰国　　　果实和树皮治疗泄泻、痢疾、肠道蛔虫病；种子和果汁可养心、润喉；成
　　　　　熟果实可补血；花汁、果壳和树皮可润肤，治疗鼻衄、牙龈出血、乳房下
　　　　　垂、痔疮；果汁滴眼，可治疗白内障；种子、果壳作栓剂可避孕、滑胎；
　　　　　根可杀虫、止血，治疗咽喉肿痛；根皮可杀虫、止血、止泻、止痢，治疗
　　　　　维生素C缺乏症；茎可杀虫、止泻、止痢；树皮可杀虫、止血、止泻，治
　　　　　疗维生素C缺乏症；叶可止泻、止痢、止呕，治疗维生素C缺乏症；花可止
　　　　　血、清创，治疗鼻衄、中耳炎；果实可止血、止泻、止痢、滋阴，治疗腰
　　　　　痛；果皮可止泻、止痢、止血、杀虫，治疗烧烫伤、疥疮、癣病；种子可
　　　　　健胃、止泻，治疗维生素C缺乏症、疝痛、消化不良。

■ **使用注意**　　树皮可泻下，有毒副作用。

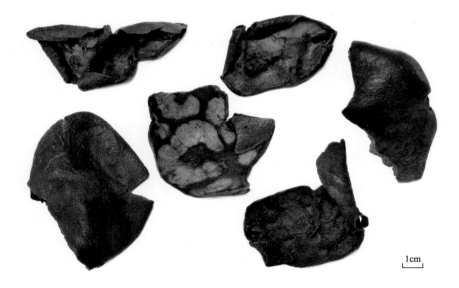

石榴药材（果皮）

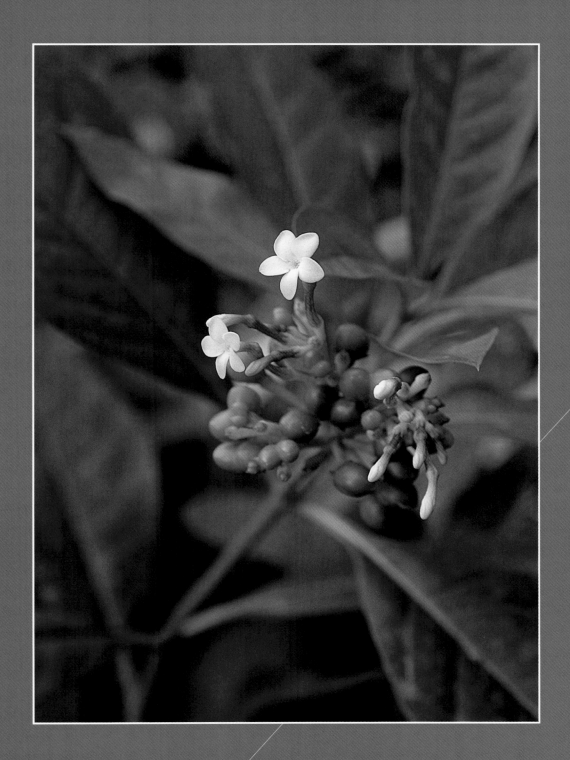

279 蛇根木

Rauvolfia serpentina (L.) Benth. ex Kurz.

学名	*Rauvolfia serpentina* (L.) Benth. ex Kurz.
科	夹竹桃科
异名	*Rauwolfia serpentina* Bentham，*Rauvolfia serpentina* var. *gracilis* Stapf，*Rauvolfia serpentina* var. *obversa* (Miq.) Bakh. f.

■ **本地名称**

中国　蛇根木Shé gēn mù，蛇草根Shé cǎo gēn，印度萝芙木Yìn dù luó fú mù，印度蛇木Yìn dù shé mù，印度蛇根木Yìn dù shé gēn mù，印度蛇根草Yìn dù shé gēn cǎo。

老挝　ຂະຍອມພູນ້ອຍ Kha gnom phoo noy.

缅甸　ဘုမဆရာဇာ Bon ma yarzar.

泰国　ระย่อมหลวง Ra yom loung, หญ้าย่อมตีนหมา Ya yom teen ma.

越南　Ba gạc hoa đỏ, Ba gạc Ấn độ {Ba g[aj]c hoa [dd][or], Ba g[aj]c [aas]n [dd][ooj]}.

■ **通用名称**　Rauwolfia, Serpentine, Serpentine root, Serpent wood, Snake wood, Snake-root.

■ **药用部位**　全株或根、根皮、茎皮、叶。

■ **植物描述**　灌木，高50~60cm，除花冠筒内上部被长柔毛外，其余皆无毛；茎麦秆色，具纵条纹，被稀疏皮孔，直径约5mm；节间长1~4cm。叶集生于枝的上部，对生、3叶或4叶轮生，稀为互生，椭圆状披针形或倒卵形，短渐尖或急尖，基部狭楔形或渐尖，长7~17cm，宽2~5.5cm；叶面中脉近扁平，叶背中脉凸出，侧脉10~12对，弧形上升至叶缘前网结；叶柄长1~1.5cm。伞形或伞房

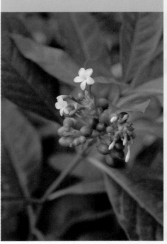

状聚伞花序，具单条的总花梗，上部多分枝，长3~13cm；小苞片披针形，长约2mm；总花梗、花梗、花萼和花冠筒均红色；花萼筒长3mm，裂片长2mm；花冠高脚碟状；花冠筒圆筒状，中部膨大，长约10mm，裂片白色，卵圆形，长1.5mm，宽1mm；雄蕊着生在花冠筒的中部，仅在雄蕊着生处之上被长柔毛；花盘环状，高约为子房的一半；子房具2心皮，心皮合生至中部，每室有胚珠2，花柱圆筒状，柱头棒状。核果成对，红色，近球形，合生至中部。花期第1次2~5月，第2次6~10月；果期第1次5~8月，第2次10月到翌年春季。

■ **生态** 喜生于年均降水量1500~2000mm、平均温度25~30℃的热带或亚热带地区。

■ **分布** 中国主要分布于云南、广东、广西、海南等省区。

东盟地区主要分布于老挝、印度尼西亚、马来西亚、缅甸和泰国等国家。

印度、斯里兰卡亦有分布。

■ **化学成分** 根皮含单吲哚生物碱类物质，主要有四类：①育亨宾类，包括利血平、利血平宁、雷公藤碱、育亨宾（α-育亨宾、β-育亨宾和ψ-育亨宾）、异柯楠醇碱；②异育亨宾类，包括阿马碱、蛇根碱、蛇根亭宁和萝巴辛；③萨帕甘类，包括蛇根精（萨杷晋碱）；④阿贾马烷类（阿玛琳类），包括阿玛琳和异阿玛琳。同时含有皂苷、黄酮类化合物、酚类、鞣质、维生素和矿物质；含有多种生物碱，如N(b)-甲基阿玛琳、N(b)-甲基异阿玛琳、3-羟基沙巴秦、育亨宾酸、异育亨宾酸、7-表没食子酸；还含有一个新的蔗糖衍生物：6'-O-(3,4,5-三甲氧基苯甲酰)球腺糖。

■ **药理作用** 具有镇静、降血压、抗氧化作用，有防治糖尿病、心血管疾病、癌症和高血压等作用。

■ **应用**

中国 民间用根、茎皮、叶作退热、抗癫痫、治疗虫蛇咬伤等的药物。还可治疗高血压、失眠、胃肠胀气、呕吐、肝病。

老挝 根与其他药物合用治疗头痛。

缅甸 根可作安眠药，治疗高血压、感染性疼痛、精神病。

泰国 根治疗发热、疟疾；全株入药治疗胃溃疡。

■ **使用注意** 血压偏低者慎服。

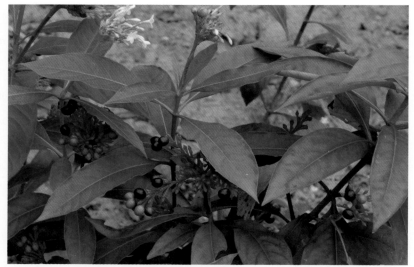

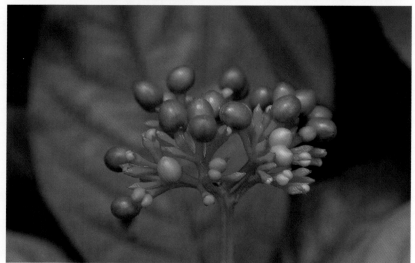

蛇根木原植物

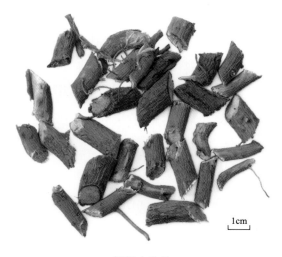

蛇根木饮片

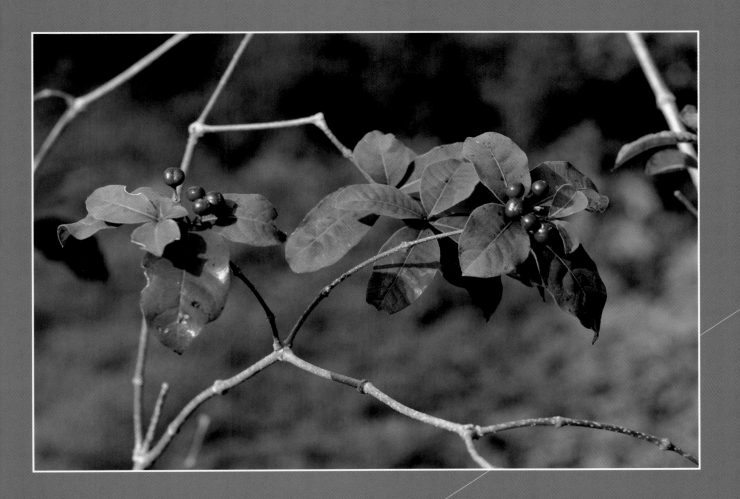

280 四叶萝芙木

Rauvolfia tetraphylla L.

学名	*Rauvolfia tetraphylla* L.
科	夹竹桃科
异名	*Rauvolfia heterophylla* Roem. & Schult.

■ **本地名称**

柬埔寨　ឈើទិព្វគួច Chhoeu teptoch.

中国　四叶萝芙木Sì yè luó fú mù，异叶萝芙木Yì yè luó fú mù。

老挝　ຂະຍອມຜູ່ໂຊງເດ Kha yom phoo xo bet.

泰国　ระย่อมพินเกี้ Rayom pin gae.

越南　Ba gạc bốn lá, Ba gạc cu ba {Ba g[aj]c b[oos]n l[as], Ba g[aj]c cu ba}.

■ **药用部位**　根、树皮。

■ **植物描述**　多年生直立灌木，具乳汁；幼枝被微毛，老枝无毛。叶通常4叶轮生，稀3或5轮生，大小不等，膜质，卵形或卵状椭圆形，最大的长5~15cm，宽2~4cm，最小的长1~4cm，宽0.8~3cm，两面被绒毛，老叶的毛脱落；侧脉弧曲上升，每边5~12。聚伞花序顶生或腋生，总花梗幼时被长柔毛，后渐脱落；花萼5裂；花冠白色，坛状，花冠筒内外面均被长柔毛；雄蕊5，着生于花冠筒喉部；心皮合生。核果2个合生，未成熟时绿色，后渐变为红色，成熟时黑色。

■ **生态**　生于潮湿至干燥的灌丛中，常生于次生林或荒地中，海拔低于500m，在危地马拉可达2000m。

■ **分布**　中国主要分布于广东、广西、海南、云南等省区。

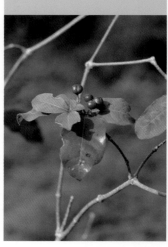

东盟地区主要分布于柬埔寨。

美洲热带地区亦有分布。

■ **化学成分**　全株含利血平、阿玛碱、阿玛琳、蛇根碱、育亨宾、羟基磷灰石-*O*-己糖苷、阿玛琳-*O*-己糖苷、四氢羟基喜树碱、蛇根碱-邻己糖苷、2,2-二甲基-4-氧嘧啶-6-酰基配合物、17-*epi*-rauvotetraphylline、21-*epi*-rauvotetraphylline。

■ **药理作用**　具有抗炎、抗菌、降血压和镇静作用。

■ **应用**

柬埔寨　　可化痰、消肿、止吐，治疗高血压。

中国　　　树汁药用，可催吐、泻下、祛痰、利尿、消肿。

■ **使用注意**　脾胃虚寒者慎服。

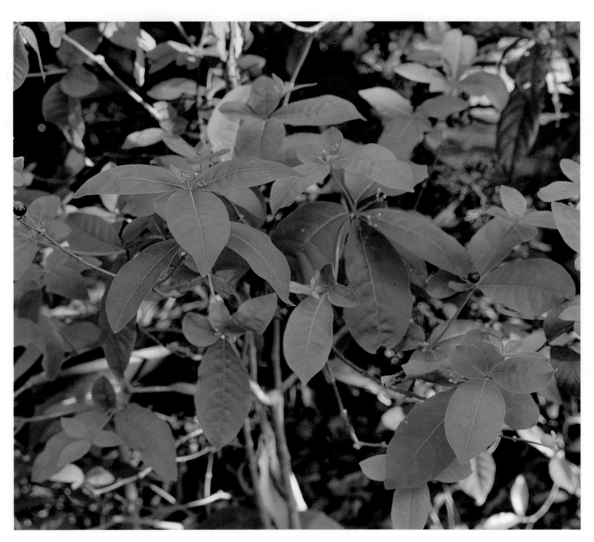

四叶萝芙木原植物

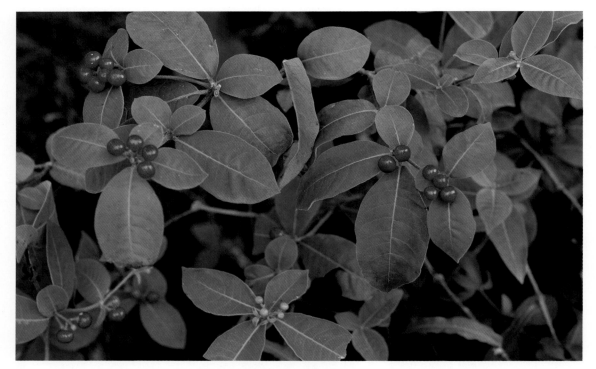

四叶萝芙木原植物

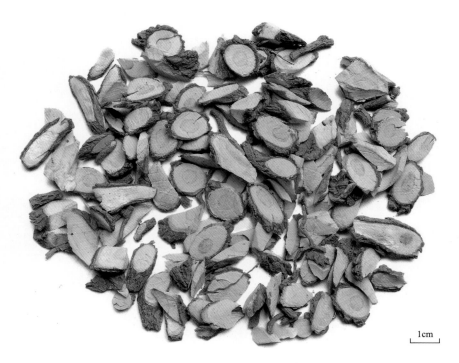

1cm

四叶萝芙木饮片

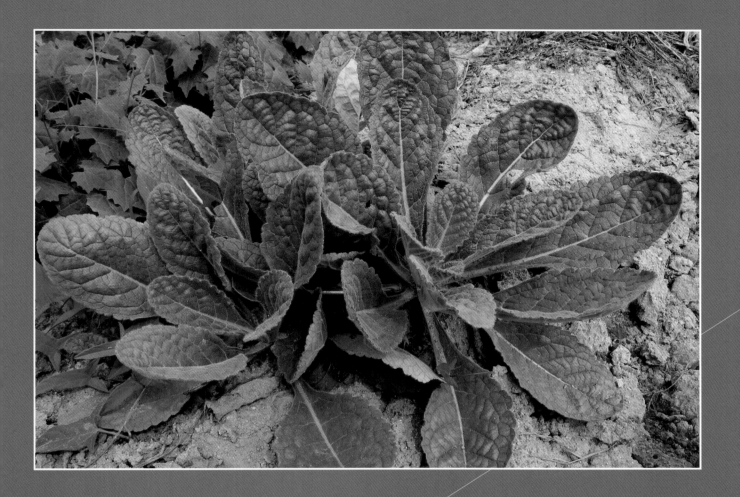

281 地黄

Rehmannia glutinosa (Gaertn.) DC.

■ 学名	*Rehmannia glutinosa* (Gaertn.) DC.
■ 科	玄参科
■ 异名	*Rehmannia glutinosa* (Gaetn.) Libosch. ex Fisch. et Mey.

■ **本地名称**

中国　　地黄Dì huáng，生地Shēng dì，怀庆地黄Huái qìng dì huáng。

缅甸　　ခေါင်းလောင်းပန်းပင် Kaung laung pan pin.

泰国　　โกฐขี้แมว Kot khi maeo.

越南　　Địa hoàng, Sinh địa {[dd][ij]a ho[af]ng, Sinh [dd][ij]a}.

■ **通用名称**　Chinese foxglove.

■ **药用部位**　根茎。

■ **植物描述**　多年生草本，高10~30cm，密被灰白色多细胞长柔毛和腺毛。根茎肉质，鲜时黄色，在栽培条件下，直径可达5.5cm，茎紫红色。叶通常在茎基部集成莲座状，向上则强烈缩小成苞片，或逐渐缩小而在茎上互生；叶片卵形至长椭圆形，上面绿色，下面略带紫色或呈紫红色，长2~13cm，宽1~6cm，边缘具不规则圆齿或钝锯齿以至牙齿；基部渐狭成柄，叶脉在上面凹陷，下面隆起。花具长0.5~3cm之梗，梗细弱，弯曲而后上升，在茎顶部略排列成总状花序，或几全部单生于叶腋而分散在茎上；萼长1~1.5cm，密被多细胞长柔毛和白色长毛，具10隆起的脉；萼齿5，矩圆状披针形、卵状披针形或多少三角形，长0.5~0.6cm，宽0.2~0.3cm，稀前方

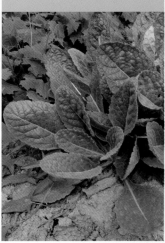

2萼齿各又开裂而使萼齿总数达7枚之多；花冠长3~4.5cm；花冠筒多少弓曲，外面紫红色，被多细胞长柔毛；花冠裂片5，先端钝或微凹，内面黄紫色，外面紫红色，两面均被多细胞长柔毛，长5~7mm，宽4~10mm；雄蕊4；药室矩圆形，长2.5mm，宽1.5mm，基部叉开，而使两药室常排成一直线，子房幼时2室，老时因隔膜撕裂而成一室，无毛；花柱顶部扩大成2片状柱头。蒴果卵形至长卵形，长1~1.5cm。花果期4~7月。

■ **生态** 生于贫瘠山坡、山脚、墙边或路边的砂壤土中，海拔50~1100m。喜温暖环境，相对较耐寒。栽培宜在光照充足的环境中，土壤中性或弱碱性，且深厚、疏松、肥沃。

■ **分布** 中国主要分布于辽宁、河北、河南、山东、山西、陕西、甘肃、内蒙古、江苏、湖北等省区。

东盟地区主要分布于泰国、缅甸、越南等国家。

日本、韩国等国家亦有栽培。

■ **化学成分** 根含桃叶珊瑚苷、益母草苷、梓醇、6-*O*-对香酰基筋骨草醇、6-*O-E*-阿魏酰基筋骨草醇、6-*O*-(4′-*O*-α-L-吡喃鼠李糖基)香草酰基筋骨草醇、6-*O*-香草酰基筋骨草醇、6-*O-Z*-阿魏酰基筋骨草醇、都桷子苷、焦地黄苷A、焦地黄苷B、筋骨草苷、美利妥双苷、地黄苷A、地黄苷B、地黄苷C、地黄苷D、葡糖胺、1-乙基-*β*-D-半乳糖苷、D-果糖、D-半乳糖、甘露三糖、棉子糖、水苏糖、毛蕊花糖、蔗糖、D-葡萄糖、γ-氨基丁酸、磷酸、8-表马钱子苷酸、金圣草（黄）素、毛蕊花糖苷、二十一碳酸、琥珀酸、棕榈酸、3,4-dihydroxy-*β*-phenyl-(1→6)-4-*O*-caffeicacid-yl-*β*-D-glycopyranoside、3,4-dihydroxy-*β*-phenyl-D-glucopyranosyl-(1→3)-*O*-caffeicacid-yl-*β*-D-glycopyranoside、连翘酯苷。

■ **药理作用** 具有抗肿瘤、调节糖代谢、促进细胞增殖、抑制脂肪前体细胞分化作用，能增强免疫力。其所含5-羟甲基糠醛，对横纹肌和内脏有神经毒性。

■ **应用**

中国 鲜地黄可清热生津、凉血止血，治疗热病伤阴、舌绛烦渴、发斑发疹、吐血、衄血、咽喉肿痛；生地黄可清热凉血、养阴生津，治疗热病舌绛烦渴、阴虚内热、骨蒸劳热、内热消渴、吐血、衄血、发斑发疹；熟地黄可滋阴补血、益精填髓，治疗肝肾阴虚、腰膝酸软、骨蒸潮热、盗汗遗精、内热消渴、血虚萎黄、心悸怔忡、月经不调、崩漏下血、眩晕、耳鸣、须发早白。

泰国　　　　根可清热、消瘀。

■　**使用注意**　　胃虚食少、脾虚有湿者慎服。

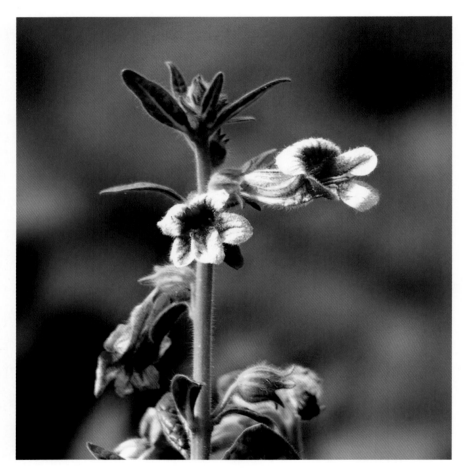

地黄原植物

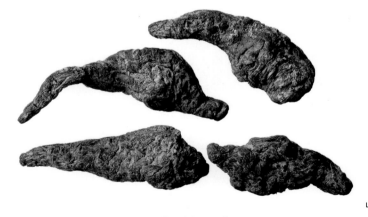

1cm

地黄药材（根茎）

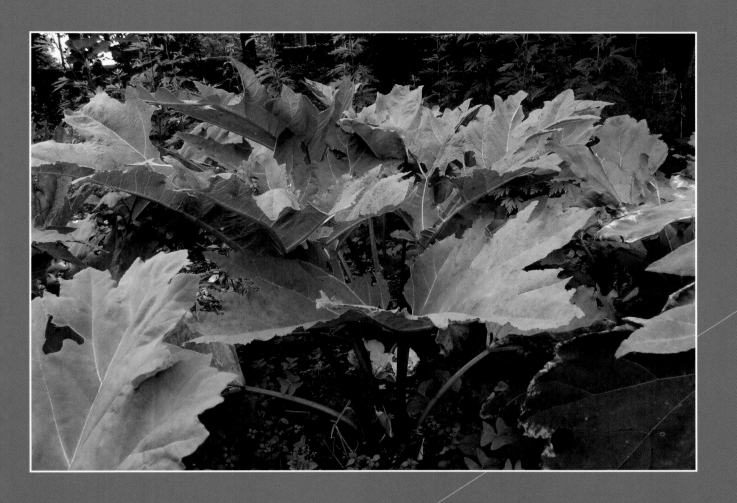

282 掌叶大黄

Rheum palmatum L.

■ 学名	*Rheum palmatum* L.
■ 科	蓼科
■ 异名	*Rheum palmatum* subsp. *dissectum* Stapf，*Rheum palmatum* f. *rubiflora* Stapf

CHINA-ASEAN

■ **本地名称**

中国　掌叶大黄Zhǎng yè dà huáng，葵叶大黄Kuí yè dà huáng。

泰国　โกฐน้ำเต้า Kot nam tao.

越南　Đại hoàng {[dd][aj]i ho[af]ng}.

■ **通用名称**　Chinese rhubarb.

■ **药用部位**　根、根茎。

■ **植物描述**　高大粗壮草本，高达2m，根及根状茎粗壮木质。茎直立，中空。托叶鞘大，内面光滑，外面粗糙；叶柄粗壮，圆柱状，与叶片近等长；叶片长、宽近相等，基部近心形，上面粗糙，具乳突状毛。大型圆锥花序；花小，通常为紫红色，有时黄白色；花梗关节位于中部以下；花被片6，外轮3较窄小，内轮3较大，宽椭圆形至近圆形；雄蕊9，不外露，与花丝基部粘连；子房菱状宽卵形。果实矩圆状椭圆形至矩圆形。种子宽卵形，棕黑色。花期6月，果期8月。

■ **生态**　生于山坡或山谷的湿地，海拔1500~4400m。喜凉爽潮湿环境，耐寒，不耐高温。

■ **分布**　中国主要分布于甘肃、四川、青海、云南和西藏等省区。

东盟地区主要分布于泰国、越南等国家。

■ **化学成分**　根含芦荟大黄素、芦荟大黄素-8-*O*-葡萄糖

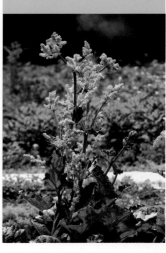

苷、右旋儿茶精、大黄酚、掌叶大黄二蒽酮A、掌叶大黄二蒽酮B、掌叶大黄二蒽酮C、大黄素甲醚、大黄素甲醚-8-*O*-葡萄糖苷、大黄二蒽酮、食用大黄苷、大黄酸、大黄酚-1-*O*-葡萄糖苷、大黄酚-8-*O*-葡萄糖苷、大黄素、大黄素-1-*O*-葡萄糖苷、大黄素-3-*O*-葡萄糖苷、大黄素-8-*O*-葡萄糖苷、4'-羟基苯基-2-丁酮-4'-*O*-β-D-(2''-*O*-桂皮酰基-6''-*O*-没食子酰基)-葡萄糖苷、4'-羟基苯基-2-丁酮-4'-*O*-β-D-[2''-*O*-没食子酰基-6''-*O*-(4'''-羟基)-桂皮酰基]-葡萄糖苷、左旋表儿茶精没食子酸、没食子酸、没食子酰葡萄糖、4'-羟基苯基-2-丁酮、4'-*O*-甲基云杉新苷、大黄降脂素、4'-羟苯基-2-丁酮-4'-*O*-β-D-[2''-*O*-肉桂酰基-6''-*O*-没食子酰基]-糖苷、4'-羟苯基-2-丁酮-4'-*O*-β-D-2''-*O*-没食子酰基-6''-*O*-(4'''-羟基)-肉桂酰基-糖苷。

■ **药理作用**　具有解热、抗炎和神经保护作用，能调节肝功能，治疗急性肺损伤和急性胰腺炎。长时间服用易造成精神萎靡、腹泻、体重缓慢增加，以及尿蛋白、血糖和氯离子浓度升高，大量服用能引起肾小管轻度肿胀。

■ **应用**

中国　治疗便秘、食积停滞、腹痛、急性阑尾炎、急性传染性肝炎、血瘀经闭、牙痛、急性结膜炎；外用治疗烧烫伤、化脓性皮肤病、痈肿疮疡。

泰国　根可祛风、利尿、通便、杀虫、止泻，治疗结膜炎、痔疮、消化不良。

■ **使用注意**　孕妇及哺乳期妇女慎用。

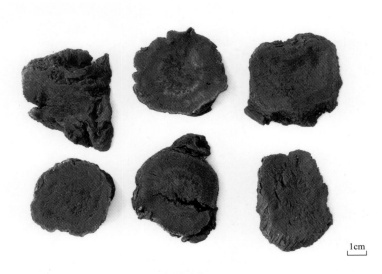

掌叶大黄饮片

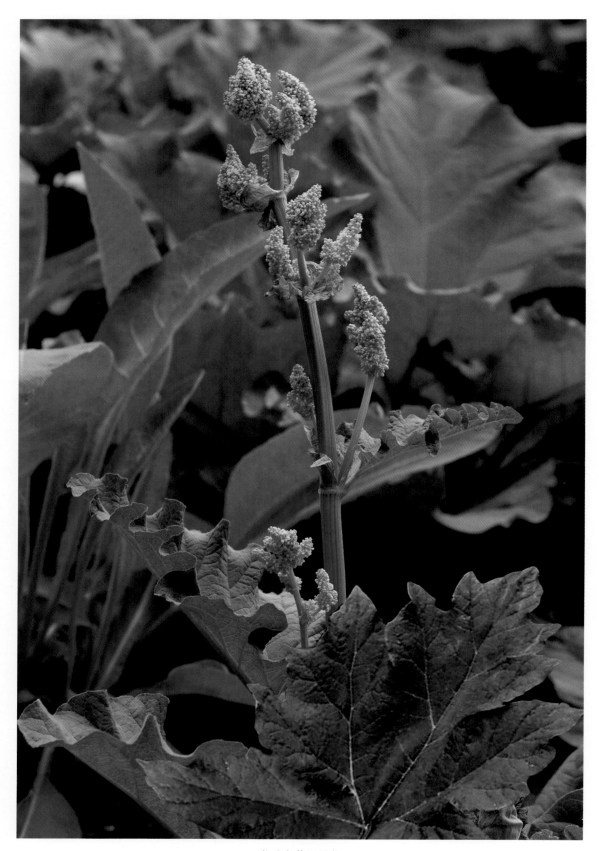

掌叶大黄原植物

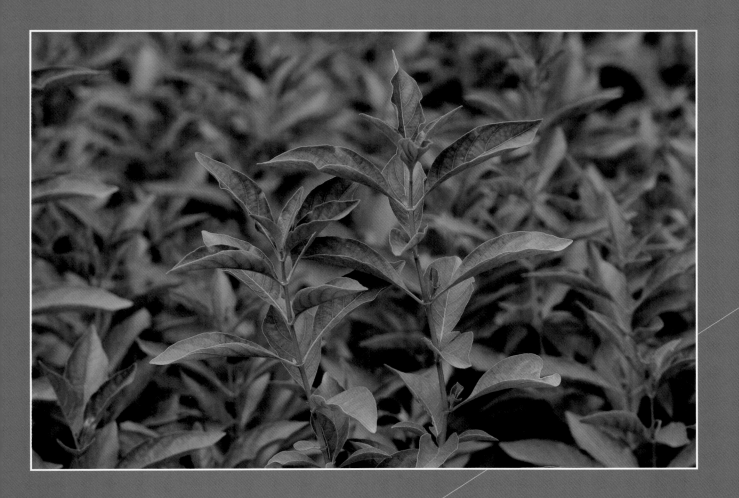

283 灵枝草

Rhinacanthus nasutus (L.) Kurz

学名	*Rhinacanthus nasutus* (L.) Kurz
科	爵床科
异名	*Rhinacanthus nasutus* (L.) Kuntze

■ **本地名称**

柬埔寨　ចុងអំបុកកុកស Chong ambok, Kok saor.

中国　灵枝草Líng zhī cǎo，白鹤灵芝Bái hè líng zhī，灵芝草Líng zhī cǎo，仙鹤灵芝草Xiān hè líng zhī cǎo，癣草Xuǎn cǎo。

老挝　ທອງພັນຊັ່ງ Thong phan sang, ທອງກ້ານຊັ່ງ Thong kan sang, ຈອນຟອນ Chon fon.

马来西亚　Chabai emas.

缅甸　ထောလဲဗတ္ Htaw-la-bat.

菲律宾　Tagaktagak.

泰国　ทองพันชั่ง Thong phan chang.

越南　Bạch hạc, Kiến cò, Cày lác, Uy linh tiên, Chóm phòn (Nùng) {B[aj]ch h[aj]c, Ki[ees]n c[of], C[af]y l[as]c, Uy linh ti[ee]n, Ch[os]m ph[of]n (N[uf]ng)}.

■ **通用名称**　Snake jasmine.

■ **药用部位**　全株或根、茎、根皮、叶。

■ **植物描述**　亚灌木。茎近圆柱形或稍具棱，无毛。单叶对生和交互对生，无托叶；叶柄短；叶片椭圆状披针形或椭圆状长圆形，顶端急尖，基部楔形，边全缘或稍呈浅波状，两面无毛或近无毛。圆锥花序由小聚伞花序组成，顶生或有时腋生；苞片小，卵状披针形，被短柔毛；花两性，5数，无梗或具短梗，具小苞片；花萼合生，5裂，裂片线状披针

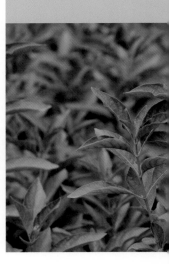

形，近等长，被茸毛；花冠合生，具狭长冠管，圆柱形，冠檐二唇形，上唇2浅裂，直立，下唇3裂，裂片长圆形，先端常下弯；雄蕊2，内藏于花冠喉部，花丝短；雌蕊1，子房卵形，心皮2，2室，花柱丝状，柱头2裂。蒴果棒状，室背开裂；种子4。种子卵形，稍扁，无毛，具不明显皱纹，无胚乳。

■ **生态**　生于灌丛中或疏林下，海拔700m。降雨量1000~1200mm、温度25~28℃的地区最适宜其生长。

■ **分布**　中国主要分布于广东、海南、云南等省区。

东盟地区主要分布于柬埔寨、印度尼西亚、老挝、马来西亚、缅甸、菲律宾、泰国、越南等国家。

印度、斯里兰卡、马达加斯加亦有分布。

■ **化学成分**　根含羽扇豆醇、豆甾醇、β-谷甾醇、类胡萝卜素。

叶中含百鹤灵芝醌C、百鹤灵芝醌D、百鹤灵芝醌N等萘醌类衍生物。

■ **药理作用**　所含有的萘醌类衍生物百鹤灵芝醌具有抗菌、抗真菌、抗肿瘤等作用。毒性较低。

■ **应用**

柬埔寨　叶治疗脱发、癣病、疥疮、高血压、偏头痛、痛经。

中国　可清肺止咳、祛湿止痒，治疗肺痨、癣病、湿疹。

老挝　叶和根治疗各类皮肤病，如癣病；鲜叶、根与青柠汁合用，外敷局部治疗外伤。

缅甸　治疗带下、痛经、脱发、皮炎、痈疮肿痛。

菲律宾　根、叶煎剂或黏液可治疗皮肤真菌感染。

泰国　根可利尿、清热、解毒、杀虫，治疗癣病、皮肤病、痔疮；茎治疗高血压；叶可利尿、化脓、消炎、清热、滋阴、通便，治疗皮肤病、癌症、高血压、脱发；全株治疗癌症。

■ **使用注意**　无。

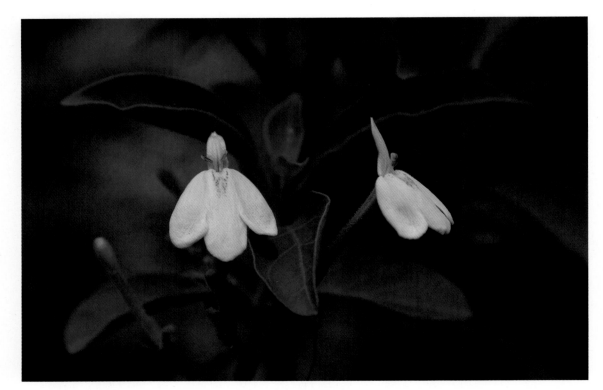

灵枝草原植物

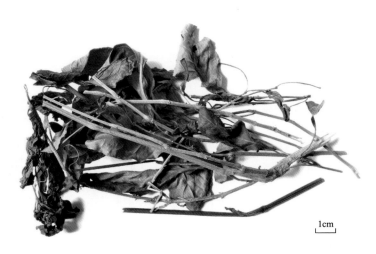

灵枝草药材

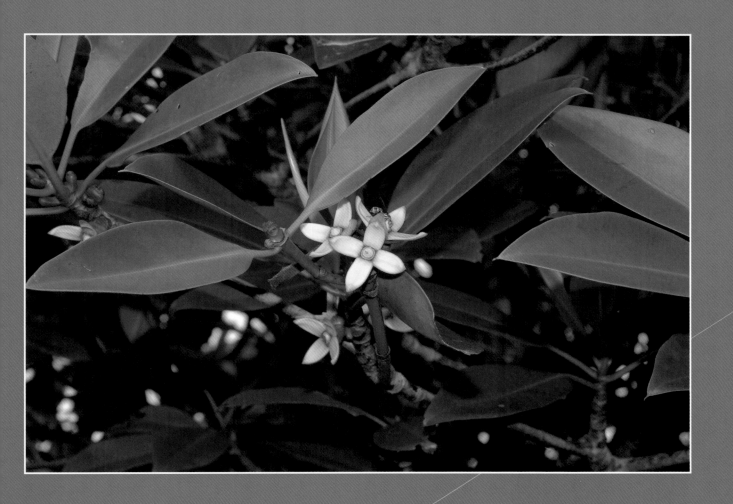

284 红树

Rhizophora apiculata Blume

■ 学名	*Rhizophora apiculata* Blume
■ 科	红树科
■ 异名	*Rhizophora candelaria* DC.

■ **本地名称**

柬埔寨	โกงกางใบเล็ก Gong gang bai leg.
中国	红树 Hóng shù，鸡笼答Jī lóng dá，五足驴Wǔ zú lǘ。
马来西亚	Bakau minyak, Bakau tandok, Bakau akik.
菲律宾	Bakawan.
泰国	โกงกาง Korngkang.
越南	Đước, Đước đôi {[dd][uw][ows]c, [dd][uw][ows]c [dd][oo]i}.

■ **药用部位**　根、茎、树皮、叶。

■ **植物描述**　乔木或灌木，高3~10m。树皮灰色，常见横向裂缝。托叶长4~8cm；叶柄长1.5~3cm，常带浅红色；叶片椭圆状矩圆形至近披针形，长7~16cm，宽3~6cm，先端短尖或凸尖，基部阔楔形，中脉下面红色。聚伞花序；总花梗长0.7~10mm，有花2；无花梗；花萼裂片卵形，先端短尖，长10~14mm；花瓣膜质，披针形，扁平，长6~8mm，无毛，白色；雄蕊约12，4枚瓣上着生，8枚萼上着生；子房上部钝圆锥形，长1.5~2.5mm，为花盘包围，花柱极不明显。果实倒梨形，略粗糙，长约2.5cm，直径约1.5cm；胚轴圆柱形，略弯曲，绿紫色。花果期全年。

■ **生态**　群生于被正常高度的潮水淹没的沼泽地里，或河口软泥中深处；常受到先锋物种（如

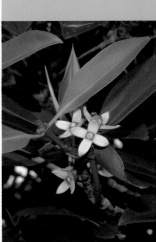

海榄雌属和海桑属）的巩固和保护而远离海浪和水流。在过湿地区生长良好，几乎可形成纯林，有时与布鲁氏菌属或红茄一起生长。不长在水质干净的沼泽地里。霜冻及长时间接近冰冻温度会导致其死亡。应避免种于坚硬土壤中。

- **分布**　中国主要分布于广西、海南等省区。

　　东盟地区主要分布于柬埔寨、印度尼西亚、马来西亚、缅甸、菲律宾、泰国、越南等国家。

　　印度、斯里兰卡、非洲国家、澳大利亚、巴布亚新几内亚及太平洋岛屿亦有分布。

- **化学成分**　全株含黄酮类物质，如tagalsins A~G、tagalsin L、tagalsin NI、tagalsin N、isopimar-8(14)-en-16-hydroxy-15-one、ent-5α-dolabr-4(18)-ene-15S,16-diol、谷甾醇A、谷甾醇B、谷胱甘肽过氧化物酶，3$β$-(E)-阿魏酰基-L-醇、木聚糖苷A~Z、木脂素A~I、xylogranatinA~R、原花青素A~E、原木素A、葛杜宁、木霉素A~B、芹菜素、甲基芹菜素-7-$β$-D-葡萄糖醛酸盐、槲皮素、槲皮素-3-O-$β$-D-吡喃葡萄糖苷、格列本苷A、格列本苷B。

- **药理作用**　具有抗炎、抗菌、抗氧化、抗肿瘤、降血糖作用。

- **应用**

柬埔寨	根和茎用于妇人产后恢复，治疗尿血、肌肉疼痛；树皮治疗泄泻。
中国	茎、叶可治疗肺虚久咳、久泻久痢。
菲律宾	树皮煎剂可治疗发热、疟疾和痢疾。
泰国	树皮汁液可清疮止血，内服治疗泄泻。

- **使用注意**　无。

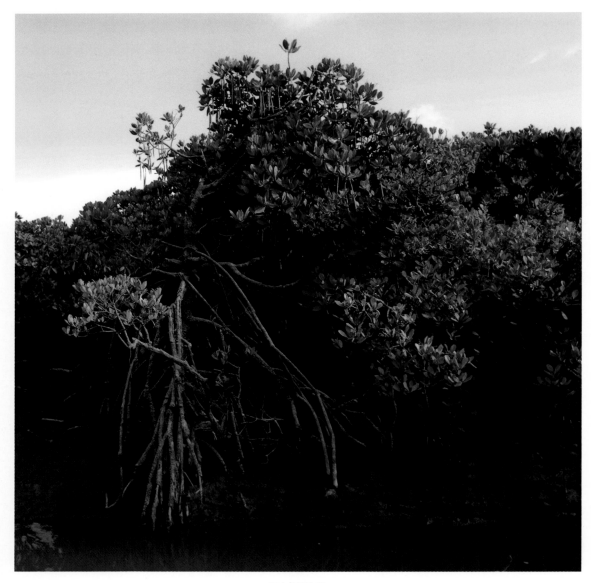

红树原植物

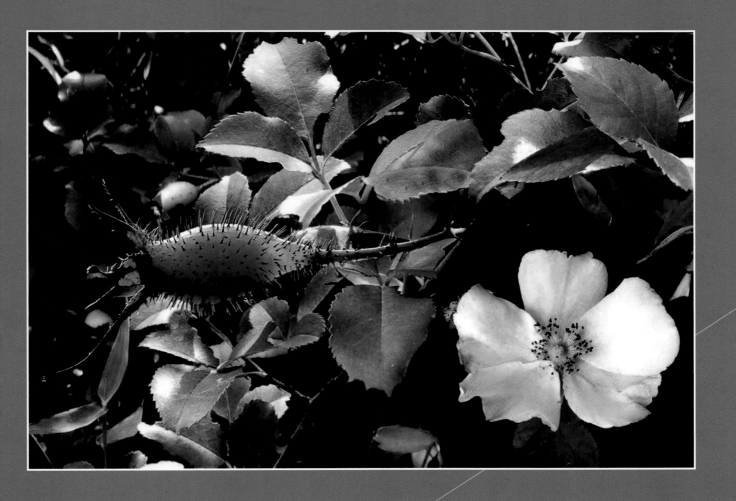

285 金樱子

Rosa laevigata Michx.

学名	*Rosa laevigata* Mitchx.
科	蔷薇科
异名	*Rosa amygdalifolia* Seringe, *Rosa argyi* H. Léveillé, *Rosa cucumerina* Trattinnick, *Rosa laevigata* var. *kaiscianensis* Pampanini, *Rosa laevigata* var. *leiocarpa* Y. Q. Wang & P. Y. Chen, *Rosa nivea* Candolle

■ **本地名称**

中国　金樱子Jīn yīng zǐ，刺榆子Cì yú zǐ，刺梨子Cì lí zǐ，金罂子Jīn yīng zǐ，山石榴Shān shí liu，山鸡头子Shān jī tóu zǐ。

缅甸　နှင်းဆီ Hnin si (Bayani).

泰国　ໝາກຕຸ້ມຂົນ Mark toum khon.

越南　Kim anh, Mác nam coi, Mác nam lỷ (Tày), Đương quán tử, Thích lê tử {Kim anh, M[as]c nam coi, M[as]c nam l[yr] (Tay), [dd][uw][ow]ng qu[as]n t[uwr], Th[is]ch l[ee] t[uwr]}.

■ **通用名称**　Cherokee rose.

■ **药用部位**　果实。

■ **植物描述**　常绿攀缘灌木，高达5m。枝粗壮，紫褐色，圆柱形；皮刺散生，弯曲，长4mm，扁平，基部渐宽。羽状复叶，叶柄和叶轴具小毛刺和刺毛；托叶披针形，与叶柄分离，早落；小叶革质，通常3，椭圆状卵形、倒卵形或披针状卵形，长2~6cm，宽1~4cm。花单生于叶腋，直径5~10cm；花梗长1.5~2.5cm，密被刺毛；萼筒卵形，密被刺毛，萼片5，卵状披针形，比花瓣稍短，宿存；花瓣5，

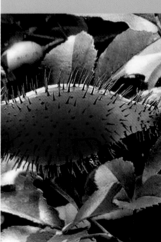

白色，阔倒卵形；雄蕊多数；心皮多数，柱头聚生于花托口。果实倒卵形，紫褐色，外面密被刺毛。花期3~6月，果期7~9月。

■ **生态** 生于开阔的山地森林地区、旷野和农田中，海拔300~600m。喜湿，适阳。

■ **分布** 中国主要分布于安徽、福建、广东、广西、贵州、海南、湖北、湖南、江苏、江西、陕西、四川、台湾、云南和浙江等省区。

东盟地区主要分布于越南。

■ **化学成分** 地上部分含苹果酸二乙酯、2-苄基-3-羟基-5-氧代-3-呋喃甲酸酯的顺式和反式异构体、L-香豆素、对香豆酸、6,7-二甲氧基香豆素、黄酮类化合物。

果皮含金樱子素E、金樱子素F、金樱子素G、仙鹤草酸B、血竭素H-4、兜兰苷、仙鹤草素、黄姜素B和黄姜素D。

果实含皂苷、维生素C、苹果酸、柠檬酸、鞣质、$2\alpha,3\beta,19$-四羟基-12-烯-8-甲酸、$2\alpha,3\beta,19\alpha,23$-四羟基-12-烯、维生素E、$\beta$-谷甾醇、酸性双乙酰-$2\alpha,3\beta$-二羟基-6-萘-2-甲酸。

根皮含鞣质、(+)-儿茶素-8-乙酸、吉布托霉素-4-甲基醚、吉布托霉素、刺梨酸、刺梨苷F_1、刺梨苷F_2、鲁布苷J、山柑酸、野蔷薇苷和桦木酸。

■ **药理作用** 能缓解腹泻，抗动脉粥样硬化，具有保肝、降血糖作用。

■ **应用**

中国 果实治疗遗精滑精、遗尿尿频、崩漏带下、久泻久痢。

越南 治疗多尿、泄泻、久泻、汗多、久咳。研磨局部外用治疗痤疮、溃疡、外伤、烧烫伤。

■ **使用注意** 有实火、邪热者慎服。

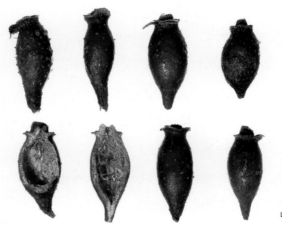

1cm

金樱子药材（果实）

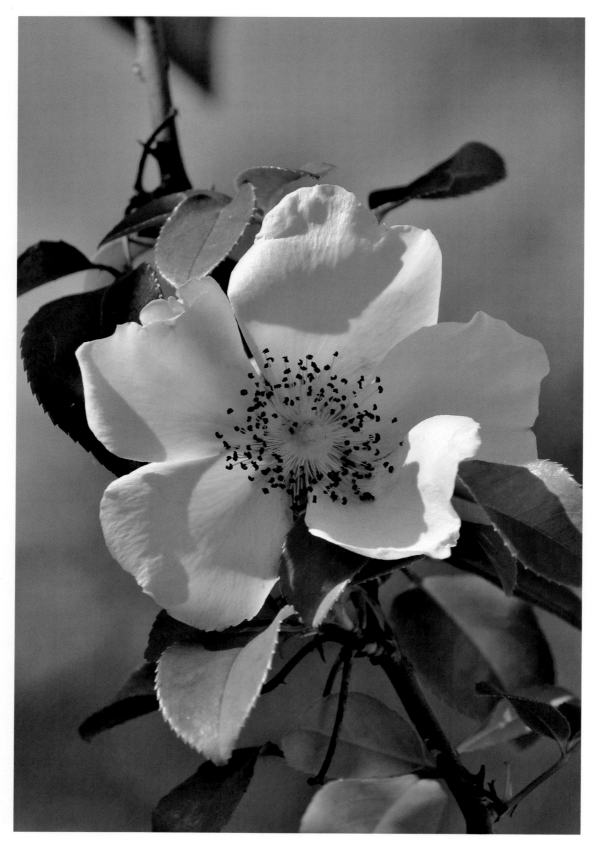

金樱子原植物

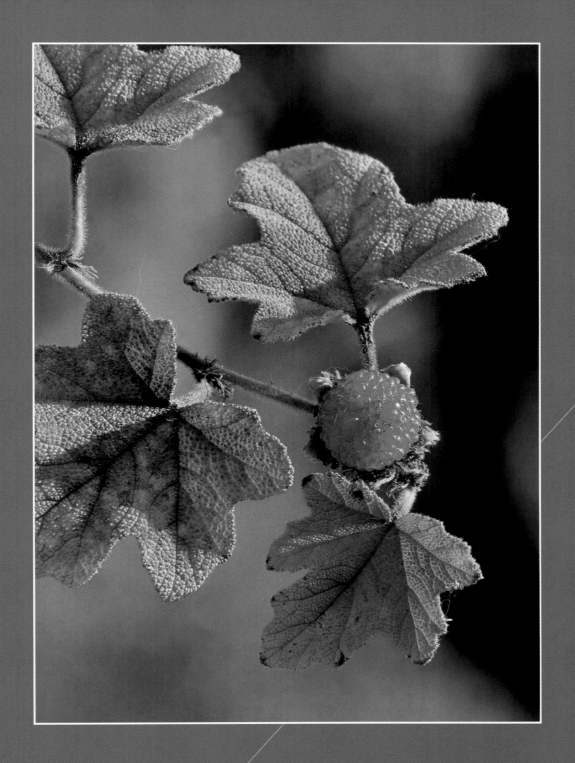

286 粗叶悬钩子

Rubus alceaefolius Poir.

学名	*Rubus alceaefolius* Poir.
科	蔷薇科
异名	*Rubus alceaefolius* Poir.

本地名称

中国　粗叶悬钩子Cū yè xuán gōu zǐ，大叶蛇泡笋Dà yè shé pào lè，大破布刺Dà pò bù cì，老虎泡Lǎo hǔ pào，虎掌笋Hǔ zhǎng lè，九月泡Jiǔ yuè pào。

老挝　ໝາກຕູ່ມແດງ Mark toom daeng，ໝາກຕູ່ມຫິໝອຍ Mark toom himoy.

缅甸　ဘယ္စရီးသီးအမဲ Baeyee thi amae.

泰国　ไข่ปูใหญ่ Khai poo yai.

越南　Đùm đũm, Mâm xôi, Đũm hương, Mác hủ (Tay), Co hu (Thai), Ghìm búa (Dao) {[dd][uf]m [dd][ux]m, M[aa]m x[oo]i, [dd][ux]m h[uw][ow]ng, M[as]c h[ur] (Tay), Co hu (Thai), Gh[if]m b[us]a (Dao)}.

通用名称　Broad leafed bramble, Molucca raspberry, Queensland bramble, Wild raso berries.

药用部位　根、枝、叶、成熟果实。

植物描述　攀缘灌木，高4~5m。枝密生黄色绒毛，叶柄及花序有小钩刺。单叶，革质；叶片近圆形或宽卵形，大小极不等，有整齐3~5裂，上面有粗毛和囊泡状小突起，下面密生灰色或浅黄色绵毛和长柔毛，叶脉锈色。圆锥花序或总状花序顶生或腋生，有时头状花序腋生，总花梗、花梗和花萼被淡黄色绒毛；花白色，苞片大，似托叶。聚合浆果球形，红

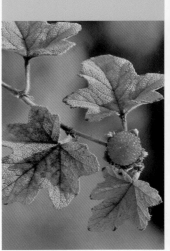

色，直径10~12mm。花果期4~6月。

■ **生态** 生于路边、灌丛及林缘，海拔500~2000m。

■ **分布** 中国主要分布于福建、广东、广西、贵州、海南、湖南、江苏、江西、台湾、云南、浙江等省区。

东盟地区主要分布于柬埔寨、印度尼西亚、老挝、马来西亚、缅甸、菲律宾、泰国、越南等国家。

日本亦有分布。

■ **化学成分** 果实含有机酸、柠檬酸、苹果酸、水杨酸、rubonic acid、 rubusic acid和委陵菜酸，还发现了矢车菊素-3-三葡萄糖苷、矢车菊素-3-芸香苷、天竺葵素-3-芸香苷、糖类和果胶。

■ **药理作用** 具有解痉和降血压作用。

■ **应用**

中国 嫩枝和叶可清热、活血、健胃、消食；成熟果实可滋补肝肾、保护精子、发汗。

老挝 嫩枝叶薄切片用于妇人产后补益，还可健胃，治疗胃肠胀气、慢性肝病；叶可滑胎、止血、调经；果实治疗小儿遗尿。

马来西亚 可止痢，根治疗轻度中风偏瘫。

泰国 根治疗泄泻、胃痛、便血。

■ **使用注意** 孕妇慎用。

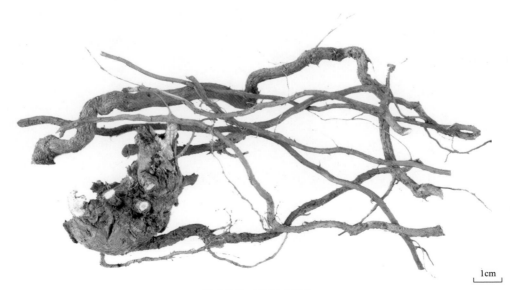

1cm

粗叶悬钩子药材（根）

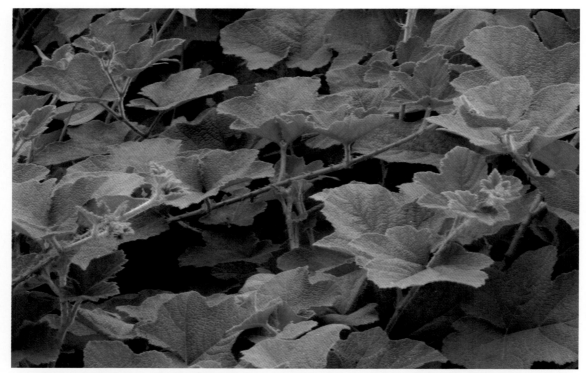

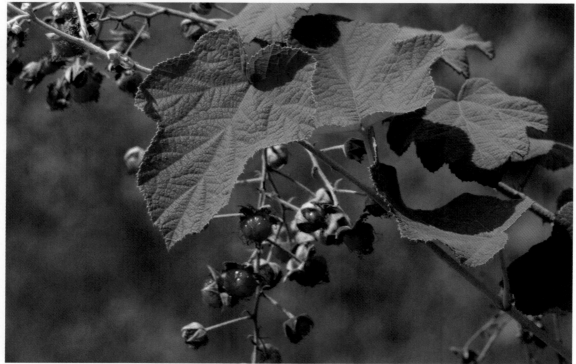

粗叶悬钩子原植物

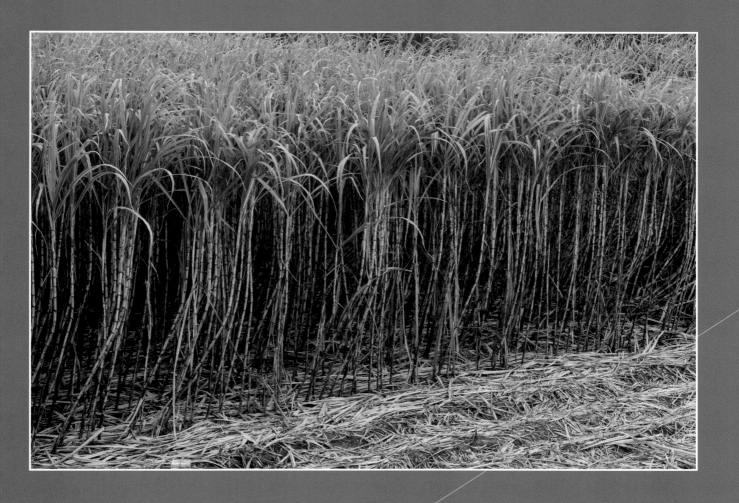

287 甘蔗

Saccharum officinarum L.

学名	*Saccharum officinarum* L.
科	禾本科
异名	*Arundo saccharifera* Garsault

■ **本地名称**

柬埔寨	អំពៅ Ampov.
中国	甘蔗Gān zhè，秀贵甘蔗Xiù guì gān zhè。
老挝	ອ້ອຍດຳ Oy dam.
马来西亚	Tebu.
缅甸	ကြံ Kyan.
菲律宾	Tubo.
泰国	อ้อย Oi.
越南	Mía {M[is]a}.

■ **通用名称** Sugar cane.

■ **药用部位** 茎、皮、结子。

■ **植物描述** 多年生高大实心草本。根状茎粗壮发达。茎下部节间较短而粗大，被白粉。叶鞘长于其节间，除鞘口具柔毛外余无毛；叶舌极短，生纤毛，叶片长达1m，宽4~6cm，无毛，中脉粗壮，白色，边缘锯齿状、粗糙。圆锥花序大型，长达60cm左右，主轴除节具毛外余无毛，在花序以下部分不具丝状柔毛；总状花序多数轮生，稠密；总状花序轴节间与小穗柄无毛；小穗线状长圆形，长3.5~4mm；基盘具长于小穗2~3倍的丝状柔毛；第一颖脊间无脉，不具柔毛，顶端尖，边缘膜质；第二颖具3脉，中脉成脊，粗糙，无毛或具纤毛；第一外稃膜质，与颖近等长，无毛；第二外稃微小，无芒或退化；第二内稃披针

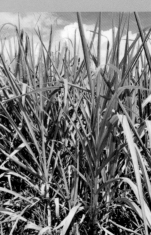

形；鳞被无毛。

■ **生态**　生于暖温带、热带及亚热带地区。需温暖潮湿、光照充足的环境以及肥沃深厚、通气性好的土壤。对霜冻、飓风或台风敏感。大多数商用甘蔗生长在北纬37°（西班牙）和南纬35°（南非）之间。

■ **分布**　中国主要分布于福建、广东、广西、海南、四川、台湾、西藏、云南等省区。

东盟地区主要分布于泰国。

世界热带及亚热带地区均有分布。

■ **化学成分**　茎含有维生素（A、C、D）、矿物质（铁、钙、磷、钾、镁）、苯丙素类化合物（咖啡酸、绿原酸和香豆酸）。

皮含有花青素、黄酮类化合物和多酚类化合物。

花含有黄酮、碳水化合物、酚、蒽醌、苷、蛋白质、生物碱、鞣质、甾醇、萜等化合物。

甘蔗渣中含有丁香酸、3,5-二甲基-4-羟基苯甲醛、4-羟基-3-甲氧基肉桂酸和十一烷-4,6-二酮。

叶含有黄酮类、木脂素类、酚类、多糖等化合物。

■ **药理作用**　具有抗炎、抗癌、抗氧化、降血糖作用，有免疫治疗效应，能促进白细胞分化，缓解溃疡。

■ **应用**

柬埔寨　结子治疗牙龈炎；蔗渣灰与芝麻油入糊剂外用，治疗小儿疥疮。可解酮中毒和砒霜毒，可减脂。

中国　甘蔗汁治疗发热口干、肺燥咳嗽、咽喉肿痛、心胸烦热、食管反流、呕吐、妊娠水肿；皮治疗小儿口腔溃疡、胃病、头癣、坐板疮；蔗渣治疗头癣、皮炎、疖疮。

老挝　可利尿，治疗发热、肾结石、咳嗽、哮喘。

缅甸　茎治疗心血管疾病。

菲律宾　根煎剂可用作利尿剂。

■ **使用注意**　脾胃虚寒者慎服。

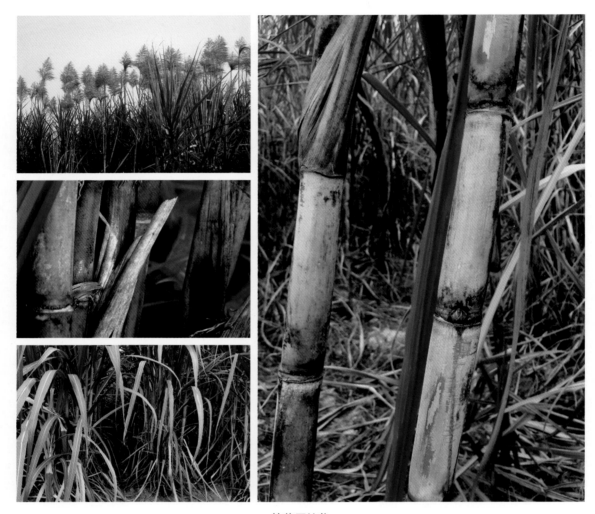

甘蔗原植物

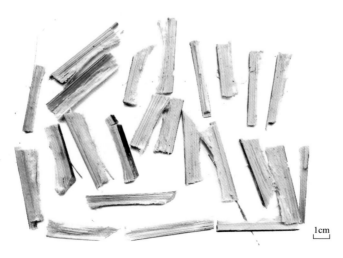

甘蔗饮片

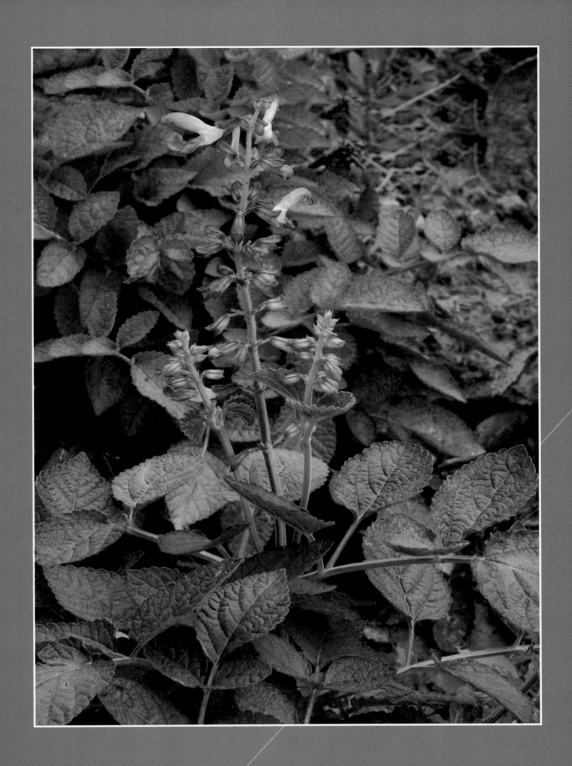

288 丹参

Salvia miltiorrhiza Bge.

学名	*Salvia miltiorrhiza* Bge.
科	唇形科
异名	*Salvia miltiorrhiza* Bunge, *Salvia miltiorrhiza* f. *alba* C. Y. Wu & H. W. Li, *Salvia miltiorrhiza* var. *australis* E. Peter, *Salvia miltiorrhiza* var. *charbonnelii* (H. Lév.) C. Y. Wu, *Salvia miltiorrhiza* var. *hupehensis* E. Peter, *Salvia miltiorrhiza* var. *miltiorrhiza*

- **本地名称**

  中国　丹参Dān shēn，赤参Chì shēn，逐乌Zhú wū，山参Shān shēn，郁蝉草Yù chán cǎo。

  越南　Đan sâm, Đơn sâm, Xích sâm, Huyết sâm {[dd]an s[aa]m, [dd][ow]n s[aa]m, X[is]ch s[aa]m, Huy[ees]t s[aa]m}.

- **药用部位**　根、根茎。

- **植物描述**　多年生草本，高30~80cm。根细长，圆柱形，外皮鲜红色。茎四棱，上部分枝。奇数羽状复叶对生，各具小叶3~5；顶生小叶较大，卵形。轮伞花序，腋生或顶生；花唇形，蓝紫色，上唇直立，下唇较短。小坚果椭圆形，熟时深褐色或黑色。花期5~10月，果期6~11月。

- **生态**　生于草丛、沟渠、岸边、路边或向阳的树林边缘。

- **分布**　中国主要分布于安徽、河北、河南、湖北、湖南、江苏、陕西、山东、山西、浙江等省区。

  东盟地区主要分布于缅甸、越南等国家。

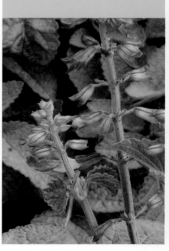

日本亦有分布。

■ **化学成分**　根含丹参酮Ⅰ、丹参酮ⅡA、丹参酮ⅡB、丹参酮Ⅴ、丹参酮Ⅵ、隐丹参酮、异丹参酮Ⅰ、异丹参酮Ⅱ、异丹参酮ⅡB、异隐丹参酮、羟基丹参酮ⅡA、丹参酸甲酯、丹参新醌A、丹参新醌B、丹参新醌C、丹参新醌D、二氢异丹参酮、新隐丹参酮、去羟新隐丹参酮、2-异丙基-8-甲基菲-3,4-二酮、去甲丹参酮、丹参二醇A、丹参二醇B、丹参二醇C、丹参新酮、1-氢丹参新酮、1-氢丹参酮、1-氢代异隐丹参酮、3α-羟基丹参酮ⅡA、1,2-二氢丹参醌、醛基丹参酮、亚甲二氢丹参酮、7β-羟基-8,13-松香二烯-11,12-二酮、1,2,5,6-四氢丹参酮Ⅰ、4-亚甲丹参新酮、丹参内酯、二氢丹参内酯、丹参螺缩酮内酯、表丹参螺缩酮内酯、丹参螺缩酮内酯Ⅱ、鼠尾草酮、丹参环庚三烯酚酮。

叶含丹酚酸B。

■ **药理作用**　具有抗动脉粥样硬化和抑制内膜增生作用，有抗氧化和抗肿瘤活性，对血管紧张素Ⅱ引起的心肌肥大有缓解作用，能增强内皮通透性，抵抗肝细胞损伤，提高胰岛素敏感性。

■ **应用**

中国　治疗月经不调、经闭腹痛、癥瘕、产后瘀血腹痛、神经衰弱、失眠、心悸、肝脾肿大、关节炎。

■ **使用注意**　不宜与藜芦同用。

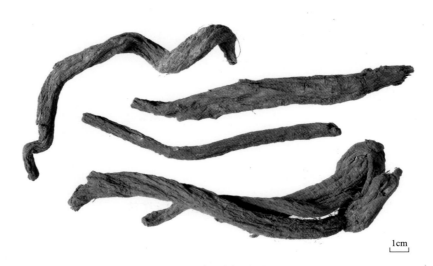

丹参药材（根）

1cm

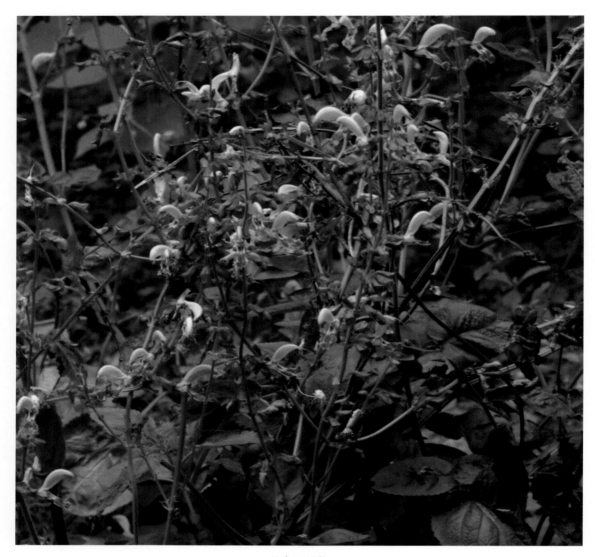

丹参原植物

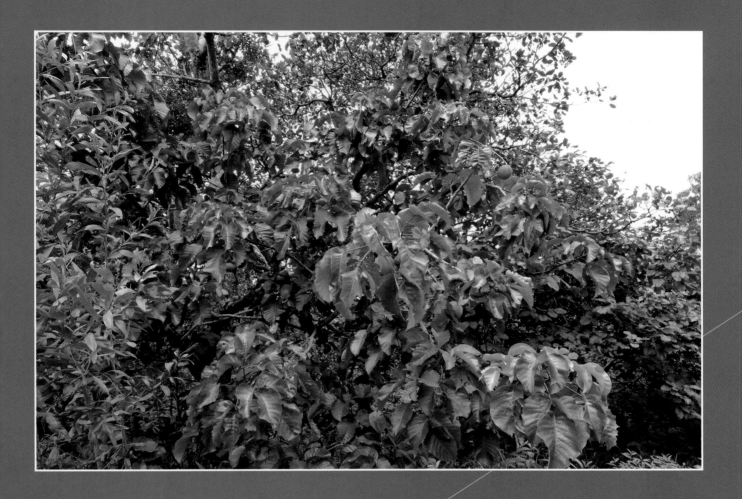

289 仙都果

Sandoricum koetjape (Burm. f.) Merr.

■ 学名	*Sandoricum koetjape* (Burm. f.) Merr.
■ 科	楝科
■ 异名	*Sandoricum indicum* Cav

■ **本地名称**

柬埔寨	កំពីងរាជ Kamping rieach.
中国	仙都果Xiān dū guǒ，山陀儿Shān tuó ér。
老挝	ໝາກຕ້ອງ Mark tong.
马来西亚	Kecapi, Kelampu, Ranggu, Sentul.
缅甸	သစ္စတို Thitto.
菲律宾	Santol.
泰国	กระท้อน Kra torn.
越南	Sấu đỏ, Mạy tong, Sấu tía {S[aas]u [dd][or], M[aj]y tong, S[aas]u t[is]a}.

■ **通用名称** Santol, Cottonfruit.

■ **药用部位** 根、树皮、叶、果实。

■ **植物描述** 常绿或落叶乔木，树干笔直，外皮灰褐色，生长快，高可达45m左右。分枝位置低，老时具板根；幼枝密生褐色绒毛。三出复叶互生，具长柄；小叶椭圆形至长圆状卵形，长20~25cm，先端尖，基部钝。圆锥花序，长15~30cm；花浅绿色、浅黄色或粉黄色；花瓣5。蒴果球形或扁球形，有皱纹。

■ **生态** 生于潮湿的热带地区，海拔低于910m。在全年湿润、富含有机质的深土中生长较好，也能耐旱。

■ **分布** 中国主要分布于云南等省区。
东盟地区主要分布于柬埔寨、马来西亚、印度尼西亚、菲律宾等国家。

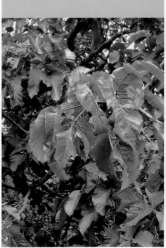

巴布亚新几内亚亦有分布。

■ **化学成分**　叶含有柠檬苦素类化合物sanjecumins A、sanjecumins B、sandrapins D、sandrapins E。全株含koetjapic acid、sentulic acid和3-氧代齐墩果-12-烯-27-羧酸。

茎皮含bryononic acid、secobryononic acid、secoisobryononic acid等secomultiflorane型三萜酸类化合物。

果皮含bryonic、bryonolic acids、mesoinosital。

■ **药理作用**　具有抗炎、抗癌和抗血管生成作用。种子有杀虫作用。种子有细胞毒性，服用可能引起腹膜炎。

■ **应用**

東埔寨　叶和根入煎剂治疗腹泻；树皮可祛风，治疗皮肤病、痢疾。

缅甸　　根治疗痢疾、腹泻和胀气；果实可增强食欲。

菲律宾　叶煎剂可用作沐浴制剂，治疗发热。鲜叶可涂于皮肤，用作发汗剂。

泰国　　未成熟果实可做沙拉食用，或可与肉类、海鲜烹煮。

■ **使用注意**　无。

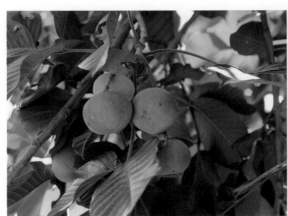
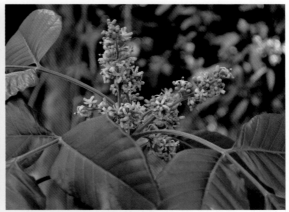
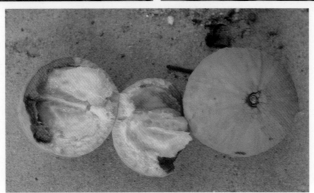

仙都果原植物

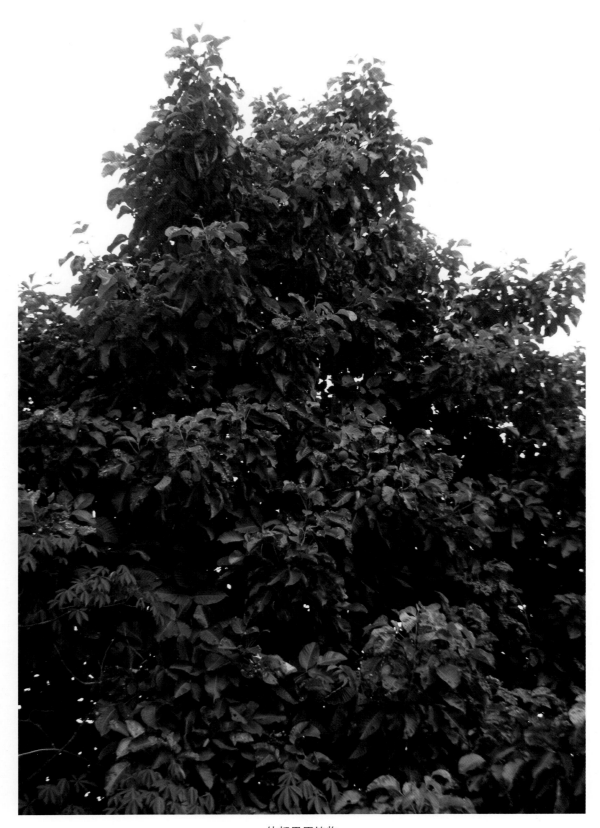

仙都果原植物

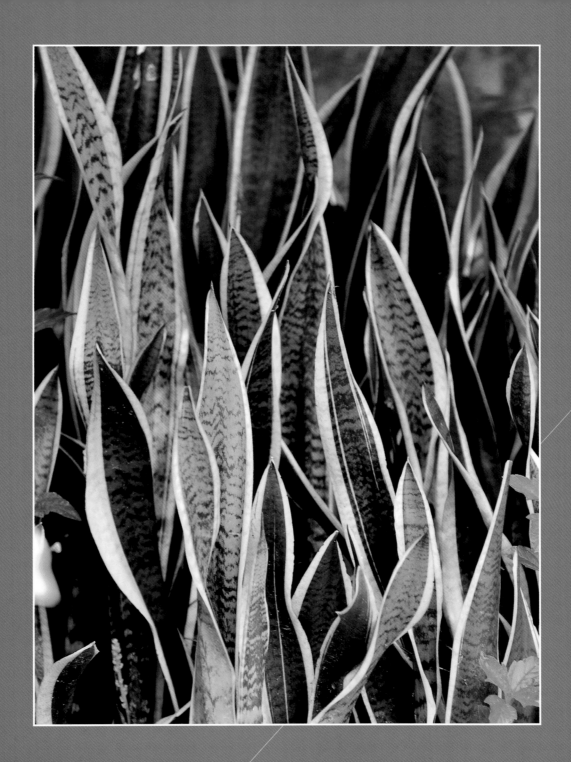

290 虎尾兰

Sansevieria trifasciata Prain

学名	*Sansevieria trifasciata* Prain
科	百合科
异名	*Sansevieria trifasciata* var. *laurentii* (De Wild.) N. E. Br., *Sansevieria trifasciata* var. *trifasciata*

■ **本地名称**

中国　虎尾兰Hǔ wěi lán，老虎尾Lǎo hǔ wěi，弓弦麻Gōng xián má。

老挝　ຫວ້ານດາບລາຍ Van dap lai, ຫວ້ານຮິລາຍ Van dap lai, ລິ້ນສະວີ Lin sleu, ຫາງເສືອ X hang seua.

马来西亚　Lidah jin.

缅甸　နဂါးဆက် Nagaset.

菲律宾　Espaespadahan.

泰国　ลิ้นนาคราช Lin nak kha rat, ลิ้นมังกร Lin mang kon.

越南　Hổ vĩ, Lưỡi cọp xanh, Lưỡi hùm, Đuôi hổ van {H[oor] v[ix], L[uw][owx]i c[oj]p xanh, L[uw][owx]i h[uf]m, [dd]u[oo]i h[oor] van}.

■ **通用名称**　Snake sansevieria.

■ **药用部位**　根、根茎、叶。

■ **植物描述**　多年生常绿草本。具匍匐的根茎。叶1~6基生，挺直，质厚实；叶片革质，披针形，长30~120cm，宽3~8cm，先端对褶成尖头，基部渐狭成有槽的叶柄，两面均具白色和深绿色相间的横带状斑纹。总状花序，花序梗长30~80cm，基部被浅褐色膜质鞘；花3~8一束，1~3束1簇在花序轴上疏离地散生；花梗长5~8mm，近中部具节；花被片长1.6~2.8cm，白色至淡绿色。浆果直径

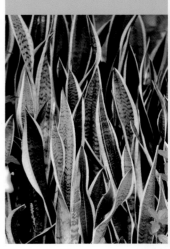

7~9mm。花期11~12月。

■ **生态**　生于乡村路边草丛里或人工栽培。

■ **分布**　中国各地均有分布。

东盟地区主要分布于马来西亚。

非洲西部亦有分布。

■ **化学成分**　本品含有鲁斯可皂苷元以及(25S)-鲁斯可皂苷元（即25R-螺甾-5-烯-1β,3β-二醇或25S-螺甾-5-烯-1β,3β-二醇这对差向异构体）、新鲁斯可皂苷元［螺甾-5,25(27)-二烯-1β,3β,23S-三醇］、阿巴马皂苷元［(25R)-螺甾-5-烯-23（或24）-二氯甲基-1β,3β-二醇］，以及依赖焦磷酸的磷酸果糖激酶和邻苯二甲酸丙基-4-羟基丁酯。

■ **药理作用**　具有解热止痛、抗过敏、抗氧化、抗溃疡、抗肿瘤作用。无明显毒副作用。

■ **应用**

中国　治疗感冒、支气管炎、跌打损伤、疮疡。根治疗风湿痹痛、肌肤不仁。

老挝　鲜叶或汁液治疗咳嗽、扁桃体炎。

马来西亚　可去腐生肌、清热解毒。

缅甸　叶治疗过敏。

菲律宾　叶煎剂可治疗发热。

泰国　叶可清热。

■ **使用注意**　阴证疮疡不宜用。脾胃虚寒者慎服。

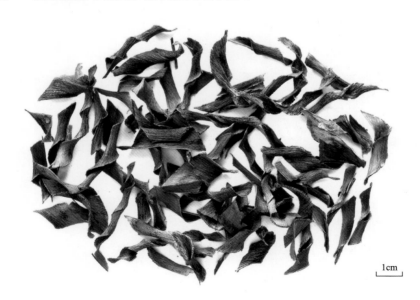

1cm

虎尾兰饮片

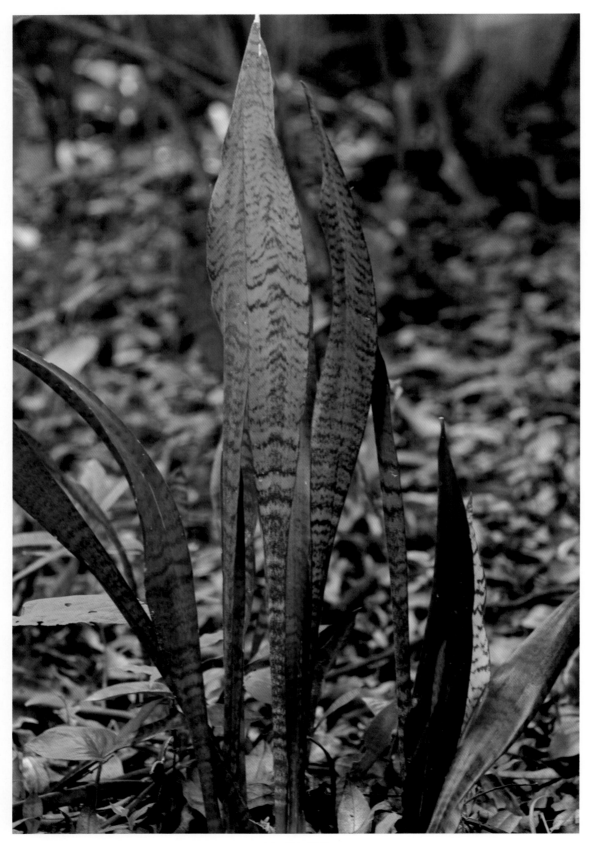

虎尾兰原植物

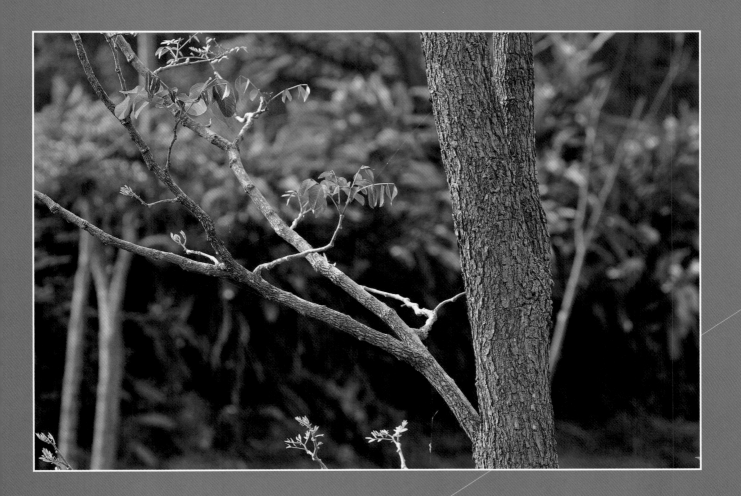

291 檀香

Santalum album L.

■ 学名	*Santalum album* L.
■ 科	檀香科
■ 异名	*Sirium myrtifolium* L.

■ **本地名称**

中国　　檀香Tán xiāng，白檀Bái tán，白檀木Bái tán mù，白银香Bái yín xiāng，黄英香Huáng yīng xiāng。

马来西亚　Kayu cendana.

缅甸　　နံ့သာဖြူ Nant-tha-phyu.

越南　　Đàn hương {[dd][af]n h[uw][ow]ng}.

■ **通用名称**　Sandal wood.

■ **药用部位**　树干。

■ **植物描述**　常绿小乔木，高约10m。茎枝圆柱状，多分枝，带灰褐色，无毛，节间长1.5~3.5cm。单叶对生和交互对生，无托叶，叶柄细长，长1~1.5cm，上部有小槽，浅绿色，无毛；叶片椭圆状披针形，革质，长3~8cm，宽1~2.5cm，先端急尖，基部楔形或阔楔形，多少下延，边缘全缘，背面有白粉。三歧聚伞式圆锥花序腋生或顶生，花多；花序梗长3~7cm，浅绿色，无毛；花两性，红色，无小苞片；苞片披针形，长3~3.5cm，浅绿色，无毛；花梗圆柱形，长2~3mm，浅绿色，无毛；花被钟状，4裂，管长1.5~2.5mm，淡红色，无毛，裂片阔三角形，长1.5~2mm，红色，中部橙色，无毛；雄蕊4，等长，与花被裂片对生，花丝短，浅粉色，花药2室；子房半下位，卵形。

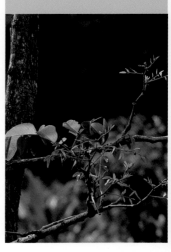

核果不开裂，近球形，肉质，熟时黑色，无毛。种子近球形，浅褐色，无毛。

■ **生态** 适宜生长在温度23~35℃、年降雨量600~1600mm的地域。可生于pH值7.0~8.5、温度5~50℃的各类土壤中。

■ **分布** 中国主要分布于广东、台湾等省区。

东盟地区主要分布于缅甸、马来西亚等国家。

印度亦有分布。

■ **化学成分** 檀香油的主要成分为α-檀香醇和β-檀香醇。此外，还含有檀萜烯、去甲基三环准檀香烯、α-檀香烯、β-檀香烯、檀油醇、去甲基三环准檀香醛、α-檀香酸、β-檀香酸、檀油酸。

■ **药理作用** 具有降血糖、抗氧化和抗菌作用。毒性较小。

■ **应用**

中国 心材可行气止痛，治疗肝胃失和、胸痹心痛、脘腹疼痛、呕吐食少。

■ **使用注意** 阴虚火盛之证者禁服。

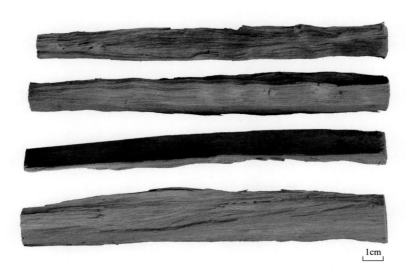

檀香药材

檀香原植物

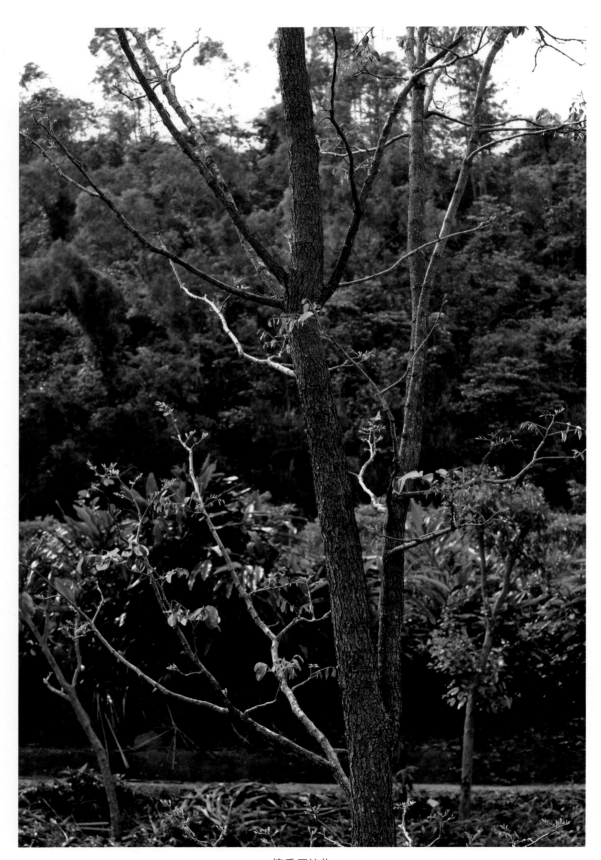

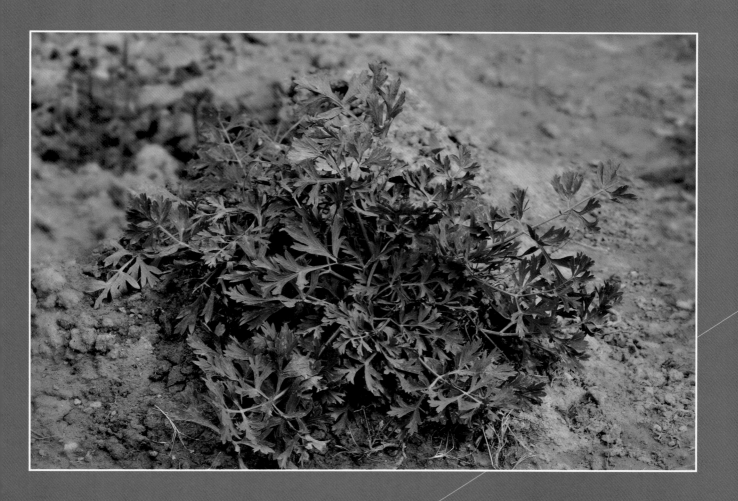

292 防风

Saposhnikovia divaricata (Turcz.) Schischk.

学名	*Saposhnikovia divaricata* (Turcz.) Schischk.
科	伞形科
异名	*Ledebouriella divaricata* (Turcz.) Hiroë

■ **本地名称**

中国　防风Fáng fēng，北防风Běi fáng fēng，关防风Guān fáng fēng，哲里根呢Zhé lǐ gēn ní。

越南　Phòng phong {Ph[of]ng phong}.

■ **药用部位**　根。

■ **植物描述**　多年生草本，高30~80cm。根粗壮，长圆柱形，分枝，淡黄色。茎斜向上，与主茎近于等长，有细棱。基生叶丛生；叶柄扁平，叶鞘卵形；叶片狭卵形至宽卵形，长14~35cm，宽6~8（~18）cm，二回羽状分裂；末回裂片线状披针形或楔状倒卵形，先端3浅裂，长2~5cm，宽0.5~2.5cm。茎生叶较小。复伞形花序多数，直径约6cm；花梗长2~5cm；伞辐5~7，长3~5cm；小苞片4~6，长约3mm，渐尖；小伞形花序有花4~5；花瓣长约1.5mm。果实长4~5mm，宽2~3mm，幼时有疣状突起，成熟时渐光滑。花期8~9月，果期9~10月。

■ **生态**　喜凉爽环境，耐寒，耐旱。在肥沃疏松、排水良好、光照充足的砂壤土中生长良好。

■ **分布**　中国主要分布于甘肃、河北、黑龙江、吉林、辽宁、内蒙古、宁夏、陕西、山东、山西等省区。

东盟地区主要分布于越南。

韩国、蒙古、俄罗斯亦有分布。

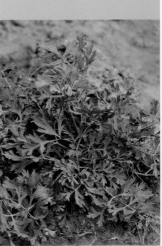

■ **化学成分**　根含防风色酮醇、4′-O-葡萄糖基-5-O-甲基齿阿密醇、3′-O-当归酰基亥酚、亥茅酚、3′-O-乙酰基亥茅酚、亥茅酚苷、5-O-甲基具阿米醇、升麻素、升麻素苷、香柑内酯、补骨脂素、欧前胡内酯、珊瑚菜素、德尔妥因、花椒毒素、川白芷内酯、东莨菪素、印度楝梓素、人参炔醇、镰叶芹二醇、(8E)-十七碳-1,8-二烯-4,6-二炔-3,10-二醇、防风酸性多糖A、防风酸性多糖C、辛醛、β-甜没药烯、壬醛、7-辛烯-4-醇、己醛、侧柏烯、β-桉叶醇、β-谷甾醇、甘露醇、香草酸、甲基防风嘧啶、clemiseosin A、5-羟基-8-甲氧基补骨脂素、紫花前胡苷元、升麻素苷、升麻素、5-O-甲基维斯阿米醇苷、5-O-甲基维斯阿米醇、异紫花前胡苷、腺苷、胡萝卜苷、异香柑内酯、紫花前胡素、紫花前胡醇当归酰酯、杨芽黄素。

■ **药理作用**　具有抗炎和抗氧化作用，对消化功能有抑制作用。无明显毒性。

■ **应用**

中国　治疗感冒、头痛无汗、偏头痛、风寒湿痹、关节疼痛、破伤风。

■ **使用注意**　血虚发痉及阴虚火旺者慎服。

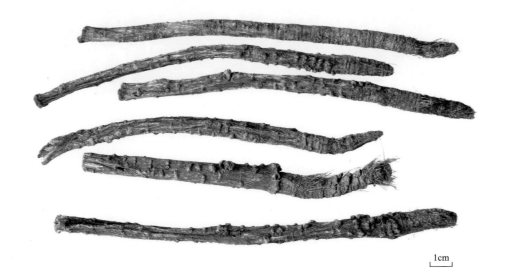

1cm

防风药材（根）

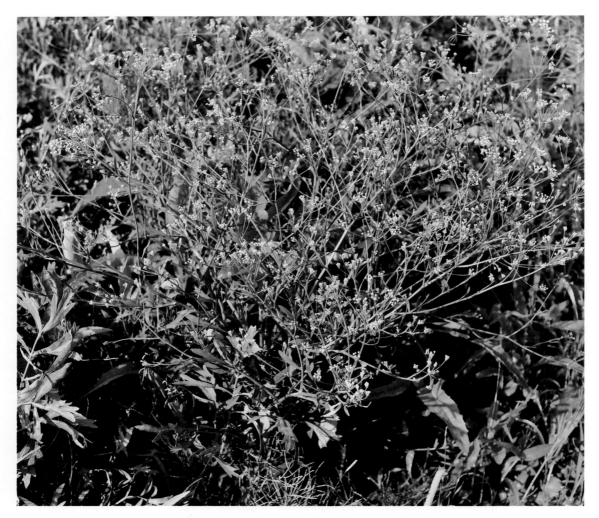

防风原植物

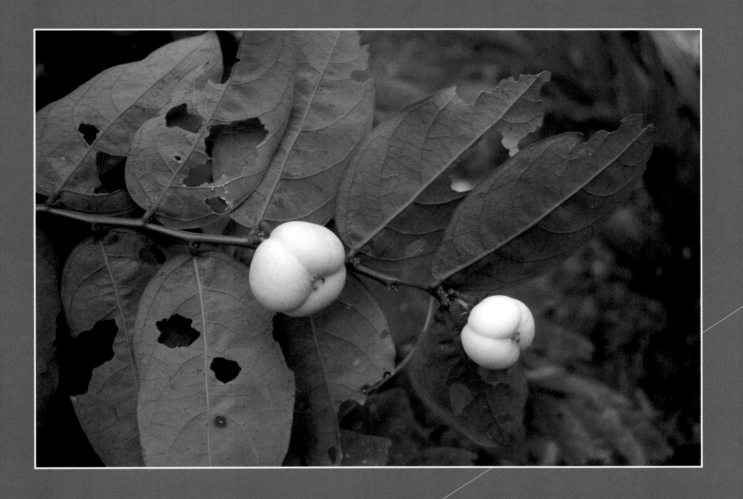

293 守宫木

Sauropus androgynus (L.) Merr.

学名	*Sauropus androgynus* (L.) Merr.
科	大戟科
异名	*Aalius androgyna* (L.) Kuntze, *Aalius lanceolata* (Hook. f.) Kuntze, *Aalius oblongifolia* (Hook. f.) Kuntze, *Aalius retroversa* (Wight) Kuntze, *Aalius sumatrana* (Miq.) Kuntze, *Agyneia ovata* Poir.

■ 本地名称

柬埔寨　ងប់ Ngob.

中国　守宫木Shǒu gōng mù，同序守宫木Tóng xù shǒu gōng mù，树仔菜Shù zǎi cài，越南菜Yuè nán cài，帕汪Pà wāng，甜菜Tián cài。

老挝　ຜັກຫວານບ້ານ Phak varn barn.

马来西亚　Cekur manis, Sayur manis, Asin-asin.

缅甸　မရှော့ Ma shawt.

泰国　ผักหวานบ้าน Phuk wan baan.

越南　Rau ngót, Rau tuốt, Bồ ngót, Chùm ngọt, Hắc diện thần, Phjăc ót (Tày), Phiéc bón (Thái), Lày can ton (Dao) {Rau ng[os]t, Rau tu[oos]t, B[oof] ng[os]t, Ch[uf]m ng[oj]t, H[aws]c di[eej]n th[aaf]n, Phj[aw]c [os]t (T[af]y), Phiéc b[os]n (Th[as]i), L[af]y can ton (Dao)}.

■ 通用名称　Katuk, Star gooseberry, Sweet leaf.

■ 药用部位　根、叶。

■ 植物描述　灌木，高1~3m；小枝绿色，长而细，幼时上部具棱，老渐圆柱状；全株均无毛。叶片近膜质或薄纸质，卵状披针形、长圆状披针形或披针形，长3~10cm，宽1.5~3.5cm，顶

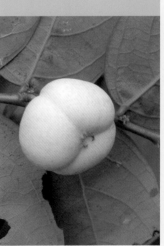

端渐尖，基部楔形、圆形或截形；侧脉每边5~7，上面扁平，下面突起，网脉不明显；叶柄长2~4mm；托叶2，着生于叶柄基部两侧，长三角形或线状披针形，长1.5~3mm。雄花1~2腋生，或几朵与雌花簇生于叶腋，直径2~10mm；花梗纤细，长5~7.5mm；花萼浅盘状，直径5~12mm，6浅裂，裂片倒卵形，覆瓦状排列，无退化雌蕊。雄花3，花丝合生呈短柱状，花药外向，2室，纵裂；花盘腺体6，与萼片对生，上部向内弯而将花药包围；雌花通常单生于叶腋；花梗长6~8mm；花萼6深裂，裂片红色，倒卵形或倒卵状三角形，长5~6mm，宽3~5.5mm，顶端钝或圆，基部渐狭而成短爪，覆瓦状排列；无花盘；雌蕊扁球状，直径约1.5mm，高约0.7mm，子房3室，每室2胚珠，花柱3，顶端2裂。蒴果扁球状或圆球状，直径约1.7cm，高1.2cm，乳白色，宿存花萼红色；果梗长5~10mm；种子三棱状，长约7mm，宽约5mm，黑色。花期4~7月，果期7~12月。

■ **生态**　一般生于农田、山脚草丛中。对温度的适应范围广，在10~38℃范围内都可以正常生长。喜温暖，怕霜冻。

■ **分布**　中国主要分布于广东、广西、海南、云南等省区。

东盟地区主要分布于柬埔寨、印度尼西亚、老挝、马来西亚、缅甸、菲律宾、泰国、越南等国家。

孟加拉国、印度和斯里兰卡亦有分布。

■ **化学成分**　地上部分含有一种木脂素二糖苷[即(−)-异落叶松脂素-3α-O-β-呋喃芹糖基-(1→2)-O-β-吡喃葡萄糖苷]以及甲基环己烯葡萄糖苷（即sauroposide）。

其他从该植物中分离得到的化学成分有(+)-异落叶松脂素-3α-O-β-吡喃葡萄糖苷、(−)-异落叶松脂素-3α-O-β-吡喃葡萄糖苷、(+)-丁香树脂醇双-O-β-吡喃葡萄糖苷、鸟嘌呤核苷和长寿花糖苷。

■ **药理作用**　具有抗氧化、抗炎、抗菌和抗肿瘤作用。过量使用守宫木叶能造成四肢疼痛；药材生用能引起呼吸困难；植物中含有的罂粟碱具有成瘾性，大量使用会造成麻醉、头晕、复视、恶心、呕吐、眼球震颤等反应。

■ **应用**

柬埔寨　根入煎剂可清热，治疗癃闭；叶与其他药物研磨外用敷贴，治疗鼻部与咽喉溃疡；叶汁治疗目赤肿痛。

马来西亚　可与蛋、鱼烹食。

缅甸　　　叶可作解毒剂，治疗蛇咬伤。

越南　　　可与猪肉、海鲜烹食。

■　**使用注意**　支气管哮喘、慢性阻塞性呼吸道疾病及长期吸烟者禁用。乳胶过敏体质者
　　　　　　　忌用。

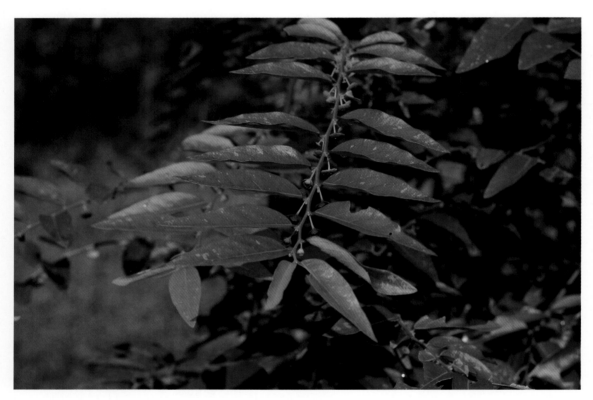

守宫木原植物

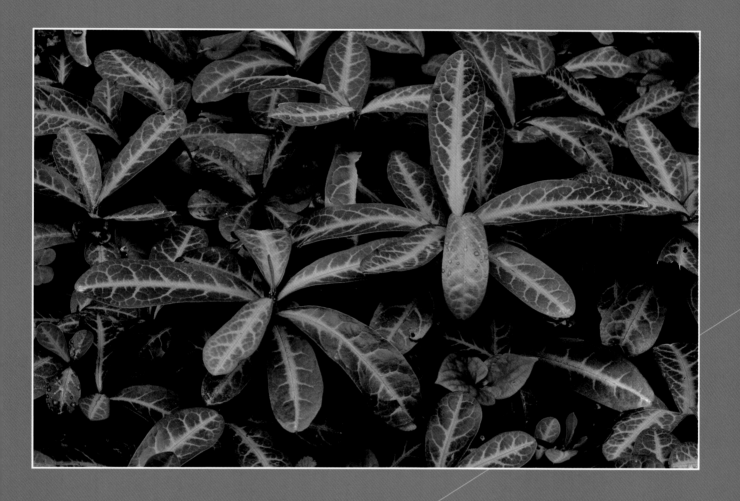

294 龙脷叶

Sauropus rostratus Miq.

学名	*Sauropus rostratus* Miq.
科	大戟科
异名	*Aalius rostrata* (Miq.) Kuntze, *Sauropus temii* Welzen & Chayam.

■ **本地名称**

中国　　龙脷叶Lóng lì yè，龙利叶Lóng lì yè，龙舌叶 Lóng shé yè，龙味叶Lóng wèi yè。

老挝　　ລີ້ນລວງ Lin luang，ລີ້ນເສືອ Lin seua.

马来西亚　Lidah haga.

菲律宾　Malaanis.

泰国　　หมากบางเบ้า Mak bang bao.

越南　　Cam sũng, Lưỡi cọp, Lưỡi hùm, Đơn lưỡi hổ {Cam s[ux]ng, L[uw][owx]i c[oj]p, L[uw][owx]i h[uf]m, [dd][ow]n l[uw][owx]i h[oor]}.

■ **药用部位**　叶、花。

■ **植物描述**　多年生草本，高达40cm。茎褐色，多分枝，小枝绿色。叶互生；托叶1对，三角形；叶柄短；叶片卵形，长15cm，宽5cm，黄绿色，主脉绿色，网状脉。花数朵簇生于叶腋，单性，雌雄同株，无花瓣，花萼6裂，紫红色。

■ **生态**　生于山谷、山坡湿润肥沃的丛林中，多为栽培。

■ **分布**　中国主要分布于广东、广西等省区。

东盟地区主要分布于马来西亚、越南等国家。

■ **化学成分**　本品含有三十烷醇、(Z)-10-二十碳烯酸、1,3-豆蔻酸二甘油酯、亚油酸、硫代乙酸

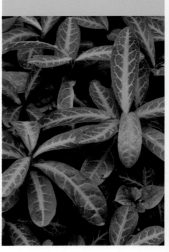

酐、胡萝卜甾醇、月桂酸、3-羟丙基-2-羟甲基-4-酮、β-谷甾醇、3-乙酰氧基咖啡酸、异槲皮苷、2-4-二叔丁基苯酚、3,6-脱水-2-脱氧-D-阿拉伯糖-异己酮-1,4-内酯、烟酰胺、莨菪亭、龙脷叶酸、2R*,3R*,5S*-三羟基-6R*-十九烷基四氢吡喃-4-酮、大黄素、原儿茶酸、2,3-二脱氧-D-赤式-己-2-烯酮-1,4-内酯、咖啡酸、槲皮素、D-半乳糖、甘露醇、金色酰胺醇酯、山柰酚。

■ **药理作用**　具有抗炎镇痛、止咳化痰、消毒杀菌、抗过敏、抗氧化等作用。

■ **应用**

中国　　叶治疗肺热咳喘、痰多、口干、便秘。

马来西亚　治疗肺燥咳嗽、大便干燥、急性支气管炎、小儿久咳、咯血。

菲律宾　根、叶和地上部分浸渍剂可治疗胃痛、腹泻、痢疾。根煎剂治疗发热。

■ **使用注意**　肺寒咳嗽不宜用。

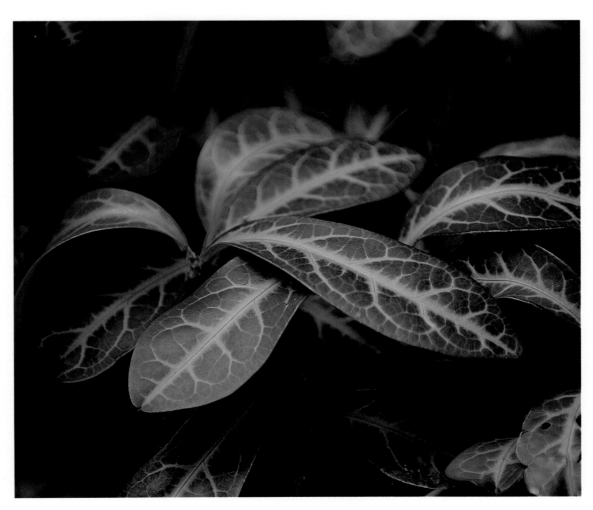

龙脷叶原植物

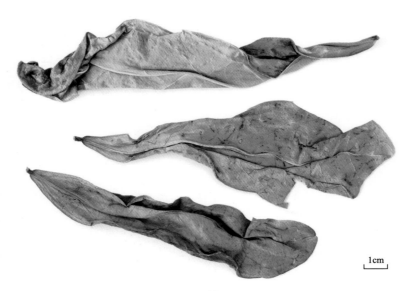

龙脷叶药材（叶）

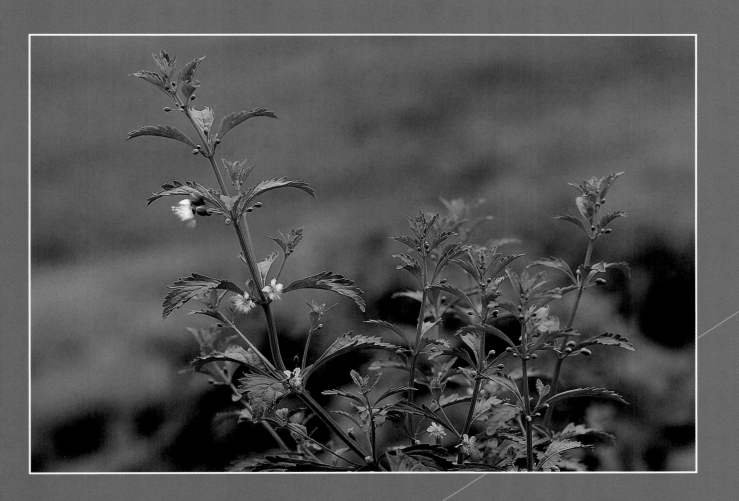

295 野甘草

Scoparia dulcis L.

■ 学名	*Scoparia dulcis* L.
■ 科	玄参科
■ 异名	*Scoparia dulcis* var. *tenuifolia* Griseb.

■ **本地名称**

柬埔寨 ដើមក្បាលរុយ Sa em dine.

中国 野甘草Yě gān cǎo，冰糖草Bīng táng cǎo，假甘草Jiǎ gān cǎo，米碎草Mǐ suì cǎo，米仔草Mǐ zǎi cǎo。

老挝 ສະເອັມດິນ Sa em dine, ຫຍ້າຫວານຈ້ອຍ Nha van choy, ຫຍ້າຂີ້ໄກ່ Nha khi kai.

马来西亚 The makao, Cha padang, Pokok delis.

缅甸 ဒန်းသုခ Dan-da-thu-kha.

泰国 กรดน้ำ Krot nam.

越南 Cam thảo đất, Cam thảo nam, Dã cam thảo, Thổ cam thảo, Dạ kham (Tay), R' gòm, T' rôm lạy (K'ho) {Cam th[ar]o [dd][aas]t, Cam th[ar]o nam, D[ax] cam th[ar]o, Th[oor] cam th[ar]o, D[aj] kham (Tay), R' g[owf]m, T' r[oo]m l[aj]y (K'ho)}.

■ **通用名称** Sweet broom weed.

■ **药用部位** 全草或叶、根、茎、花。

■ **植物描述** 一年生草本。茎直立，常分枝，幼时5~6棱，无毛。单叶3轮生；无托叶；叶柄短或近无柄；叶片阔椭圆形至倒披针形，先端急尖，基部长渐狭，全缘或前半部有齿，两面无毛。聚伞花序腋生，花1~2；花梗细，无小苞片；萼分生，齿4，花蕾时覆瓦状排列，宿存；花冠小，白色，喉部生有密毛，

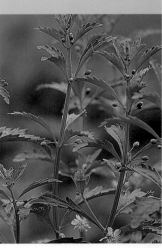

花瓣4，上方1稍大，钝头，边缘有细齿；雄蕊4，近等长。蒴果卵圆形至球形，室间、室背均开裂。种子多数，倒卵形，胚乳肉质。

■ **生态** 可在任意类型的土壤中生长，但需充足的光照。

■ **分布** 中国主要分布于福建、广东、广西、台湾、云南等省区。

东盟地区主要分布于缅甸。

世界其他热带和亚热带地区亦有分布。

■ **化学成分** 本品含有野甘草酸A、野甘草酸B、野甘草属酸A、野甘草属酸B、野甘草属酸C、芹菜素、刺槐素、香树脂醇、苯并噁嗪-3-酮、苯并噁唑啉酮、白桦脂酸、苯并噁唑啉-2-酮、滨蓟黄苷、大蓟黄酮苷、木犀草苷、香豆酸、卫矛醇、胡萝卜苷、甜野甘草酸、木栓酮、龙胆酸、粘霉醇、沼泽向日葵素、伊佛来酸、蒙花苷、木犀草素、甘露醇、黄芩素、野甘草属醇、谷甾醇、豆甾醇、蒲公英醇、新西兰牡荆苷、牡荆素。

■ **药理作用** 具有抗炎、抗氧化、缓解痉挛、降低胆固醇、降血糖作用。

■ **应用**

柬埔寨 植物鲜品治疗咳嗽和吞气症。根入煎剂治疗发热和消化系统疾病。植物浸渍剂治疗疟疾发热、胃痛、流行性感冒。

中国 叶可治疗肺热咳嗽、暑热泄泻、脚气浮肿、小儿麻疹、湿疹、热痱、喉炎。

老挝 治疗发热、牙痛。

缅甸 治疗消渴、肥胖、败血症、口腔疾病。

泰国 根可清热、利尿、止痢、止泻、止血、祛风、杀虫、调经，治疗跌打损伤、脓疮、头痛、疝痛、癣病；茎可清热、调经、健胃，治疗脓疮、跌打损伤；叶可杀虫、调经，治疗脓疮、癣病、跌打损伤、疝痛；花可清热，治疗脓疮；果实可清热、杀虫、调经，治疗脓疮、牙龈炎、痛证；全草可止咳、利尿、止泻，治疗疝痛。

■ **使用注意** 风寒咳嗽者不宜用。

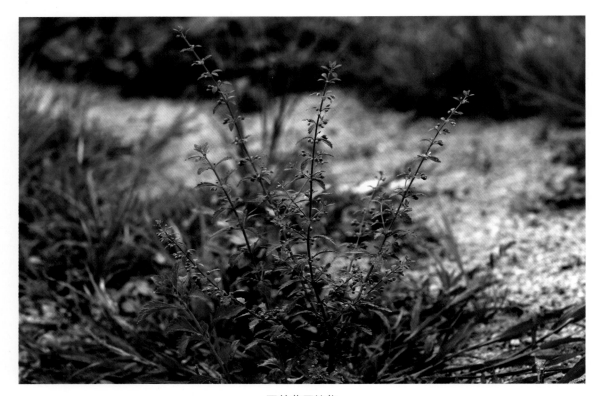

野甘草原植物

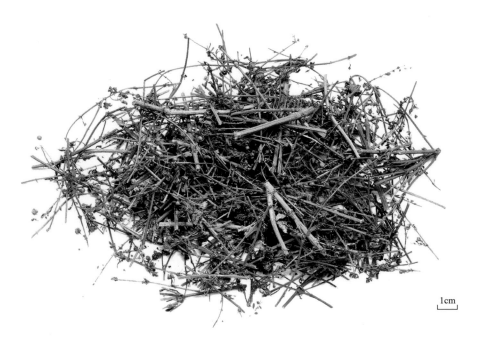

1cm

野甘草药材

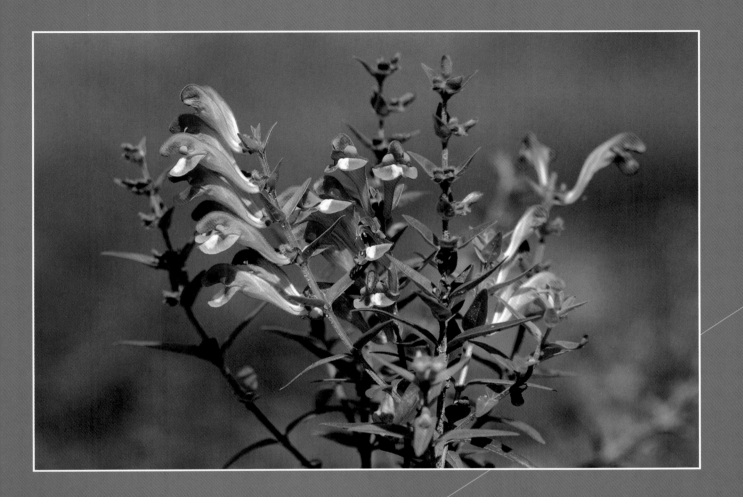

296 黄芩

Scutellaria baicalensis Georgi

■ 学名	*Scutellaria baicalensis* Georgi
■ 科	唇形科
■ 异名	*Scutellaria macrantha* Fisch

■ **本地名称**

中国　黄芩Huáng qín，山茶根Shān chá gēn，土金茶根Tǔ jīn chá gēn。

越南　Hoàng cầm {Ho[af]ng c[aaf]m}.

■ **药用部位**　根。

■ **植物描述**　多年生草本。根茎肥厚，肉质。叶坚纸质，披针形至线状披针形。总状花序顶生；花冠紫色、紫红色至蓝色；花丝扁平；花柱细长；花盘杯状；子房褐色。小坚果卵球形。花果期7~9月。

■ **生态**　生于向阳的草坡或荒地里，海拔60~1300m（或1700~2000m）。

■ **分布**　中国主要分布于黑龙江、辽宁、内蒙古、河北、河南、甘肃、陕西、山西、山东和四川等省区。

东盟地区主要分布于越南。

俄罗斯东西伯利亚、蒙古、韩国和日本亦有分布。

■ **化学成分**　地上部分含蘑菇醇、苯乙酮、石竹烯、α-葎草烯、香叶烯D、γ-榄香烯。

根含黄芩素、黄芩新素、黄芩苷、汉黄芩素、汉黄芩苷、木蝴蝶素A、7-甲氧基黄芩素、黄芩黄酮、二氢木蝴蝶素A、白杨素、2,5,8-三羟基-7-甲氧基黄酮、2,5,8-三羟基-6,7-二甲氧基黄酮、4,5,7-三羟基-6-甲

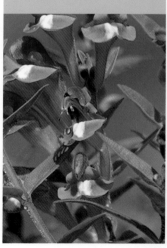

CHINA-ASEAN

氧基黄烷酮、2,3,5,6,7-五羟基黄烷酮、汉黄芩素-5-*β*-D-葡萄糖苷、2-(3-羟基-4-甲氧基苯基)-乙基-1-*O*-*α*-L-鼠李糖基(1→3)-*β*-D(4-阿魏酰基)-葡萄糖、白杨素-6-C-*α*-L-阿拉伯糖苷、白杨素-6-C-*α*-L-阿拉伯糖苷-8-C-*β*-D-葡萄糖、(2*S*)-2,5,6,7-四羟基黄烷酮、5,7,2,6-四羟基黄酮、5,8-二羟基-6,7-二甲氧基黄酮、5,7,4-三羟基-8-甲氧基黄酮、木蝴蝶素A-7-*O*-葡萄糖醛酸苷、5,7,2-三羟基甲氧基黄酮、5,2-二羟基-6,7,8-三甲氧基黄酮、黄芩素-7-*O*-*β*-D-吡喃葡萄糖苷、5,7,2-三羟基-8-甲氧基黄酮、5,2,6-三羟基-7,8-二甲氧基黄酮、5,2,6-三羟基-6-甲氧基黄酮、5,7,2,3-四羟基黄酮、3,5,7,2,6-五羟基黄酮、(2*S*)-7,2,6-三羟基-5-甲氧基黄烷酮、2,6,2,4-四羟基-6-甲氧基查耳酮、5,7,2,5-四羟基黄酮、左旋圣草素、半枝莲种素、粘毛黄芩素Ⅲ-2-*O*-*β*-D-吡喃葡萄糖苷、*β*-谷甾醇、菜油甾醇、豆甾醇。

■ **药理作用** 具有抗肿瘤、抗诱变、抗炎、抗惊厥作用，亦能清除自由基活性、减肥、抑制神经毒性。

■ **应用**

中国 用于预防猩红热，治疗发热、感冒、目赤肿痛、呕血、咳嗽、湿热黄疸、头痛、肠炎、痢疾、泄泻、胎动不安、痈疖疮疡、烧烫伤。

■ **使用注意** 脾胃虚寒、食少便溏者禁服。

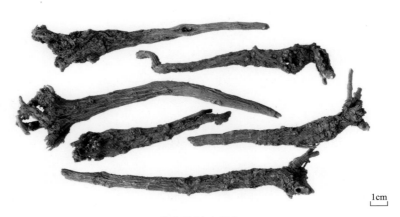

黄芩药材（根）

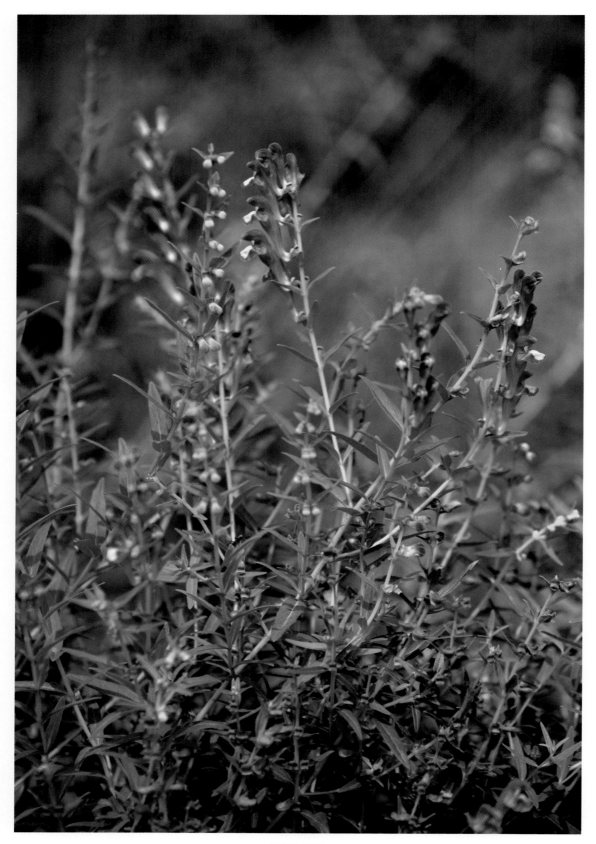

黄芩原植物

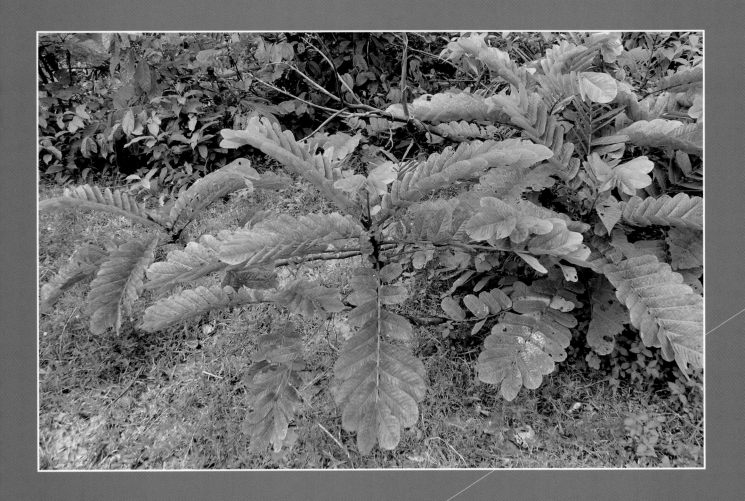

297 翅荚决明

Senna alata (L.) Roxb.

学名	*Senna alata* (L.) Roxb.
科	豆科
异名	*Cassia alata* L.

■ 本地名称

柬埔寨	ដង្ហិត Danghet.
中国	翅荚决明Chì jiá jué míng，有翅决明Yǒu chì jué míng。
老挝	ຂີ້ເຫຼັກບ້ານ Khi lek ban, ຂີ້ເຫຼັກໃຫຍ່ Khi lek nhay.
马来西亚	Daun kurap, Gelenggang, Ludanggan.
缅甸	ပေမြယူၟလှီ Pwe mazali, မယူၟလှီဝကီး Mazali gyi.
菲律宾	Akapulko, Andadasi, Sunting, Bunibuni.
泰国	ชุมเห็ดเทศ Chum hed ted.
越南	Muồng trâu, Muồng lác {Mu[oof]ng tr[aa]u, Mu[oof]ng l[as]c}.

■ **通用名称**　Acapulo, Calabra bush, Candelabra bush, Candle bush, Craw-craw plant, Ringworm bush, Ringworm senna, Winged senna.

■ **药用部位**　根、枝、叶、花瓣。

■ **植物描述**　直立灌木，高达3m。偶数羽状复叶，长30~50cm；叶柄具狭翅；小叶8~20对，椭圆状长圆形，无毛。总状花序腋生；花瓣嫩黄色。果实扁平，边缘具翅。种子多数。花果期7~11月。

■ **生态**　大量生于同一片荒地中，以及路边或稻田中。可通过种苗繁殖。

■ **分布**　中国主要分布于广东、海南、云南等省区。东盟地区主要分布于老挝。美洲热带地区以及其他热带地区亦有分布。

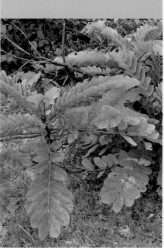

■ **化学成分**　叶含有蒽醌类衍生物、芦荟大黄素、大黄酚、大黄酸、挥发油、倍半萜等及其他酚类化合物，还含有黄酮类化合物、山柰酚衍生物、谷甾醇和棕榈酸。

■ **药理作用**　具有抗菌、抗炎、利尿、通便、镇痛、降血糖、抗组胺作用，其制剂具有抗癌活性。

■ **应用**

柬埔寨　可通便，治疗湿疹。

中国　用作解热镇痛抗炎药、抗菌药和利尿剂。

老挝　嫩枝、叶可通便、利尿、碎石，治疗黄疸、水肿、肝炎；叶与四角风车子果实合用，治疗肠道蛔虫病；叶入糊剂或膏剂外用治疗癣病、湿疹，入煎剂治疗胃痛；根和叶入煎剂治疗淋病。

缅甸　叶治疗疥疮、皮癣，可作泻药。

菲律宾　叶汁治疗皮肤癣菌病。

泰国　叶治疗泄泻、癣病；茎治疗食物中毒；根可滋补。

■ **使用注意**　无。

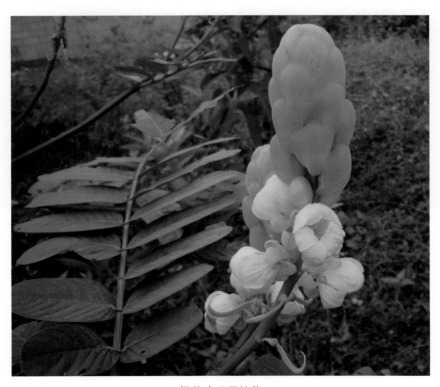

翅荚决明原植物

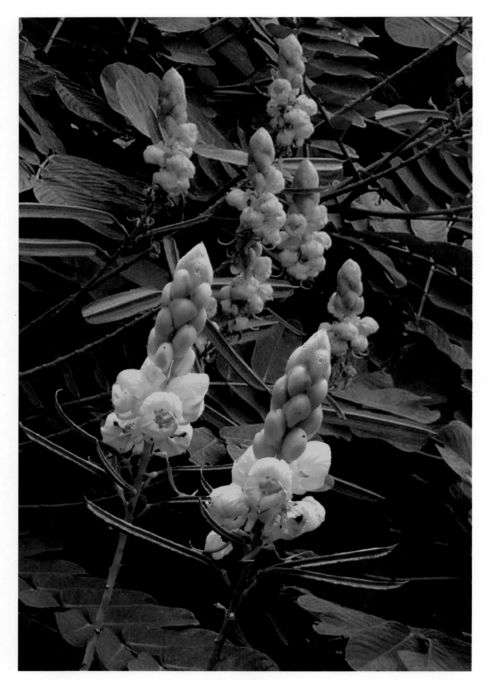

翅荚决明原植物

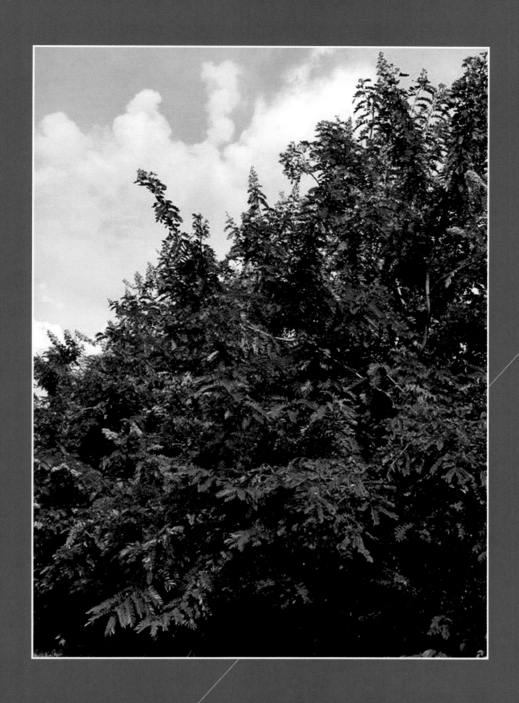

298 铁刀木

Senna siamea (Lam.) H. S. Irwin & Barneby

学名	*Senna siamea* (Lam.) H. S. Irwin & Barneby
科	豆科
异名	*Cassia siamea* Lam.，*Cassia siamea* var. *puberula* Kurz

■ **本地名称**

柬埔寨　អង្កាញ់ Ang kagn.

中国　铁刀木Tiě dāo mù，黑心树Hēi xīn shù。

老挝　ຂີ້ເຫຼັກບ້ານ Khi lek ban, ຂີ້ເຫຼັກອ່ອນ Khi lek om.

马来西亚　Johor, Sebusok, Guahhitam.

缅甸　မယ္ဇလီ Mezali.

泰国　ขี้เหล็ก Khi lek.

越南　Muồng đen, Muồng xiêm {Mu[oof]ng [dd]en, Mu[oof]ng xi[ee]m}.

■ **通用名称**　Khilek, Kassod tree, Cassod tree.

■ **药用部位**　根、茎、枝、树皮、叶、花、果实、种子。

■ **植物描述**　乔木，高10~15m。树皮灰色，近光滑；嫩枝有棱条，疏生微柔毛。偶数羽状复叶互生；小叶长圆形，6~10（~15）对，长4cm，宽约1.5cm，革质，下面被细短柔毛，上面光滑无毛，基部圆形，先端圆钝，通常微凹，有短尖头；嫩叶被绿褐色毛。顶生圆锥花序；花黄色。荚果扁平，长而厚。种子10~30，浅棕色，卵形，长5~6mm，宽2~2.5mm。

■ **生态**　主要生于落叶混交林中，靠近溪流；常作为观赏植物栽培。

■ **分布**　中国主要分布于南部各省区。
东盟地区主要分布于泰国、缅甸、柬埔寨、老挝、越南等国家。

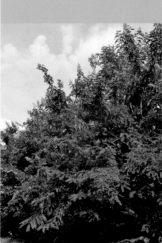

世界其他热带地区亦有分布。

■ **化学成分**　叶含有色原酮、色原酮生物碱、蒽醌类、双蒽醌类、双色酮、三萜类、甾体类、类胡萝卜素类、维生素类、异黄酮类、糖苷类、矿物质等。

茎皮含有双蒽醌类、蒽醌类、黄酮类、三萜类、矿物质、糖苷、酚类、色原酮。

根皮含有蒽醌类、双蒽醌类。

花含有色原酮、酚类、黄酮类。

种子含有甾体、脂肪酸、蒽醌类。

■ **药理作用**　具有镇静、镇痛、抗氧化、抗焦虑、抗抑郁、抗炎、抗癌、降血糖、降血压、抗疟抑菌和保肝作用。大量服用能降低红细胞计数和红细胞压积；口服过量叶提取物能升高胆红素水平，造成肝损伤。

■ **应用**

柬埔寨　木材可杀虫，治疗疥疮；嫩叶、果实和花可烹食。

中国　治疗风湿痹痛、腹胀、肠道疾病、踝扭伤。

老挝　可利尿、调经，治疗发热、绦虫病、带下、消渴。

缅甸　叶可祛风，用于缓解消化不良；花治疗月经不调。

泰国　花和嫩枝可健胃；心材和树皮可通便；叶和花可镇静、通便、利尿，治疗肾结石、便秘；花可通便；豆荚可止血、止泻。

■ **使用注意**　有肝毒性。

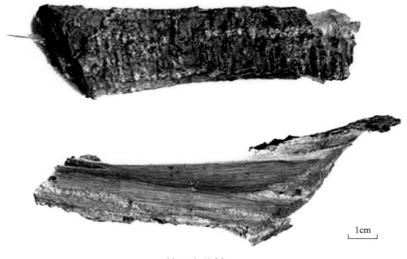

1cm

铁刀木药材

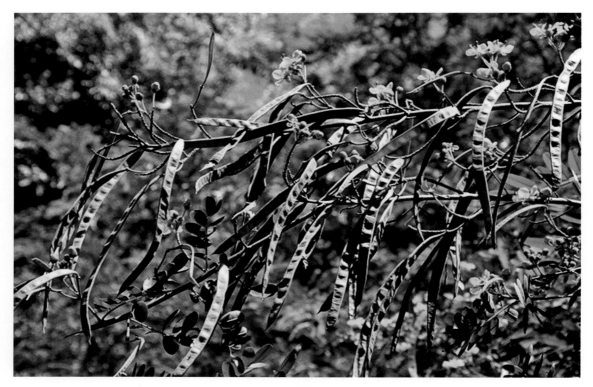

铁刀木原植物

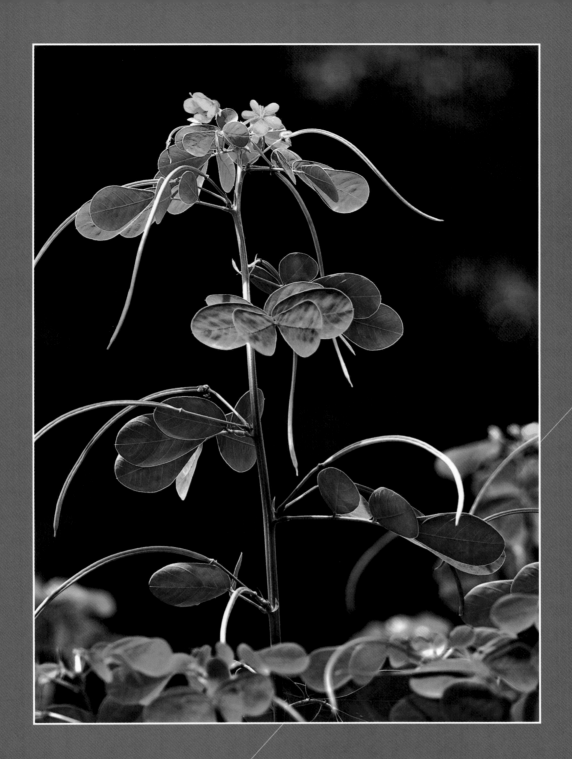

299 决明

Senna tora (L.) Roxb.

学名	*Senna tora* (L.) Roxb.
科	豆科
异名	*Cassia tora* L.,*Cassia tora* var. *borneensis* (Miq.) Miq.,*Cassia borneensis* Miq., *Cassia gallinaria* Collad.,*Cassia numilis* Collad., *Emelista tora* Britton & Rose

■ 本地名称

柬埔寨	ដង្គិតខ្មោច Darnghett khmaoch.
中国	决明Jué míng，草决明Cǎo jué míng，假花生Jiǎ huā shēng，假绿豆Jiǎ lǜ dòu，马蹄决明Mǎ tí jué míng。
老挝	ຫຍ້າວັບມຶນ Nha lap mun, Hia ziam teup(Yao rthnic).
马来西亚	Gelenggan kecil, Gelenggan padang, Gelenggan nasi, Ketepeng.
缅甸	ဒန့်ကျွေ Dant kywe.
菲律宾	Katanda, Katandang-aso.
泰国	ชุมเห็ดไทย Chum het thai.
越南	Thảo quyết minh, Hạt muồng muồng, Đậu ma, Muồng đồng tiền, Muồng ngủ, Thúa nhò hẻ (Tay), Trắng (Bana), Lạc trời, Muồng hòe, Hìa diêm tập (Dao) {Th[ar]o quy[ees]t minh, H[aj]t mu[oof]ng mu[oof]ng, [dd][aaj]u ma, Mu[oof]ng [dd][oof]ng ti[eef]n, Mu[oof]ng ng[ur], Th[us]a nh[of] h[er] (Tay), Tr[aws]ng (Bana), L[aj]c tr[owf]i, Mu[oof]ng h[of]e, H[if]a di[ee]m t[aaj]p (Dao)}.

■ 通用名称　Sickle senna seed.

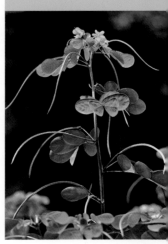

■ **药用部位**　全草或根、茎、叶、果实、种子。

■ **植物描述**　一年生亚灌木状草本，直立、粗壮，高1~2m。叶长4~8cm；叶柄上无腺体；叶轴上每对小叶间有一棒状的腺体；小叶3对，膜质，倒卵形或倒卵状长椭圆形，长2~6cm，宽1.5~2.5cm，先端圆钝而有小尖头，基部渐狭，偏斜，上面被稀疏柔毛，下面被柔毛；小叶柄长1.5~2mm；托叶线状，被柔毛，早落。花腋生，通常2花聚生；总花梗长6~10mm；花梗长1~1.5cm，丝状；萼片稍不等大，卵形或卵状长圆形，膜质，外面被柔毛，长约8mm；花瓣黄色，下面2略长，长12~15mm，宽5~7mm；能育雄蕊7，花药四方形，顶孔开裂，长约4mm，花丝短于花药；子房无柄，被白色柔毛。荚果纤细，近四棱形，两端渐尖，长达15cm，宽3~4mm，膜质。种子约25，菱形，光亮。花果期8~11月。

■ **生态**　生于山坡、沙滩或野地。

■ **分布**　中国主要分布于长江以南各省区。

东盟地区主要分布于泰国、柬埔寨、老挝、马来西亚、缅甸、菲律宾、越南等国家。

原产于美洲热带地区，现广泛分布于世界热带及亚热带地区。

■ **化学成分**　种子含大黄酚、决明素、橙黄决明素、大黄素、芦荟大黄素、大黄素甲醚、决明种内酯、大黄酸、美决明子素、黄决明素、红镰玫素、去甲基红镰玫素、决明子苷、红镰玫素-6-*O*-龙胆二糖苷、红镰玫素-6-*O*-芹糖葡萄糖苷、决明种内酯-9-*β*-龙胆二糖苷、大黄酚-1-*O*-三葡萄糖苷、大黄酚-1-*O*-四葡萄糖苷、美决明子素-2-*O*-葡萄糖苷、半乳糖甘露聚糖、葡萄糖、半乳糖、木糖、棉子糖以及胱氨酸、天门冬氨酸、*γ*-羟基精氨酸等。种子油中含少量锦葵酸、苹婆酸及菜油甾醇、*β*-谷甾醇等甾醇类化合物。

根、茎中钙、镁、钾、钠、铁、锰、铜、锌、锶、铬等矿物质含量较高。

■ **药理作用**　具有通便、降血压、降血脂、调节免疫、抗菌、抗血小板聚集、调节胃分泌、抑制前列腺素分泌、利尿、抗衰老作用。毒理作用包括降低精子、骨髓细胞和多色红细胞数量，提高中性粒细胞与淋巴细胞比值。

■ **应用**

柬埔寨　嫩枝叶入煎剂可通便、清热、滋阴，治疗皮肤病。叶和种子均可有效治疗各类皮肤病。新鲜种子可滴眼用；种子浸渍于金刚纂汁液，与牛尿混合入膏剂治疗瘰痕瘤、麻风和牛皮癣；炒制可利尿、安神；与酸苦乳或青柠汁研磨治疗皮肤瘙痒、皮炎。根治疗皮癣。叶入煎剂可助小儿出牙，与蓖麻油共制治疗恶臭溃疡，入糊剂可助化脓。

中国　　治疗高脂血症、霉菌性阴道炎、习惯性便秘、睑腺炎、男性乳房发育症、高血压、肝硬化腹水、疳积、吸收功能障碍等多种疾病。

老挝　　种子治疗胃溃疡、胃肠胀气；全草与其他药物合用，治疗神经紧张；根与其他药物合用，治疗高热、咳嗽和肾炎。

缅甸　　叶利尿、泻下、祛风，治疗哮喘、咳嗽和皮癣；种子可减轻水肿，治疗疥疮和眼部疾病。

菲律宾　全草煎剂可驱虫、通便。

泰国　　根可杀虫、化痰、养神、利尿、通便和清热；茎可通便、清热和利尿，治疗雅司病；叶可养神、利尿、通便、杀虫、化痰和止咳；荚果可止痢，治疗跌打损伤；种子可安眠、利尿、杀虫、通便、清热，治疗雅司病。

越南　　种子炒制入浸渍剂可治疗高血压、头痛；鲜叶治疗皮癣。

■ **使用注意**　便溏者禁服。

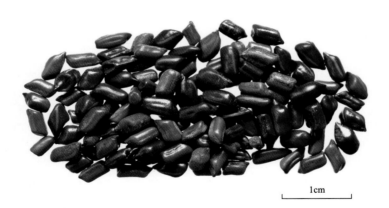

1cm

决明药材（种子）

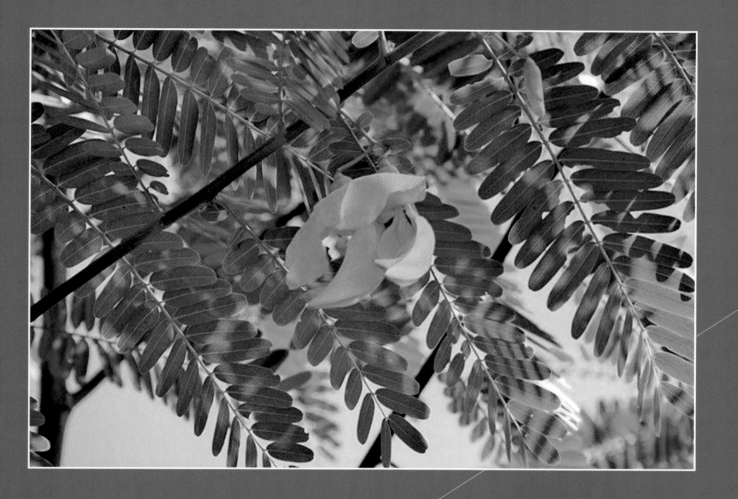

300 大花田菁

Sesbania grandiflora (L.) Pers.

■ 学名	*Sesbania grandiflora* (L.) Pers.
■ 科	豆科
■ 异名	*Aeschynomene coccinea* L. f., *Coronilla coccinea* (L. f.) Willd., *Dolichos arborescens* G. Don, *Emerus grandiflorus* (L.) Kuntze, *Resupinaria grandiflora* (L.) Raf., *Sesban coccinea* (L. f.) Poir.

CHINA-ASEAN

■ **本地名称**

柬埔寨　អង្គារដី Ang kear dey.

中国　大花田菁Dà huā tián jīng，木田菁Mù tián jīng，红蝴蝶Hóng hú dié，落皆Luò jiē。

老挝　ດອກແຄຂາວ Dok khair khao.

马来西亚　Petaibelalang.

缅甸　ပေါက်ပန်းဖြူ Pauk pan phyu.

菲律宾　Katuray.

泰国　แคบ้าน Khae ban.

越南　So đũa {So [dd][ux]a}.

■ **通用名称**　Agasta, Sesban, Vegetable humming bird.

■ **药用部位**　根、树皮、叶、花、果实。

■ **植物描述**　乔木，高达15m。羽状复叶，长达30cm；小叶20~50对，长圆形至长椭圆形，长1.2~4.4cm，宽5~15mm。总状花序；花萼长15~22mm；花冠白色、浅黄色、粉红色至玫瑰红色，旗瓣长约10.5cm，宽约6cm。荚果条形，长20~60cm，宽6~9mm，缝线宽；种子15~50。

■ **生态**　喜温暖、湿润的环境，不耐寒。在土层深厚、疏松、肥沃的土壤中生长良好。

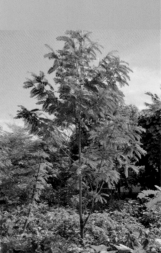

■ **分布**　中国主要分布于福建、广东、广西、海南、台湾、云南等省区。

东盟地区主要分布于泰国、印度尼西亚和马来西亚等国家。

热带地区均有分布。

■ **化学成分**　种子含有皂苷、白矢车菊素、花青素、sesbanimide。

花含有齐墩果酸、甲酯、山柰酚-3-山柰酚芸香糖苷。

树皮含有鞣质、树胶、生物碱、萜类化合物、黄酮类化合物。

■ **药理作用**　具有抗氧化、抗惊厥、抗焦虑、镇痛、抗菌、保肝和抗肿瘤细胞增殖的作用。叶提取物有中枢神经抑制毒性，症状包括眼睑下垂、肌无力、自发性运动减少、腹部和躯干肌张力降低。

■ **应用**

柬埔寨　根可化痰、清热；树皮可止痛、清热；嫩叶和花可烹食、催乳；树液治疗鹅口疮。

中国　树皮治疗湿疮（湿疹）及溃疡多脓、疮口久不愈，外用、内服皆可收湿敛疮。

老挝　可滋补，治疗泄泻、肠炎。

缅甸　根治疗关节炎；叶可补血和治疗癫痫；花治疗偏头痛；果实治疗心脏疾病和肠绞痛。

菲律宾　树皮煎剂可治疗咯血。

泰国　根可化痰、祛风、化脓、消炎、杀虫，用于伤口愈合；树皮可止泻、止痢、止血、化脓、消炎、杀虫，用于伤口愈合、便秘、皮肤病；叶可清热、通便、祛风、利尿、镇静，用于鼻息肉、头痛、伤口愈合；花可止泻、消炎、化脓、杀虫、健胃，用于鼻息肉、头痛、牙痛、牙龈炎、外伤愈合；果实可止泻、化脓、消炎、杀虫。

■ **使用注意**　无。

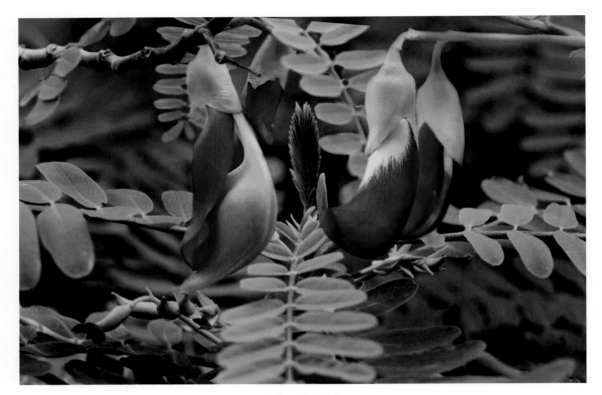

大花田菁原植物

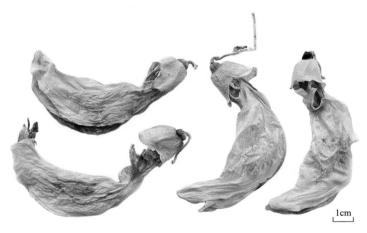

大花田菁药材（花）

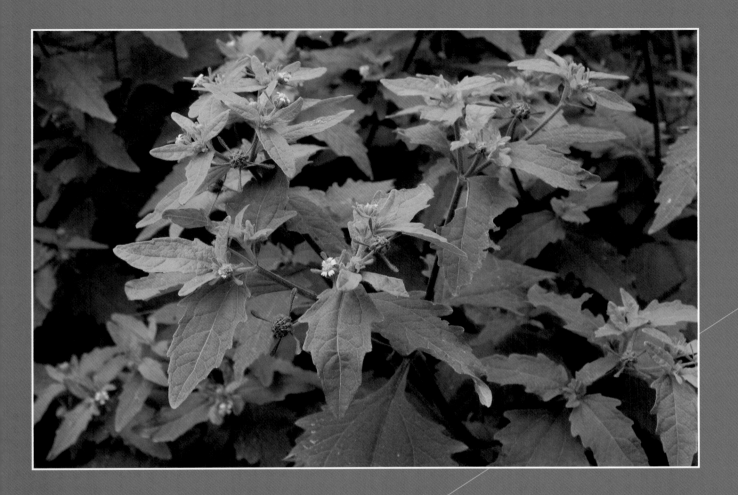

301

豨莶

Sigesbeckia orientalis L.

学名	*Sigesbeckia orientalis* L.
科	菊科
异名	*Minyranthes heterophylla* Turcz., *Sigesbeckia caspica* Fisch. & C. A. Mey., *Sigesbeckia gracilis* DC.

■ **本地名称**

中国　豨莶Xī xiān，火莶Huǒ xiān，猪膏莓Zhū gāo méi，虎膏Hǔ gāo，狗膏Gǒu gāo，火锨草Huǒ xiān cǎo，猪膏草Zhū gāo cǎo，皱面地葱花Zhòu miàn dì cōng huā。

老挝　ຫຍ້າລັບມຶນ Nha lap mun, Hia ziam teup (Yao ethnic).

菲律宾　Put.

泰国　สะพ้านก้น Sa phan kon, ก้นจ้ำน้อย Kon cham noi.

越南　Hy thiêm, Cỏ đĩ, Chó đẻ hoa vàng, Co boóng bo (Thai), Cỏ bà a, Cúc dính, Sơn bích, Nụ áo rìa, Cứt lợn, Lưỡi đồng, Nhả khỉ cáy (Tay) {Hy thi[ee]m, C[or] [dd][ix], Ch[os] [dd][er] hoa v[af]ng, Co bo[os]ng bo (Thai), C[or] b[af] a, C[us]c d[is]nh, S[ow]n b[is]ch, N[uj] [as]o r[if] a, C[uws]t l[owj]n, L[uw][owx]i [dd][oof]ng, Nh[ar] kh[ir] c[as]y (Tay)}.

■ **通用名称**　Common St. Paul's wort, Indian weed, Saint Paul's herb, St. Paul's wort, Small yellow crown-beard.

■ **药用部位**　全草或地上部分，或茎、叶、种子。

■ **植物描述**　一年生草本。茎直立，高达1m。基部叶花期枯萎；中部叶三角状卵圆形或卵状披针形，

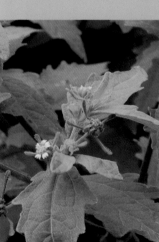

长5~15cm，宽3~12cm，先端短渐尖至急尖，基部截形至楔形，下延成具翼的柄，边缘有规则的浅裂或粗齿，纸质，上面绿色，下面淡绿色，具腺点，两面被毛；上部叶渐小，卵状长圆形，边缘浅波状或全缘，近无柄。头状花序直径15~20mm，多数聚生于枝端，排列成具叶的圆锥花序；花梗长1~5cm，密生短柔毛；总苞5，开展，被腺毛；花冠长2~3mm，中部花冠管状，黄色，长1.5mm。瘦果长2.5~3.5mm，截形，反折，黑色，无毛，具4棱。

■　**生态**　广泛分布于低海拔的荒地，海拔1500m以下。喜湿，适阳。

■　**分布**　中国主要分布于陕西、甘肃、江苏、浙江、安徽、江西、湖南、四川、贵州、福建、海南、台湾、广西、云南等省区。

东盟地区主要分布于越南。

印度、澳大利亚、日本及非洲地区亦有分布。

■　**化学成分**　本品含有奇任醇、对映-16β,17-二羟基贝壳杉烷-19-羧酸、对映-16β,17-二羟基贝壳杉烷-19-羧酸-16β,17-缩丙酮、3,7-二甲基槲皮素、β-谷甾醇、胡萝卜苷和两种二萜类化合物（即红蓼脂素A和红蓼脂素B）、豨莶酯酸（对映-17-乙酰氧基-18-异丁酰-16α-贝壳杉烷-19-羧酸）、豨莶醚酸[对映-17-乙氧基-16α-(−)-贝壳杉烷-19-羧酸]、β-谷甾醇葡萄糖苷、二十一烷醇、花生酸甲酯。

■　**药理作用**　能提高免疫球蛋白E的含量，抑制子宫内膜癌细胞RL-95-2的增殖，具有抗氧化、抗过敏、抗炎和镇痛、助孕作用。

■　**应用**

中国　地上部分治疗风湿痹痛、筋骨不利、腰膝无力、半身不遂、高血压、疟疾、黄疸、痈肿、疮毒、风疹湿疮、虫兽咬伤。

老挝　种子治疗胃溃疡、胃肠胀气；全草与其他药物合用，治疗神经痛；根与其他药物合用，治疗高热、咳嗽、肾炎。

菲律宾　乳液可用作疗创药。

泰国　茎和叶可抗血栓，治疗骨痛。

■　**使用注意**　无风湿病者慎服。生用或大剂量应用易致呕吐。

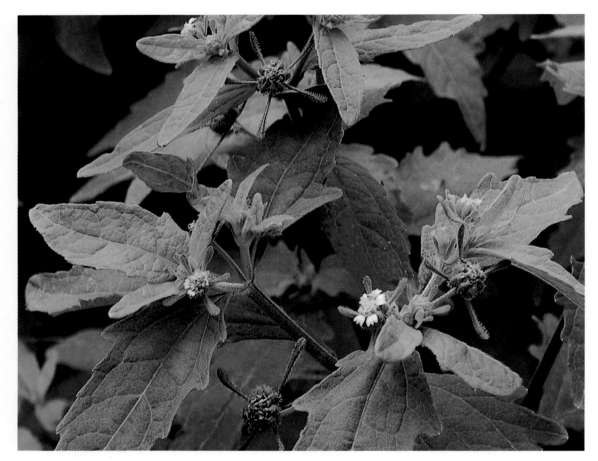

豨莶原植物

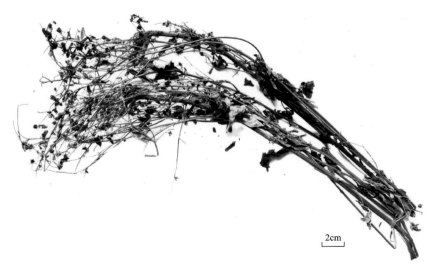

2cm

豨莶药材

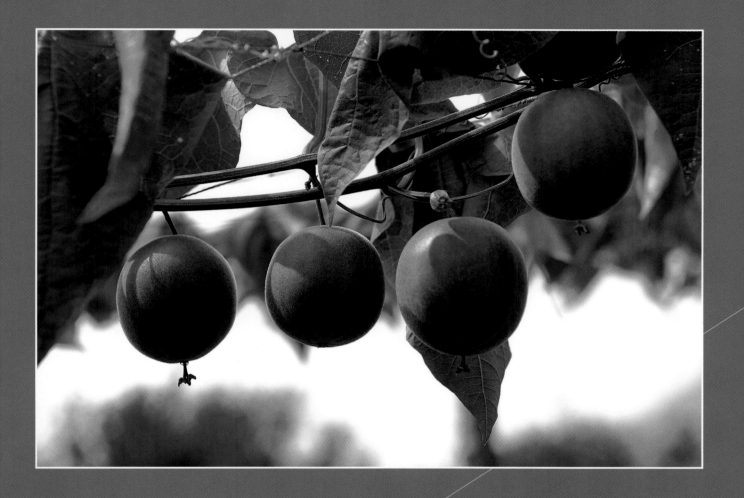

302 罗汉果

Siraitia grosvenorii (Swingle) C. Jeffrey ex Lu et Z. Y. Zhang

■ 学名	*Siraitia grosvenorii* (Swingle) C. Jeffrey ex Lu et Z. Y. Zhang
■ 科	葫芦科
■ 异名	*Momordica grosvenorii* Swingle

■ **本地名称**

中国　罗汉果Luó hàn guǒ，光果木鳖Guāng guǒ mù biē。

马来西亚　Buah luo han guo.

泰国　หล่อฮังก๊วย Lo hang kuai.

越南　La hán quả {La h[as]n qu[ar]}.

■ **药用部位**　果实。

■ **植物描述**　多年生攀缘草本，具肥大的块根。茎稍粗壮，有棱沟，初被黄褐色柔毛和黑色疣状腺鳞，后毛渐脱落或变近无毛。叶柄被毛和腺鳞；叶片膜质，卵状心形或三角状卵形，长12~23cm，宽5~17cm，先端渐尖或长渐尖，边缘微波状，两面被稀疏柔毛和黑色疣状腺鳞，老后渐脱落。卷须二歧，在分叉点上下同时旋卷。雌雄异株。雄花序总状，具有短柔毛和黑色疣状腺鳞，萼筒宽钟状，喉部常具3长圆形的膜质鳞片，萼裂片5，三角形；花冠黄色，被黑色腺点，裂片5；雄蕊5，插生于筒近基部；花丝基部膨大。雌花集生在总花梗顶端，花萼、花梗均比雄花大，退化雄蕊5，子房长圆形，密生黄褐色茸毛，花柱粗短，柱头3，2裂。果实球形或长圆形，初密被黄褐色的茸毛和混生的黑色腺鳞，老后渐脱落，果皮较薄。种子多数，淡黄色，

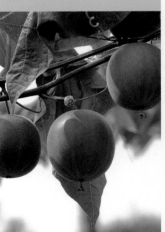

近圆形或阔卵形，扁压状，两面中央稍凹陷，周围有放射状沟纹，边缘微波状。

■ **生态**　主要生于海拔400~1400m的山坡树林中，或河边的湿地、灌丛中。

■ **分布**　中国主要分布于广西、广东、贵州、湖南和江西等省区。

东盟地区主要分布于泰国、马来西亚、越南等国家。

■ **化学成分**　果实含罗汉果苷Ⅴ、罗汉果苷Ⅳ、D-甘露醇、葡萄糖、果糖、维生素C、亚油酸、油酸、棕榈酸、硬脂酸、棕榈油酸、肉豆蔻酸、月桂酸、癸酸、罗汉果二醇苯甲酸酯、厚朴酚、双-(5-甲酰基糠基)醚、5-甲氧基甲基-糠酸、山奈酚-7-O-α-L-鼠李糖苷、山奈酚-3,7-O-α-L-鼠李糖苷、山奈酚、琥珀酸、9,12-十八碳二烯酸、山奈酚-7-O-α-L-鼠李糖苷、山奈苷、罗汉果皂苷Ⅱ$_E$、罗汉果皂苷Ⅲ、山奈酚-3-O-α-L-鼠李糖苷-7-O-[β-D-葡萄糖基(1→2)-α-L-鼠李糖苷]、罗汉果皂苷Ⅳ$_A$、光果木鳖皂苷Ⅰ、罗汉果皂苷Ⅴ、罗汉果皂苷Ⅱ$_{A1}$。

■ **药理作用**　有良好的镇咳祛痰功效，亦有调节肠胃、免疫调节、保肝、抗菌、降血糖、抗血小板聚集、抗癌、抗氧化作用。无明显毒副作用。

■ **应用**

中国　治疗急慢性支气管炎、急慢性扁桃体炎、咽喉炎、急性胃炎、便秘。

■ **使用注意**　肺寒者慎用。

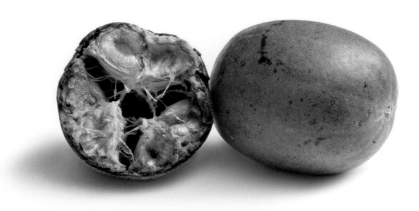

罗汉果药材（果实）

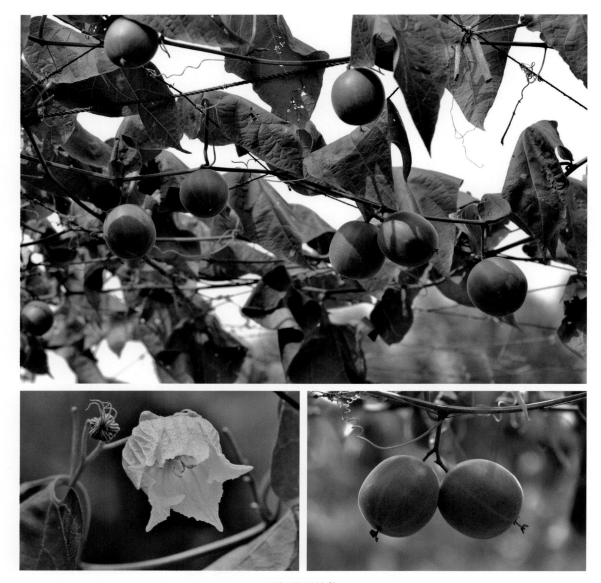

罗汉果原植物

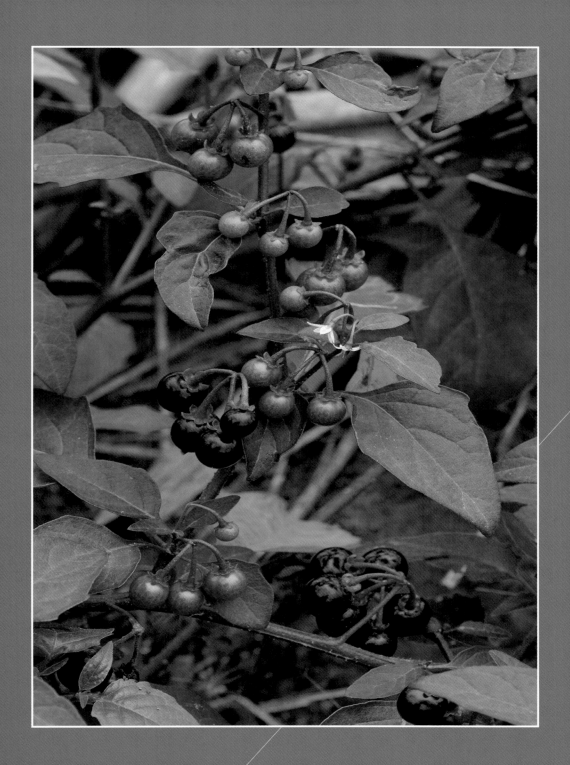

303 龙葵

Solanum americanum Mill.

■ 学名	*Solanum americanum* Mill.
■ 科	茄科
■ 异名	*Solanum nigrum* L., *Solanum nigrum* var. *aguaraquiya* Reiche, *Solanum nigrum* var. *americanum* (Mill.) O. E. Schulz, *Solanum nigrum* var. *amethystinum* Kuntze

CHINA-ASEAN

■ **本地名称**

中国　龙葵Lóng kuí，龙葵草Lóng kuí cǎo，天茄子Tiān qié zǐ，黑天天Hēi tiān tiān，苦葵Kǔ kuí。

老挝　ຜັກຂົມ Phack khom.

马来西亚　Hei qie, Ku kui, Qi li kou, Suan jiang guo, Tian pao cao, Tian qie zi, Tian tian guo, Tian tian qie, Ye qie, Terung meranti.

缅甸　တာခရမ်းကဇော် Taw khayan kazaw.

泰国　มะแว้งนก Mavang nok.

越南　Lu lu đực, Nụ áo, Thù lu đực, Cà đen {Lu lu [dd][uwj]c, N[uj] [as]o, Th[uf] lu [dd][uwj]c, C[af] [dd]en}.

■ **通用名称**　Black nightshade, Winter cherry herb, Solanum.

■ **药用部位**　全草或根、叶、花、果实、种子。

■ **植物描述**　一年生草本，高30~60cm。茎直立或下部平卧，具棱，疏被白色短柔毛。叶互生，叶柄长1.5~5cm；叶片卵形，先端圆钝，基部宽楔形，下延，全缘或具齿，长4~13cm，宽3~7cm。伞形花序，腋外生，每个花序具4~10花，白色；萼片圆柱状，外面被绒毛，5裂，裂片三角状椭圆形，长约3cm；花冠无毛，5裂，裂片长圆状卵形；雄蕊5，

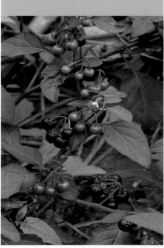

花丝分离，里面被微毛；雌蕊1，子房2室，球形；花柱下部被白色绒毛，柱头圆形。浆果球形，有光泽，直径8mm，成熟时呈红色或黑色。种子扁圆。花果期9~11月。

■ **生态**　生于路边或农田里。适宜于温暖潮湿环境。宜生于疏松肥沃、排水良好的砂壤土中。

■ **分布**　中国主要分布于福建、广东、广西、海南、湖南、江西、四川、台湾、云南等省区。

东盟地区主要分布于泰国、老挝、马来西亚、缅甸、越南等国家。

世界其他热带和温带地区亦有分布。

■ **化学成分**　全草含有澳洲茄碱、茄边碱、龙葵碱。生物碱在果实成熟前含量最高，主要为茄边碱，果实成熟时消失。将茄边碱进行水解，得到的苷元为澳洲茄胺。已证实，果实中的茄边碱含量高于全草。同时还含有多糖、维生素A和维生素C等。此外，全草还含有皂苷，其中苷元为diosgeninand和togogenin。

■ **药理作用**　能降低血管通透性，有透明质酸酶活性，对抗体形成有促进作用，有抗凝血作用，能抑制心脏兴奋，治疗风湿病；同时，具有抗肿瘤活性，能抑制肿瘤细胞增殖、诱导肿瘤细胞凋亡。植物中含有的龙葵碱能引起PT孔道（线粒体通透性改变孔道）开放，导致细胞内Ca^{2+}被动转运，启动癌细胞凋亡机制，导致细胞凋亡。龙葵碱对胃肠黏膜有刺激性，能造成中枢神经麻痹、引起溶血和心肌损伤；能造成孕早期流产，有胚胎致畸毒性；对男性生殖系统有损伤作用。

■ **应用**

柬埔寨　根可化痰；果实治疗便秘；果汁治疗鸡眼脓毒。

中国　嫩叶可食用、壮阳，外用治疗癌症，促进外伤愈合；全草可清热解毒、活血消肿，治疗丹毒、跌打损伤、慢性支气管炎、肾炎水肿；根可清热利湿、益气活血解毒，治疗石淋、淋病、牙痛、跌仆损伤、痈疮肿痛；种子可清热解毒、祛痰止咳，治疗痈疮肿痛、咽喉肿痛、咳痰咳嗽。

老挝　治疗感染、胃痛。根可化痰；果实治疗便秘；果汁治疗鸡眼脓毒。

马来西亚　外用敷于患处，治疗痔疮、淋病、肝大、淋巴腺体肿大、雅司病。

缅甸　果实可作泻药和抗病毒药物。

| 泰国 | 叶可利尿，治疗关节炎、水肿、雅司病，促进外伤愈合；花可止咳；果实可止咳、止泻、清热、健胃、利尿，治疗消渴、癣病；未成熟果实可解动物中毒。 |
| 越南 | 根可化痰；果实治疗便秘；果汁治疗鸡眼脓毒。 |

■ **使用注意**　脾胃虚弱者忌用。大剂量使用可致白细胞计数减少。

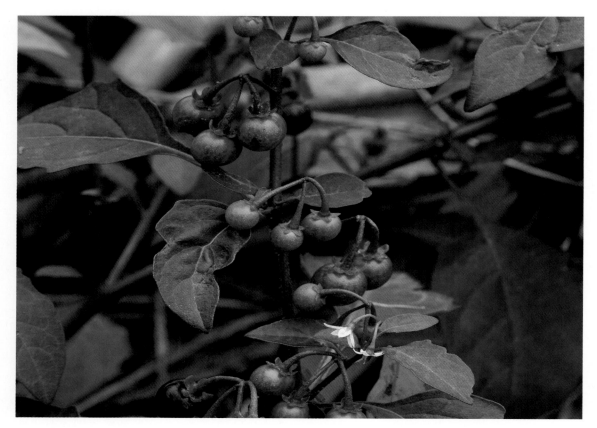

龙葵原植物

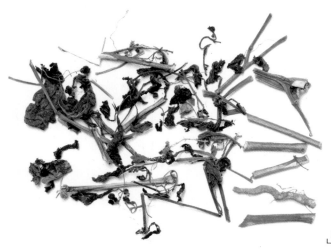

1cm

龙葵药材

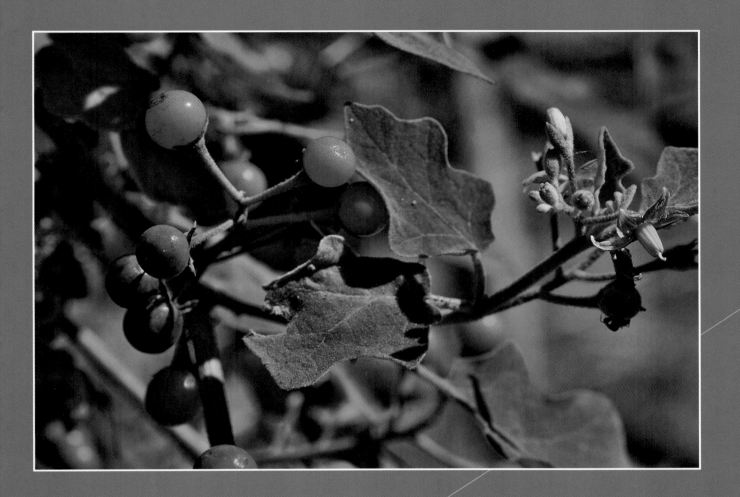

304 刺天茄

Solanum indicum L.

■ 学名	*Solanum indicum* L.
■ 科	茄科
■ 异名	*Solanum indicum* var. *lividum* (Link) Bitter, *Solanum indicum* var. *maroanum* Bitter, *Solanum indicum* var. *recurvatum* C. Y. Wu & S. C. Huang

■ **本地名称**

中国　刺天茄Cì tiān qié，天星子Tiān xīng zǐ，天茄子Tiān qié zǐ，小闹杨Xiǎo nào yáng，小颠茄Xiǎo diān qié，金扭头Jīn niǔ tóu。

马来西亚　Kayan-ka-zaut.

缅甸　ခရမ်းကတော့ Kayan-ka-zaut.

泰国　มะแว้งต้น Ma waeng ton.

越南　Cà dại hoa tím, Cà gai hoa tím, Mác rịa phạ đeng (Tay) {C[af] d[aj]i hoa t[is]m, C[af] gai hoa t[is]m, M[as]c r[ij]a ph[aj] [dd]eng (Tay)}.

■ **通用名称**　Indian night shade.

■ **药用部位**　根、茎、叶、花、果实、种子。

■ **植物描述**　小灌木，多分枝；刺众多，大且尖，基部扁，常弯曲。单叶互生或近对生；叶片卵形或羽状分裂，裂片大，三角状卵形，先端近急尖，基部心形、楔形或截形，常偏斜，边缘全缘或波状，中脉明显，网状脉，两面被短柔毛。聚伞花序腋外生，花多；花两性；花萼合生，5裂，裂片三角形，被绒毛，宿存；花冠合生，冠筒短，5裂，裂片具褶皱，三角状卵形，蓝色，外面被绒毛；雄蕊5，蓝色，花丝极短或退化，花药2室，长圆状披针形，无毛，孔裂；雌蕊1，子房

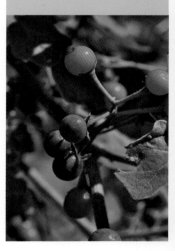

球形，心皮2，2室，花柱被短柔毛，顶端弯曲，柱头头状。浆果球形，无毛，熟时深黄色。种子扁，胚乳肉质。

■ **生态**　生于海拔180~1700m的林下、田地、路边、荒地、开阔树林中。主要生于潮湿环境，需要灌溉才能在降雨量低的地区生长旺盛。最宜肥力高，尤其是氮、磷含量高的土壤。

■ **分布**　中国主要分布于云南、四川、广西、广东、海南、台湾等省区。

东盟地区主要分布于缅甸热带地区。

■ **化学成分**　根、果实含薯蓣皂苷元、羊毛甾醇、澳洲茄碱、澳洲茄边碱、澳洲茄胺、茄碱。

果实含黄果茄甾醇、刺天茄苷A。

种子含月桂酸、棕榈酸、硬脂酸、花生酸、油酸、亚油酸等脂肪酸。

■ **药理作用**　有抗微生物活性，果实提取物具有降血压作用。

■ **应用**

中国　根可消肿解毒、散瘀止痛，治疗风湿病、神经性头痛、扁桃体炎、咽炎、淋巴腺炎、牙痛、胃痛、跌仆损伤。

缅甸　治疗支气管炎、皮肤瘙痒、身痛、哮喘、外伤。

泰国　根可化痰、止咳、清热、利尿，治疗肺痨；木材可祛风、杀虫，治疗疝痛、胃肠胀气；果实可化痰、止咳、利尿、清热、祛风，治疗消渴、肾结石；叶可止咳，治疗肺痨。

■ **使用注意**　本品有毒。不宜过量。

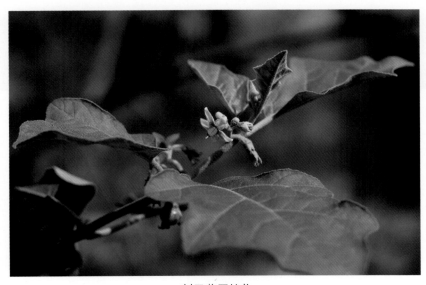

刺天茄原植物

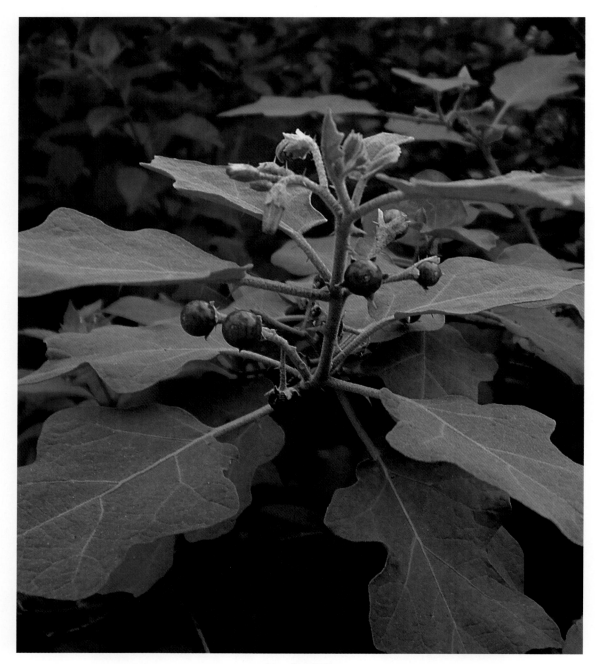

刺天茄原植物

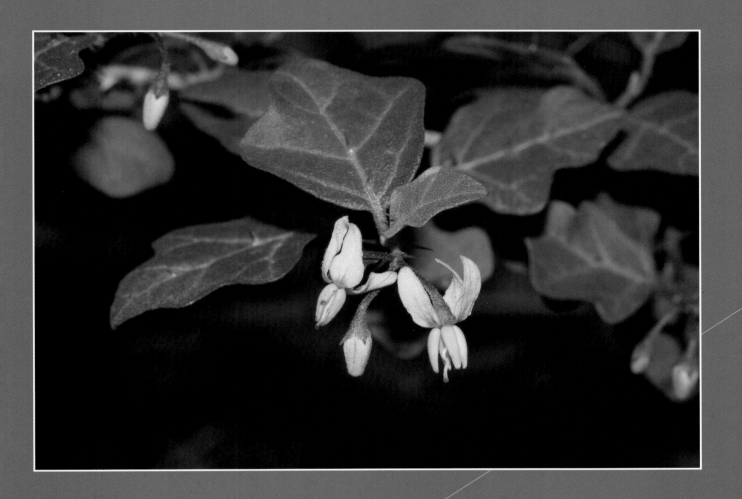

305 海南茄

Solanum procumbens Lour.

■ 学名	*Solanum procumbens* Lour.
■ 科	茄科
■ 异名	*Solanum hainanense* Hance

■ **本地名称**

中国　海南茄Hǎi nán qié，细颠茄Xì diān qié，金组头Jīn niǔ tóu，卜古雀Bò gǔ què，衫纽藤Shān niǔ téng，鸡公箣子Jī gōng cè zǐ，耳环草Ěr huán cǎo。

老挝　ໝາກແຄ້ງຂົມເຄືອ Mark kheng khom kheua, ໝາກແຄ້ງເຄືອ Mark khaeng kheua, Jae nan (Tay ethnic), Ji si khue il nai (Phu noy ethnic).

越南　Cà gai leo, Chẽ nam (Tay), Cà gai dây, Cà quýnh, Cà quạnh, Brong goon (Bana), Gai cườm {C[af] gai leo, Ch[ex] nam (Tay), C[af] gai d[aa]y, C[af] qu[ys]nh, C[af] qu[aj]nh, Brong goon (Bana), Gai c[uw][owf]m}.

■ **药用部位**　全草或根。

■ **植物描述**　一年生草本。茎直立，高达1m。茎中部叶纸质，具长柄；叶片卵状长圆形至三角状卵形，长5~15cm，宽3~12cm，先端短渐尖至急尖，基部截形至楔形或下延成叶柄，边缘具不规则钝齿，两面被短柔毛，下面具腺点，脉3。茎上部叶较小，具短柄；叶片长圆形，先端圆钝；顶端叶长圆状披针形，近无柄。头状花序多数，直径15~20mm，梗长1~5cm，被微柔毛；总苞片5，开展，被有柄腺毛；花冠长2~3mm，中部花冠管状，黄色，长1.5mm。瘦果长2.5~3.5mm，平截，反

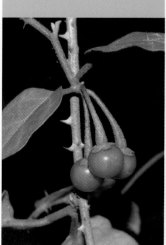

折，黑色，无毛，具4棱。

- ■ **生态**　广泛分布于低海拔的荒地里，海拔1500m以下。喜湿，适阳。
- ■ **分布**　中国主要分布于广东、广西、海南等省区。

　　　　东盟地区主要分布于越南和老挝。

　　　　印度、澳大利亚、日本及非洲地区亦有分布。

- ■ **化学成分**　化学成分预实验显示海南茄可能含有生物碱、酚类、植物甾醇、氨基酸等。
- ■ **药理作用**　对免疫球蛋白E的形成有抑制作用，能抑制子宫内膜癌细胞RL-95-2的增殖，具有抗氧化、抗过敏、助孕和抗炎镇痛作用。
- ■ **应用**

　中国　根可散风热、活血止痛，治疗感冒、头痛、咽喉疼痛、关节肿痛、月经不调、跌打损伤。

　老挝　鲜根治疗毒蛇咬伤、痈疮肿痛、百日咳。

　越南　治疗毒蛇咬伤、风湿痹痛、骨痛筋伤、咳嗽、百日咳、过敏症。

- ■ **使用注意**　孕妇慎服。

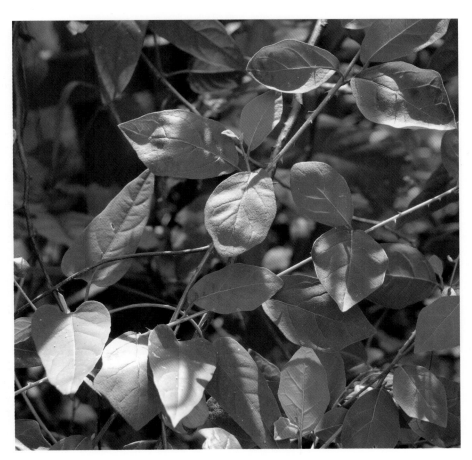

海南茄原植物

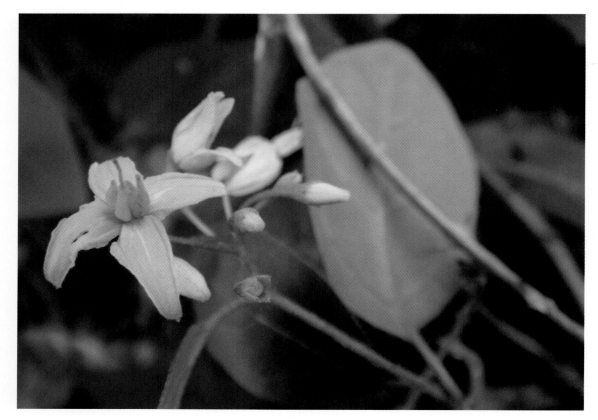

海南茄原植物

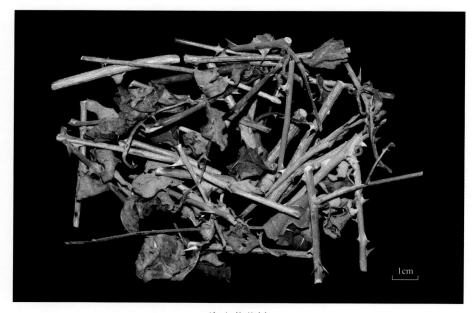

海南茄药材

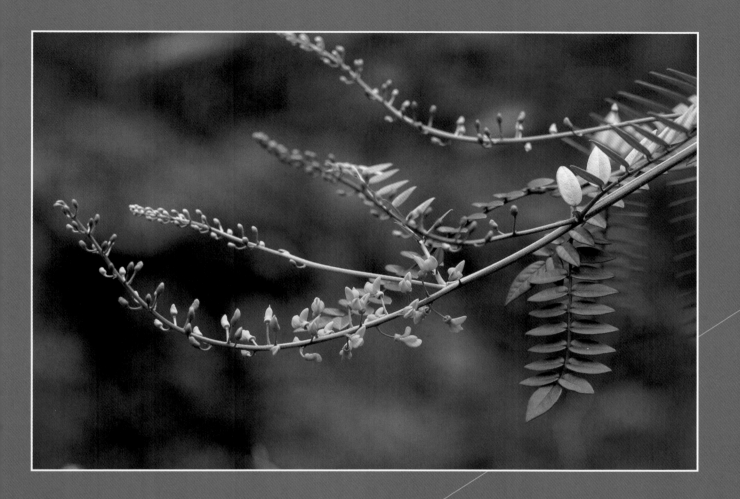

306 越南槐

Sophora tonkinensis Gagnep.

学名	*Sophora tonkinensis* Gagnep.
科	豆科
异名	*Sophora tonkinensis* var. *tonkinensis*

本地名称

中国　越南槐Yuè nán huái，柔枝槐Róu zhī huái，广豆根Guǎng dòu gēn，多叶越南槐Duō yè yuè nán huái，紫花越南槐Zǐ huā yuè nán huái。

老挝　ຖົ່ວສະແດດ Thoa sa dat.

越南　Sơn đậu, Quảng dâu căn {S[ow]n [dd][aaj]u, Qu[ar]ng d[aa]u c[aw]n}.

药用部位　根、根茎。

植物描述　灌木，直立或平卧。根粗壮。茎圆柱形，分枝少，幼时密被短柔毛，老时无毛。奇数羽状复叶互生，长10~15cm；叶柄长1~2cm，有时基部膨大；托叶极小或近于消失；小叶5~9对，对生或近互生，叶片革质或近革质，椭圆形、长圆形或卵状长圆形，长1.5~2.5cm，宽1~1.5cm（叶轴下部小叶较小，先端小叶较大，长达3~4cm，宽约2cm），先端短尖，基部圆形、微凹或心形，上面无毛或疏被短柔毛，背面密被灰棕色贴伏短柔毛。总状花序顶生，密被短毛；花萼阔钟状，先端5裂；花冠黄白色，旗瓣卵圆形，先端凹，基部具短爪，翼瓣长于旗瓣，基部具三角形耳；雄蕊10，离生；子房圆柱形，密被长柔毛。荚果密被长柔毛，种子间呈念珠状。种子椭圆形，黑色，有光泽。花期5~7月，果期8~12月。

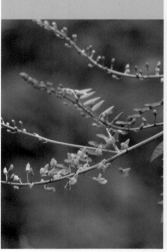

■ **生态**　　生于石山或石灰岩山地的灌丛里，海拔1000~2000m。

■ **分布**　　中国主要分布于广西、贵州和云南等省区。

东盟地区主要分布于越南北部。

■ **化学成分**　根茎含越南槐醇、黄羽扇豆魏特酮、wighteone、8-异戊烯基山柰酚、染料木素、高丽槐素、tonkinensisol、番石榴酸乙酯、芒柄花素、8-甲雷杜辛、三叶豆紫檀苷、麦芽酚、香草酸、对羟基苯甲酸、咖啡酸二十二酯、槐定碱、槐胺、槐醇、氧化槐果碱、槐碱、5α-槐果碱、9α-槐花醇、14α-槐花醇、14β-槐花醇、14α-乙酰苦参碱、14β-乙酰苦参碱、$(-)$-14β-羟基苦参碱、异鼠李素-3-芸香糖苷、槲皮素、相思子皂醇C、相思子皂醇D、相思子皂醇E、相思子皂醇H、相思子皂醇I、槐二醇、葛根皂醇A。

■ **药理作用**　具有保肝、抗肿瘤、抗菌、抗炎、抗病毒、缓解脑缺血症状、提高免疫力作用。其毒性可能引起眩晕、发冷、出汗、恶心呕吐、四肢麻木、头痛、气短、腹胀、肌肉震颤、手足抽搐、昏迷、唇发绀、散瞳、呼吸衰竭甚至死亡。

■ **应用**

中国　　治疗急性咽喉炎、扁桃体炎、牙龈肿痛、肺热咳嗽、湿热黄疸、痈疮肿毒、便秘。

■ **使用注意**　脾胃虚寒泄泻者禁服。

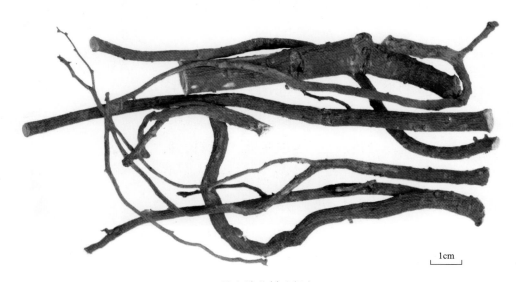

越南槐药材（根）

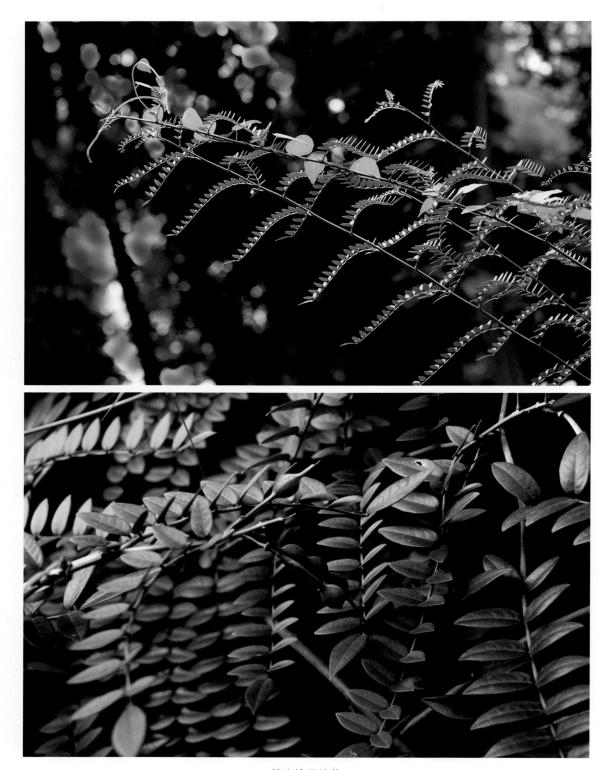

越南槐原植物

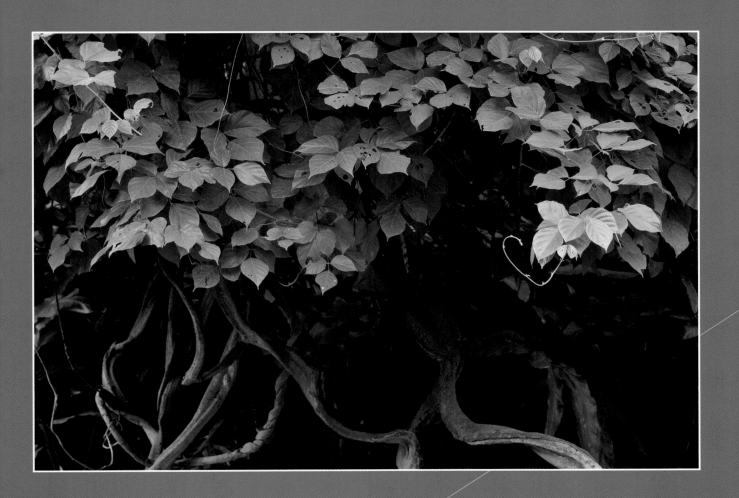

307 密花豆

Spatholobus suberectus Dunn

学名	*Spatholobus suberectus* Dunn
科	豆科
异名	*Butea laotica* (Gagnep.) Blatt., *Butea suberecta* Blatt., *Spatholobus floribundus* Craib, *Spatholobus laoticus* Gagnep.

本地名称

中国　密花豆Mì huā dòu，九层风Jiǔ céng fēng，三叶鸡血藤Sān yè jī xuè téng，鸡血藤Jī xuè téng。

老挝　ເຄືອໃສ່ຊ້າງ Kheua sai xay.

越南　Kê huyét đằng, Huyét đằng, Dây máu người , Máu gà, Máu chó, Khau dạ lùa, Khau lượt (Tay), Dạng var (K'ho) {K[ee] huy[ees]t [dd][awf]ng, Huy[ees]t [dd][awf]ng, D[aa]y m[as]u ng[uw][owf]i, M[as]u g[af], M[as]u ch[os], Khau d[aj] l[uf]a, Khau l[uw][owj]t (Tay), D[aj]ng var (K'ho)}.

药用部位　茎。

植物描述

攀缘藤本，幼时呈灌木状。小叶纸质或近革质，异形，顶生的两侧对称，宽椭圆形、宽倒卵形至近圆形，长9~19cm，宽5~14cm，先端骤缩为短尾状，尖头钝，基部宽楔形；侧生的两侧不对称，与顶生小叶等大或稍狭，基部宽楔形或圆形，两面近无毛或略被微毛，下面脉腋间常有髯毛；侧脉6~8对，微弯；小叶柄长5~8mm，被微毛或无毛；小托叶钻状，长3~6mm。圆锥花序腋生或生于小

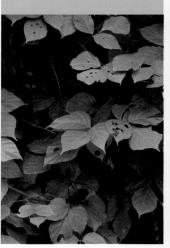

枝顶端，长达50cm，花序轴、花梗被黄褐色短柔毛，苞片和小苞片条形，宿存；花萼短小，长3.5~4mm，萼齿比萼管短1/3~1/2，下面3齿先端圆或略钝，长不及1mm，上面2齿稍长，多少合生，外面密被黄褐色短柔毛，里面的毛银灰色，较长；花瓣白色，旗瓣扁圆形，长4~4.5mm，宽5~5.5mm，先端微凹，基部宽楔形，瓣柄长2~2.5mm；翼瓣斜楔状长圆形，长3.5~4mm，基部一侧具短尖耳垂，瓣柄长3~3.5mm；龙骨瓣倒卵形，长约3mm，基部一侧具短尖耳垂，瓣柄长3~3.5mm；雄蕊内藏，花药球形，大小均一或几近均一；子房近无柄，下面被糙伏毛。荚果近镰形，长8~11cm，密被棕色短绒毛，基部具长4~9mm的果颈。种子扁长圆形，长约2cm，宽约1cm，种皮紫褐色，薄而脆，光亮。花期6月，果期11~12月。

■ **生态** 生于山地疏林、密林，山谷或灌丛中，海拔800~1700m。

■ **分布** 中国主要分布于云南、广西、广东和福建等省区。

东盟地区主要分布于老挝、越南等国家。

■ **化学成分** 茎含表无羁萜醇、胡萝卜苷、β-谷甾醇、7-酮基-β-谷甾醇、刺芒柄花素、芒柄花苷、樱黄素、阿佛洛莫生、大豆素、3,7-二羟基-6-甲氧基二氢黄酮醇、表儿茶精、异甘草苷元、3,4,2',4'-四羟基查耳酮、甘草查耳酮A、苜蓿内酯、原儿茶酸、9-甲氧基香豆雌酚、木豆异黄酮、毛蕊异黄酮、焦性黏液酸间苯三酚、琥珀酸、染料木苷、thellungian。

根含5-豆甾烯-3β,7α-二醇、5α-豆甾烷-3β,6α-二醇。

■ **药理作用** 对血液系统、循环系统和免疫系统功能有调节作用，亦有镇痛、抗癌、抗氧化、抗病毒作用。无明显毒副作用。

■ **应用**

中国 治疗贫血、月经不调、闭经、风湿痹痛、腰腿酸痛、肌肤不仁、放射反应引起的白细胞减少症。

老挝 治疗胃痛。

■ **使用注意** 孕妇慎服。

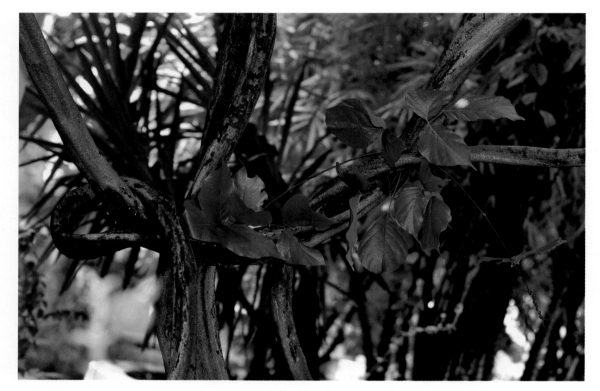

密花豆原植物

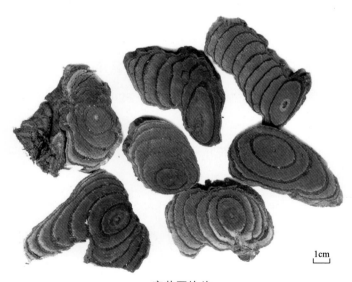

密花豆饮片

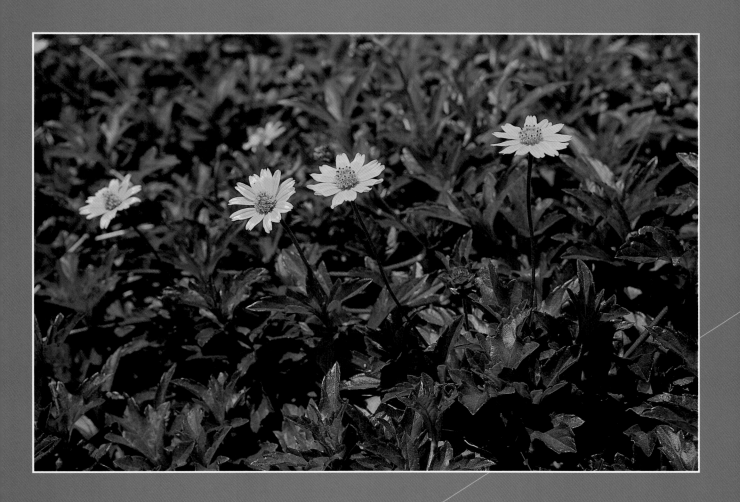

308 蟛蜞菊

Sphagneticola calendulacea (L.) Pruski

CHINA-ASEAN

■ 学名	*Sphagneticola calendulacea* (L.) Pruski
■ 科	菊科
■ 异名	*Wedelia chinensis* (Osbeck) Merr., *Verbesina calendulacea* L., *Complaya chinensis* (Osbeck) Strother, *Jaegeria calendulacea* (L.) Sprengel, *Seruneum calendulaceum* (L.) Kuntze, *Solidago chinensis* Osbeck

■ **本地名称**

中国　蟛蜞菊 Péng qí jú，路边菊Lù biān jú，马兰草Mǎ lán cǎo，蟛蜞花Péng qí huā，水兰Shuǐ lán，卤地菊Lǔ dì jú，黄花龙舌草Huáng huā lóng shé cǎo。

老挝　ຫຍ້າຕ້າບເຊືອ Nha tan xeua.

缅甸　နေကြာကလေး Nay-kyar-kalay.

越南　Sài đất, Húng trám, Cúc nháp, Ngổ núi, Ngổ đất, Lỗ địa cúc, Tân sa {S[af]i [dd][aas]t, H[us]ng tr[as]m, C[us]c nh[as]p, Ng[oor] n[us]i, Ng[oor] [dd][aas]t, L[oox] [dd][ij]a c[us]c, T[aa]n sa}.

■ **通用名称**　Chinese wedelia.

■ **药用部位**　全草。

■ **植物描述**　多年生匍匐草本，长至50cm，地下部分节上长根。叶对生；近无柄；叶片纸质，线状长圆形至披针形，长2~10cm，宽5~20mm，先端渐尖，基部狭缩，两面被粗毛，边缘具3对粗齿。头状花序单生于叶腋或枝顶，直径1~1.5cm；花序梗长2~10cm；花黄色，舌状，花冠3齿裂，中部花冠管状，5裂；雄蕊5。瘦果倒卵形，长约4mm，宽约2mm，顶

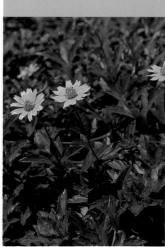

端被粗毛；冠毛花瓶状或杯状。

■ **生态**　　生于田边、路旁、沟边、山谷或湿润草地上。

■ **分布**　　中国主要分布于福建、广东、辽宁、台湾等省区。

东盟地区主要分布于缅甸、菲律宾、泰国、越南等国家。

日本、斯里兰卡和印度亦有分布。

■ **化学成分**　　植物榨汁含有油溶性黑色染料、胡萝卜素、叶绿素、鞣质、皂苷、植物甾醇、生物碱、蜡质化合物和树脂。

叶含有异黄酮、双糖链苷、齐墩果酸皂苷、去甲蟛蜞菊内酯和蟛蜞菊内酯。

■ **药理作用**　　有抗癌、保肝、抗菌作用，具有中枢神经系统活性，包括增强自发性活动、探索行为、肌肉松弛活性，能显著延长苯巴比妥钠维持下的睡眠时间。

■ **应用**

中国　　全草治疗感冒发热、咽喉炎、扁桃体炎、腮腺炎、白喉、百日咳、气管炎、肺炎、肺结核咯血、鼻衄、尿血、传染性肝炎、痢疾、痔疮、疔疮肿毒。

老挝　　治疗炎症。

缅甸　　全草治疗牙痛和耳痛。

越南　　可抗感染，用于洗浴时可治疗霍乱，口服治疗麻疹、疟疾、膀胱炎。

■ **使用注意**　　孕妇慎服。

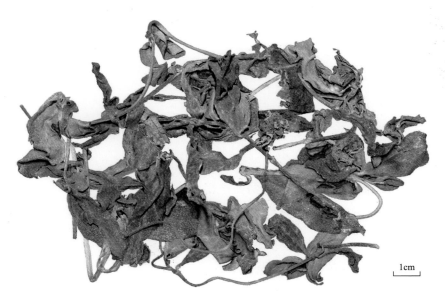

1cm

蟛蜞菊药材

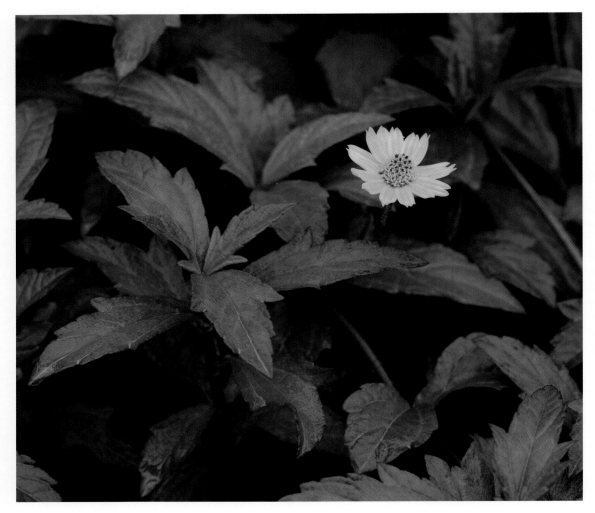

蟛蜞菊原植物

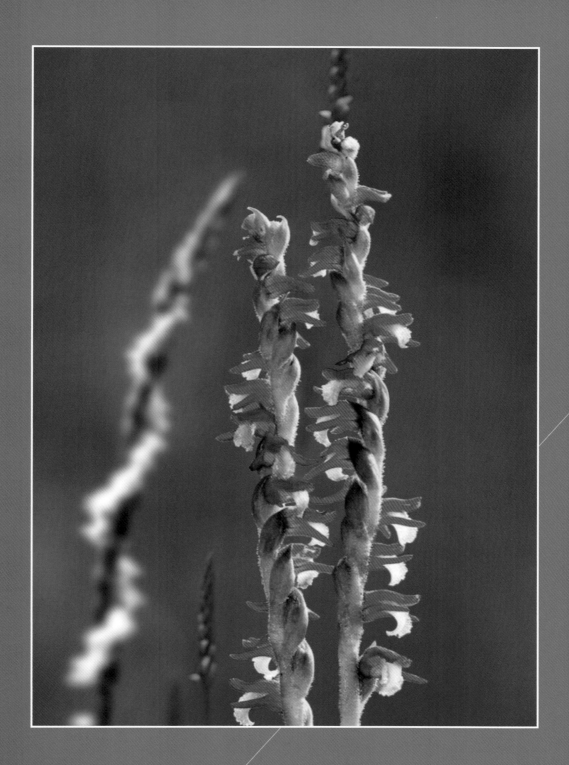

309 绶草

Spiranthes sinensis (Pers.) Ames

学名	*Spiranthes sinensis* (Pers.) Ames
科	兰科
异名	*Spiranthes sinensis* var. *amoena* (M. Bieb.) H. Hara, *Spiranthes sinensis* var. *australis* (R. Br.) H. Hara & S. Kitam., *Spiranthes sinensis* f. *autumnus* Tsukaya

■ **本地名称**

中国　绶草Shòu cǎo。

老挝　ທອງພັນຊັ່ງ Thong phanh xeng.

泰国　ผักไผ่น้ำ Phak phai nam.

越南　Bạch hạc, Kiến cò, Cày lác, Uy linh tiên, Chóm phòn (Nùng) {B[aj]ch h[aj]c, Ki[ees]n c[of], C[af]y l[as]c, Uy linh ti[ee]n, Ch[os]m ph[of]n (N[uf]ng)}.

■ **药用部位**　全草或根、叶。

■ **植物描述**　草本，高13~30cm。根直径2~3mm。叶2~5，直立，宽条形至宽线状披针形，稀狭长圆形，长3~10cm，宽0.5~1cm，先端急尖或渐尖，基部似叶柄。花序直立，长10~25cm，无毛；花序轴长4~10cm，花多数，螺旋状排列；苞片卵状披针形，无毛，先端长渐尖；花紫红色或粉色；背侧花萼狭长圆形，长约4mm，宽约1.5mm，无毛，先端近急尖，侧面花萼披针形，稍偏斜，长约5mm，宽约2mm，无毛，基部稍突起，先端近急尖；花瓣菱状长圆形，偏斜，约与背侧花萼等长，具不明显纹理，先端钝；唇瓣阔长圆形，长4~5.5mm，宽约2.5mm，具短爪，基部凹

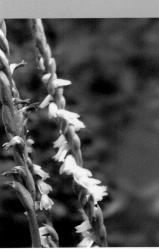

入，包含2棒状腺体。花期7~8月。

■ **生态**　生于森林开阔潮湿处、灌丛、潮湿草地、牧场及沼泽中，海拔200~3400m。

■ **分布**　中国各地均有分布。

东盟地区主要分布于马来西亚、缅甸、菲律宾、泰国、越南等国家。

阿富汗、不丹、印度、日本、克什米尔、韩国、蒙古、尼泊尔、俄罗斯、澳大利亚亦有分布。

■ **化学成分**　本品主要含有亲水性的黄酮类、苯丙氨酸、甾醇、三萜类和脂肪酸。

■ **药理作用**　具有抗肿瘤、抗炎、抗氧化和降血糖作用。

■ **应用**

柬埔寨　叶治疗脱发、癣病、疥疮、高血压、偏头痛、痛经。

中国　根、全草治疗病后气血两虚、少气无力、气虚带下、遗精、失眠、燥咳、咽喉肿痛、肾虚、肺痨咯血、消渴、小儿暑热证；外用于毒蛇咬伤、疮肿。

老挝　治疗高血压、皮肤病。

马来西亚　用作滋补剂、解热镇痛抗炎药和止咳药。

■ **使用注意**　湿邪内停者禁用。

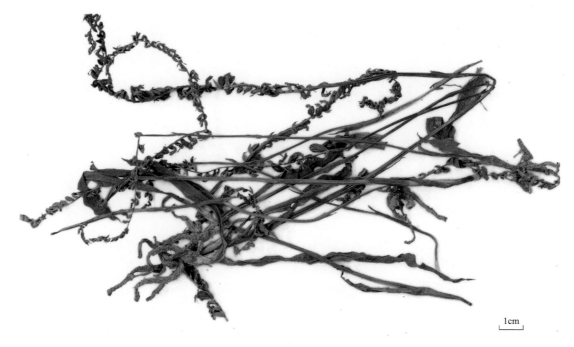

1cm

绶草药材

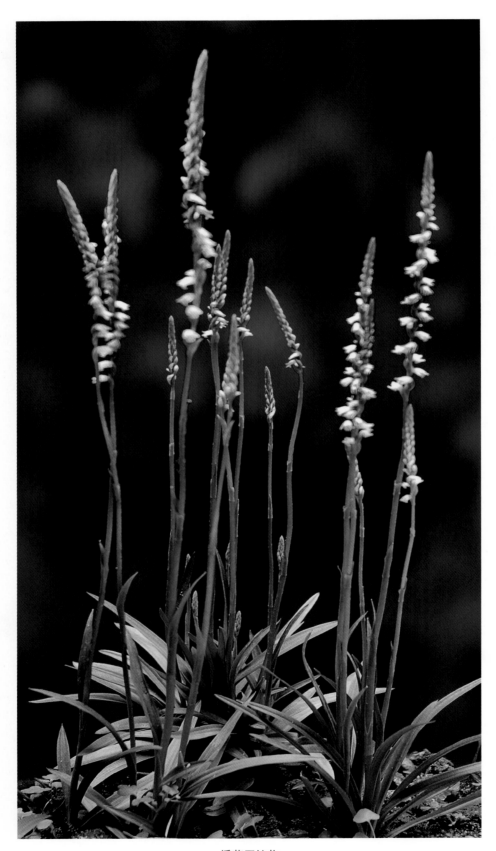

绶草原植物

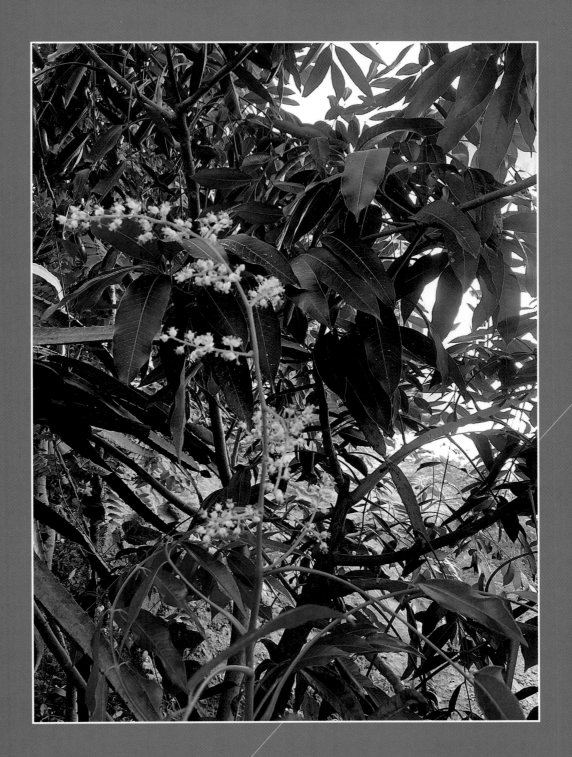

310 甜槟榔青

Spondias dulcis Parkinson

学名	*Spondias dulcis* Parkinson
科	漆树科
异名	*Chrysomelon pomiferum* G. Forst. ex A. Gray, *Cytheraea dulcis* (Parkinson) Wight & Arn., *Evia acida* Blume, *Evia dulcis* (Parkinson) Comm. ex Blume, *Evia dulcis* (Parkinson) Kosterm., *Poupartia dulcis* (Parkinson) Blume

CHINA-ASEAN

■ **本地名称**

柬埔寨　ម្កាក់ Mkaak.

中国　　甜槟榔青Tián bīng láng qīng，甜味人面子 Tián wèi rén miàn zǐ。

老挝　　ໝາກກອກ Mark kok.

马来西亚　Kedondong.

缅甸　　ဂွေချို Gwe cho.

菲律宾　Sinegwelas.

泰国　　มะกอกฝรั่ง Makok farung.

越南　　Cam thảo đất, Cam thảo nam, Dã cam thảo, Thổ cam thảo, Dạ kham (Tay), R' gòm, T' rôm lạy (K'ho) {Cam th[ar]o [dd][aas]t, Cam th[ar]o nam, D[ax] cam th[ar]o, Th[oor] cam th[ar]o, D[aj] kham (Tay), R' g[owf]m, T' r[oo]m l[aj]y (K'ho)}.

■ **通用名称**　Ambarella, Hog pulm, Golden apple.

■ **药用部位**　根、树皮、叶、果实。

■ **植物描述**　乔木，高25~45m，有时具板根。树干直径 45~90cm，树皮浅裂，浅灰色至红褐色。复叶，叶轴长11~20cm，叶柄长9~15cm；小叶 4~10对，卵状长圆形至披针形，长5~25cm，

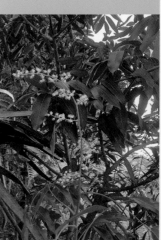

宽1.5~5cm，纸质，先端渐尖，基部偏斜，边缘全缘或具锯齿。圆锥花序顶生，常先叶而生，长达35cm。花乳黄色至白色，花梗长1~4mm；萼片三角形，长0.5mm；花瓣卵状长圆形，长约2.5cm，宽1cm；子房4室或5室，花柱4或5，分离。核果椭圆形或球形，长4~10cm，宽3~8cm，亮橙色。

■ **生态**　生于温暖的亚热带和热带地区，在热带常见于海拔700m以下。耐旱，需充足光照，荫蔽条件下几乎不结果。

■ **分布**　中国主要分布于云南等省区。

东盟地区主要分布于泰国、柬埔寨、老挝、马来西亚、缅甸、菲律宾、越南等国家。

南亚各地及其他热带地区亦有分布。

■ **化学成分**　果实中含糖类，如低聚果糖。

■ **药理作用**　果实和叶具有抗氧化、抗菌、降血糖和抗血栓作用，有细胞毒性作用。

■ **应用**

柬埔寨　树皮可止血、止泻；根和树皮可抗菌；叶和根入煎剂可清肠，治疗目赤肿痛、牙痛。

老挝　治疗胃炎，外洗治疗皮炎。

缅甸　果实可作开胃菜。

菲律宾　果实可治疗痢疾；树皮煎剂治疗痢疾和小儿鼓胀；黏液可用于口腔，治疗口腔炎。

■ **使用注意**　无。

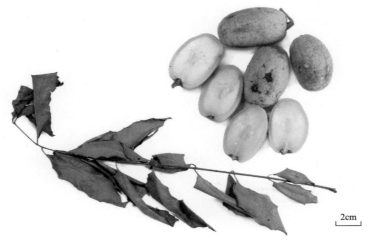

2cm

甜槟榔青药材

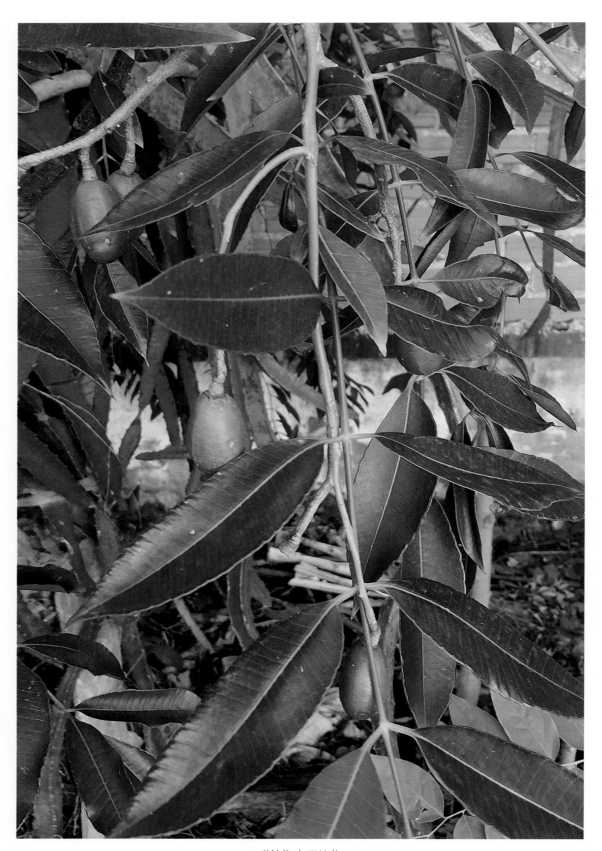

甜槟榔青原植物

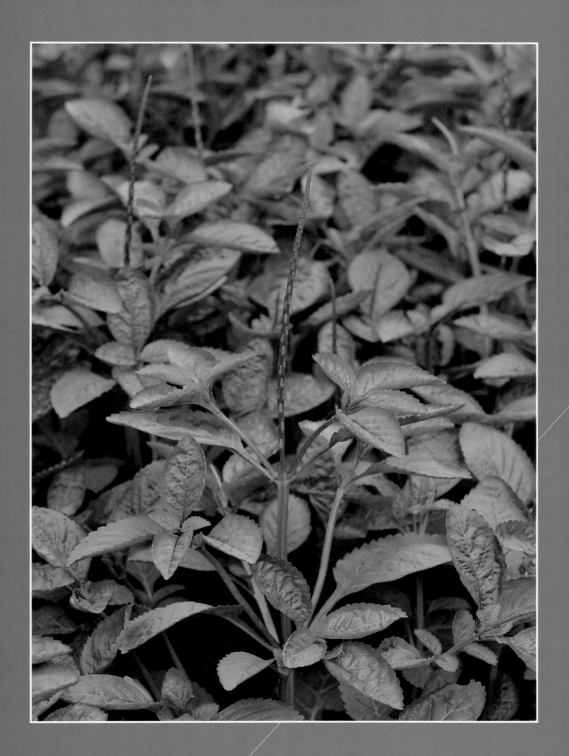

311 假马鞭

Stachytarpheta jamaicensis (L.) Vahl

■ 学名	*Stachytarpheta jamaicensis* (L.) Vahl
■ 科	马鞭科
■ 异名	*Stachytarpheta jamaicensis* f. *albiflora* Standl, *Stachytarpheta jamaicensis* f. *atrocoerulea* Moldenke, *Stachytarpheta jamaicensis* var. *indica* (L.) H. J. Lam, *Stachytarpheta jamaicensis* var. *longifolia* Hiern, *Stachytarpheta jamaicensis* f. *monstrosa* Moldenke

■ **本地名称**

中国　假马鞭Jiǎ mǎ biān，假败酱Jiǎ bài jiàng，玉龙鞭Yù lóng biān，大种马鞭草Dà zhǒng mǎ biān cǎo，倒团蛇 Dǎo tuán shé。

马来西亚　Selasih dadi.

缅甸　ရေခ်ောင္းပန္း Ye chaung pan.

菲律宾　Kandikandilaan.

泰国　พระอินทร์โปรย Phra in proi.

■ **通用名称**　Jamaica vervain, Jamaica falsevalerian.

■ **药用部位**　全草或根、叶。

■ **植物描述**　多年生粗壮草本或亚灌木，高0.6~2m；幼枝近四方形，疏生短毛。叶片厚纸质，椭圆形至卵状椭圆形，长2.4~8cm，宽4.5cm，先端短锐尖，基部楔形，边缘有粗锯齿，两面均散生短毛。穗状花序顶生，长达20cm或更长；苞片边缘膜质，有纤毛，顶端有芒尖；花萼管状，膜质、透明、无毛，长约6mm；花冠深蓝紫色，长0.7~1.2cm，内面上部有毛，顶端5裂，裂片平展。蒴果内藏于膜质的花萼内。花期8月，果期9~12月。

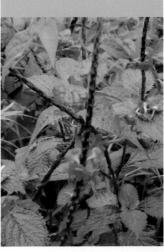

■ **生态**　　生于山谷阴凉草地中，海拔300~600m。

■ **分布**　　中国主要分布于福建、广东、广西、海南、台湾、云南等省区。

　　　　　　东盟地区主要分布于泰国、马来西亚、菲律宾、缅甸等国家。

　　　　　　世界其他热带地区亦有分布。

■ **化学成分**　全草含有正二十九烷、正三十烷、正三十一烷、正三十五烷、α-菠菜甾醇、

　　　　　　饱和脂肪酮、饱和脂肪族羧酸、不饱和羟基羧酸。

　　　　　　叶含有胆碱、环烯醚萜、酚酸、绿原酸、儿茶鞣质和6-羟基-7-葡萄糖苷等。

■ **药理作用**　具有降血压、保肝、止咳、抗氧化等作用。尚无明显毒副作用、胚胎毒性

　　　　　　和致畸性。

■ **应用**

　　中国　　可清热、解毒、祛湿，治疗尿石症、尿路感染、风湿痹痛、急性咽炎、结

　　　　　　膜炎、痈疮肿痛。

　　马来西亚　治疗咽炎、胃肠痛、尿路感染、痈疮肿痛。

　　缅甸　　全草治疗痢疾和发热，也可治疗溃疡、痈疮和伤口。

　　泰国　　根治疗淋病；叶可杀虫，治疗跌打损伤；全草可利尿。

■ **使用注意**　孕妇禁用。

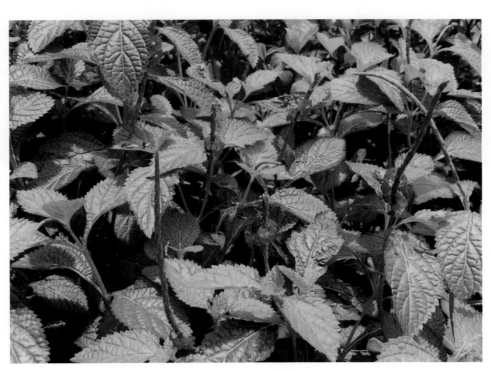

假马鞭原植物

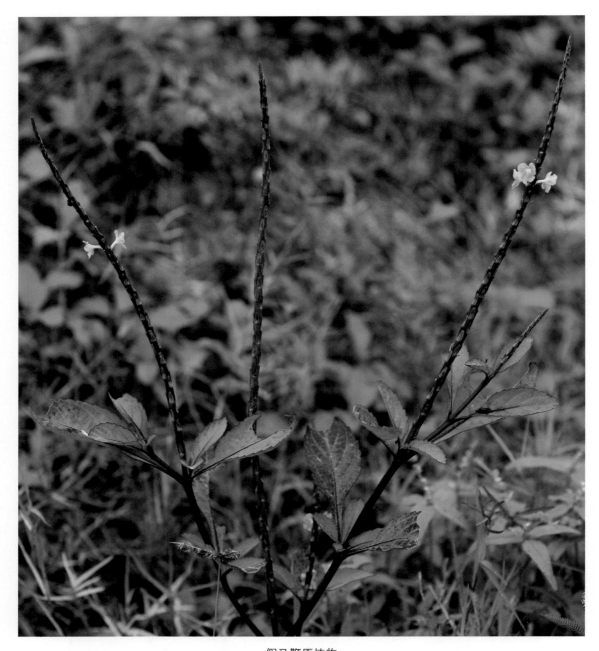

假马鞭原植物

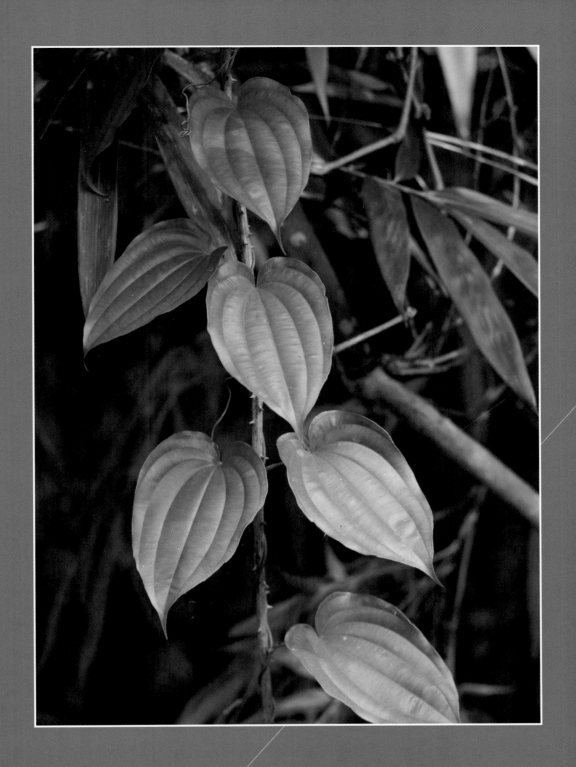

312 大百部

Stemona tuberosa Lour.

■ 学名	*Stemona tuberosa* Lour.
■ 科	百部科
■ 异名	*Roxburghia gloriosa* Pers., *Roxburghia gloriosoides* Roxb., *Roxburghia stemona* Steud., *Roxburghia viridiflora* Sm., *Stemona acuta* C. H. Wright, *Stemona gloriosa* (Pers.) J. J. Sm.

■ **本地名称**

中国　大百部Dà bǎi bù，对叶百部Duì yè bǎi bù，九重根Jiǔ chóng gēn，山百部根Shān bǎi bù gēn，大春根药Dà chūn gēn yào。

马来西亚　Galak tua, Janggut adam, Kemili hutan, Ubi kemili.

越南　Củ ba mươi, Dây đẹt ác, Slam slip lạc, Mằn sòi (Tày), Bẳn sam sip (Thái), Pê chầu chàng (H'mông), Mùi sấy dòi (Dao), Hơlinh (Ba na) {C[ur] ba m[uw][ow]i, D[aa]y [dd][ej]t [as]c, Slam slip l[aj]c, M[awf]n s[of]i (Tay), B[aaf]n sam sip (Thai), P[ee] ch[aaf]u ch[af]ng (H'mong), M[uf]i s[aas]y d[of]i (Dao), H[ow] linh (Ba na)}.

■ **通用名称**　Pai pu, Bai bu in Chinese, Wild asparagus, Sessile stemona root, Japanese stemona root, Tuber stemona root.

■ **药用部位**　根。

■ **植物描述**　藤本。根长8~13cm，直径1~2cm。茎常分枝，下部木质。叶对生，稀互生；叶柄长3~10cm；叶片卵形至卵状披针形，长5~25cm，宽5~15cm，膜质，先端渐尖，基部心形，边缘微波状，脉7~13。总状花序

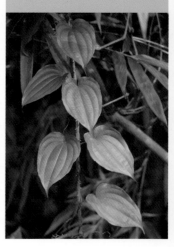

腋生，花1~3；苞片披针形，长5~10mm；花被片浅绿色，脉浅紫色，长3~7cm，宽0.6~1cm，先端渐尖；雄蕊紫色，稍短于花被，花丝粗壮，长2~5mm，花药条形，长约10mm。蒴果卵状长圆形，长2.5~6cm，宽1~3cm。种子几粒。

■ **生态**　生于落叶阔叶林、有大量竹子的干燥的龙脑香林、原生常绿林中，及林缘、灌丛、山坡和路边，海拔300~2300m。

■ **分布**　中国主要分布于福建、广东、广西、贵州、海南、湖北、湖南、江西、四川、台湾、云南等省区。

东盟地区主要分布于柬埔寨、老挝、泰国、越南、缅甸和菲律宾等国家。

孟加拉国、印度亦有分布。

■ **化学成分**　块茎含有大量生物碱，包括对叶百部碱、异对叶百部碱、次百部碱、华百部碱、百部次碱、氧化对叶百部碱、百部碱、对叶百部醇碱、二去氢对叶百部碱、双去氢新对叶百部碱、新对叶百部碱、百部酰胺、百部新酰胺碱、对叶百部螺碱、对叶百部新碱、异对叶百部新碱、对叶百部酮碱、对叶百部新醇等。还含有糖类、脂类、蛋白质、有机酸等成分，其中有机酸主要有柠檬酸、甲酸、苹果酸、琥珀酸等。

■ **药理作用**　具有止咳和驱虫作用，有抗菌、抗真菌活性，可治疗结核病。

■ **应用**

中国　　根可杀虫、止痒、灭虱；内服有润肺、止咳、祛痰等作用。

越南　　可润肺止咳、除虱杀虫。

■ **使用注意**　脾胃虚弱者慎服。

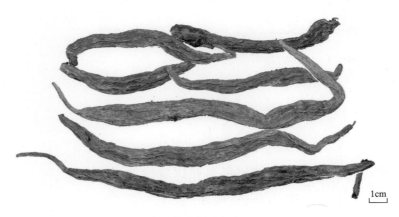

大百部药材（根）

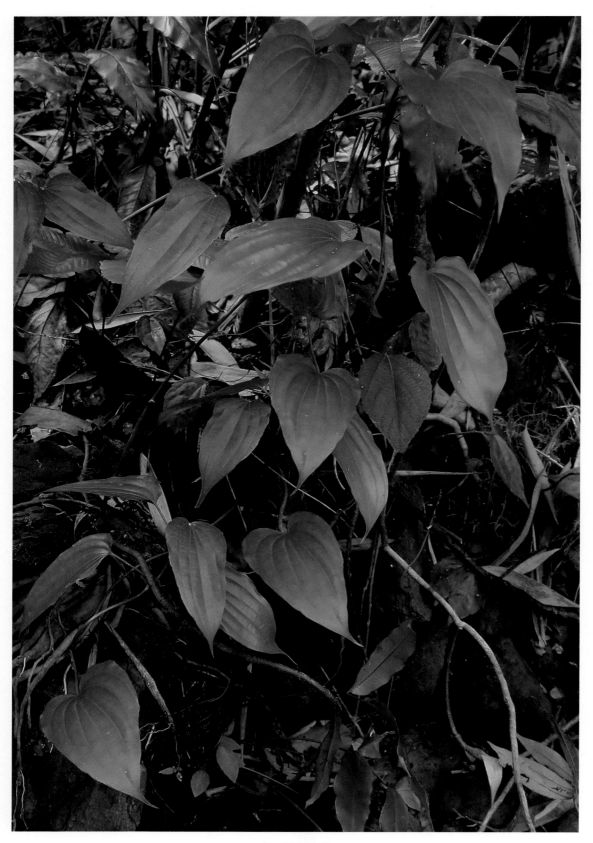

大百部原植物

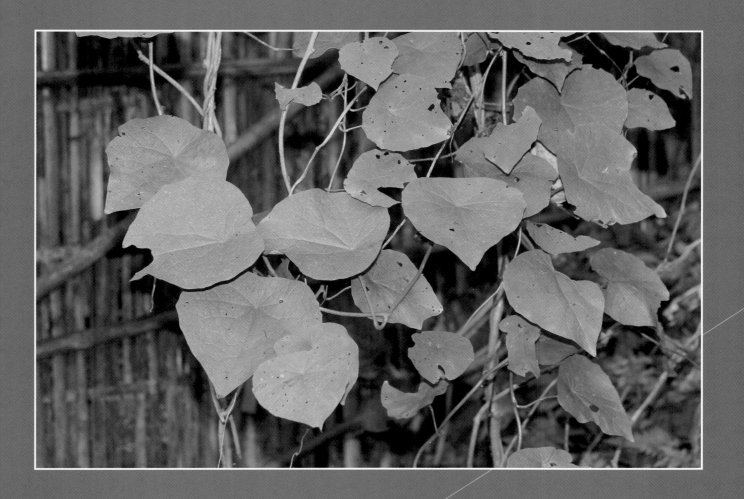

313 血散薯

Stephania dielsiana Y. C. Wu

■ 学名	*Stephania dielsiana* Y. C. Wu
■ 科	防己科

■ **本地名称**

中国　　血散薯 Xuè sàn shǔ，一滴血 Yì dī xuè，一点血 Yì diǎn xuè，金线吊乌龟 Jīn xiàn diào wū guī。

老挝　　ຫົວຕ່ອມເງິນ Hua tom ngeun, ກິ້ງກາງດົງ King kang dong.

越南　　Củ gà ấp, Bình vôi, Thiên kim đằng {C[ur] g[af] [aas]p, B[if]nh v[oo]i, Thi[ee]n kim [dd][awf] ng}.

■ **药用部位**　块根、块茎。

■ **植物描述**　草质落叶藤本，长2~3m，枝、叶含红色液汁。块根硕大，露于地面，褐色，表面有突起的皮孔。枝稍肥壮，常紫红色，无毛。叶柄与叶片近等长或稍过之；叶纸质，三角状近圆形，长5~15cm，宽4.5~14cm，先端凸尖，基部微圆至近平截，两面无毛。复伞形聚伞花序腋生。雄花萼片6，倒卵形至倒披针形，长约1.5mm，内轮稍阔，均有紫色条纹；花瓣3，肉质，贝壳状，长约1.2mm，常紫色或带橙黄色。雌花序近头状；雌花萼片1，花瓣2。核果红色，倒卵圆形，甚扁，长5~8mm。花期夏初。

■ **生态**　多生于林中、林缘和溪边多石砾的地方以及石灰岩山地的灌丛中，海拔400~1000m。喜湿，适阳。

■ **分布**　中国主要分布于广东、广西、贵州和湖南等

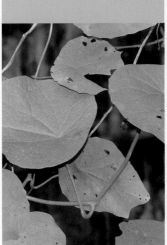

省区。

东盟地区主要分布于越南。

■ **化学成分**　块茎中含有罗通定、千金藤碱、克班宁、清风藤碱、ayuthianine、去氢千金藤碱、cephamorphinanine、汝兰酮碱、鹅掌楸碱、青藤碱、1-四氢巴马汀、(−)-紫堇单酚碱、氧代克班宁、norcanelilline等生物碱类化合物，还含木脂素类，包括戈米辛A、戈米辛B、五味子丙素、6-O-苯甲酰戈米辛等。另含有低聚肽asterinin B、β-谷甾醇、淀粉、有机酸等。

■ **药理作用**　具有抗菌、抗真菌、抗焦虑、镇静、镇痛、消炎作用，亦对乙酰胆碱酯酶活性有抑制作用。

■ **应用**

中国　块根可消肿解毒、健胃止痛。治疗上呼吸道感染、咽炎、疮痈、胃痛、胃肠炎、牙痛、神经痛、跌打损伤。

老挝　块茎治疗赤痢、风湿痹痛。

越南　可抗菌、抗焦虑、镇静、止痛、消炎。

■ **使用注意**　孕妇禁服。

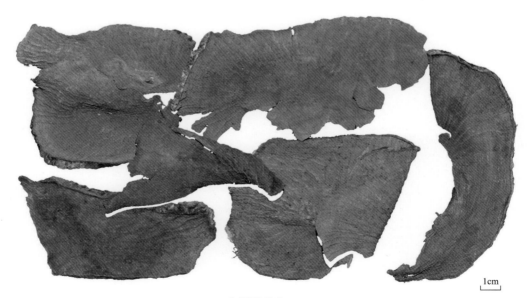

1cm

血散薯饮片

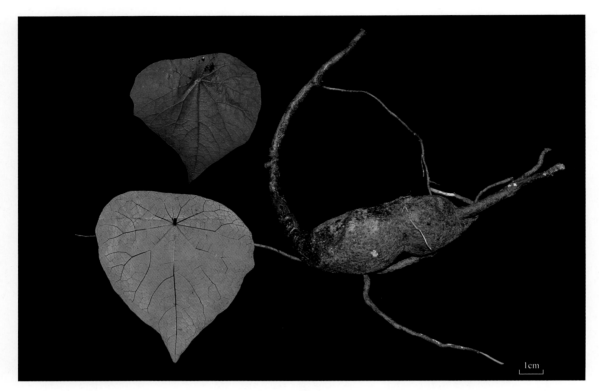

血散薯药材

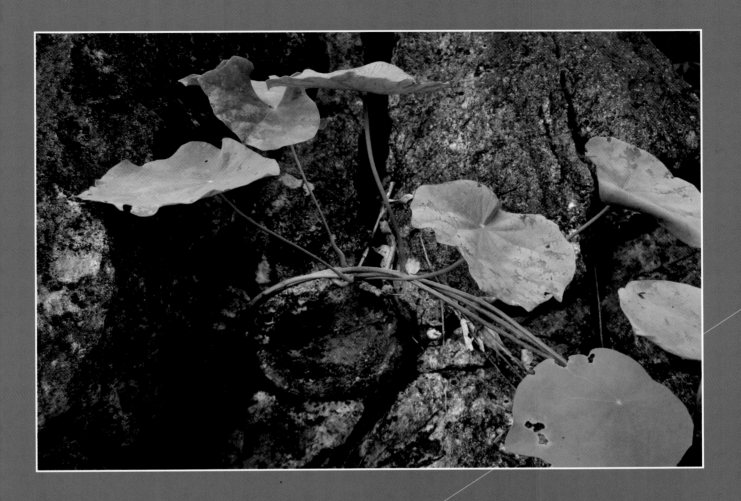

314 西藏地不容

Stephania glabra (Roxb.) Miers.

学名	*Stephania glabra* (Roxb.) Miers.
科	防己科

本地名称

柬埔寨　កុមារពេជ្រមើមស Koma pich meum saor.

中国　西藏地不容Xī zàng dì bù róng，光叶地不容 Guāng yè dì bù róng。

老挝　ຫົວຕ່ອມເລືອດ Hua tom leuad.

泰国　ผนังนั่ง Pha nang nang.

越南　Bình vôi {B[if]nh v[oo]i}.

药用部位　块根。

植物描述　多年生草攀缘质藤本，长2~3m。主根肉质，圆柱形，外皮浅黑色，里面浅灰色。叶互生；叶柄长3~7cm；叶片卵形或近圆形。花单性，橙黄色，组成小型伞形花序。核果近球形，熟时红色。种子1。花期6~7月。

生态　多生于河谷灌丛中，海拔1700~2400m。

分布　中国主要分布于西藏等省区。

东盟地区主要分布于缅甸、泰国、越南等国家。

化学成分　块根提取物中含染料木素和延胡素乙素。

药理作用　具有杀虫、镇静和强心作用，能止痉挛，可较好地缓解肠胃痉挛，对体内NO合成有抑制作用，能降低肿瘤坏死因子指数。

应用

柬埔寨　块根内含有丰富的生物碱，可抗疟、清热、滋补。

中国　块根可祛风行水、消肿解毒，治疗风湿痹痛、水肿、疮疡肿毒。

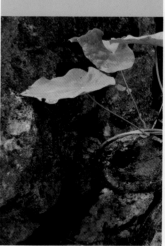

越南　　　　治疗头痛、腹痛、痢疾、胃痛、肺痨、哮喘。

■ **使用注意**　无。

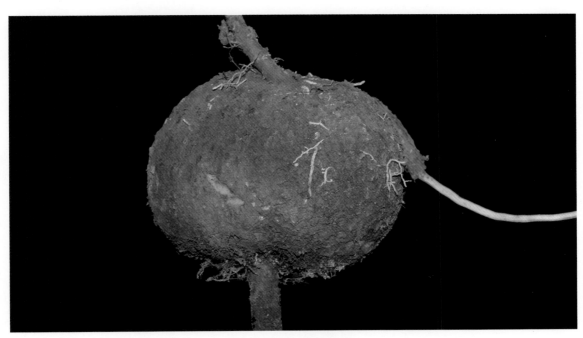

西藏地不容药材（块根）

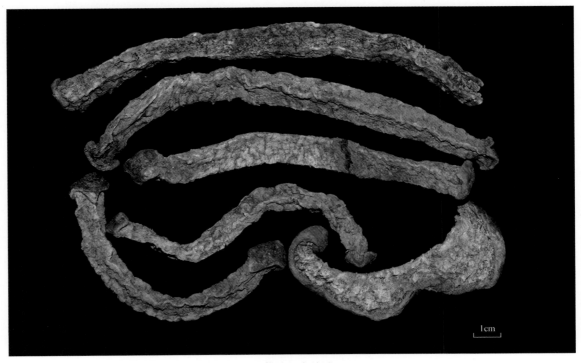

西藏地不容饮片

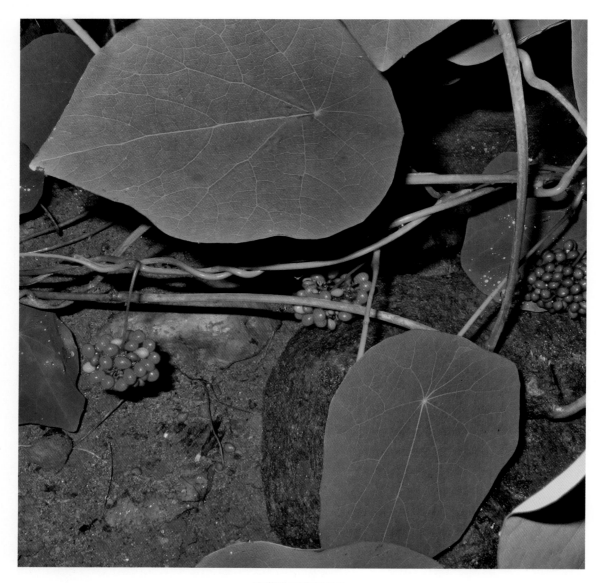

西藏地不容原植物

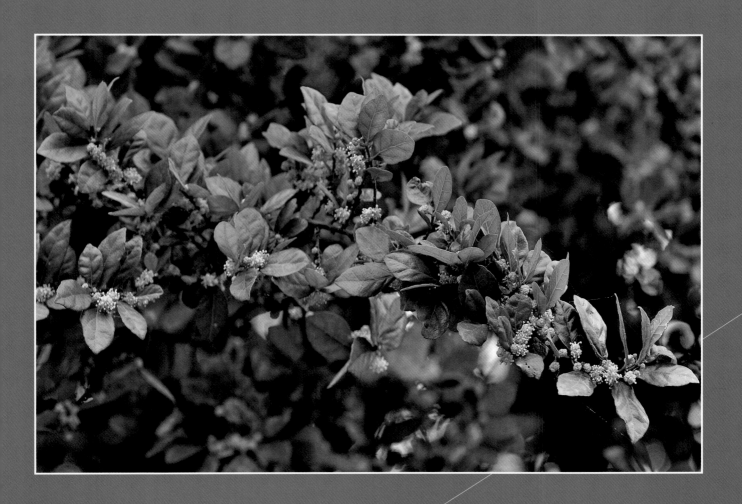

315 鹊肾树

Streblus asper Lour.

学名	*Streblus asper* Lour.
科	桑科
异名	*Calius lactescens* Blanco, *Streblus lactescens* Blanco

本地名称

柬埔寨	ស្នាយ Snay.
中国	鹊肾树Què shèn shù，鸡仔Jī zǎi，鸡琢Jī zhuó，莺哥果Yīng gē guǒ，百日晒Bǎi rì shài，郭吗海Guō mā hǎi。
老挝	ສົມພໍ Som phor.
马来西亚	Kesinai.
缅甸	အုန်းနှဲ Ohn hne.
菲律宾	Kalios.
泰国	ข่อย Khoi.
越南	Ruối, Duối, Hoàng anh mộc, May xói (Tay) {Ru[oos]i, Du[oos]i, Ho[af]ng anh m[ooj]c, May x[os]i (Tay)}.

通用名称　Tooth brush tree, Siamese rough bush.

药用部位　全株或根、枝、树皮、根皮、叶、果实。

植物描述　乔木或灌木，高4~15m，多分枝，具乳液，有时被刺，树皮深灰色。叶互生；托叶小，早落；叶革质，椭圆状卵形至近菱形，长4~10cm，先端钝或短渐尖，全缘或具不规则钝锯齿，基部钝或近耳状，两面粗糙。花雌雄异株或同株。雄花序头状，单生或成对腋生，有时在雄花序上生有一雌花；雄花萼片3~5，离生或基部与退化雌蕊贴生，覆瓦状或镊合状；雄蕊花蕾时内折，花药小。雌花

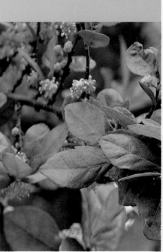

萼片4，交互对生，离生或合生，覆瓦状；子房上位，卵形，基部增粗，花柱在中部以上分枝。核果近球形，直径约6mm，成熟时黄色，不开裂，基部一侧不为肉质，宿存花被片包围核果。花期2~4月，果期5~6月。

■ **生态**　生于稻田边缘、村庄路边、稀疏灌丛中，海拔200~950m。

■ **分布**　中国主要分布于广东、海南、广西、云南等省区。

东盟地区主要分布于老挝、柬埔寨、马来西亚、菲律宾、泰国、越南等国家。

不丹、印度、尼泊尔、斯里兰卡亦有分布。

■ **化学成分**　根皮含有20余种强心苷，即kamloside、车叶草苷、strebloside、indroside、cannodime-moside、毒毛旋花子阿洛糖苷等。还从根分离出β-谷甾醇-3-O-β-D-呋喃阿拉伯糖基-O-α-L-吡喃鼠李糖基-O-β-D-吡喃葡萄糖苷、羽扇豆烷醇-3-O-β-D-吡喃葡萄糖基-[1→5]-O-β-D-呋喃木糖苷和萝藦苷。

茎皮含有α-乙酸香树脂醇酯、乙酸羽扇豆醇酯、β-谷甾醇、α-香树脂醇、羽扇豆醇、strebloside和mansonin。

地上部分含有正三十烷、四十烷基-3-酮、β-谷甾醇、豆甾醇、白桦脂醇和齐墩果酸。

叶含有β-谷甾醇、α-香树脂醇、羽扇豆醇、川芎哚、酒渣碱、α-乳香脂酸、β-乳香脂酸和齐墩果酸。在叶中还发现了毒叶素和木兰花碱。从新鲜树叶中分离得到的挥发油主要成分为叶绿醇、α-金合欢烯、反式乙酸金合欢醇酯、石竹烯和反式α-金合欢烯。

■ **药理作用**　对链球菌有较好的杀菌作用，可杀灭光丝虫、马来丝虫，可升高血压，具有抗肿瘤、抗过敏作用，能激发免疫反应。

■ **应用**

柬埔寨　全株植物入煎剂治疗泄泻、痢疾；根浸渍剂治疗咳嗽、肺痨、溃疡、疖疮、肿痛；叶治疗眼疾；树枝浸渍剂治疗腹水、咽喉炎、疟疾和癌症。

老挝　叶可止呕、解毒，治疗痛经、胃肠胀气；茎皮治疗牙齿疾病、皮肤病、癌症、发热、痢疾、泄泻；根皮可强心；果实可延寿、滋补，治疗胃肠胀气。

缅甸　树皮治疗腹泻和痢疾。

菲律宾　树皮煎剂用来清洗伤口。

泰国　茎皮治疗牙齿疾病、牙龈肿胀、泄泻、痢疾；树皮治疗牙痛；叶和根治疗发热、头痛、血行不畅；乳胶治疗齿炎；种子可滋补。

越南　　　　　叶可作蒸浴用，治疗咳嗽、胃肠胀气；树皮入煎剂治疗牙痛。

■　**使用注意**　　无。

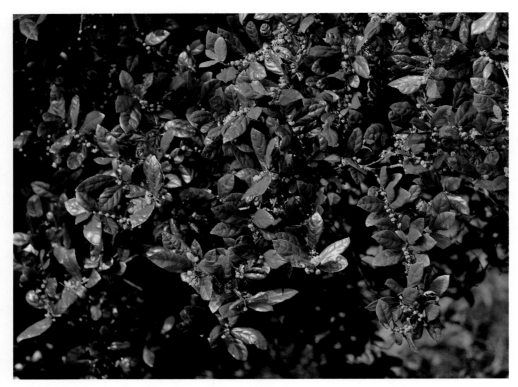

鹊肾树原植物

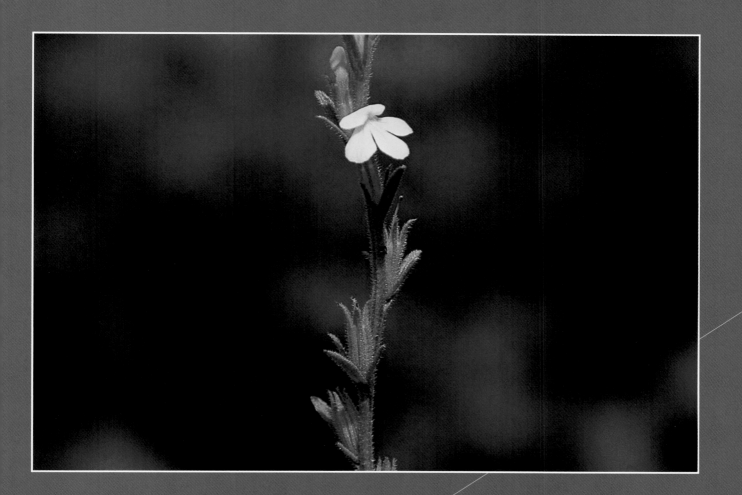

316 独脚金

Striga asiatica (L.) Kuntze

学名	*Striga asiatica* (L.) Kuntze
科	列当科（中国传统上归为玄参科）
异名	*Buchnera asiatica* L., *Striga asiatica* var. *asiatica*, *Striga hirsuta* var. *humilis* Benth., *Striga lutea* Lour., *Striga lutea* var. *bicolor* Kuntze

■ **本地名称**

中国　　独脚金Dú jiǎo jīn，疳积草Gān jī cǎo，黄花草 Huáng huā cǎo，消米虫Xiāo mǐ chóng。

马来西亚　Jarum emas.

菲律宾　　Biri.

泰国　　หญ้าแม่มด Witch weed.

越南　　Địa liên chi, Voòng phá, độc cước kim {[DD][ij] a li[ee]n chi, Vo[of]ng ph[as], [DD][ooj]c c[uws] [ows]c kim}.

■ **通用名称**　Asiatic witchweed, Witchweed.

■ **药用部位**　全草。

■ **植物描述**　小草本，半寄生，全株粗糙，且被硬毛。茎多少呈四方形，有2纵沟，不分枝或在基部略有分枝。叶生于下部的对生，上部的互生，无柄，叶片线形或狭卵形，长5~12mm，宽1~2mm，但最下部的叶常退化成鳞片状。花单生于上部的叶腋；小苞片2，线形或披针形；萼筒状，膜质，萼齿线状披针形，花冠黄色或有时带粉红色，花冠管狭窄，被短腺毛，上部突然向下弯；冠檐二唇形，上唇较短，顶端微缺或2裂，下唇3裂，上唇长约为下唇的1/2；雄蕊4，内藏，花药1室；花柱顶端棒状。蒴果长卵形。种子细

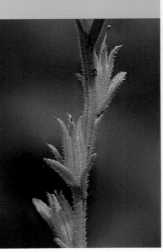

小，黄色。

■ **生态**　生于平原和山丘的草地中，海拔低于800m，常寄生于其他植物的根上。

■ **分布**　中国主要分布于福建、广东、广西、贵州、湖南、江西、云南等省区。

东盟地区主要分布于马来西亚、菲律宾、新加坡等国家。

非洲和亚洲等地区均有分布。

■ **化学成分**　本品含有木犀草素-3′,4′-二甲醚、木犀草素-7,3′,4′-三甲醚、刺槐素-7-甲醚、刺槐素、金圣草素、芹菜素、β-谷甾醇、香豆酸、棕榈酸、木犀草素、柯伊利素、芹菜素-7-半乳糖醛酸苷、芹菜素-7-O-β-D-吡喃葡萄糖醛酸苷、槲皮苷、刺槐素-7-O-β-D-葡萄糖醛酸苷。

■ **药理作用**　煎剂对金黄色葡萄球菌、炭疽杆菌、白喉杆菌、乙型溶血性链球菌、伤寒杆菌、绿脓杆菌和痢疾杆菌均有抑制作用。

■ **应用**

中国　　　健脾消食，清热消积，杀虫。治疗小儿疳积黄肿、夜盲症、夏季热、腹泻、肝炎、五腑虫积。

马来西亚　治疗小儿疳积、食欲不振、夜盲症、脾失健运型阳痿。

缅甸　　　治疗肠道寄生虫病，改善食欲和味觉，治疗不治之症和血液疾病。

菲律宾　　根煎剂可通便；浸渍剂可治疗瘙痒和牛皮癣。叶汁内服可利尿；叶捣碎可敷于伤口。叶、根和地上部分煎剂可用作疗创药。

泰国　　　可用作驱虫剂。

越南　　　治疗发热、儿童流行性感冒、咳嗽。亦可将其挤压出水用于外敷，治疗溃疡。

■ **使用注意**　食积者慎服。

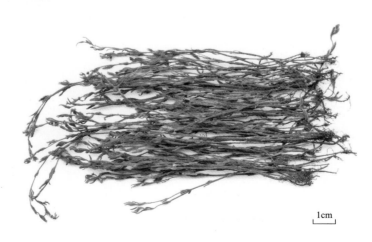

1cm

独脚金药材

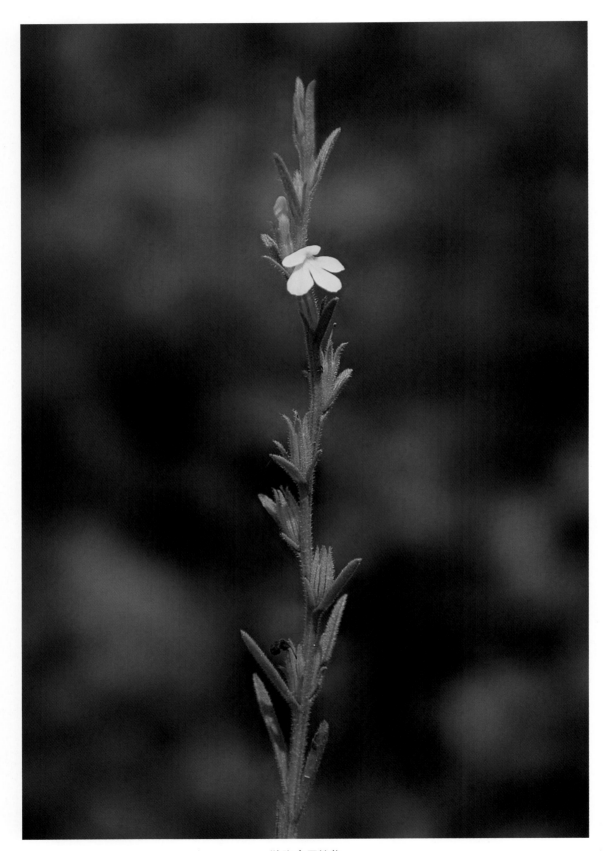

独脚金原植物

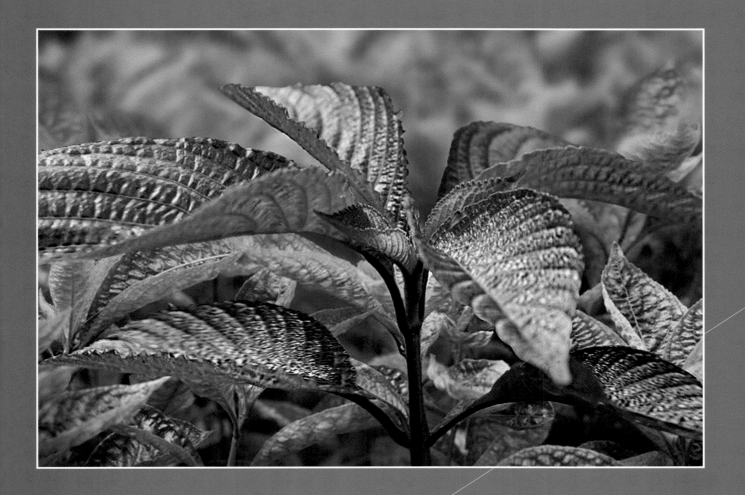

317 短尖马蓝

Strobilanthes abbreviata Y. F. Deng & J. R. I. Wood

■ 学名	*Strobilanthes abbreviata* Y. F. Deng & J. R. I. Wood
■ 科	爵床科
■ 异名	*Strobilanthes aborensis* Dunn

■ **本地名称**

中国　　短尖马蓝Duǎn jiān mǎ lán。

老挝　　ຫ້ອມ Hom, ຫ້ອມນິນ Hom nine.

马来西亚　Pecah batu, Kencing batu.

■ **药用部位**　叶。

■ **植物描述**　灌木，高达3m，绿色。茎圆柱形，直径约9mm，有沟槽及条纹，无毛；树皮暗褐色，平滑。叶柄长1~2.5cm，无毛；叶片长圆状椭圆形，长6~25cm，宽2.5~9cm，先端渐尖，有时镰状，基部长渐尖，下延成叶柄，边缘具锯齿，两面无毛，有大量小囊状体，上面暗绿色，背面橄榄绿色。穗状花序腋生，长2~14cm，基部具退化二级穗，少见，通常一些穗状花序组成圆锥花序，长30~50cm；花序梗长1~3mm；花序轴无毛；苞片阔长圆状倒卵形，长5~7mm，宽3~4mm，宿存；小苞片披针形至长圆状披针形，长10~13mm，宽1~2mm，略短于萼片，无毛或边缘被毛。花成对生长；花萼长1.2~1.5cm，5裂，裂片狭披针形，长10~14mm，宽1~2mm，除顶端腺体外均无毛；花冠蓝紫色，长4~4.5cm，有时先端弯曲，外面无毛，冠管下部圆柱形，宽约5mm，上部扩展，宽约1.5cm，裂片卵形，

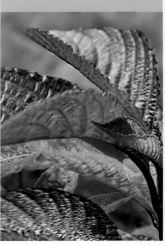

CHINA-ASEAN

长、宽均约5mm；雄蕊4，内藏，花丝长2~4mm，花药狭长圆形；子房多毛，花柱密被长柔毛。蒴果椭圆形，长17~18mm，宽约3mm，多毛。种子4，卵形，扁平，被毛。花期6~10月，果期12月至翌年3月。

■ **生态**　生于溪边树林中，海拔200~1500m。

■ **分布**　东盟地区主要分布于柬埔寨、缅甸、泰国、越南等国家。
印度亦有分布。

■ **药理作用**　具有杀菌、抗肿瘤、抗氧化、降血糖、降血压、提高免疫力等作用。无毒性。

■ **应用**

老挝　　治疗发热出疹、肝炎。

马来西亚　可清热利尿，治疗肾结石、肺热咳嗽。

■ **使用注意**　月经过多者、孕妇忌用。

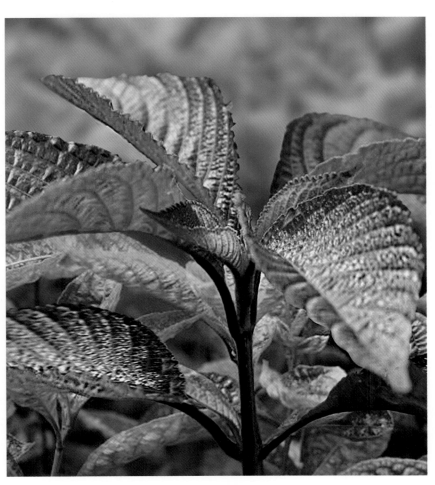

短尖马蓝原植物

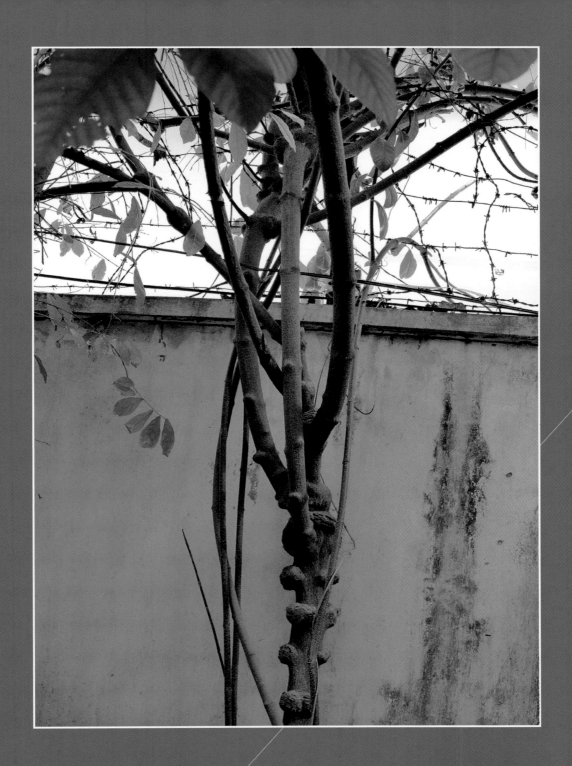

318 卵萼羊角拗

Strophanthus caudatus (L.) Kurz

■ 学名	*Strophanthus caudatus* (L.) Kurz
■ 科	夹竹桃科
■ 异名	*Apocynum floristratum* Noronha, *Echites caudatus* L., *Nerium caudatum* (L.) Lam, *Nerium scandens* Lour., *Strophanthus caudatus* f. *marckii* (A. DC.) Franch.

■ **本地名称**

柬埔寨　 មេជ័រជ័រឥក Maechoar, Chaorchhock.

中国　　卵萼羊角拗Luǎn è yáng jiǎo ào。

老挝　　ງວງຊ້າງ Nguang xarng.

马来西亚　Dudur kijang.

泰国　　ยางน่องเครือ Yang nong kruea, ยางน่อง Yang nong.

■ **药用部位**　根。

■ **植物描述**　灌木或藤状灌木，高达12m，除花外均无毛，具白色汁液；树干直径达1.5cm，深褐色，具皮孔。叶柄长3~13mm；叶片椭圆形、倒卵形或卵形，长5~24cm，宽2.5~11cm，革质或纸质，侧脉5~13对。聚伞花序长5~15cm，花5~25；苞片2，条形，长2~12mm，脱落；小花梗长7~11mm；萼片卵形或狭三角形，长0.3~1.9cm，无毛；花冠白色，后变黄色和红色，内侧具红色或紫色条纹，无毛或仅上部被微毛，冠管长1.2~2.6cm，裂片阔卵形，顶端骤缩成尾状，长4.3~25.5cm；雄蕊被短柔毛，药隔外露；子房无毛或被短柔毛，花柱长0.9~1.5cm。蓇葖果长圆形，长10~30cm，直径3~4.8cm，两果成150°~200°。种子具

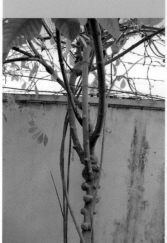

喙，喙长2.3~4.6cm，种毛长5~9cm。花期4~6月。

■ **生态**　常栽培于植物园、庭园，以作观赏。

■ **分布**　中国主要分布于广西、台湾等省区。

东盟地区主要分布于柬埔寨、印度尼西亚、老挝、马来西亚、缅甸、菲律宾、新加坡、泰国、越南等国家。

印度亦有分布。

■ **化学成分**　根、茎、叶均含强心苷。

叶中的强心苷包括迪可苷-3-O-L-油酸苷（迪可苷元-3-O-L-夹竹桃糖苷）。属于沙门苷的有沙门苷元-3-O-L-夹竹桃糖苷（羊角拗苷元-3-O-L-夹竹桃糖苷），名为羊角拗葡萄糖苷（羊角拗苷）；沙门苷元-3-O-L-地芰糖苷（羊角拗苷元-3-O-L-地芰糖苷），名为羊角拗糖苷（羊角拗异苷）；沙门苷元-3-O-D-洋地黄糖苷（羊角拗苷元-3-O-D-洋地黄糖苷）；沙门苷元-3-O-D-葡萄糖基-L-夹竹桃糖苷（羊角拗苷元-3-O-D-葡萄糖基-L-夹竹桃糖苷）；沙门苷元-3-O-D-葡萄糖基-L-地芰糖苷（羊角拗苷元-3-O-D-葡萄糖基-L-地芰糖苷）。属于皂苷类的有沙木苷元-3-O-D-洋地黄糖苷。属于毕平多苷元的有毕平多苷元-3-O-L-鼠李糖苷，即铃兰新苷。属于沙门洛苷元的有沙门洛苷元-3-O-6-去氧-L-塔洛糖苷（羊角拗洛苷元-3-O-6-去氧-L-塔洛糖苷），即沙门洛苷；沙门洛苷元-3-O-L-鼠李糖苷（羊角拗洛苷元-3-O-L-鼠李糖苷）。

根所含的糖苷有羊膜糖苷、葡萄糖苷-3-O-D-葡萄糖苷、葡萄糖苷、葡萄糖苷-3-O-D-葡萄糖苷-1-糊精；属于沙木苷元的有沙木苷元-3-O-D-葡萄糖基-L-夹竹桃糖苷（羊角拗沙木苷元-3-O-D-葡萄糖基-L-夹竹桃糖苷）、沙木苷元-3-O-D-葡萄糖基-L-地芰糖苷（羊角拗沙木苷元-3-O-D-葡萄糖基-L-地芰糖苷）；属于沙门洛苷元的有沙门洛苷元-3-O-6-去氧-L-塔洛糖苷。

茎含沙门苷元-3-O-D-葡萄糖基-L-夹竹桃糖苷、沙门苷元-3-O-D-葡萄糖基-L-地芰糖苷、沙门苷元、橡胶肌醇。

由愈伤组织培养的羊角拗中含有10种强心苷，其中7种原植物中已有，另含17-β-H-羊角拗苷、羊角拗苷元-3-O-D-葡萄糖基-D-洋地黄糖苷。

■ **药理作用**　对传导阻滞等引起的心率过缓有提升心率作用；可治疗水合氯醛、戊巴妥钠、氰化钠和皮肤坏死毒素（DNT）引起的心衰，能增强心肌收缩力、提高心输出量、提升静脉压。植物中含有的苷类成分的作用与强心苷类似，对心脏功能有一定的药理作用。药物成分在体内的代谢过程较缓慢，且不规律，解毒过程需要肝脏参与。毒性较大。

■ **应用**

柬埔寨　　　根可滋补心脏。

■ **使用注意**　　毒性较大，治疗剂量与中毒剂量相近，临床使用需注意控制剂量。

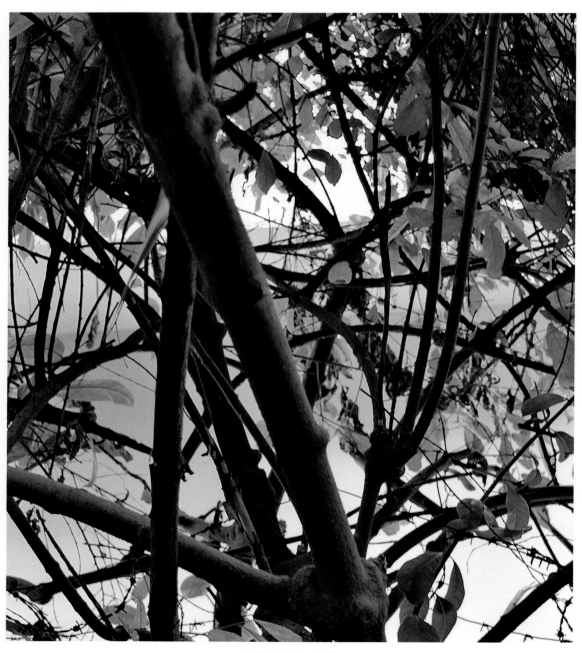

卵萼羊角拗原植物

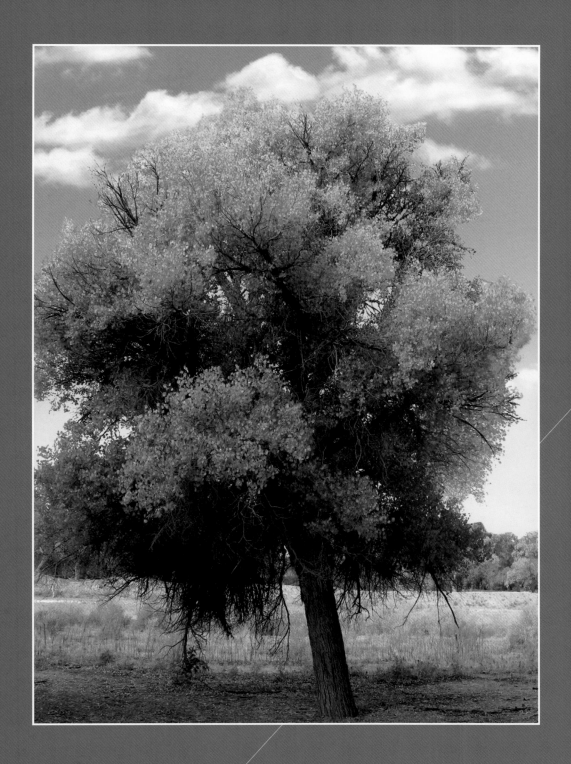

319 槐

Styphnolobium japonicum (L.) Schott

■ 学名	*Styphnolobium japonicum* (L.) Schott
■ 科	豆科
■ 异名	*Sophora griffithii* subsp. *korolkowii* Yakovlev, *Sophora japonica* L., *Sophora korolkowi* Diecks, *Sophora korolkowi* Dieck ex Koehne, *Sophora korolkowii* Dieck, *Sophora pubescens* Tausch

■ **本地名称**

中国　　槐Huái，守宫槐Shǒu gōng huái，槐花木Huái huā mù，槐花树Huái huā shù，豆槐Dòu huái，金药树Jīn yào shù。

越南　　Hòe, Hòe hoa, Hòe mễ, Lài luồng (Tay) {H[of]e, H[of]e hoa, H[of]e m[eex], L[af]i lu[oof]ng (Tay)}.

■ **通用名称**　Chinese scholar tree, Japanese pagoda tree, Pagoda tree, Sofora, Tree of success in life, Umbrella tree.

■ **药用部位**　根、枝、根皮、叶、花、果实。

■ **植物描述**　乔木，高10m。树皮灰褐色；当年枝条绿色，无毛。叶长15~25cm；托叶卵形至条形，早落；叶柄基部膨大；小叶11~17；小托叶钻状；叶片卵状披针形或卵状长圆形，长3~5cm，宽1~2cm，纸质，下面蓝绿色，被稀疏或密集的短柔毛。圆锥花序顶生，长30cm；小苞片钻形；花萼短钟状，长3.5~4.5mm，5齿裂，裂片圆钝，被短柔毛；花冠白色或乳黄色，稀紫红色，旗瓣宽卵形，具短爪，基部心形，先端微凹，翼瓣卵状长圆形，长约10mm，宽约4mm，龙骨瓣

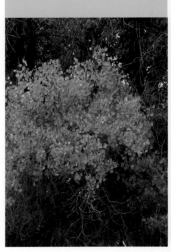

与翼瓣相似，但更宽；雄蕊10，不等长，分离，宿存；子房近无毛。荚果念珠状，长2.5~5cm，宽约1cm，节间明显狭缩。种子1~6，黄绿色，干时黑棕色，卵圆形。花期5~8月，果期9~10月。

■ **生态**　　喜光，常与果树一起栽于家庭花园中。

■ **分布**　　中国主要分布于辽宁、广东、台湾、甘肃、四川、云南等省区。

东盟地区主要分布于缅甸、泰国、越南等国家。

■ **化学成分**　　干燥花蕾含有芸香苷、槲皮素、染料木黄酮和染料木黄酮苷（包括槐属双苷、槐角苷、染料木黄酮-7-二葡萄糖苷、染料木黄酮-7-二葡萄糖鼠李糖苷）、山柰酚、山柰酚苷（山柰酚-3-槐糖苷和山柰酚-3-鼠李糖二葡萄糖苷）。

干燥果实含有黄酮苷、槐角苷、染料木黄酮苷、芸香苷、槲皮素和山柰酚。果实还含有生物碱，如金雀花碱、N-甲基金雀花碱、槐果碱、苦参碱和黎豆胺。

■ **药理作用**　　具有抗菌、抗炎、堕胎、解痉、利尿、降低胆固醇、降血压、催吐、解热、止血、通便、补益作用；干燥果实具有抗生育、止血、减肥、抗肿瘤、抗氧化作用，能治疗高血压和痔疮。槐花毒性可能引起恶心、头晕、呕吐、腹痛、肝功能异常、血尿、蛋白尿、嗜睡、痉挛和昏迷。

■ **应用**

中国　　花和荚果可清凉收敛；叶和根皮可清热解毒，叶治疗小儿惊痫、壮热、肠风、尿血、痔疮、湿疹、疥癣、痈疮疔肿；枝治疗崩漏、赤白带下、痔疮、阴囊湿痒、心痛、目赤、疥癣；根治疗痔疮、喉痹、蛔虫病；果实（槐角）治疗痔疮出血、肠风下血、血痢、崩漏、血淋、血热吐衄、肝热目赤、头晕目眩。

越南　　治疗痔疮出血、高血压、动脉粥样硬化、糖尿病引起的脑血管疾病、脑功能障碍。

■ **使用注意**　　孕妇忌食其果实。

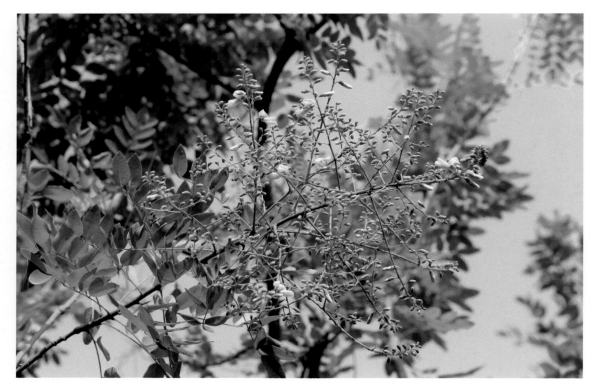

槐原植物

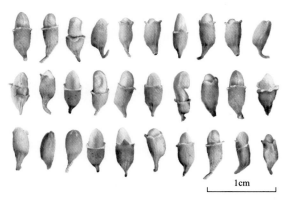

1cm

槐药材（花）

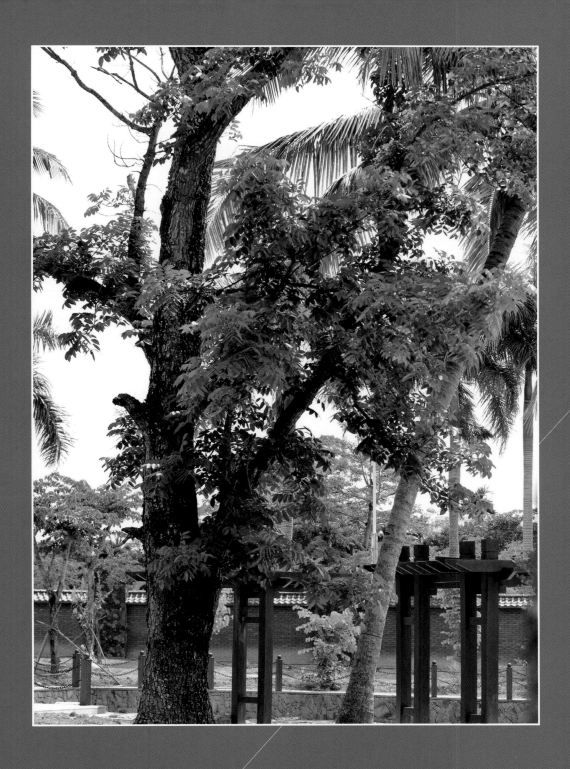

320 大叶桃花心木

Swietenia macrophylla King

■ 学名	*Swietenia macrophylla* King
■ 科	棟科
■ 异名	*Swietenia macrophylla* var. *marabaensis* Ledoux & Lobato

■ **本地名称**

中国　　大叶桃花心木Dà yè táo huā xīn mù。

马来西亚　Sky fruit, Big-leaf mahogany, Global trees, Tunjuk langit.

缅甸　　မဟော့ဂဏီ Mahogany.

菲律宾　Mahogany.

泰国　　มะฮอกกานีใบใหญ่ Mahokganeebaiyai.

■ **通用名称**　Mahogany, Honduran mahogany, Honduras mahogany, Big-leaf mahogany, West Indian mahogany.

■ **药用部位**　树皮、果实、种子。

■ **植物描述**　乔木，高达25m以上。偶数羽状复叶对生；小叶互生，先端渐尖，基部圆钝，两面光滑无毛。圆锥花序腋生或顶生。果实卵圆形。种子45~70，深棕色，有翼。

■ **生态**　　适宜于肥沃深厚的土壤，不耐霜冻，生长速度中等。

■ **分布**　　中国主要分布于台湾等省区。

东盟地区主要分布于印度尼西亚、菲律宾等国家。

印度、斯里兰卡及西非地区亦有分布。

■ **化学成分**　含有皂苷和黄酮类化合物。

■ **药理作用**　具有促进胰岛素分泌、降低胆固醇含量、调节免疫功能作用，能预防血栓形成、提高

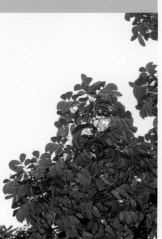

精子数量，有松弛支气管平滑肌作用，可缓解呼气困难，提高机体适应能力，延缓衰老。无明显毒性。

■ **应用**

马来西亚　解热、收敛。治疗消渴，用于保健及提高免疫力。

菲律宾　　民间万灵药。

泰国　　　树皮入煎剂可健胃，治疗发热；种子蒸煮入丸剂，治疗疟疾发热。

■ **使用注意**　餐后服用。消渴患者服用期间应减少饭量，忌饮食不洁。

保存方法：贮存在干燥、密闭的容器内，室温下保存期限为2年。

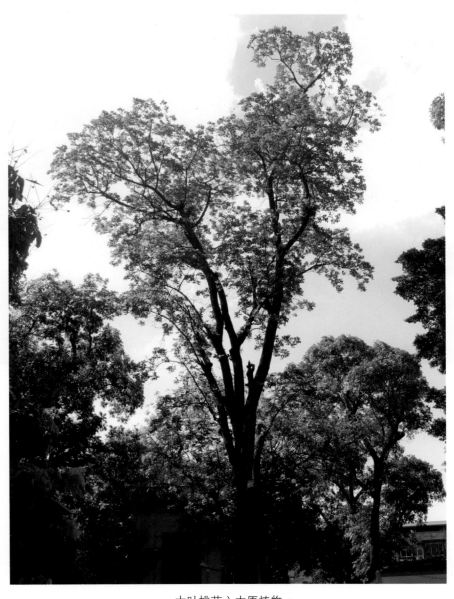

大叶桃花心木原植物

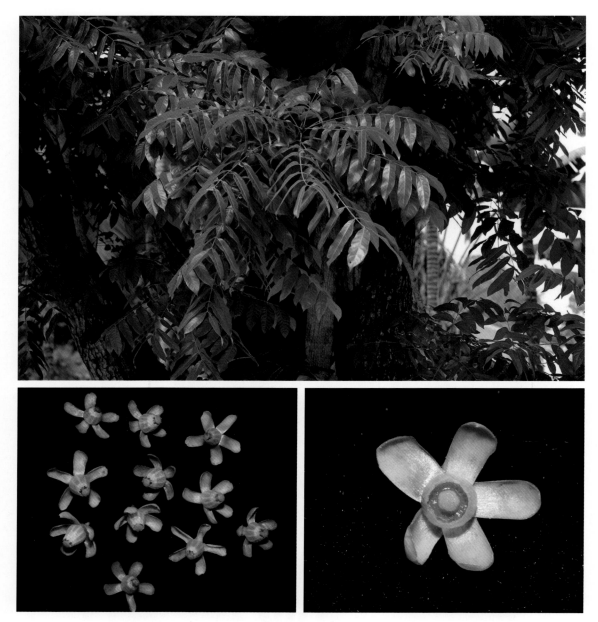

大叶桃花心木原植物

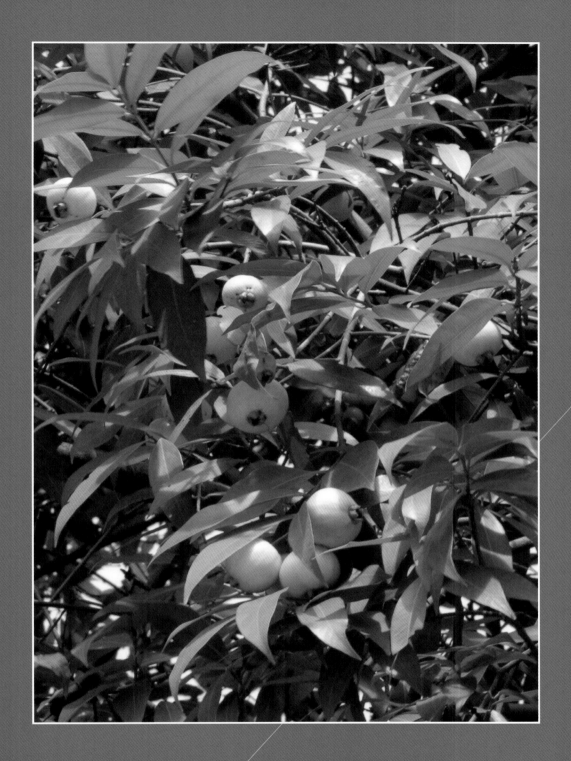

321 蒲桃

Syzygium jambos (L.) Alston

学名	*Syzygium jambos* (L.) Alston
科	桃金娘科
异名	*Syzygium jambos* var. *jambos*, *Jambosa vulgaris* DC., *Eugenia jambos* L., *Eugenia jamb* var. *sylvatica* Gagnep., *Myrtus jambos* (L.) Kunth, *Syzygium monanthum* (Merr.) Merr. & L. M. Perry

■ 本地名称

柬埔寨	ชมพู่น้ำดอกไม Chompoo num dok mai.
中国	蒲桃 Pú táo，线叶蒲桃 Xiàn yè pú táo，薄桃 Bó táo，风鼓 Fēng gǔ，水番桃木 Shuǐ fān táo mù，水晶蒲桃 Shuǐ jīng pú táo。
老挝	ໝາກຈຽງ Mark chieng, ໄຂ່ປຸມປາ Khai poum pa.
马来西亚	Jambu mawar.
缅甸	သျှဗ်သျှပ် Thabyu thapyay.
菲律宾	Tampoy.
泰国	ชมพู่น้ำดอกไม้ Chompoo num dok mai.

■ 通用名称 Bo tao, Wind drum, Acuminatissima shell, Acuminatissima tree, The peach trees of water, Crystal dander, Peach water portugal, Water grapes, Pomegranate water, Peach water, Sweet fruit, Eaves wood.

■ 药用部位 茎、树皮、根皮、叶、果实、种子或种壳。

■ 植物描述 乔木或灌木。小枝有时具2~4棱，常无毛。叶对生或有时轮生，具柄或近无柄；叶片具羽状脉。聚伞圆锥花序顶生或腋生，花3以上；苞片小，早落；萼管倒圆锥形，萼齿4，先端常圆钝；花瓣4~5，离生；雄蕊多数，分离，偶基部合生，花药细小，"丁"

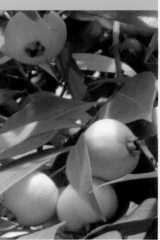

字形着生，2室，药隔顶端常具腺体；子房下位，2~3室，花柱条形。核果；种子1~2。

■ **生态**　喜生于热带地区河边及河谷湿地。喜温暖、光照充足环境，耐水湿，耐高温，抗旱性强。根系发达，生长迅速，适应性强。对土壤要求不严，以肥沃、深厚和湿润的土壤为最佳。

■ **分布**　中国主要分布于台湾、福建、广东、广西、贵州、云南等省区。

东盟地区主要分布于越南、老挝、柬埔寨、缅甸、泰国和马来西亚等国家。

■ **化学成分**　树皮含有生物碱和鞣质。

根皮含有桃油树脂和生物碱。

茎含有无羁萜、羽扇豆醇、香树脂醇乙酸酯、桦木酸、麦珠子酸、熊果酸、β-谷甾醇、乙酰熊果酸、积雪草酸和阿江榄仁酸等萜类化合物。

■ **药理作用**　种子具有降血糖作用，果实和叶具有抗氧化作用，叶、茎、皮和种子均具有不同程度的抑菌作用，其中茎皮的抗菌活性较为显著，对金黄色葡萄球菌、腐生葡萄球菌、小肠结肠炎耶尔森菌、摩氏摩根菌、大肠杆菌等均具有抗菌作用。

■ **应用**

柬埔寨　叶浸渍剂可清热、抗菌；叶入散剂外用，治疗天花；果实可强心，治疗风证；茎和种子治疗消渴和泄泻。

中国　茎治疗胃寒呃逆、肺虚寒咳；种壳治疗胃寒呃逆、脾虚泄泻、久痢、肺虚寒嗽、疝瘤；种子治疗脾虚泄泻、久痢、糖尿病；根皮治疗泄泻、痢疾、外伤出血；叶治疗口舌生疮、疮疡、天花。

缅甸　叶治疗眼睛酸痛；果实治疗肝病。

菲律宾　叶煎剂可用作利尿剂。

■ **使用注意**　消渴病人忌食用大量果肉。

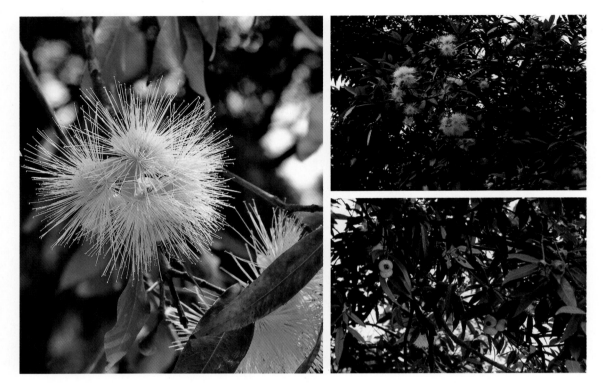

蒲桃原植物

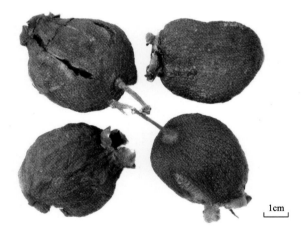

蒲桃药材（果实）

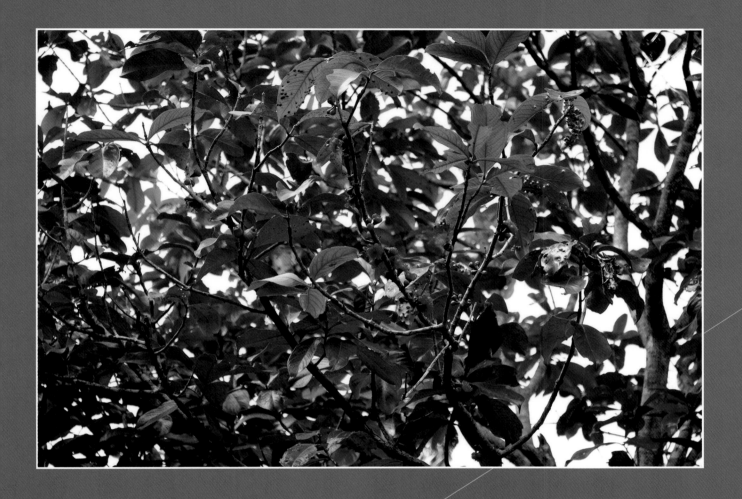

322 马六甲蒲桃

Syzygium malaccense (L.) Merr. & L. M. Perry

■ 学名	*Syzygium malaccense* (L.) Merr. & L. M. Perry
■ 科	桃金娘科
■ 异名	*Caryophyllus malaccensis* (L.) Stokes, *Eugenia domestica* Baill., *Eugenia macrophylla* Lam., *Eugenia malaccensis* L., *Eugenia pseudomalaccensis* Linden, *Eugenia purpurascens* Baill.

■ **本地名称**

柬埔寨　ជម្ពូក្រហម Chumpuu krahaam.

中国　马六甲蒲桃Mǎ liù jiǎ pú táo，马来蒲桃Mǎ lái pú táo，大果连雾Dà guǒ lián wù。

老挝　ໝາກຈຽງ Mark chieng.

马来西亚　Jambu bar, Jambu bol, Jambu kapal, Jambu kilang, Jambu melaka.

缅甸　သရက်ဖြူ Tha byay phyu.

菲律宾　Makopangkalabaw.

泰国　ชมพู่สาแหรก Chompoo sa rhagge, ม่าเหมี่ยว Mamaeow.

■ **通用名称**　Malay apple, Pommerac.

■ **药用部位**　根、树皮、叶、果实、种子。

■ **植物描述**　乔木，高15m；嫩枝粗大，圆柱形，干后灰褐色。叶柄长约1cm；叶片革质，狭椭圆形至椭圆形，长16~24cm，宽6~8cm，先端尖锐，基部楔形，上面干后暗绿色，无光泽，下面黄褐色，侧脉11~14对，以45°开角斜行向上，距边缘3~5mm处结合成边脉，另在靠近边缘1mm处有一不明显的边脉，侧脉间相隔1~1.5cm，有明显网脉。聚伞花序生于无叶的老枝上，花4~9簇生，总梗极短；花梗长5~8mm，粗大，有棱；花红色，

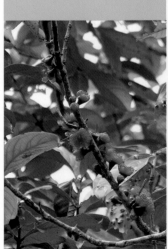

长2.5cm；萼管阔倒锥形，长与宽均约1cm，萼齿4，近圆形，长5~6mm，宽7~8mm，先端圆；花瓣分离，圆形，长1cm，宽1cm；雄蕊长1~1.3cm，完全分离；花柱与雄蕊等长。果实卵圆形或壶形，长约4cm；种子1。花期5月。

■ **生态**　喜高温，不耐冬季低温。

■ **分布**　中国主要分布于台湾和云南。

东盟地区主要分布于柬埔寨和马来西亚。

世界各地的潮湿热带地区均有分布。

■ **化学成分**　果实和叶含酚类、黄酮类和类胡萝卜素等化学成分。果实含花青素-3-葡萄糖苷、花青素-3,5-二葡萄糖苷和甲基花青素-3-O-葡萄糖苷。

■ **药理作用**　叶具有抗氧化、降血糖作用。

■ **应用**

柬埔寨　果实和叶可清热；根可利尿；种子治疗斑疹伤寒。

中国　叶或树皮治疗口舌生疮、鹅口疮。

缅甸　树皮治疗眼睛酸痛，入煎液可用作漱口水。

■ **使用注意**　无。

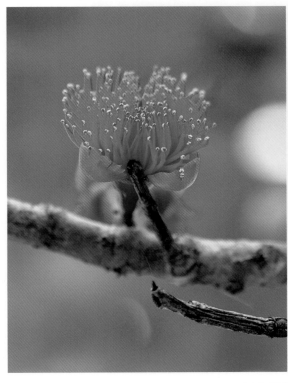 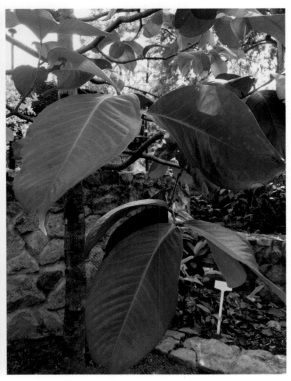

马六甲蒲桃原植物

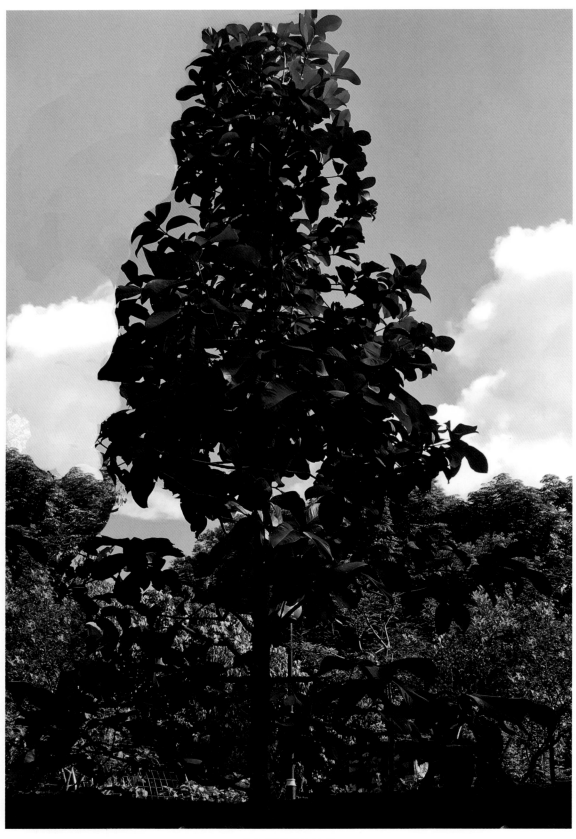

马六甲蒲桃原植物

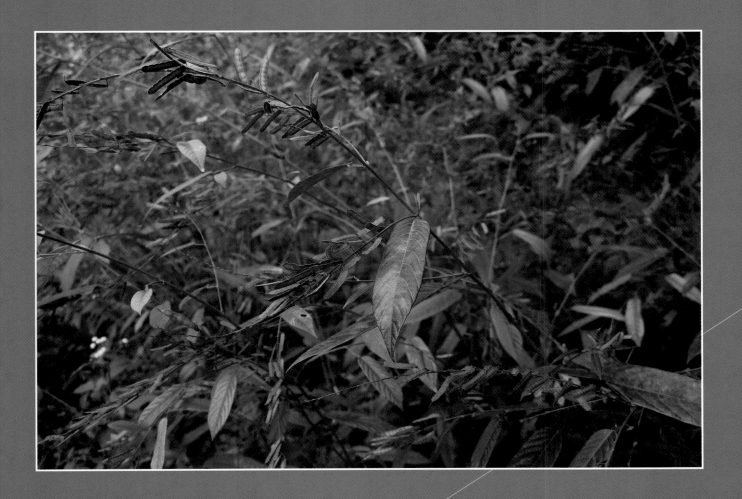

323 葫芦茶

Tadehagi triquetrum (L.) H. Ohashi

学名	*Tadehagi triquetrum* (L.) H. Ohashi
科	豆科
异名	*Tadehagi triquetrum* subsp. *alatum* (DC.) H. Ohashi, *Tadehagi triquetrum* subsp. *andamanicum* Balakr. & Nair, *Tadehagi triquetrum* subsp. *auriculatum* (DC.) H. Ohashi, *Tadehagi triquetrum* subsp. *rodgeri* (Schindl.) H. Ohashi, *Tadehagi triquetrum* subsp. *triquetrum*

■ 本地名称

柬埔寨　ចង្កេះអង្គ្រងកូនដែលបណ្តិតក្រចកចាស់ Changkes angkhrong, Kon daii bandith, Kraorchork chas.

中国　葫芦茶Hú lu chá，牛虫草Niú chóng cǎo，迫颈草Pò jǐng cǎo，田刀柄Tián dāo bǐng，咸鱼草Xián yú cǎo。

老挝　ຫຍ້າຫນອນນາຍ Nha non nay.

马来西亚　Puting beliung.

缅甸　လောကုသေ Lauk-they.

泰国　ข้าวเม่านก Khao mao nok, คอกิ่ว Kho kio.

越南　Mũi mác, Thổ dâu, Hồ lô trà, Cỏ bình, Bài ngài, Tràng quả 3 cánh {M[ux]i m[as]c, Th[oor] d[aa]u, H[oof] l[oo] tr[af], C[or] b[if]nh, B[af]i ng[af]i, Tr[af]ng qu[ar] 3 c[as]nh}.

■ 通用名称　Trefle gros.

■ 药用部位　根、叶。

■ 植物描述　灌木或亚灌木，茎直立，高1~2m。幼枝三棱形。叶仅具单小叶；托叶披针形，长1.3~2cm，有条纹；叶柄长1~3cm，两侧有宽翅；小叶纸质，狭披针形至卵状披针

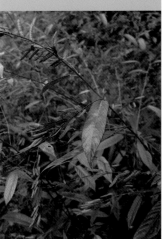

形，长5.8~13cm，宽1.1~3.5cm，先端急尖，基部圆形或浅心形，上面无毛，下面中脉或侧脉疏被短柔毛，侧脉每边8~14。总状花序顶生和腋生，长15~30cm，被贴伏丝状毛和小钩状毛；花3~5簇生于每节上；花萼宽钟形，长约3mm，裂片三角形、披针形或条形；花冠淡紫色或蓝紫色，长5~6mm，旗瓣近圆形，先端凹入，翼瓣倒卵形，基部具耳，龙骨瓣镰刀形，弯曲；雄蕊二体。荚果长2~5cm，宽5mm，全部密被黄色或白色糙伏毛，无网脉，腹缝线直，背缝线稍缢缩，有荚节5~8，荚节近方形。种子宽椭圆形或椭圆形，长2~3mm，宽1.5~2.5mm。花期6~10月，果期10~12月。

■ **生态**　生于户外光照充足处，海拔1500m以下。

■ **分布**　中国主要分布于福建、广东、广西、贵州、海南、江西、台湾、云南等省区。

东盟地区主要分布于柬埔寨、印度尼西亚、老挝、马来西亚、缅甸、菲律宾、泰国、越南等国家。

孟加拉国、不丹、印度、日本、尼泊尔、巴布亚新几内亚、斯里兰卡亦有分布。

■ **化学成分**　含6'-O-顺式-p-香豆酰基-3,5-二羟苯基-$β$-D-吡喃葡萄糖苷、芦丁、tadehaginoside、槲皮素-3-O-$β$-D-吡喃葡萄糖苷、槲皮素-3-$β$-D-吡喃半乳糖苷、6-O-(E)-对羟基肉桂酰基-$β$-葡萄糖、6-O-(E)-对羟基肉桂酰基-$α$-葡萄糖、山柰酚-3-O-$β$-D-芸香苷和3-O-$β$-D-吡喃半乳糖基(6→1)-$α$-L-鼠李糖槲皮素。

■ **药理作用**　具有抗动脉粥样硬化、抗肿瘤、抗诱变、抗菌、抗病毒、抗癌、抗过敏等作用。尚无毒副作用。

■ **应用**

柬埔寨　可杀虫，治疗肺痨。

中国　叶治疗消渴、肥胖、感冒发热、咽喉肿痛、肾炎、淤胆型肝炎、肠炎、细菌性痢疾、妊娠呕吐、前列腺增生。

老挝　治疗肝炎。

缅甸　可抑制血管紧张素转换酶，治疗高血压。

泰国　根可止痛、止咳、利尿，治疗肺痨、腹痛、消化不良、肝炎、黄疸、肾结石。

■ **使用注意**　脾胃虚寒者慎服。

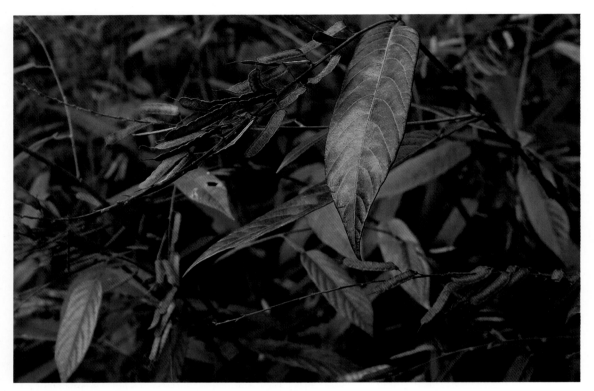

葫芦茶原植物

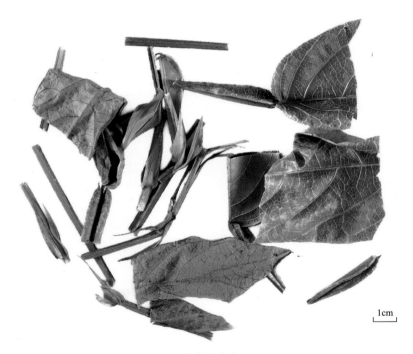

1cm

葫芦茶饮片

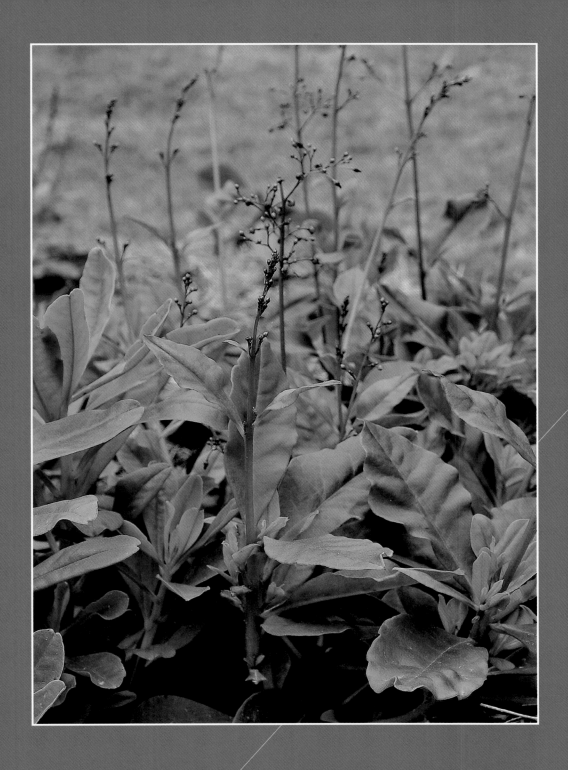

324 棱轴土人参

Talinum fruticosum (L.) Juss.

■ 学名	*Talinum fruticosum* (L.) Juss.
■ 科	马齿苋科
■ 异名	*Talinum triangulare* (Jacq.) Willd., *Talinum racemosum* (L.) Rohrb, *Talinum triangulare* var. *purpureum* Ram Goyena, *Portulaca crassicaule* Jacq., *Portulaca crassifolia* Jacq.

■ **本地名称**

柬埔寨　ឃិនសិនស្រុកកោលី Yensen srok, Kao li.

中国　棱轴土人参Léng zhóu tǔ rén shēn，假人参Jiǎ rén shēn，土人参Tǔ rén shēn，栌兰Lú lán，飞来参Fēi lái shēn，瓦参Wǎ shēn，桃参Táo shēn。

老挝　ໂສມນົກແອ່ນ Som nock en.

马来西亚　Ginseng halus.

越南　Thổ sâm ba cạnh {Th[oor] s[aa]m ba c[aj]nh}.

■ **通用名称**　Jewels of opar, Panicled fameflower.

■ **药用部位**　全草或根、叶。

■ **植物描述**　多年生草本，直立，高达1~1.2m，无毛，不分枝或在基部分枝。根膨大，肉质。茎多汁，基部稍木质，深紫色至棕黑色。单叶互生，近无柄，肉质，无托叶；叶片椭圆形至倒卵形，长3~12cm，宽1.5~5cm，先端急尖，基部楔形，全缘，羽状脉不明显。圆锥花序顶生，长达40~60cm，多花。花两性，直径约1cm；花梗长1cm；萼片2，圆形，长1~2mm；花瓣5，分离，倒卵形至圆形，粉红色；雄蕊15~20；子房上位，1室，花柱纤细，柱头3裂。蒴果球形，长3~5mm，3瓣，

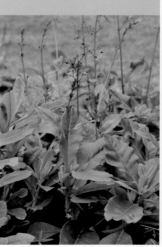

种子多数。种子肾状，长约1mm，光滑或具疣状突起，亮黑色。

■ **生态**　生于潮湿处，如田地、路边、墙边和山涧中。

■ **分布**　中国主要分布于广东、广西、海南、云南、台湾等省区。

东盟地区主要分布于越南、柬埔寨等国家。

美洲中部和南部以及非洲西部亦有分布。

■ **化学成分**　植物富含蛋白质、脂肪、钙和维生素。

■ **药理作用**　具有抗氧化、护肝和助消化作用。无毒性。

■ **应用**

柬埔寨　根治疗痛经、月经不调、血崩、癃闭、咳嗽；鲜叶治疗疔疮。

中国　根治疗咳嗽、月经不调；叶可催乳。

老挝　可滋补。

马来西亚　用于清洗伤口。

■ **使用注意**　阳虚食欲不振者慎用。

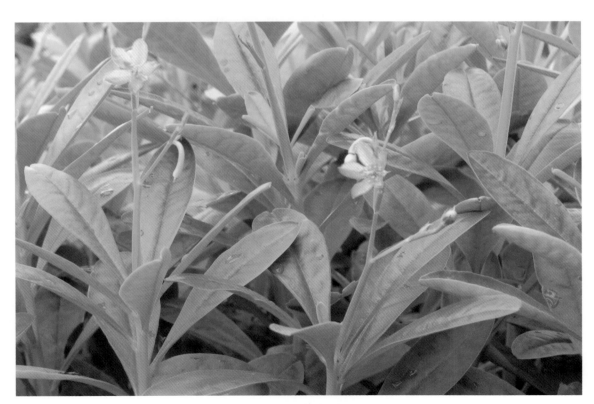

棱轴土人参原植物

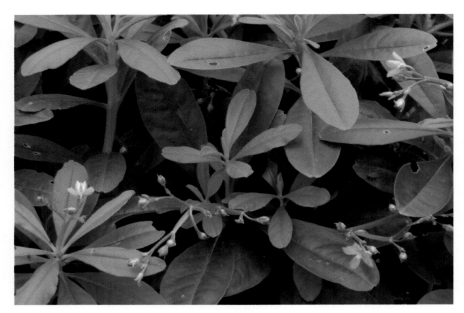

棱轴土人参原植物

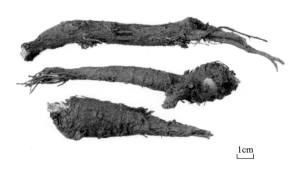

1cm

棱轴土人参药材

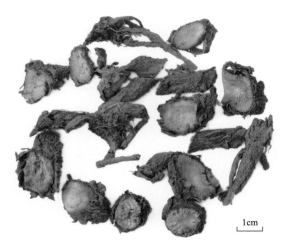

1cm

棱轴土人参饮片

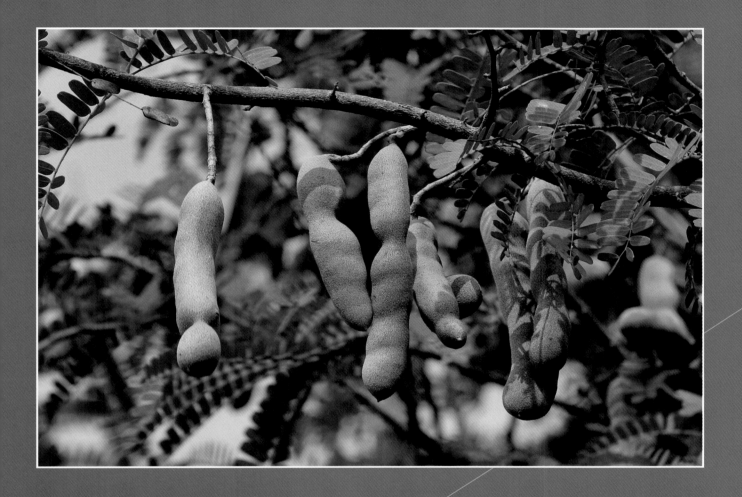

325 酸豆

Tamarindus indica L.

■ 学名	*Tamarindus indica* L.
■ 科	豆科
■ 异名	*Tamarindus occidentalis* Gaertn., *Tamarindus officinalis* Hook., *Tamarindus umbrosa* Salisb.

■ **本地名称**

柬埔寨	អំពិល Am peul.
中国	酸豆Suān dòu，罗望子Luó wàng zǐ，酸角Suān jiǎo，酸子Suān zǐ，印度枣Yìn dù zǎo。
老挝	ໝາກຂາມ Mark kham.
马来西亚	Asam jawa.
缅甸	မန်ကျီးပင် Magyi.
菲律宾	Sampalok, Sambag.
泰国	มะขาม Ma kham.
越南	Me {Me}.

■ **通用名称** Tamarind tree.

■ **药用部位** 根、树皮、叶、花、果实、种子。

■ **植物描述** 热带常绿乔木，高10~20m。树皮暗灰色，不规则横裂和纵裂。一回羽状复叶互生；小叶小，10~16对，密集排列，先端微凹，基部圆而偏斜，全缘。总状花序顶生和腋生；花两性，黄色；总花梗和花梗被黄绿色短柔毛；花瓣长约1cm，近等长，浅黄色，杂以粉色条纹；子房上位，1室，花柱细长，常弯曲。荚果长4~13cm，不开裂，稍弯曲。种子1~10，褐色，有光泽。

■ **生态** 耐盐，可种于近海岸处。耐旱性强。可适应多种类型的土壤，从深厚的淤积土到岩石土和多孔的鲕状石灰岩土均可。

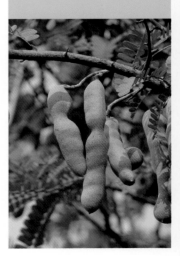

■ **分布**　中国主要分布于福建、广东、广西、海南、云南等省区。

东盟地区主要分布于缅甸。

世界其他热带地区亦有分布。

■ **化学成分**　本品含有9-癸烯酸、十五烷酸甲酯、十七烷烯酸、10-十八烯酸、新癸酸、二十五碳烯酸、正二十六碳烯酸、甲基-17,18-六碳六烯酸、三十二烷酸甲酯、β-谷甾醇、环木菠萝烷醇。

■ **药理作用**　通便排毒，对结肠癌有预防作用。毒性小。

■ **应用**

柬埔寨　成熟果实可祛斑、通便；嫩叶可消炎，治疗足部慢性溃疡。

中国　果实治疗牙痛、口舌生疮、腹痛、中暑、食欲不振、消化不良、胃炎、便秘；树皮治疗痢疾、腹泻。

缅甸　治疗疖疮、哮喘。

菲律宾　叶煎剂可用作沐浴制剂治疗发热；果肉可用作温和泻药。

泰国　根可止泻；树皮可止血、止泻、清热、清创，治疗脓疮；叶可化痰、清热、通便、杀虫、止痢、利尿，治疗结膜炎、皮疹、汗出；豆荚可通便、清热、化痰、调经、祛风、补血、止咳、解毒，治疗口渴；种子可杀虫、止痢、止泻、止呕、解毒，治疗伤口不愈、烧烫伤；种皮可止血、止痢、止泻、止呕，治疗伤口不愈、烧烫伤；心材可止痢，治疗脓肿；子壳可止血、止泻、止痢。

■ **使用注意**　无。

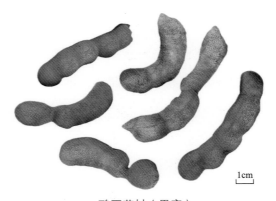

酸豆药材（果实）

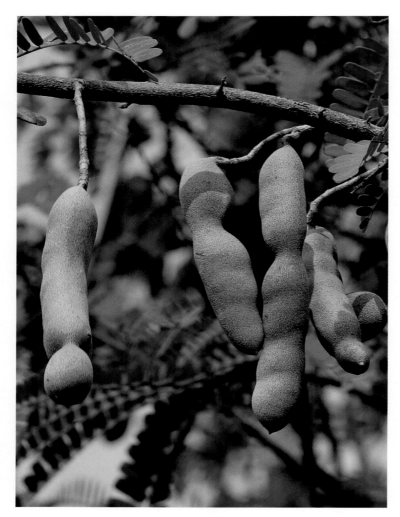

酸豆原植物

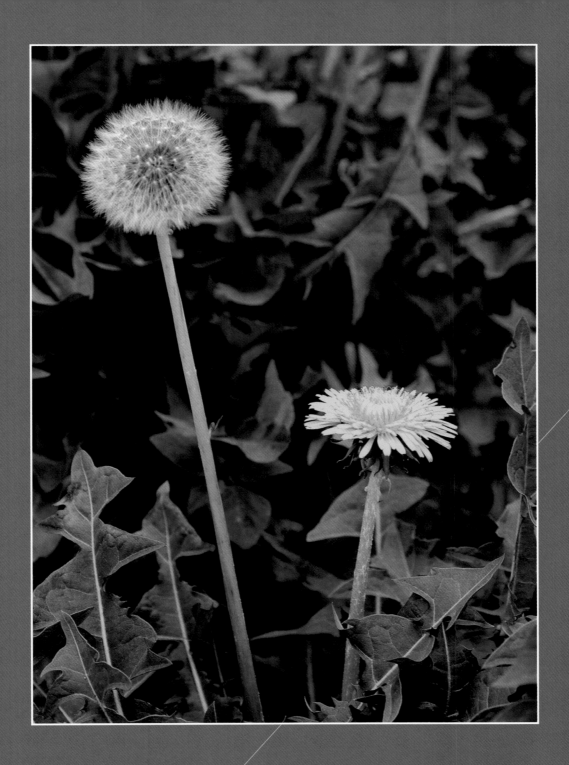

326 蒲公英

Taraxacum mongolicum Hand.-Mazz.

■ 学名	*Taraxacum mongolicum* Hand.-Mazz.
■ 科	菊科
■ 异名	*Taraxacum mongolicum* var. *formosanum* (Kitam.) Kitam., *Taraxacum mongolicum* var. *mongolicum*

■ **本地名称**

中国　蒲公英Pú gōng yīng，蒙古蒲公英Měng gǔ pú gōng yīng，黄花地丁Huáng huā dì dīng，婆婆丁Pó po dīng，灯笼草Dēng lóng cǎo。

马来西亚　Dandelion.

越南　Bồ công anh trung quốc {B[oof] c[oo]ng anh trung qu[oos]c}.

■ **通用名称**　Dandelion.

■ **药用部位**　全草。

■ **植物描述**　多年生草本。全株含白色乳汁，被白色疏软毛。根长，单一或分枝，外皮黄棕色。叶根生，排列成莲座状；具叶柄，柄基部两侧扩大呈鞘状；叶片线状披针形、倒披针形或倒卵形，长6~15cm，宽2~3.5cm，先端尖或钝，基部狭窄，下延，边缘浅裂或作不规则羽状分裂，裂片齿牙状或三角状，全缘或具疏齿，裂片间有细小锯齿，绿色或有时在边缘带淡紫色斑迹，被白色蛛丝状毛。花茎由叶丛中抽出，比叶片长或稍短，上部密被白色蛛丝状毛；头状花序单一，顶生，全为舌状花，两性；总苞片多层，外面数层较短，卵状披针形，内面一层线状披针形，边缘膜质，具蛛丝状毛，内、外苞片先端均有小角状突起；花托平坦；花冠黄色，先端平

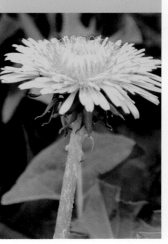

截，常裂；雄蕊5，花药合生成筒状包于花柱外，花丝分离；雌蕊1，子房下位，花柱细长，柱头2裂，有短毛。瘦果倒披针形，具纵棱，并有横纹相连，果上全部有刺状突起，果顶具喙；冠毛白色。

- **生态**   生于路边、山坡或田地。喜肥沃、湿润、疏松、富含有机质的土壤。

- **分布**   中国主要分布于黑龙江、吉林、辽宁、内蒙古、河北、山西、陕西、甘肃、青海、山东、江苏、安徽、浙江、福建、台湾、河南、湖北、湖南、广东、四川、贵州、云南等省区。

  东盟地区主要分布于柬埔寨。

  朝鲜、蒙古、俄罗斯亦有分布。

- **化学成分**   全草含蒲公英甾醇、胆碱、菊糖、果胶、isoetin-7-O-β-D-glucopyranosyl-2'-O-α-L-arabinopyranoside、isoetin-7-O-β-D-glucopyranosyl-2'-O-α-D-glucopyranoside、mongolicumin A、mongolicumin B、青蒿亭、槲皮素、槲皮素-3',4',7-三甲酯、木犀草素、木犀草素-7-O-β-D-葡萄糖苷、木犀草素-7-O-β-D-半乳糖苷、芫花素、isoetin、橙皮素、isoetin-7-O-β-D-isoetin-2'-O-α-L-arabinopyranoside、genkwanin-4'-O-β-D-rutinoside、橙皮苷、槲皮素-7-O-[β-D-吡喃葡萄糖(1→6)-β-D-吡喃葡萄糖苷]、槲皮素-3,7-O-β-D-双葡萄糖苷、isoetin-7-O-β-D-glucopyranosyl-2'-O-α-D-glucopyranoside、isoetin-7-O-β-D-glucopyranosyl-2'-O-β-D-xyloypyranoside、阿魏酸、3,5-二-O-咖啡酰基奎宁酸、3,4-二-O-咖啡酰基奎宁酸、4,5-二-O-咖啡酰基奎宁酸、1-羟甲基-5-羟基-苯基-2-O-β-D-葡萄糖苷、对羟基苯甲酸、对香豆酸、3,5-二羟基苯甲酸、没食子酸、没食子酸甲酯、丁香酸、原儿茶酸、咖啡酸乙酯、己醇、3-己烯-1-醇、2-呋喃甲醛、樟脑、苯甲醛、辛醇、3,5-辛二烯-2-酮、反式-石竹烯、正十四烷、萘、β-紫罗兰醇、正十五烷、正二十一烷、正十八烷、α-雪松醇。

- **药理作用**   具有抗氧化、抗炎、抗菌、保肝利胆、保护胃肠、降血糖、降血脂、免疫调节作用。无皮肤毒性。

- **应用**

  中国   治疗小儿便秘、产后乳汁瘀积、蚊虫叮咬。

- **使用注意**   非实热之证及阴疽者慎服。

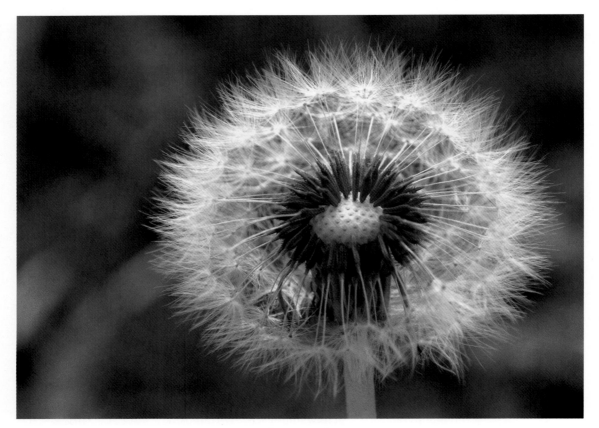

蒲公英原植物

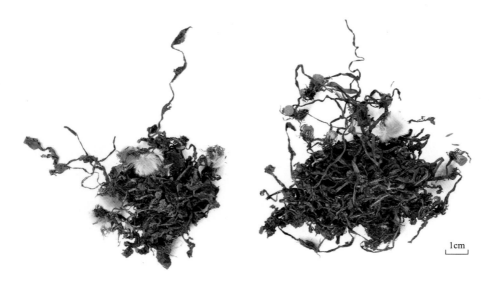

1cm

蒲公英药材

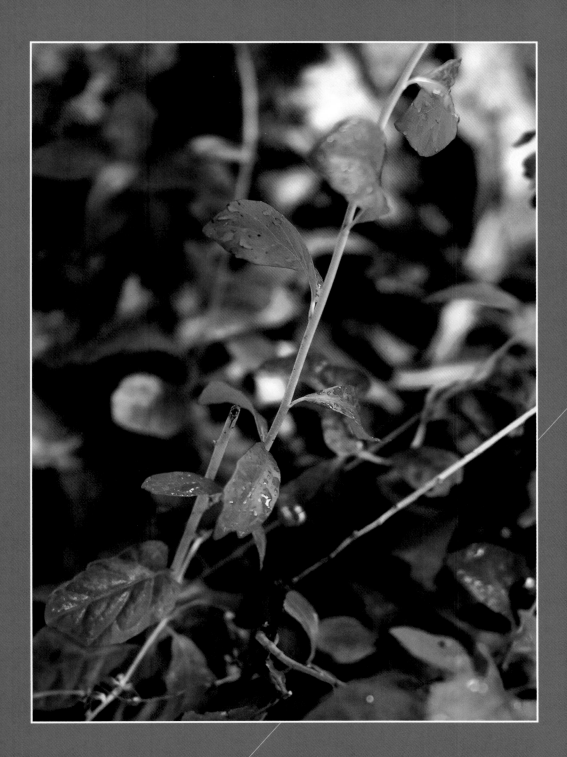

327 光耀藤

Tarlmounia elliptica (DC.) "H. Rob., S. C. Keeley, Skvarla & R. Chan"

■ 学名	*Tarlmounia elliptica* (DC.) "H. Rob., S. C. Keeley, Skvarla & R. Chan"
■ 科	菊科
■ 异名	*Vernonia elliptica* DC., *Vernonia elaegnifolia* DC., *Cacalia elaeagnifolia* Kuntze, *Strobocalyx elaeagnifolia* (DC.) Sch. Bip., *Strobocalyx elliptica* (DC.) Sch. Bip.

■ **本地名称**

　柬埔寨　កន្ទើតចក Kanlaoet chaark.

　中国　光耀藤Guāng yào téng。

■ **通用名称**　Curtain creeper, Vernonia creeper, Parda bel.

■ **药用部位**　全株或枝干。

■ **植物描述**　攀缘灌木。茎有条纹，全部被灰色丝状细毛，毛呈"T"形。叶柄弯曲，长约2mm；叶片椭圆状长圆形，长2~10cm，宽1~6cm，先端近急尖，基部楔形至圆形，全缘，上面主脉被丝状细毛，其余无毛至被疏毛，下面密被丝状细毛，侧脉约7对。圆锥花序顶生或近顶生，聚伞状。头状花序聚生枝顶。总苞管状，长3~4mm，宽1.5~2.5mm，总苞片约4层，顶端呈紫色，外层近圆形，被紧贴丝状细毛，顶端圆形，内层长圆状椭圆形；小花5；花冠浅粉红色，长5~6mm，疏被腺毛，裂片长约2mm。瘦果浅棕色，圆柱状，长1.8~2.2mm，5棱，密被微细腺毛，冠毛黄褐色至白色。

■ **生态**　生于湿地或盐碱地，海拔0~100m。

■ **分布**　中国主要分布于台湾、香港等省区（特别行

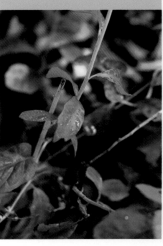

政区）。

东盟地区主要分布于柬埔寨、缅甸和泰国等国家。

印度亦有分布。

■ **药理作用**　全株提取液可抗血小板凝集。

■ **应用**

柬埔寨　木材晒干与烟草卷烟，治疗鼻炎伴黏膜溃疡；木材浸渍液治疗支气管炎；

全株可治疗发热、疟疾。

■ **使用注意**　无。

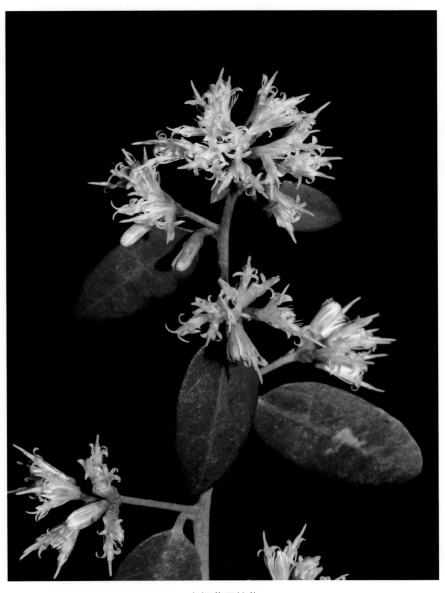

光耀藤原植物

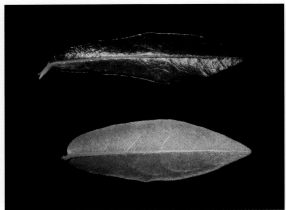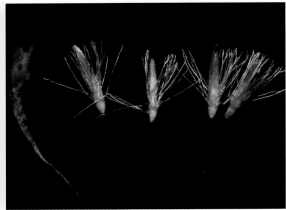

光耀藤原植物（叶、花）

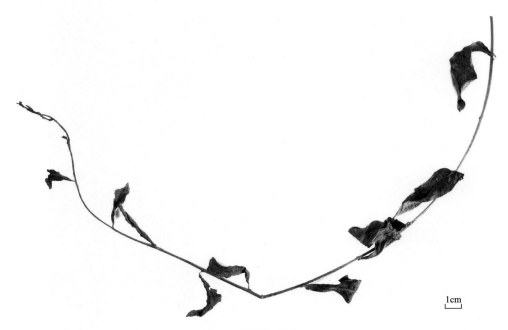

1cm

光耀藤药材

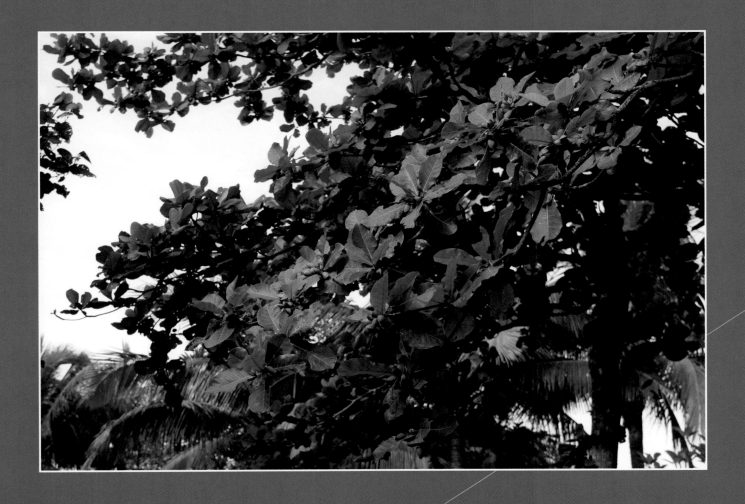

328 榄仁树

Terminalia catappa L.

学名	*Terminalia catappa* L.
科	使君子科
异名	*Terminalia moluccana* Lam., *Terminalia ovatifolia* Noronha, *Terminalia paraensis* Mart., *Terminalia procera* Roxb., *Terminalia rubrigemmis* Tulasne, *Terminalia subcordata* Humboldt et Bonpland ex Willd.

CHINA-ASEAN

■ **本地名称**

柬埔寨　ហូក្វាង Hu guang.

中国　榄仁树Lǎn rén shù, 大叶榄仁树Dà yè lǎn rén shù, 凉扇树Liáng shàn shù, 琵琶树Pí pá shù, 山枇杷树Shān pí pá shù, 法国枇杷Fǎ guó pí pá。

老挝　ຫູກວາງ Hou kuang.

马来西亚　Ketapang.

缅甸　ဗန္ဒါ Banda.

菲律宾　Talisay.

泰国　หูกวาง Hu guang.

越南　Bàng, Quang lang {B[af]ng, Quang lang}.

■ **通用名称**　Country-almond, Indian-almond, Malabar-almond, Sea-almond, Tropical-almond, False kamani.

■ **药用部位**　茎、树皮、叶、果实、种子。

■ **植物描述**　乔木，高达20m。树皮褐黑色，纵裂而呈剥落状；枝平展，近顶部密被棕黄色绒毛，具密而明显的叶痕。叶互生，常密集于枝顶；叶柄短而粗壮，长5~20mm，被毛；叶片倒卵形至倒披针形，长12~30cm，宽8~15cm，先端钝圆或短尖，中部以下渐狭，基部截形

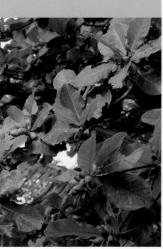

或狭心形，两面无毛或幼时背面疏被软毛，全缘，稀微波状，主脉粗壮，侧脉10~12对。穗状花序长而纤细，腋生，长15~20cm，花多数，芳香；花轴被白色短绒毛；萼管长7~8mm，背面被白绒毛，里面无毛，裂片5；雄蕊10，外露，长2~3mm。果实椭圆形，熟时红色或黑绿色，扁压，具2棱，2翅（翅宽3mm左右），无毛。花期3~6月，果期7~9月。

■ **生态**　　生于气候潮湿的海岸及村庄，作为遮阴树种遍植于热带地区。

■ **分布**　　中国主要分布于广东、台湾、云南等省区。

东盟地区主要分布于柬埔寨、马来西亚、越南等国家。

印度、大洋洲和南美洲的热带海岸亦有分布。

■ **化学成分**　　树皮含有鞣质、干酪根。

■ **药理作用**　　叶提取物对肝损伤有防护作用。

■ **应用**

柬埔寨　　含鞣质，可止血、止泻，治疗外伤不愈、痢疾、癌症、消渴。叶可发汗、强心、利尿，抗葡萄球菌，治疗消化不良；叶汁滴鼻治疗头痛、咳嗽、眼疾。茎治疗痢疾。种子油治疗皮肤病。

中国　　树皮能解毒止瘀、化痰止咳，治疗痢疾、痰热咳嗽及疮疡；叶及嫩叶可治疗疝痛、头痛、发热、风湿性关节炎；叶汁治疗皮肤病、麻风及疥癣；种子治疗咽喉肿痛、痢疾及肿毒。

缅甸　　叶治疗绞痛、头痛、皮肤病和麻风。

菲律宾　　叶和树皮煎剂治疗痢疾和肠道蠕虫病。

■ **使用注意**　　无。

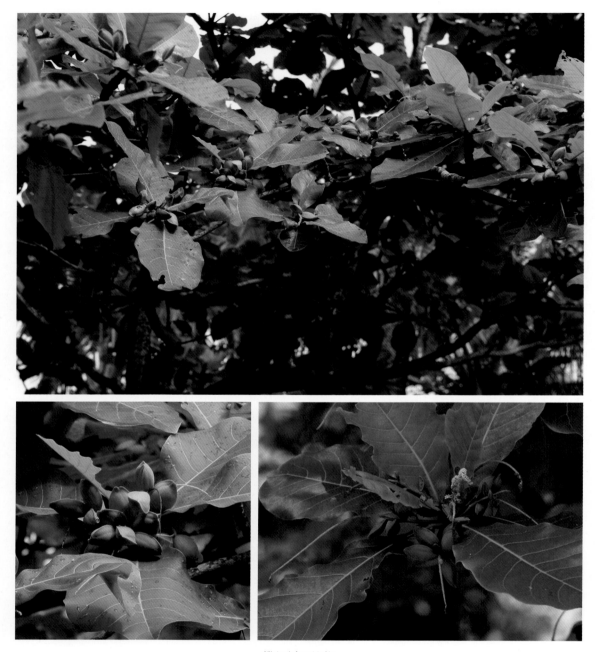

榄仁树原植物

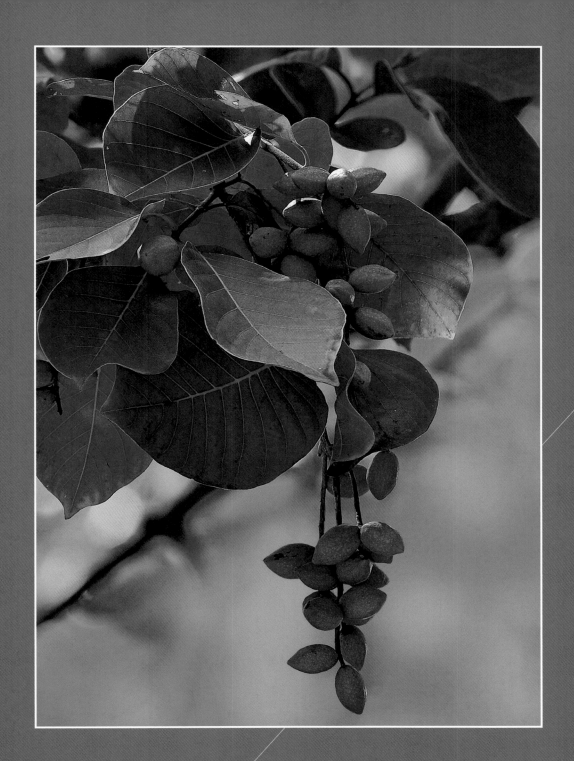

329 诃子

Terminalia chebula Retz.

■ 学名	*Terminalia chebula* Retz.
■ 科	使君子科
■ 异名	*Terminalia chebula* var. *chebula*

■ **本地名称**

柬埔寨　ស្រម៉ Sraor maor.

中国　　诃子Hē zǐ，藏青果Zàng qīng guǒ，诃梨勒Hē lí lè，诃黎勒Hē lí lè，诃子树Hē zǐ shù。

老挝　　ສົ້ມມໍ Som mor, ສົ້ມມໍດົງ Som mor dong.

马来西亚　Manja patut, Manja puteri, Manja lawai.

缅甸　　ဖန်ခါးပင် Hpan-ga.

菲律宾　Komintana.

泰国　　สมอไทย Sa mo thai.

越南　　Kha tử, Chiêu liêu {Kha t[uwr], Chi[ee]u li[ee]u}.

■ **通用名称**　Black myrobalan, Chebulic myrobalan.

■ **药用部位**　树干、树皮、叶、果实、种子。

■ **植物描述**　落叶乔木。枝近无毛。单叶近对生，无托叶；叶柄粗壮；叶片阔椭圆形至椭圆状长圆形，稀卵形，先端急尖，基部钝圆，全缘，两面近无毛，中脉明显，网状脉。穗状花序腋生或顶生，有时又组成圆锥花序；花序梗被绒毛；苞片小，钻形，早落；花两性，无小苞片，无梗；花萼合生，钟状，浅黄色，5裂，裂片小，卵形，外面无毛，内面被黄棕色柔毛；花瓣缺；雄蕊10，高出花萼之上，花药小，椭圆形；雌蕊1，子房卵形，1室，花柱近无毛。核果卵形或椭圆形，青色，粗糙，无毛，成熟时变黑褐色，通常有5钝棱。

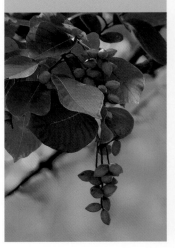

■ **生态**　在亚洲的自然条件下，生于落叶混交林中，也可延伸至相当干燥的树林中，海拔可达1500m或2000m。幼年期可部分耐荫，并可能从中受益。耐霜冻，耐旱。可生于黏土和砂土等多种土壤中。

■ **分布**　中国主要分布于云南、福建、广东、广西、台湾等省区。

东盟地区主要分布于柬埔寨、老挝、马来西亚、缅甸、泰国、越南等国家。

孟加拉国、不丹、印度、尼泊尔和斯里兰卡亦有分布。

■ **化学成分**　全株含有三萜类arjunglucoside Ⅰ、arjungenin、chebulosides Ⅰ、chebulosides Ⅱ、鞣花酸、2,4-丁烯基-β-D-吡喃葡萄糖、诃子酸、没食子酸、没食子酸乙酯、安石榴苷、榄仁黄素A、原诃子酸、木犀草素和鞣酸。

成熟果实含诃子次酸。

树皮含诃子鞣质酸。

■ **药理作用**　具有抗诱变、抗菌、降血脂、抗病毒、抗过敏、抗癌、抗氧化作用，能清除自由基，对氧化应激引起的肝中毒有治疗作用。

■ **应用**

柬埔寨　未成熟果实可止血、通便、祛风、抗菌、化痰，治疗流涎、胃灼热；干燥未成熟果实作茶饮可健胃；叶入散剂治疗小儿泄泻。

中国　成熟果实治疗久泻、久痢、痔疮、直肠脱垂、便血、久咳不止、咽痛音哑。

老挝　果实可化痰、通便、利胆、祛风、补血、止痛，治疗胃肠胀气、胃病、肝病、心脏病、皮肤病、关节痛、外伤溃疡、牙龈出血。植物浸渍剂治疗小儿癃闭。

缅甸　治疗泄泻、咳嗽、湿疹、皮肤病。

菲律宾　果实治疗口蹄疫和腹泻。

泰国　树皮可提高免疫力；心材可清热，治疗结膜炎；叶可缓泻、清热、祛风，治疗口疮、口渴；果实可缓泻、止血、止痢、清热、化痰，治疗乏力、痔疮、咽喉肿痛、口渴；树脂可止泻、止痢、清热、止呕、止血。

越南　治疗慢性咳嗽、咳痰咳喘。

■ **使用注意**　外邪未解、内有湿热积滞者慎服。

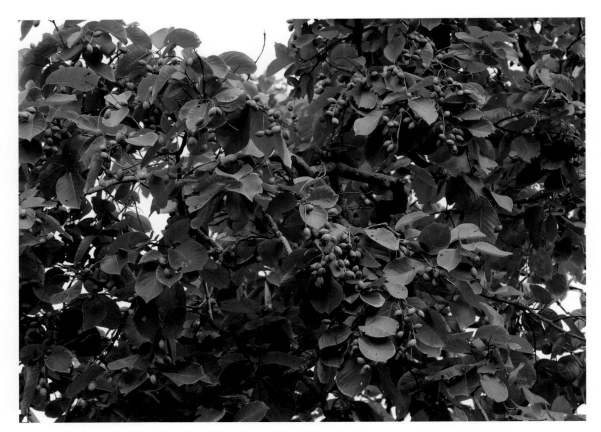

诃子原植物

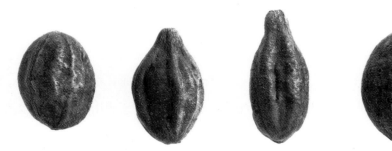

诃子药材（果实）

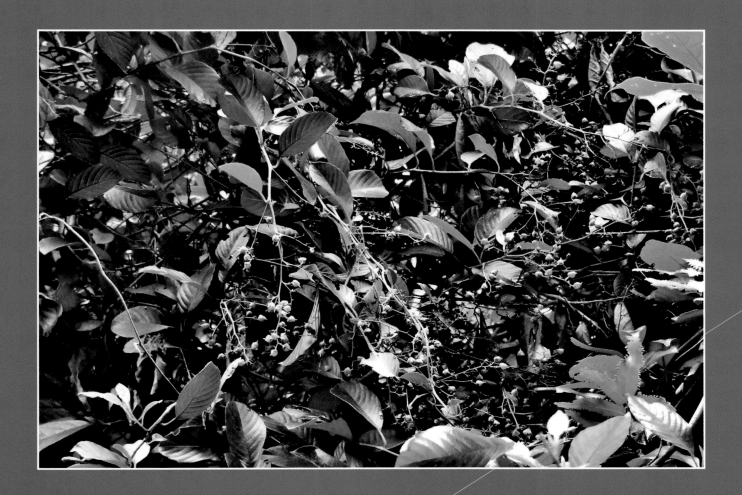

330 毛果锡叶藤

Tetracera scandens (L.) Merr.

学名	*Tetracera scandens* (L.) Merr.
科	五桠果科
异名	*Tetracera sarmentosa* Vahl, *Tetracera loureiri* (Finet & Gagnep.) Craib.

■ **本地名称**

柬埔寨　រលួសដោះគន់ Vaor doars kun.

中国　毛果锡叶藤Máo guǒ xī yè téng。

老挝　ສ້ານເຄືອ San kheua, ເຄືອວິ່ນແຮດ Kheua line heat.

马来西亚　Akar mempelas, Mempelas kesar.

菲律宾　Malakatmon.

越南　Dây chiều, Tích diệp đằng, Chạc chìu, U chạc chìu (Tày), Chong co (Thái), Nha nhiêu đằng {D[aa]y chiều, T[is]ch di[eej]p [dd][awf]ng, Ch[aj]c ch[if]u, U ch[aj]c ch[if]u (T[af]y), Chong co (Th[as]i), Nha nhi[ee]u [dd][awf]ng}.

■ **通用名称**　Stone leaf.

■ **药用部位**　根、茎、叶。

■ **植物描述**　常绿攀缘木质藤本，长达30m，嫩枝密生柔毛，老枝变秃净。叶硬革质，粗糙，椭圆形或倒卵形，长4~10cm，宽2.5~5cm，先端圆形或钝，有时稍尖锐，基部圆形，常不等侧；上面有稀疏刚毛及刚毛脱落后留下的瘤状小突起，下面有褐色粗毛，稍粗糙；侧脉9~12对，在上面稍陷下，在下面明显地突起，第2次支脉近于平行，网脉不明显；叶柄长1~1.5cm，被柔毛。圆锥花序顶生，长10~20cm，花序轴及花梗均有柔毛，有花

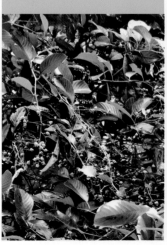

多数；苞片披针形，长4~6mm，被毛；小苞片线状披针形，长2~3mm，被毛。花白，直径6~8mm；萼片4~5，卵圆形，长3~4mm，先端圆，外侧有柔毛，花后宿存，稍反卷；花瓣3，比萼片略长，早落；雄蕊多数，约与萼片等长，花丝上部膨大，花药生于膨大顶端，叉开；心皮1，密生灰色柔毛，胚珠数个。蓇葖果卵圆形，长约1cm，先端有弯喙状残存花柱，外侧多少有柔毛；种子1~2，长3~4mm，基部托以撕裂状的假种皮。

■ **生态** 生于海拔600~800m的山坡树林中。

■ **分布** 中国主要分布于云南。

东盟地区主要分布于缅甸、泰国、马来西亚、印度及菲律宾等国家。

印度亦有分布。

■ **化学成分** 全株含甲基黄酮醇，如瘦素、杜鹃素、柠檬苦素等。

■ **药理作用** 具有治疗肠炎、痢疾、脱肛的作用，能提高精子活性。

■ **应用**

束埔寨 树液治疗各类皮疹；叶和茎研磨外用贴敷，治疗毒蛇咬伤、疖疮，含漱治疗咽喉肿痛；根可止血，外用治疗烧烫伤；植物煎剂治疗产后痢疾和咯血。

中国 根、茎、叶治疗久泻久痢、便血、脱肛、遗精、白带、子宫脱垂、跌打肿痛。

菲律宾 木材部分浸渍剂可治疗咯血。

■ **使用注意** 无。

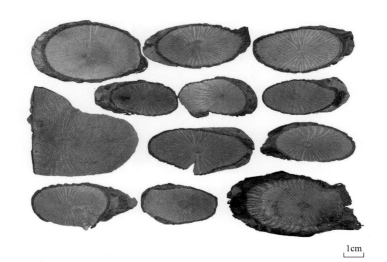

1cm

毛果锡叶藤饮片

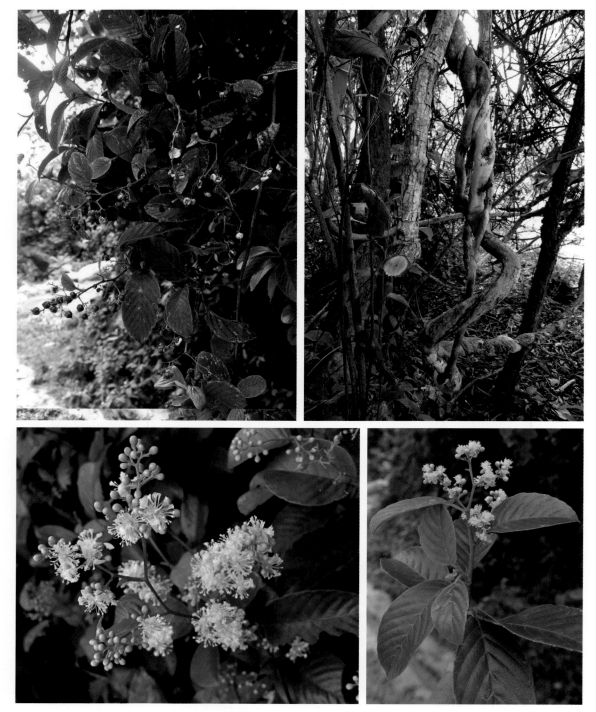

毛果锡叶藤原植物

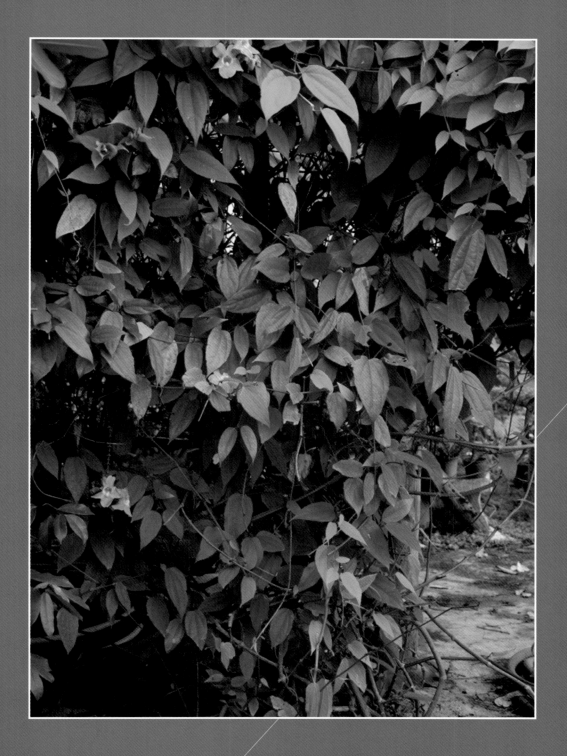

331

桂叶山牵牛

Thunbergia laurifolia Lindl.

■ 学名	*Thunbergia laurifolia* Lindl.
■ 科	爵床科
■ 异名	*Thunbergia grandiflora* var. *laurifolia* (Lindl.) Benoist

■ **本地名称**

中国　桂叶山牵牛Guì yè shān qiān niú，桂叶老鸦嘴 Guì yè lǎo yā zuǐ，樟叶老鸦嘴Zhāng yè lǎo yā zuǐ。

老挝　ເຄືອນ້ຳແນ່ Kheua nam nair, ຈາງຈຶດ Chang chued.

马来西亚　Kartuau.

缅甸　ကြီးနီနွယ် Kyi ni nwe.

泰国　รางจืด Rang jeud.

越南　Cát đằng {C[as]t [dd][awf]ng}.

■ **通用名称**　Laurel clock vine, Blue trumpet vine.

■ **药用部位**　全株或根、茎、叶。

■ **植物描述**　高大藤本，长达10m以上。枝叶无毛。茎枝近四棱形，具沟状突起。叶对生；叶柄长1~7cm，具沟状突起，被短柔毛；叶片纸质，卵形至三角状卵形，长10~16cm，宽4~11cm，先端渐尖，具较长的短尖头，基部近心形或截形，边缘全缘或具不规则波状齿，上面及背面的叶脉及小脉间具泡状突起。总状花序顶生或腋生，花梗长达7cm，有沟槽，被短柔毛；花序轴被杯状腺体；顶端苞片钻形至线状钻形，长2~6mm，宽1~1.5mm，被短柔毛；小苞片长圆形至卵形，长2.5~4cm，宽1.5~2.2cm，两面被短柔毛，脉5~7，基部截形，边缘全缘或具纤毛，先

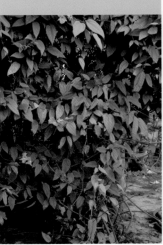

端具短尖；花萼长约2mm，环状，密被短柔毛；花冠浅蓝色，喉部浅黄色，外面无毛，冠管下部圆柱形，喉部增大，冠檐近放射状，裂片卵形，长约3cm，宽约2.5cm；花丝长7~9mm，花药被毛，基部具附属体；花柱无毛，柱头2裂。蒴果长1.2~1.5cm，无毛，基部直径1.3~1.8cm，喙长约2.5cm。种子卵形，扁压。

■ **生态**　生于热带、亚热带地区的树林、荒凉的灌丛、牧场、路边、花园，为种植作物中的潜在杂草。

■ **分布**　中国主要分布于广东、广西、福建、云南、台湾等省区。

东盟地区主要分布于泰国、越南、老挝、马来西亚等国家。

■ **化学成分**　叶含有8-*epi*-grandiforic、3′-*O*-*β*-glucopyranosyl-stibericoside、苄基-*β*-吡喃葡萄糖苷、苄基-*β*-2′-*O*-*β*-吡喃葡萄糖基、吡喃葡萄糖苷、己烯基-*β*-吡喃葡萄糖苷、己醇-*β*-吡喃葡萄糖苷、6-C-吡喃葡萄糖基葡萄糖苷、6,8-二-C-吡喃葡萄糖基葡萄糖苷、咖啡酸、芹菜素、叶绿素a、叶绿素b、脱镁叶绿素a和叶黄素。

种子含有飞燕草素、芹菜素、芹菜素-7-*O*-*β*-D-吡喃葡萄糖苷、绿原酸。

■ **药理作用**　具有抗氧化、抗炎、益智、抗成瘾、镇痛、抗溶血、解毒、降血糖、抗癌、保肝等作用。毒性较小，过量使用能引起天门冬氨酸转氨酶（AST）和丙氨酸转氨酶（ALT）升高。

■ **应用**

老挝　可解毒。

缅甸　叶治疗炎症、高血压、痛风，可作抗氧化剂。

泰国　可清热，根治疗口疮、口渴；藤可健胃、清热，治疗口疮、口渴；叶可清热、杀虫，治疗烧烫伤、荨麻疹、皮疹；全株可利尿、调经，治疗淋病、痔疮、皮疹。

■ **使用注意**　无。

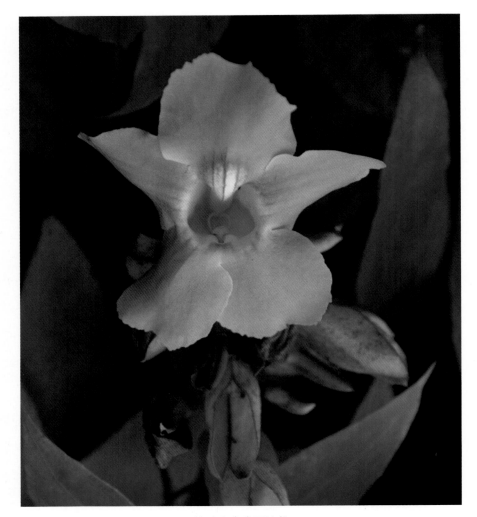

桂叶山牵牛原植物

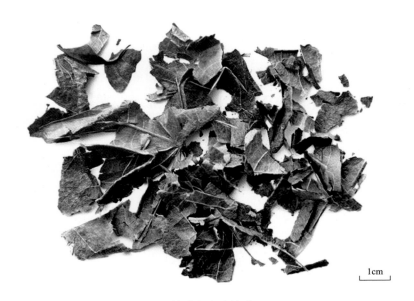

1cm

桂叶山牵牛饮片

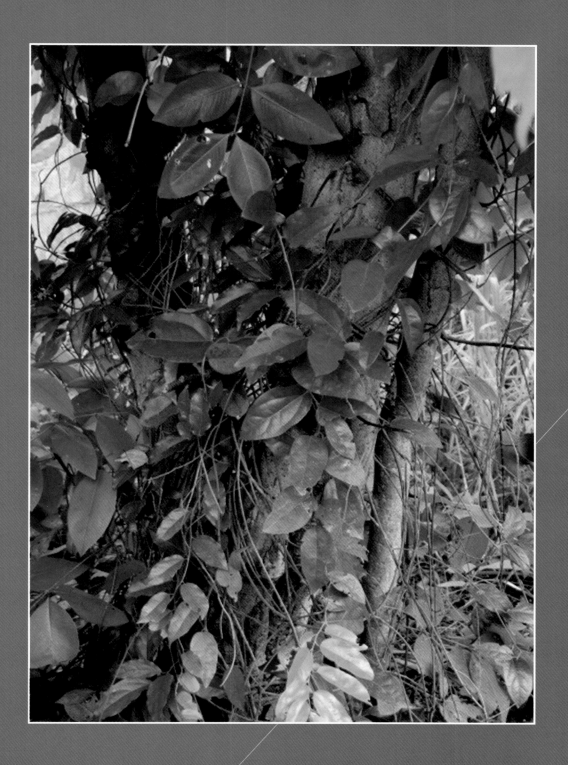

332 小冠薰

Tiliacora triandra Diels.

■ 学名	*Tiliacora triandra* Diels.
■ 科	防己科

■ **本地名称**

中国　　小冠薰Xiǎo guàn xūn。

老挝　　ເຄືອຍານາງ Kheua ya nang, ຍານາງຂາວ Ya nang khao.

马来西亚　Akarkunyit-kunyit, Akarkusin.

泰国　　ย่านาง yanang.

越南　　Sương sâm, Dây xanh leo, Xanh tam, Dây xanh ba nhị {S[uw][ow]ng s[aa]m, D[aa]y xanh leo, Xanh tam, D[aa]y xanh ba nh[ij]}.

■ **通用名称**　Yanang leaf.

■ **药用部位**　根、茎、叶。

■ **植物描述**　攀缘灌木。茎细长，幼时被微毛，老时无毛，具条纹。单叶互生；叶柄细长，无毛，顶端附近有疣状隆起，长0.5~2cm；叶片纸质或革质，披针状椭圆形或近卵形，长6~18cm，宽2~8cm，先端圆钝、急尖至渐尖，基部近心形至楔形，边缘稍浅裂，上面无毛，深绿色，下面蓝绿色，基出脉3~5，侧脉2~6，上面凹陷，下面凸出，支脉细，密集。花序腋生、腋外生或顶生，单生或组成聚伞花序，长2~15cm；花序梗长约0.5cm。花单性，黄色。雄花：花梗长5~8mm；萼片9，3层，宽卵状椭圆形，无毛，内层较大，长1.5~2mm，宽1~1.8mm，外层较小；花瓣3~6，楔形，先端微缺，无毛，黄色，长约1mm；雄蕊3，分离，棒

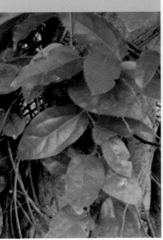

状，长1.5~2mm，花药纵向开裂。雌花：内层萼片圆形，外面被柔毛，长约2mm；花瓣6，椭圆状长圆形，长约1mm；心皮8~9，离生，无毛，长约0.5mm，花柱下弯。核果近倒卵形至球形，略扁压，无毛，熟时红色，长8~10mm，宽5~7mm。

| ■ 生态 | 常生于落叶林和干燥的常绿林中，可见于常绿林中的岩石坡上，海拔200~1300m。 |

■ **分布**　中国主要分布于广东、海南、台湾等省区。

东盟地区主要分布于泰国、老挝、越南等国家。

非洲热带地区亦有分布。

■ **化学成分**　叶含有生物碱、类黄酮、鞣质、皂苷。

胶含有木糖、鼠李糖、阿拉伯糖、葡萄糖和半乳糖。

根含有tiliacorinine和tiliacorine。

■ **药理作用**　具有抗氧化、抗疟、抗菌、抗癌、益智、镇痛、免疫调节作用。

■ **应用**

老挝　可催乳、清热、解毒，治疗产后出血、发热、头痛、风湿痹痛、水肿。

泰国　根可清热、通便；叶、茎可清热。

■ **使用注意**　无。

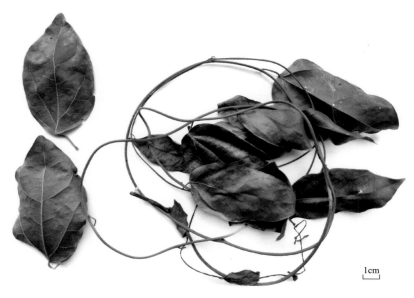

小冠薰药材

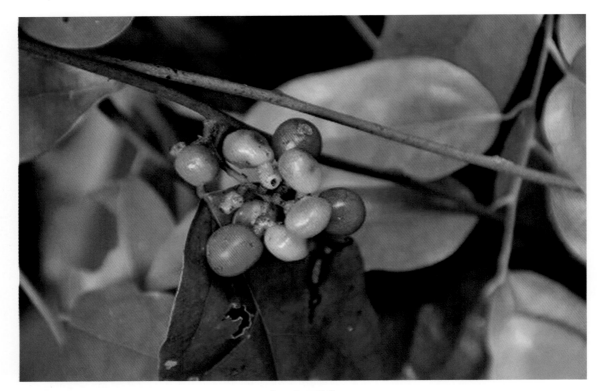

小冠薰原植物

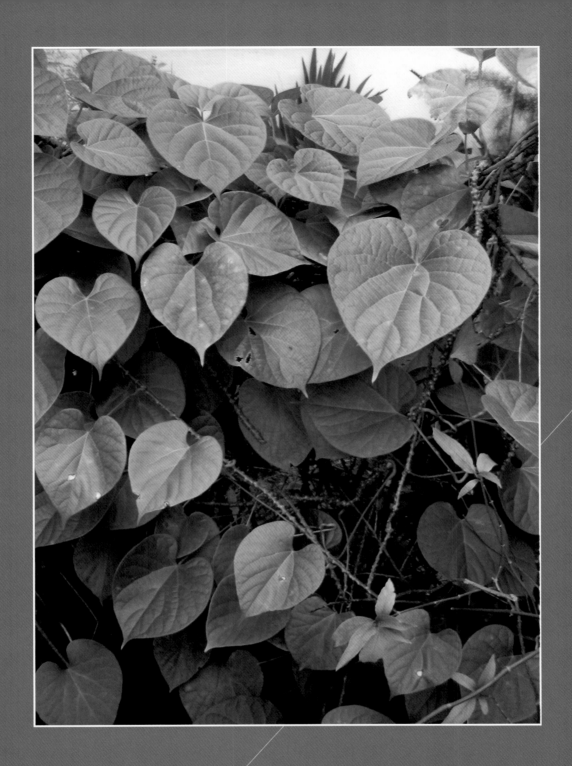

333 波叶青牛胆

Tinospora crispa (L.) Hook. f. & Thomson

■ 学名	*Tinospora crispa* (L.) Hook. f. & Thomson
■ 科	防己科
■ 异名	*Tinospora crispa* Miers, *Tinospora rumphii* Boerl., *Tinospora tuberculata* Beumée

■ **本地名称**

柬埔寨　 រុល្ងៃបណ្ណូលពេជ្រ Voar bandol pich.

中国　　波叶青牛胆Bō yè qīng niú dǎn，发冷藤Fā lěng téng。

老挝　　ເຄືອເຂົາຮໍ Kheua khao ho, ພາດບາຍໄມ້ Phat pai may, ເຄືອເຂົາລໍ Kheua khao lor.

马来西亚　Akar petawali.

缅甸　　ဆင့်တုံးမနွေ Sindone manwe.

菲律宾　Makabuhay.

泰国　　บอระเพ็ด Bo ra pech.

越南　　Dây ký ninh, Dây cóc, Bảo cự hành, Khau keo ho (Tay) {D[aa]y k[ys] ninh, D[aa]y c[os]c, B[ar]o c[uwj] h[af]nh, Khau keo ho (Tay)}.

■ **通用名称**　Heart leaved moonseed, Nil, Tinospora.

■ **药用部位**　全株或根、茎、叶。

■ **植物描述**　落叶藤本。茎稍肉质；枝上垂下细长气生根。单叶互生；叶片卵形，基部心状近圆形，下面叶脉具小腺体。花单性；雄花簇生于叶腋，有苞片；雌花单生，黄色。核果熟时红色。花期4~5月，果期6月。

■ **生态**　　生于次生林或干燥的常绿林中。

■ **分布**　　中国主要分布于广东和广西。

东盟地区主要分布于老挝和马来西亚。

印度亦有分布。

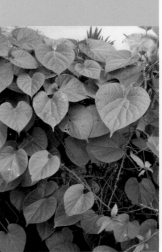

■ **化学成分**　本品含有二萜衍生物绿包藤苦苷。

叶中有半乳聚糖、戊烷及其衍生物、异喹啉生物碱。

茎中含小檗碱、硼替洛尔A、硼替吡喃A、*N*-顺式阿魏酰酪胺、*N*-反式阿魏酰酪胺、tinotuberide、酚类化合物，还含黄酮类化合物，包括香叶木素、芫花素、木犀草素、4′-甲氧基-3′-葡萄糖苷、儿茶素、桑色素和芸香苷。

氯仿提取物中含阿朴啡生物碱，包括*N*-甲酰基氮杂嘌呤、*N*-乙酰基橙花碱、*N*-呋喃甲酰基-2-*O*-β-D-吡喃葡萄糖苷。含一种生物碱氧代阿尔法碱，还含*N*-顺式阿魏酰酪胺、*N*-反式阿魏酰酪胺和开环异松木醇。

■ **药理作用**　具有调节体温、降低直肠温度作用，具有抗菌、抗真菌活性，对大肠杆菌、肺炎链球菌有较强的抗菌作用，能抑制白色念珠菌生长。

■ **应用**

柬埔寨　叶汁与水混合形成黏液，外用可清凉，治疗痒疹、湿疹、脓疱病、急性淋病；根入煎剂治疗风湿痹痛和梅毒，与云实豆合用治疗胃痛；植物乙醇提取物可降血糖、抗疟。

中国　茎可清热、解毒。

老挝　可健胃、壮阳、滋补、延寿，治疗疟疾、慢性发热。

缅甸　茎味苦，可健胃、抗疟、清热；茎汁液可利尿，治疗消渴、淋病；从根和茎提取的淀粉可作营养品，治疗久泻和痢疾。

菲律宾　茎煎剂治疗瘙痒和伤口，也可滋补和抗疟疾。

泰国　茎治疗疟疾，与其他药物合用外敷治疗骨折，酒制治疗膝痛、肺炎、便秘、胎盘炎症、消渴、胃溃疡、泄泻、惊厥；叶治疗胃溃疡、咳嗽、热证、咽喉肿痛、胃肠胀气、消渴，可养神、安眠。

越南　可治疗疟疾。

■ **使用注意**　无。

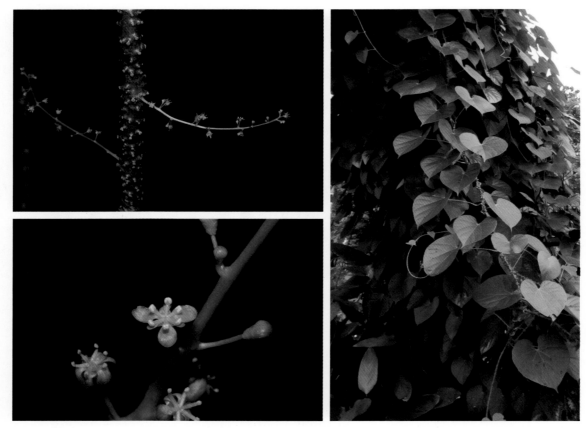

波叶青牛胆原植物

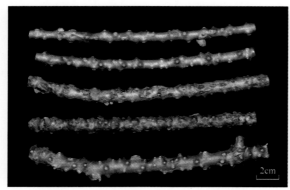

波叶青牛胆药材

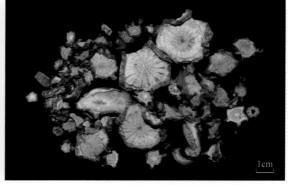

波叶青牛胆饮片

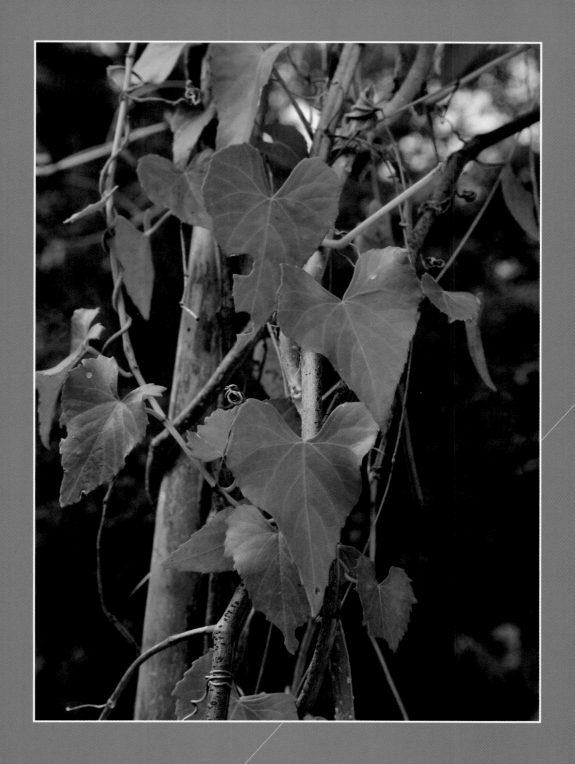

334 中华青牛胆

Tinospora sinensis (Lour.) Merr.

CHINA-ASEAN

■ 学名	*Tinospora sinensis* (Lour.) Merr.
■ 科	防己科
■ 异名	*Menispermum cordifolium* Willd., *Menispermum malabaricum* Lam., *Menispermum tomentosum* (Colebr.) Roxb., *Tinospora cordifolia* (Willd.) Miers, *Tinospora malabarica* (Lam.) Hook. f. & Thomson, *Tinospora tomentosa* (Colebr.) Hook. f. & Thomson

■ **本地名称**

中国　中华青牛胆Zhōng huá qīng niú dǎn，宽筋藤 Kuān jīn téng。

老挝　ເຄືອຂົ້າຫໍ Kheua khao ho, ຜາດປາຍໄມ້ Phat pai may, ເຄືອຂາວ Kheua khao lor.

缅甸　ဆင်တုံးမနွယ် Sin-done-ma-nwe.

泰国　ชิงช้าชาลี Salee tao cha li, จุ้งจาลิงตัวแม่ Jung ja ling tao mae.

越南　Dây thần thông {D[aa]y th[aaf]n th[oo]ng}.

■ **通用名称**　Heart-leaved-moon-seed.

■ **药用部位**　茎、叶。

■ **植物描述**　攀缘灌木。茎有沟槽，肉质，无毛。单叶互生，无托叶；叶片阔卵形至圆形，先端急尖，基部心形，全缘，两面无毛，主脉3~5，网状脉。总状花序腋生或顶生，疏松；苞片钻形。花单性，雌雄异株。雄花簇生于叶腋，具苞片；花萼分离，萼片6，2层，膜质，阔椭圆形，黄色；花冠离生，花瓣6，2层，阔匙形，爪楔形；雄蕊6，近长圆形，合生，纵向开裂；无退化雌蕊。雌花单生；

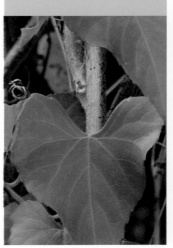

萼片和花瓣与雄花相似，但萼片绿色；退化雄蕊6，短，棒状；雌蕊3，子房3。核果，背面凸出，腹面扁平。种子近椭圆形，背面有棱，腹面下陷。

■ **生态**　常生于荒地、森林、灌丛中。可通过种子和枝条繁殖。

■ **分布**　中国主要分布于广东、广西、云南等省区。

东盟地区主要分布于老挝。

斯里兰卡、印度亦有分布。

■ **化学成分**　全株含有类萜、生物碱、木酚素、类固醇。

■ **药理作用**　具有免疫调节、降血糖、解毒等作用，能治疗关节炎，预防骨质疏松，有抗HIV、抗癌和抗氧化活性。无明显副作用。

■ **应用**

中国　茎可调补气血、舒筋活络、镇心安神。

老挝　可健胃、发汗、滋补、延寿，治疗疟疾、慢性发热。

缅甸　治疗贫血、咳嗽、痉挛、虚损、阳痿、炎症、黄疸、水肿、疟疾、恶心、痛证、腹膜炎、风湿痹痛、毒蛇咬伤、疮疡、遗精、脾功能亢进、梅毒、口渴、肺痨、尿道炎、阴道炎、水湿内停。

泰国　茎可清热、健胃、消炎，治疗口渴、口疮。

■ **使用注意**　孕妇及产后忌服。

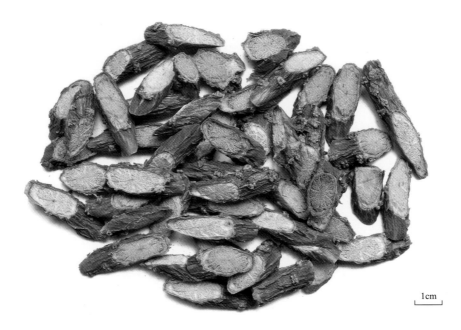

中华青牛胆饮片

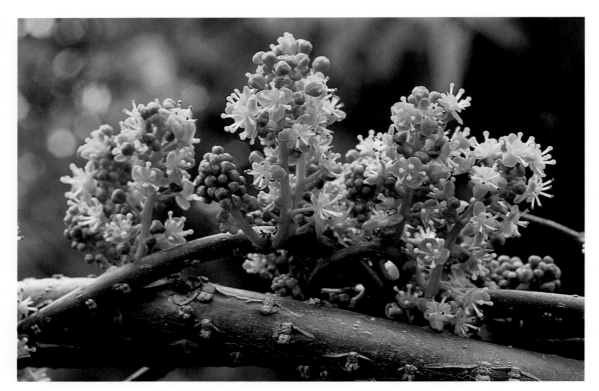

中华青牛胆原植物

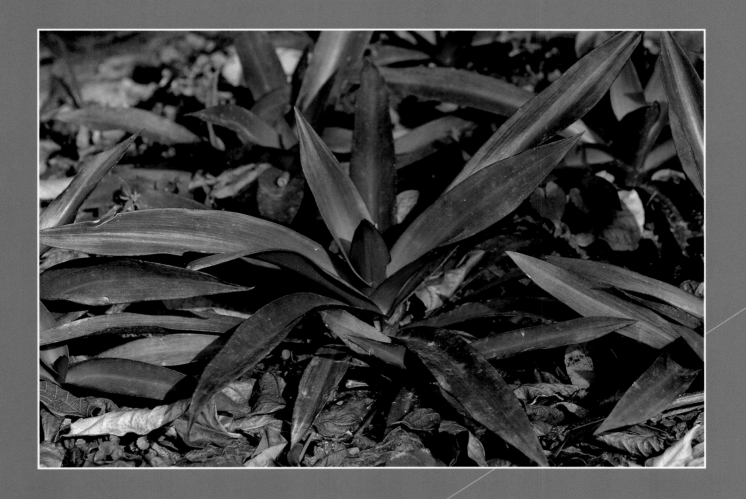

335 紫背万年青

Tradescantia spathacea (Sw.) Stearn

■ 学名	*Tradescantia spathacea* (Sw.) Stearn
■ 科	鸭跖草科
■ 异名	*Ephemerum bicolor* Moench, *Ephemerum discolor* Moench, *Rhoeo discolor* (L'Hér.) Hance, *Rhoeo spathacea* f. *concolor* (Baker) Stehlé, *Tradescantia discolor* var. *concolor* Baker, *Tradescantia discolor* var. *variegata* Hook.

■ **本地名称**

中国　紫背万年青Zǐ bèi wàn nián qīng，紫万年青Zǐ wàn nián qīng，蚌花Bàng huā，荷包花Hé bāo huā，紫叶万年青Zǐ yè wàn nián qīng。

老挝　ຫວ້ານອິດ Van it，ຫວ້ານກາບຫອຍ Van kab hoy.

马来西亚　Daun kepal.

缅甸　မီးကြွင်ဂမုန်း Mee-kwin-gamone.

泰国　ว่านหอยแครง Wan hoi khraeng，กาบหอยแครง Kap hoi khraeng.

越南　Lẻ bạn, Sò huyết, Bạng hoa {L[er] b[aj]n, S[of] huy[ees]t, B[aj]ng hoa}.

■ **通用名称**　Oyster plant.

■ **药用部位**　全草或根、茎、叶、花。

■ **植物描述**　一年生或多年生草本，有时基部木质。茎节和节间明显。单叶互生，2列或螺旋排列，无柄或具小叶柄；叶鞘突出；叶片全缘。花序通常组成圆锥花序或单生，有时缩短为头状，有时花簇生，无梗，少见花单生，顶生或腋生。花两性，稀单性；萼片3，分离或仅基部合生，通常船形或龙骨状，有

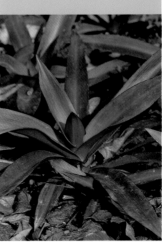

时先端盔形；花瓣2或3，离生，有时中部合生成管状，两端分离，有时具爪；雄蕊6，离生，全部或仅2或3能育，花丝无毛或被长柔毛，花药平行或稍分歧，纵向开裂。蒴果室背开裂，2~3瓣。种子少，胚乳丰富。

- **生态**　喜生于排水良好处，可在岩石上生长良好。耐旱，喜阴，对低温敏感。可生于多种土壤中。

- **分布**　中国主要分布于香港。

  东盟地区主要分布于老挝。

  中美洲（如加勒比地区）亦有分布。

- **化学成分**　全草含有黄酮醇、3-(3,4-二羟基苯基)乳酸和三酰化花青素。

- **药理作用**　具有止血作用。植物提取物能降低遗传毒性、抗诱变，有氧化物清除活性。

- **应用**

  中国　全草可清热祛痰、凉血，治疗咳嗽、咯血、百日咳、淋巴结结核、痢疾、便血。

  老挝　可利尿。

  缅甸　治疗便血、咯血、痢疾、烧烫伤、尿血。

  泰国　根、根茎、茎可清热；叶可止咳、利尿，治疗咽喉肿痛、口疮、口渴、跌打损伤、呕血、痢疾、支气管炎；花可化痰、止痢，治疗干咳、呕血、鼻衄、尿血、咯血。

- **使用注意**　脾胃虚寒者慎服。

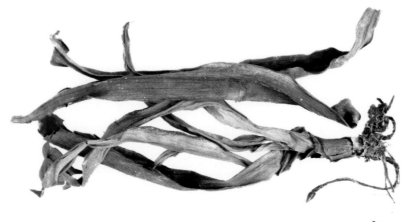

2cm

紫背万年青药材

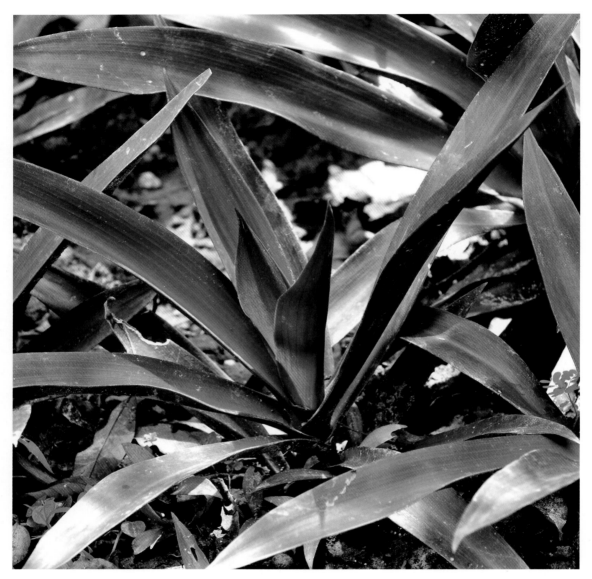

紫背万年青原植物

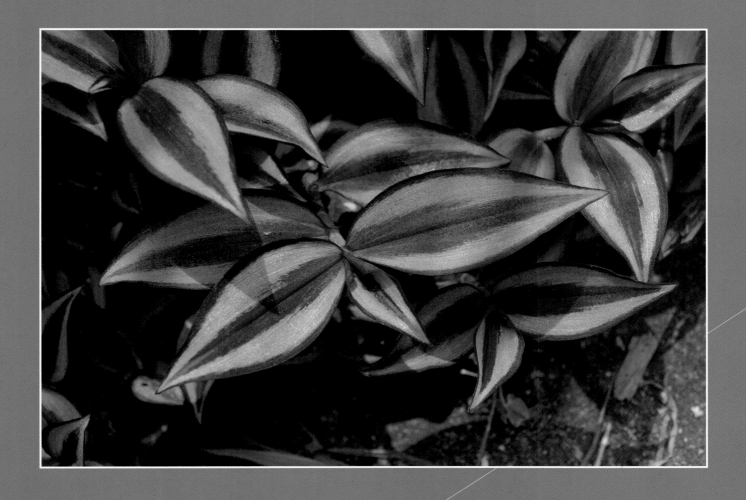

336 吊竹梅

Tradescantia zebrina Bosse

学名	*Tradescantia zebrina* Bosse
科	鸭跖草科
异名	*Tradescantia zebrina* Bosse, *Tradescantia zebrina* var. *flocculosa* (G. Brückn.) D. R. Hunt

■ 本地名称

中国　　吊竹梅Diào zhú méi，红苞鸭跖草Hóng bāo yā zhí cǎo，花叶竹夹菜Huā yè zhú jiá cài，红莲Hóng lián，鸭舌红Yā shé hóng。

老挝　　ກາບປີນ້ອຍແດງ Kub pi noy deng.

马来西亚　Si daun zebra.

缅甸　　အိမ်မှဲ့ကြွေပန်း Eain chay mae pan.

泰国　　ก้ามปูหลุด Kam pu lut.

越南　　Thài lài tía, Rau trai, Hồng trai {Th[af]i l[af]i t[is]a, Rau trai, H[oof]ng trai}.

■ 通用名称　Wandering jew.

■ 药用部位　全草或叶。

■ 植物描述　多年生草本。茎匍匐或横卧，常密集成片，具分枝，节上生根，无毛或有毛。叶互生，无柄；叶鞘长8~12mm，宽5~8mm，薄膜质，开口处被纤毛，其他部位无毛或被稀疏绒毛；叶片卵形，稍肉质，长3~10cm，宽1.5~3.2cm，先端急尖或渐尖，基部圆形，上面有2纵向银色条纹，下面紫色，两面无毛或被疏毛。花簇生；苞片2，叶状，狭窄，有纤毛；萼片披针形至长圆状披针形，长约5mm，宽约1.5mm；花瓣粉红色，卵形，长约6mm，先端圆钝。种子多皱纹。

■ 生态　多匍匐在阴湿地上生长。忌阳光暴晒。不耐

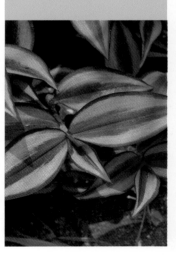

寒，不耐热，14℃以上可正常生长，能忍耐8℃的低温。要求有较高的空气湿度，不耐旱而耐水湿。对土壤的酸碱度要求不严。

■ **分布**　中国主要分布于福建、广西、台湾等省区。

东盟地区主要分布于马来西亚。

美洲热带地区亦有分布。

■ **化学成分**　全草含有β-谷甾醇、$3\beta,5\alpha,6\beta$-三羟基豆蔻烷、琥珀酸。

茎、叶含有草酸钙和树胶。

叶还含有乙酰青花素、吊竹梅素和单去咖啡酰基吊竹梅素等。

■ **药理作用**　具有抗肿瘤、降血糖作用，能抗心律失常，具有兴奋平滑肌、舒张血管等作用。毒性较低，水提取物无明显毒性。

■ **应用**

中国　叶可消肿、止咳，治疗呕血、淋病、带下。

马来西亚　治疗咯血、淋病、带下、急性结膜炎、扁桃体炎、肾炎水肿、肠炎。

泰国　叶治疗口渴、脓疮；全草治疗口渴、脓疮、呕血、淋病、痢疾。

■ **使用注意**　孕妇禁用。

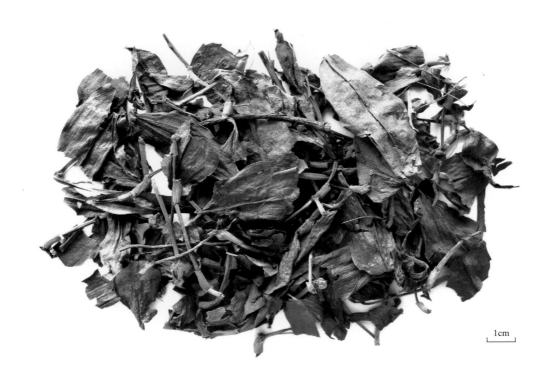

1cm

吊竹梅药材

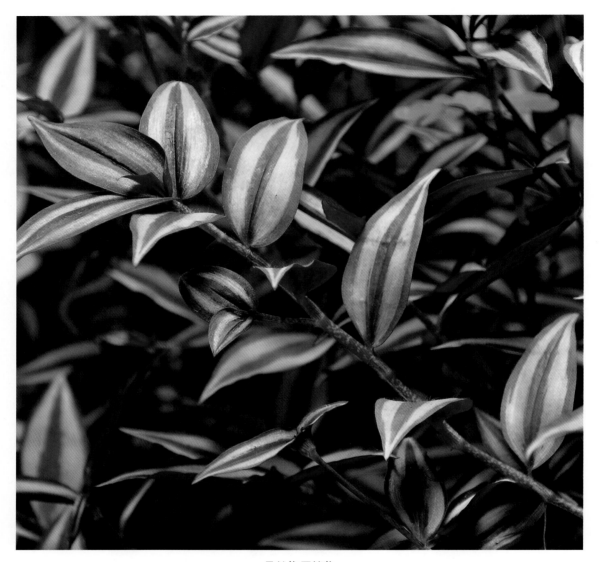

吊竹梅原植物

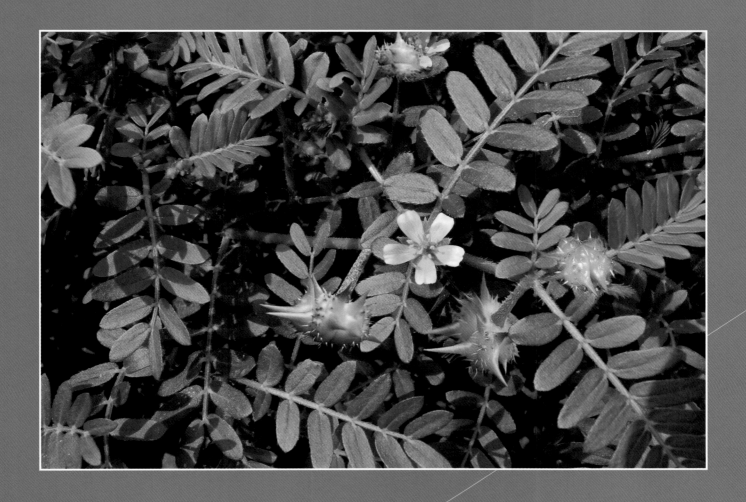

337 蒺藜

Tribulus terrestris L.

学名	*Tribulus terrestris* L.
科	蒺藜科
异名	*Tribulus terrestris* var. *cistoides* (L.) Oliv., *Tribulus terrestris* var. *moluccensis* Blume

■ **本地名称**

中国　蒺藜Jí lí, 刺蒺藜Cì jí lí, 白蒺藜Bái jí lí, 硬蒺藜Yìng jí lí。

缅甸　ဆူးလေ Sue-le.

泰国　โคกกระสุน Khok kra sun, หนามกระสุน Nam kra sun.

越南　Gai chống, Gai sầu, Thích tật lê, Quỷ kiến sáu, Gai ma vương, Bạch tật lê {Gai ch[oos]ng, Gai s[aaf]u, Th[is]ch t[aaj]t l[ee], Qu[yr] ki[ees]n s[as]u, Gai ma v[uw][ow]ng, B[aj]ch t[aaj]t l[ee]}.

■ **通用名称**　Small caltrops, Goat head, Puncture vine, Devel's thorn.

■ **药用部位**　全草或根、果实、种子。

■ **植物描述**　一年生草本，高约40cm。茎枝圆柱形，平卧于地面，被短柔毛，节膨大，节间长1~2.5cm。一回羽状复叶对生，2列；托叶披针形，长3~4mm，先端渐尖，绿白色，被绢毛；叶柄圆柱形，长4~7cm，上面具小沟槽，浅绿色，多毛；叶轴圆柱形，长约1mm，浅绿色，多毛；小叶3~7对，对生，长圆形，长8~12mm，宽3~4mm，膜质，先端短尖，基部偏斜，边缘具纤毛，上面绿色，下面浅绿色，两面被绢毛。花序腋生；

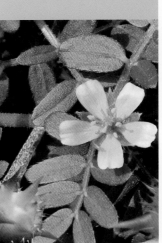

花两性，黄色；花梗圆柱形，浅绿色，被毛；花瓣5，倒卵形，长5~7mm，亮黄色，无毛，早落；雄蕊10，2层，离生，内藏，外层与花瓣对生，花丝丝状，白色，无毛，花药2室，椭圆形，浅黄色，纵向开裂；子房上位，卵形，白色，被紧贴毛，花柱细长，白色，无毛，柱头近头状，5裂。果实为离果，由5个果瓣组成，每个果瓣具长短棘刺及瘤状突起，褐色。种子卵形，长约1mm，黑色。

■ **生态**　宜生于温暖的温带地区，常见于夏季炎热的地区。需相对较高的温度，不耐冰冻或低温。生于干燥的土壤中。

■ **分布**　中国主要分布于安徽、福建、甘肃、广东、广西、海南、河北、黑龙江、河南、湖北、湖南、江苏、江西、吉林、辽宁、内蒙古、宁夏、青海、陕西、山东、山西、四川、台湾、新疆、西藏、云南、浙江等省区。

东盟地区均有分布。

世界其他地区亦有分布。

■ **化学成分**　全草含有terrestribisamide、25R-螺甾烷-4-烯-3,12-二酮、曲布斯汀、N-反式-香豆酰酪胺、蒺藜酰胺、海柯吉宁、金色酰胺醇酯、黄嘌呤核苷、阿魏酸、香草醛、对羟基苯甲酸、β-谷甾醇、α-香树脂醇。还含有3,7,11,15-四甲基-2-十六碳烯-L-醇、正十六碳二烯酸、十六碳二烯酸乙酯、植醇、9,12,15-十八碳二烯酸和1,2-苯二羧酸二辛酯。

■ **药理作用**　具有利尿、预防尿路结石、壮阳、免疫调节、降血糖、降血脂作用，能治疗心脏病，有中枢神经系统活性，同时具有保肝、抗菌、抗炎、镇痛、抗痉挛、抗癌、驱虫等作用。临床剂量下无毒性。

■ **应用**

中国　果实可疏肝解郁、活血祛风、明目、止痒，治疗头痛、头目眩晕。

缅甸　可滋补、发汗、止血、健胃、降血压、利尿、碎石、消毒。

泰国　全草可利尿，治疗淋病。

■ **使用注意**　血虚气弱者及孕妇慎服。

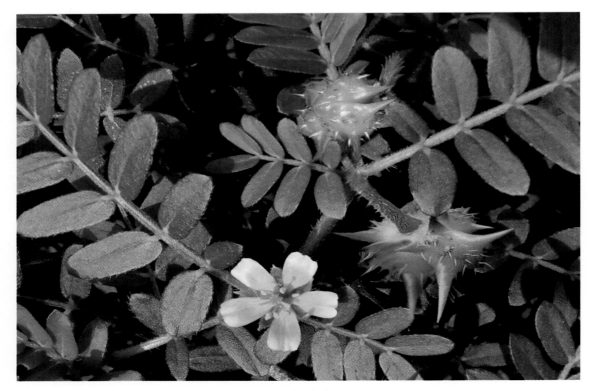

蒺藜原植物

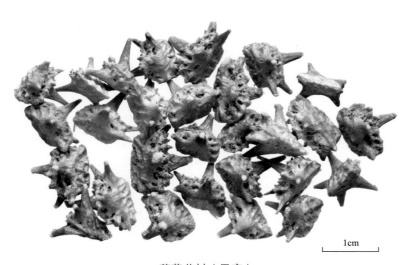

蒺藜药材（果实）

1cm

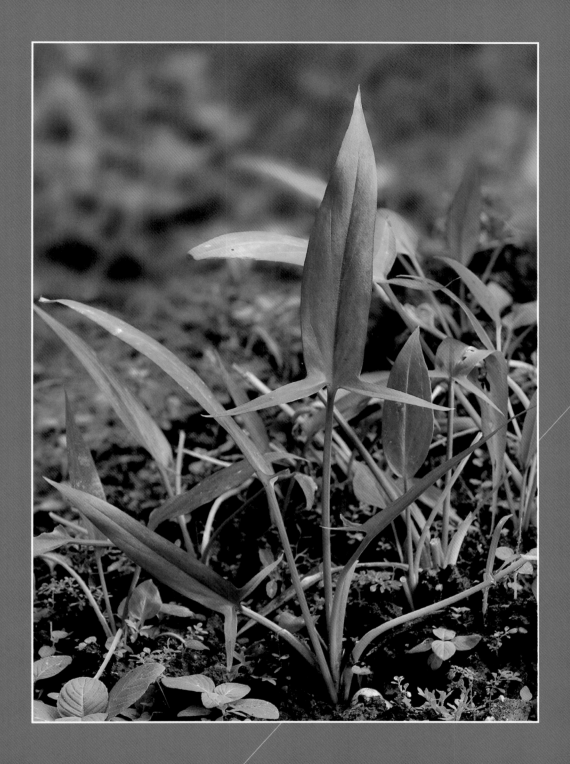

338 鞭檐犁头尖

Typhonium flagelliforme (Lodd.) Blume

■ 学名	*Typhonium flagelliforme* (Lodd.) Blume
■ 科	天南星科
■ 异名	*Typhonium flagelliforme* var. *angustissimum* Ridl.

■ **本地名称**

中国　鞭檐犁头尖Biān yán lí tóu jiān，半夏Bàn xià，田三七Tián sān qī，疯狗薯Fēng gǒu shǔ，水半夏Shuǐ bàn xià。

马来西亚　Ekor tikus.

缅甸　ဂမုန်းဥခ္ကား Gamon gya.

泰国　ตะพิดกาบยาว Ta phit kap yao.

■ **通用名称**　Whipformed.

■ **药用部位**　块茎。

■ **植物描述**　多年生草本。块茎近圆形。叶柄绿色，长15~30cm；叶片长5~25cm，宽0.5~18cm，形状变化大，条形、披针形、椭圆形或戟状。花序梗长5~20cm，纤细；佛焰苞管部绿色，卵圆形，檐部绿色至绿白色，披针形，常伸长卷曲为长鞭状，下部展平；肉穗花序比佛焰苞短或长；雌花序近椭圆形，长1.5~1.8cm，宽8~10mm，子房浅绿色；中性花序长1~2cm，均为退化雄蕊，下部不育雄蕊长约6mm，先端向上弯曲，匙形至舌形，上部不育雄蕊下弯，白色，钻形，有芒刺；雄花序长约5mm；附属体近无柄，长16~17cm，基部膨大，常具深沟槽，先端丝状，直立、水平或下弯。浆果浅绿色；种子2~3。花期4~5月。

■ **生态**　生于溪流、水田、潮湿草场附近的浅水中，海拔可至400m。

■ **分布**　中国主要分布于广东、广西、云南等省区。

东盟地区主要分布于柬埔寨、老挝、马来西亚、缅甸、菲律宾、新加坡和泰国等国家。

孟加拉国、不丹、印度、斯里兰卡、澳大利亚亦有分布。

■ **化学成分**　全草含有氨基酸、黄酮、萜类、1,3-苯基十三烷酸、十六烷、1-O-β-吡喃葡萄糖基-1,2-[(2-羟基十四烷酰基)氨基]-4,8-十八碳二烯-1,3-二醇、松柏苷、β-谷甾醇、β-胡萝卜素、脱镁叶绿素-a、脱镁叶绿酸-a′、甲基焦脱镁叶绿酸-a、py-脱镁叶绿酸-a、十六烷酸、油酸、1-萘甲酸、1-亚麻酸。

■ **药理作用**　具有止咳化痰、消炎止痛、中枢抑制、镇静、免疫调节、抗肿瘤、抑制唾液腺分泌作用。毒性较小。

■ **应用**

中国　　治疗咳嗽咳痰、支气管炎、咽炎、胃炎。

马来西亚　可解毒、抗癌，治疗乳痈、皮炎。

■ **使用注意**　阴虚干咳者及孕妇慎用。

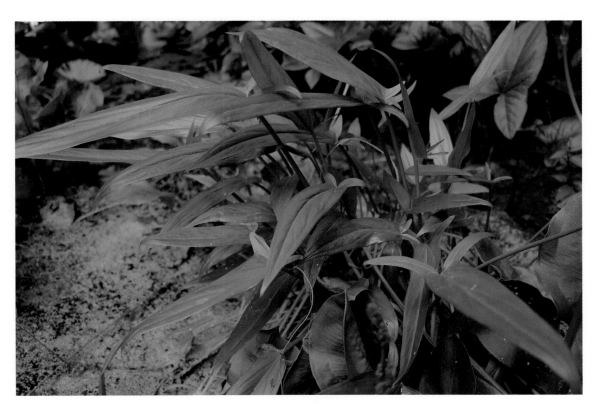

鞭檐犁头尖原植物

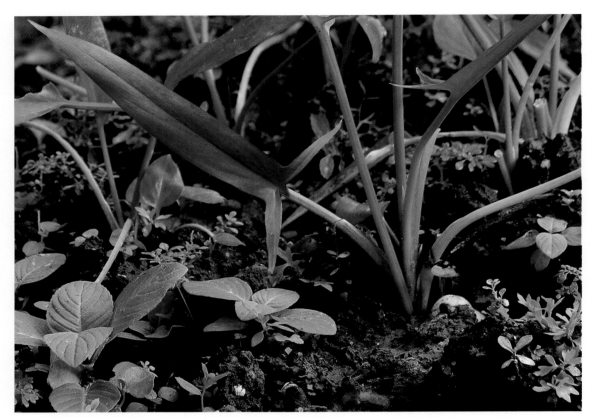

鞭檐犁头尖原植物

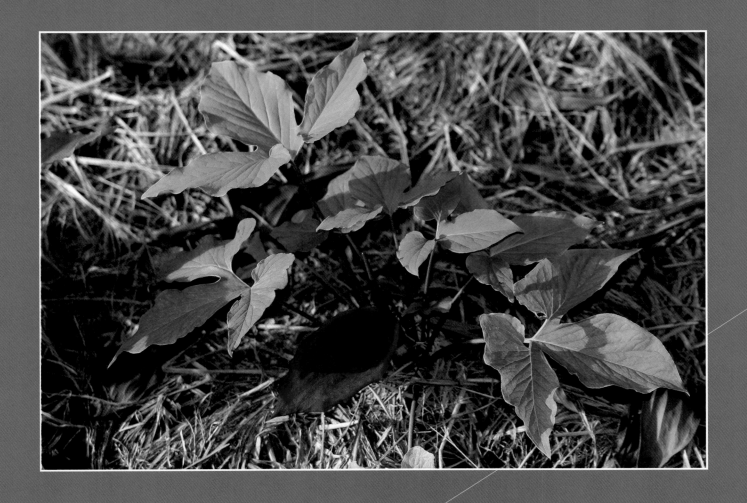

339 马蹄犁头尖

Typhonium trilobatum (L.) Schott

■ 学名	*Typhonium trilobatum* (L.) Schott
■ 科	天南星科
■ 异名	*Arisaema pumilum* Blume, *Arum auriculatum* Sims, *Arum orixense* Roxb. ex Andrews, *Arum orixense* Roxb., *Arum pumilum* Lam., *Arum trilobatum* L.

■ **本地名称**

中国　马蹄犁头尖Mǎ tí lí tóu jiān，马蹄跌打Mǎ tí diē dǎ，小黑牛Xiǎo hēi niú，山半夏Shān bàn xià。

马来西亚　Keladi puyuh.

越南　Chóc chuôt, Bán hạ nam, Nam tinh, Ba chìa, Bán hạ ba thùy, Phjac hèo (Tày), Co thả lủa (Thái), Nàng pía hẩu (Dao) {Ch[os]c chu[oo]t, B[as] n h[aj] nam, Nam tinh, Ba ch[if]a, B[as]n h[aj] ba th[uf]y, Phjac h[ef]o (Tay), Co th[ar] l[ur]a (Thai), N[af]ng p[is]a h[aar]u (Dao)}.

■ **药用部位**　根茎。

■ **植物描述**　块茎近球形或长圆形。叶柄绿色或带紫色，长25~40cm；叶片心形至卵形，常3深裂，稀5裂；中央裂片卵形，长10~15cm，宽6~11cm，先端渐尖，有时短尖；侧边裂片长8~13cm。花叶后开放；总花梗长5~10cm，果时延长。佛焰苞基部旋转，里面、外面均为绿色，长达30cm，卵形或椭圆形，先端狭缩；檐部开展，外面绿色，里面深紫色至红紫色，卵状披针形，先端渐尖。肉穗花序短于佛焰苞；雌花序略呈圆锥状，长

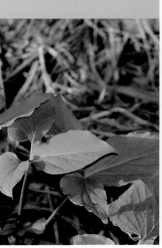

7~10mm，子房黄绿色，柱头无梗，盘状；中性花序长2~3cm，下部退化雄蕊密生，上部裸露，不育雄蕊高度弯曲，大部分下弯而覆盖雌花序的大部分；雄花序长1.5~2cm，雄蕊粉色；附属体具短柄，亮紫色或浅红色，狭圆锥形，长5~12cm，宽4~7mm，基部截形，先端急尖或近急尖。浆果具宿存佛焰苞，幼时绿色，具紫色斑点，熟时白色，椭圆形；种子1~2。

■ **生态**　生于热带的次生林、灌丛、草地和路边，海拔1000m以下。

■ **分布**　中国主要分布于广东、广西、海南、云南等省区。

东盟地区主要分布于柬埔寨、老挝、马来西亚、泰国、越南、缅甸、菲律宾和新加坡等国家。

孟加拉国、不丹、印度、尼泊尔、斯里兰卡，以及非洲西部、加里曼丹岛西部、新热带区亦有分布。

■ **化学成分**　根茎含有谷甾醇、甾醇A、甾醇B、生物碱、豆甾醇、维生素B_1、维生素B_3、胡萝卜素、维生素B_9、氟素、碘素、氯化胆碱，还含蛋白质和矿物质。

■ **药理作用**　对中枢神经系统有抑制作用，具有镇吐、止咳、止痛、抑制平滑肌收缩、抑制子宫收缩、降眼压作用，亦对胃溃疡有治疗作用。

■ **应用**

中国　块茎可散瘀止痛、解毒消肿。治疗胃痛、跌打损伤、外伤出血、乳痈、疮痈疖肿。

越南　治疗妊娠呕吐、哮喘、慢性胃炎。

■ **使用注意**　无。

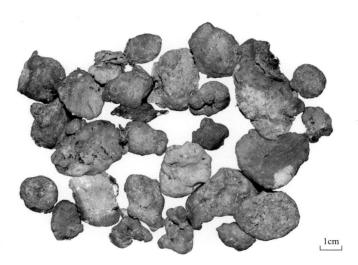

马蹄犁头尖饮片

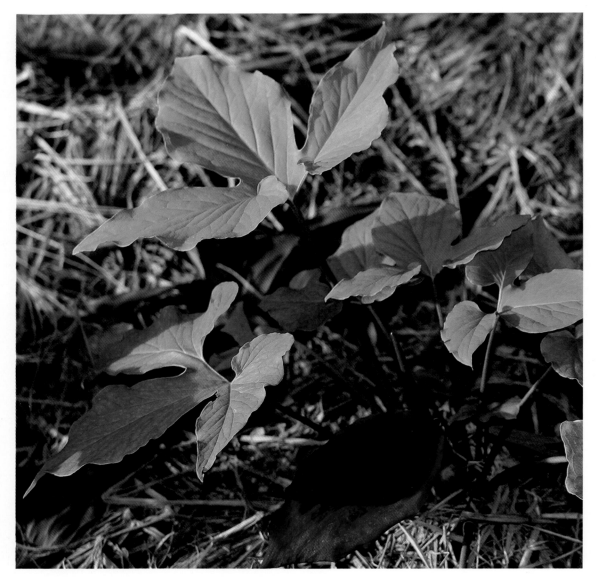

马蹄犁头尖原植物

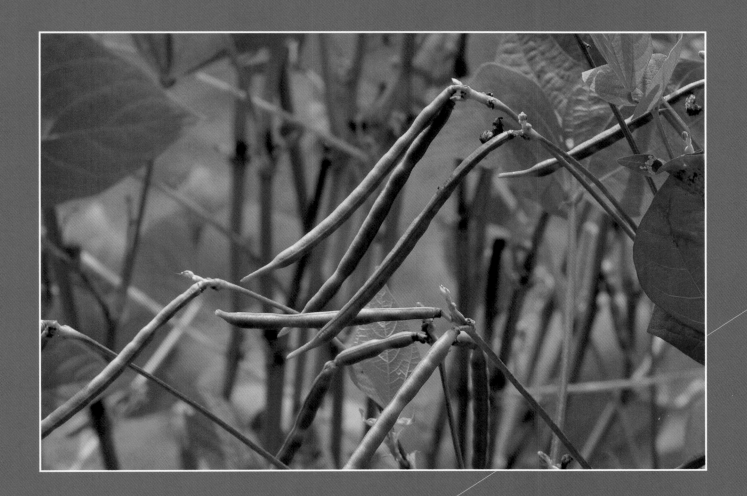

340 绿豆

Vigna radiata (L.) R. Wilczek

学名	*Vigna radiata* (L.) R. Wilczek
科	豆科
异名	*Azukia radiata* (L.) Ohwi, *Phaseolus abyssinicus* Savi, *Phaseolus aureus* Roxb., *Phaseolus radiatus* L.

■ **本地名称**

柬埔寨	សណ្តែកបាយ Sandaek baay.
中国	绿豆Lǜ dòu，菜豆Cài dòu，植豆Zhí dòu。
老挝	ໝາກຖົ່ວຂຽວ Kark thua kheo.
马来西亚	Kacanghijiau.
缅甸	တောပဲ Taw pae.
泰国	ถั่วเขียว Tuakhiew.
越南	Đậu xanh, Đỗ xanh, Lục đậu, Má thúa kheo (Thai) {[dd][aaj]u xanh, [dd][oox] xanh, L[uj]c [dd][aaj]u, M[as] th[us]a kheo (Thai)}.

■ **通用名称**　Mungbean, Green gram.

■ **药用部位**　芽、叶、花、种子或种皮。

■ **植物描述**　一年生攀缘或直立草本，多分枝，高60~76cm。茎被褐色长硬毛。羽状复叶具3小叶；托叶盾状着生，卵形，长1~1.8cm，具缘毛；小叶椭圆形、菱形或卵形，长5~16cm，宽3~12cm，侧生的多少偏斜，全缘，先端渐尖，基部阔楔形或浑圆，两面多少被疏长毛，基部3脉明显；叶柄长5~21cm；小叶柄长3~6mm。总状花序腋生，有花4至数朵，最多可达25；总花梗长2.5~9.5cm；花梗长2~3mm；小苞片线状披针形或长圆形，长4~7mm，有线条，近宿存；萼管无毛，长3~4mm，裂片狭三角

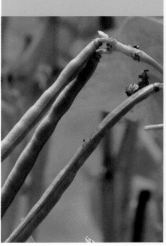

形，长1.5~4mm，具缘毛，上方的一对合生成一先端2裂的裂片；旗瓣近方形，长1.2cm，宽1.6cm，外面黄绿色，里面有时粉红色，顶端微凹，内弯，无毛；翼瓣卵形，黄色；龙骨瓣镰刀状，绿色而染粉红色，右侧有显著的囊。荚果线状圆柱形，平展，长4~9cm，宽5~6mm，被淡褐色、散生的长硬毛，种子间多少收缩；种子8~14，淡绿色或黄褐色，短圆柱形，长2.5~4mm，宽2.5~3mm，种脐白色而不凹陷。花期初夏，果期6~8月。

■ **生态**　种植于热带地区，海拔低于2000m。为暖季作物，主要在20~40℃的平均温度下生长，以28~30℃最为理想。对霜冻敏感。可通过缩短花期和成熟期以很好地抵御干旱，对水涝敏感。可生于多种类型的土壤中，但更喜生于排水良好、pH值（5.0~）5.5~7.0（~8.0）的壤土或砂壤土中。部分品种可耐受中等程度的盐碱土。

■ **分布**　中国各地均有分布。

东盟地区主要分布于泰国、缅甸和菲律宾等国家。

印度以及世界其他温带、亚热带及热带地区亦有分布。

■ **化学成分**　种子含有亚油酸、棕榈酸、油酸、亚麻酸、硬脂酸、花生酸、蛋白质、淀粉酶、支链淀粉、铁、铜、镁、钠、钾、钙、锌。

豆芽含有蛋白质、脂肪、碳水化合物、钙、镁、磷、铁、锌、维生素A、维生素B_1、维生素B_2、维生素B_3、维生素B_6、维生素B_9、维生素C、必需氨基酸（色氨酸、赖氨酸、苯丙氨酸、苏氨酸、缬氨酸、亮氨酸、异亮氨酸）。

■ **药理作用**　具有抗氧化、抗炎、降血糖、降血压、抗应激、抗肿瘤、抗辐射、抗菌、解毒等作用。无明显毒性作用。

■ **应用**

柬埔寨　可清热。种子可利尿，治疗水肿、头痛；种子浸渍剂治疗肝脾肿大，入散剂治疗目赤肿痛。

中国　可解毒，治疗中暑、烦渴、痈疮肿痛；植物淀粉提取物可清热、解酒、解毒，治疗痈疮肿痛、烧烫伤、跌仆损伤；花治疗急慢性酒精中毒；种皮治疗麻疹、肠炎；芽可解酒，治疗中暑、烦渴、癃闭；叶治疗呕吐、泄泻、黑斑、疔疮。

缅甸　可作食物，无医疗用途。

泰国　种子可滋补，治疗关节痛、口疮、口渴、腹部创伤、维生素C缺乏症；种皮治疗脓疮、口疮。

■ **使用注意** 种子药用不可去皮。脾胃虚寒滑泄者慎用。

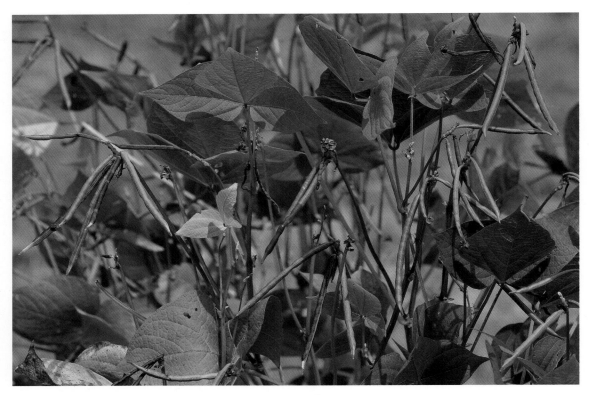

绿豆原植物

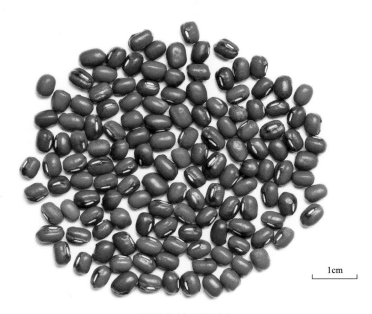

1cm

绿豆药材（种子）

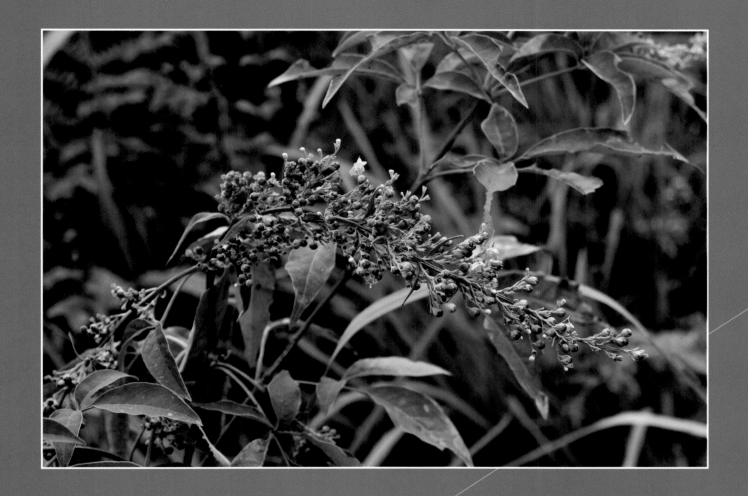

341 黄荆

Vitex negundo L.

■ 学名	*Vitex negundo* L.
■ 科	马鞭草科
■ 异名	*Vitex incisa* Lamk., *Vitex leucoxylon* Blanco, *Vitex bicolor* Willd., *Vitex arborea* Desf., *Vitex paniculata* Lamk., *Vitex negundo* L. var. *bicolor* Lam

CHINA-ASEAN

■ **本地名称**

柬埔寨   កន្ទី Koonty.

中国   黄荆Huáng jīng，五指柑Wǔ zhǐ gān，五指风 Wǔ zhǐ fēng，布荆Bù jīng。

马来西亚   Lagundi, Lemuning, Lenggundi.

缅甸   ကျောင်ပန်းဆကီ Kyaung pan gyi.

菲律宾   Lagundi, Dangla.

越南   Hoàng kinh, Chân chim, Ngũ trảo, Mẫu kinh, Co cút kệ (Thái) {Ho[af]ng kinh, Ch[aa]n chim, Ng[ux] tr[ar]o, M[aax]u kinh, Co c[us]t k[eej] (Th[as]i)}.

■ **通用名称**   Chinese chaste tree, Five-leaved chaste tree, Horseshoe vitex.

■ **药用部位**   全株或根、茎皮、叶、花、果实、种子。

■ **植物描述**   多年生落叶灌木或小乔木，高2~8m，树皮红棕色。掌状复叶；小叶5，有时3，长4~10cm，中间1枚最大，具柄，边缘具齿，下面被毛。圆锥花序，长10~20cm，花多数，长6~7cm，白色至蓝色；花萼和花瓣均密被毛；花瓣长短不一，中下部1枚最大。

■ **生态**   生于山坡路旁或灌丛中。耐干旱、贫瘠土壤，适应性强。

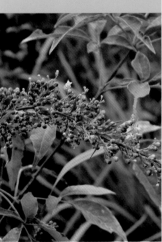

■ **分布**　中国主要分布于长江以南各省区。

东盟地区主要分布于柬埔寨、马来西亚、缅甸、菲律宾、泰国、越南等国家。

阿富汗、孟加拉国、不丹、印度、日本、韩国、肯尼亚、马达加斯加、莫桑比克、尼泊尔、巴基斯坦、斯里兰卡、坦桑尼亚等亦有分布。

■ **化学成分**　全株含木犀草素-4′-O-β-D-吡喃葡萄糖苷、异荭草素-6″-O-咖啡酸酯、3,4,5-三咖啡酰奎宁酸、右旋松脂酚酸-4-O-β-D-葡萄糖苷、4-甲氧基-迷迭香酸甲酯、苄基-7-O-β-D-葡萄糖苷、丹参素甲酯、异荭草素、黄荆诺苷、木犀草素-7-O-β-D-吡喃葡萄糖苷、异牡荆苷、木犀草素-3′-O-β-D-吡喃葡萄糖醛酸苷、芹菜素-7-O-β-D-葡萄糖苷、山柰酚-3-O-β-D-吡喃葡萄糖苷、迷迭香酸甲酯、5-O-咖啡酰基-奎宁酸甲酯、咖啡酸及银桦苷G。

叶含蔓荆子黄素、异荭草素、大黄酚D、木犀草素、对-羟基苯甲酸和D-果糖。

种子含荭草素、异荭草素、牡荆苷、维生素A，还含6-羟基-4-(4-羟基-3-甲氧基苯基)3-羟甲基-7-甲氧基-3,4-二氢($3R,4S$)-2-醛基萘、6-羟基-4-(4-羟基-3-甲氧基苯基)3-葡萄糖基氧甲基-7-甲氧基-3,4-二氢($3R,4S$)-2-醛基萘、6-羟基-4-(4-羟基-3-甲氧基苯基)3-羟甲基-5-甲氧基-3,4-二氢($3R,4S$)-2-醛基萘、6-羟基-4-(3,4-二甲氧基苯基)3-羟甲基-5-甲氧基-3,4-二氢($3R,4S$)-2-醛基萘、3β-乙酰氧基齐墩果-12-烯-27羧酸、α,3α-二羟基齐墩果-5,12-二烯-28-羧酸、2β,3β-二乙酰氧基齐墩果-5,12-二烯-28-羧酸、2α,3β-二乙酰-18-羟基齐墩果-5,12-二烯-28-羧酸。

■ **药理作用**　果实具有提高免疫力、解热镇痛、抗氧化、抑菌、抑制肿瘤细胞生长、抗类风湿关节炎、降低血小板水平等作用。根所含的齐墩果酸乙酯具有保肝作用。叶具有抗炎镇痛作用。茎、叶、根具有抗菌作用。

■ **应用**

柬埔寨　叶可清热，外用治疗风湿痹痛，洗浴用治疗脚气、半身不遂、外伤溃疡；根和叶可止痛、滋补、化痰、利尿；花和叶治疗咳嗽、感冒、哮喘；干叶可用于熏吸，治疗头痛。

中国　果实治疗伤风感冒、咳嗽、哮喘、胃痛吞酸、消化不良、食积泻痢、胆囊炎、胆结石、疝气。

马来西亚　治疗妇科病，如月经不调、纤维囊性乳腺病，可用于妇人产后恢复。

缓甸　　　全株可作滋补品、驱虫剂、利尿剂，缓解发热症状；叶外用可治疗风湿病
　　　　　和炎症，浸提物治疗皮炎和湿疹。

菲律宾　　叶煎剂可用于清洗皮肤溃疡，或内服催乳和治疗感冒。叶可用作芳香沐浴
　　　　　制剂。鲜叶可敷于前额治疗发热。菲律宾卫生部批准的10种药用植物之
　　　　　一，用于治疗咳嗽。

■　**使用注意**　　湿热燥渴无气者忌用。

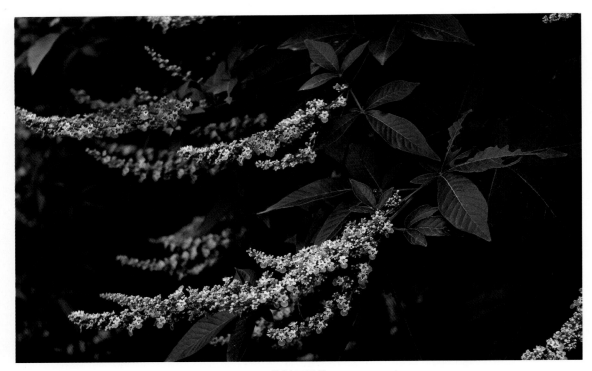

黄荆原植物

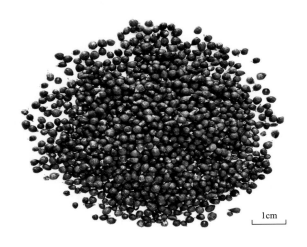

1cm

黄荆药材（种子）

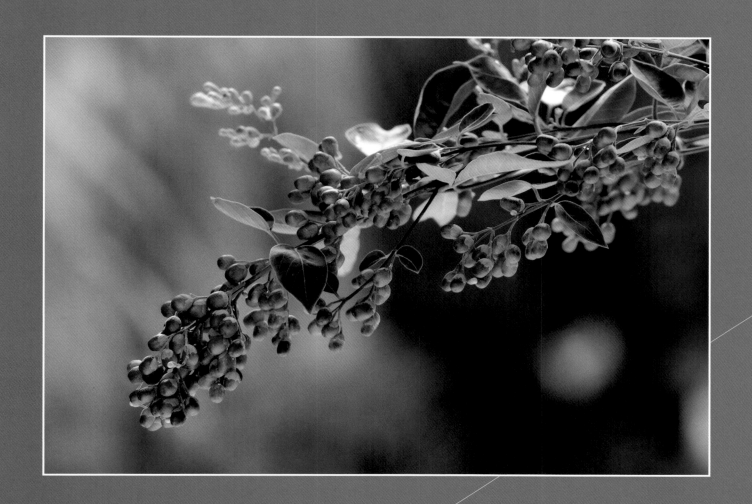

342 蔓荆

Vitex trifolia L.

■ 学名	*Vitex trifolia* L.
■ 科	马鞭草科
■ 异名	*Vitex trifolia* var. *acutifolia* Benth., *Vitex trifolia* f. *albiflora* Moldenke, *Vitex trifolia* var. *bicolor* (Willd.) Moldenke, *Vitex trifolia* var. *foliolis obtuse crenatis* Lam., *Vitex trifolia* var. *heterophylla* (Makino ex H. Hara) Moldenke

■ **本地名称**

中国　蔓荆Màn jīng，白叶Bái yè，水稔子Shuǐ rěn zǐ，三叶蔓荆Sān yè màn jīng。

老挝　ຜີເສື້ອ Phee seua.

马来西亚　Lenggundi, Legundi, Salah gundi, Silagundi, Lagundi.

缅甸　ဆေကာၚ့ပနႈ Kyaung-ban.

菲律宾　Lagundingdagat.

泰国　คนทีสอ Khon thi so.

越南　Mạn kinh, Quan âm, Đẹn ba lá, Từ bi biển, Vạn kim tử, Mác nim (Tay) {M[aj]n kinh, Quan [aa]m, [dd][ej]n ba l[as], T[uwf] bi bi[eer]n, V[aj]n kim t[uwr], M[as]c nim (Tay)}.

■ **通用名称**　Simple leaf chaste tree, Indian wild pepper.

■ **药用部位**　根、茎、边材、树皮、叶、花、果实、种子。

■ **植物描述**　灌木或小乔木。树皮浅灰色，嫩枝被绒毛。三出复叶，对生，偶有单叶；小叶片椭圆形、倒卵形或倒卵状长圆形，先端钝或急尖，基部圆钝，全缘，表面绿色，无毛或被微柔毛，背面密生灰白色绒毛。圆锥花序顶生；苞片细小；花两性；花萼钟形，先端5

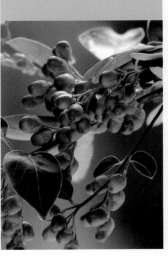

浅裂，被灰白色绒毛；花冠淡紫色或蓝紫色，外面有毛；花冠管内及喉部有毛，先端5裂，二唇形；雄蕊4，伸于花冠外；子房密生腺点。核果近圆形，熟时黑色；萼宿存。种子倒卵形或椭圆形，无胚乳。

■ **生态**　　生于沙滩或海边、湖畔。耐旱、耐贫瘠能力强。喜砂土和黏土。

■ **分布**　　中国主要分布于安徽、福建、广东、广西、河北、江苏、江西、辽宁、山东、台湾、云南、浙江等省区。

东盟地区主要分布于缅甸。

澳大利亚、太平洋群岛亦有分布。

■ **化学成分**　　全株含有对羟基苯甲酸、β-谷甾醇、β-谷甾醇-3-O-葡萄糖苷、瓜氨酸和3,6,7-三甲基黄芩素、棕榈酸、对羟基苯甲酸、3,4-二羟基苯甲酸、4-羟基-甲氧基苯甲酸、咖啡酸、cis-p-羟基乙基肉桂酸、羟基乙基肉桂酸、黄酮酸、阿甘醇酸、油酸乙酯和油酸。

果实含有蒿黄素、4′-羟基-5,6,7-三甲氧基黄酮、蔓荆子黄素、5,4′-二羟基-6,7-二甲氧基黄酮、山柰酚、槲皮素，还含萜类化合物，如二萜类化合物有牡荆内酯、前牡荆内酯、蔓荆呋喃和前蔓荆呋喃。

■ **药理作用**　　具有止痛、抗炎、抗菌、抗肿瘤、抗氧化、杀虫等作用，另外，还有体液调节作用，对淋巴细胞有抑制作用。

■ **应用**

中国　　果实治疗感冒、发热、神经性头痛、风湿骨痛；茎、叶又可提取芳香油。

老挝　　治疗发热、咳嗽。

缅甸　　治疗消化不良、泄泻、痢疾、月经不调、泌尿系统疾病、男科疾病、肌肉痉挛。

菲律宾　　叶煎剂可用作芳香沐浴制剂；叶、花和果皮浸渍剂或煎剂可用作镇静剂。

泰国　　根可利尿、发汗、清热、化痰、调经、解毒，治疗关节和肌肉疼痛；茎可祛风，治疗胃肠胀气；树皮可清热、杀虫，治疗疝痛；边材可止呕；叶可祛风、化痰、杀虫、止痛、平喘、利尿、清热、解毒，治疗痢疾、鼻息肉、跌打损伤、关节和肌肉疼痛；花可清热、杀虫、平喘；果实可杀虫、止咳、清热，治疗痔疮、腹水；种子可健胃、滋养、平喘，治疗腹水、痔疮。

■ **使用注意**　　胃虚体弱者慎服。

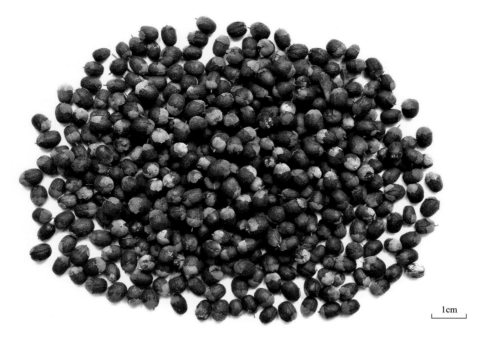

1cm

蔓荆药材（果实）

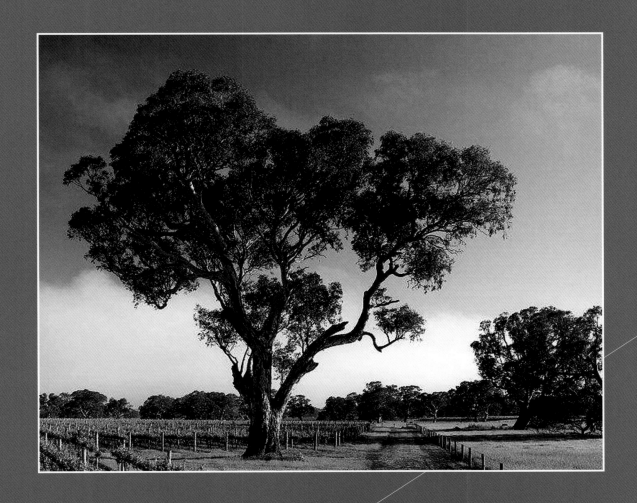

343 婆罗洲胶树

Willughbeia edulis Roxb.

■ 学名	*Willughbeia edulis* Roxb.
■ 科	夹竹桃科
■ 异名	*Ambelania edulis* (Roxb.) J. Presl, *Ancylocladus cochinchinensis* Pierre, *Ancylocladus curtisianus* Pierre, *Pacouria roxburghii* Kostel., *Willughbeia cochinchinensis* (Pierre) K. Schum., *Willughbeia curtisiana* (Pierre) K. Schum.

■ **本地名称**

柬埔寨 គុយ (វល្លិ៍) Kuy (Vaor).

老挝 ເຄືອໝາກຍາງ Kheua mark yang.

马来西亚 Aguh gitan, akar getah gerip.

缅甸 သစ်ခေါက်နွယ်ဖြူ Thit kyauk new.

泰国 ต้นคุย Dton-kuy, เถาคุย Kuiton, เครือ Kreua, กะตัง กะติ้ว Katong-katiew.

越南 Guỏi, Guỏi nam bộ {Gu[oof]i, Gu[oof]i nam b[ooj]}.

■ **药用部位** 根、茎。

■ **植物描述** 大型攀缘灌木，长达30m。

■ **生态** 生于低海拔的原生雨林中。

■ **分布** 中国无分布。

东盟地区主要分布于缅甸、泰国、马来西亚、柬埔寨、老挝、越南等国家。

孟加拉国亦有分布。

■ **化学成分** 含有黄酮类、皂苷类、生物碱类、三萜类、鞣质、树胶等。

■ **药理作用** 具有改善记忆力、抗肿瘤、镇痛等作用。

■ **应用**

柬埔寨 果实可食用；乳胶可用于缓解伤痛、治疗雅

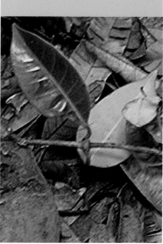

司病；茎治疗雅司病、痢疾和肝部不适；茎酒制用于妇人产后恢复；根治疗黄疸、胃痛和腹泻。

缅甸　　根茎治疗黄疸和腹泻；茎治疗痢疾；乳胶治疗疼痛和伤口。

越南　　治疗痴呆、腹泻、脓疮等以及用作利尿剂。

■ **使用注意**　无。

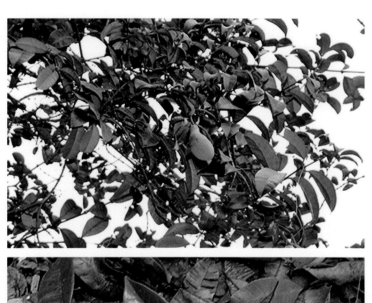

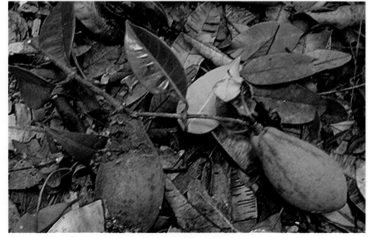

婆罗洲胶树原植物

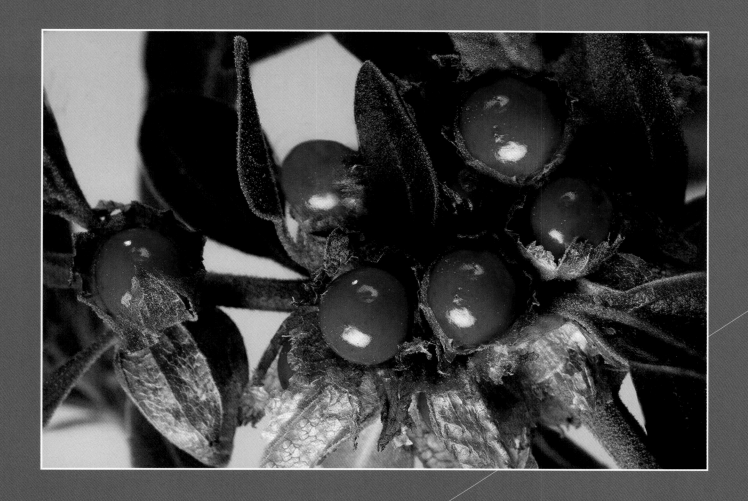

344 印度人参

Withania somnifera (L.) Dunal.

学名	*Withania somnifera* (L.) Dunal.
科	茄科
异名	*Withania kansuensis* Kuang & A. M. Lu, *Withania microphysalis* Suess.

本地名称

中国　印度人参Yìn dù rén shēn，南非醉茄Nán fēi zuì qié，冬樱花Dōng yīng huā，催眠睡茄Cuī mián shuì qié。

马来西亚　Ginseng India.

缅甸　ဒဟတ်သာဂိုရှ Dahat-tha-go.

越南　Sâm Ấn Độ {S[aa]m [aas]n [dd][ooj]}.

通用名称　Winter cherry.

药用部位　根、叶、果实。

植物描述　草质亚灌木，高达2m。根粗壮肉质。枝圆柱形，密被绒毛。单叶；叶柄长3~6cm；叶片卵形，先端近急尖，基部尖。花腋生，浅绿色或黄色，具短梗；花萼钟状，5~6齿裂，下部合生，扩大，覆盖果实；花冠钟状，裂片披针形，先端尖锐，外面被毛；花药合生，长圆形；子房2室，花柱线形，柱头2浅裂。浆果球形，小，熟时黄色，包在宿存花萼里。种子黄色，肾形。

生态　生于相对干燥的环境中。喜pH值7.5~8.0、排水良好的砂壤土或轻质土壤，且适宜栽培。可种植于不宜其他作物生长的土壤中，但需更精心的照料。

分布　分布于中国、印度、尼泊尔、也门、斯里兰卡、欧洲国家、澳大利亚（新南威尔士州和

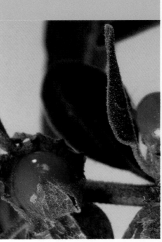

南澳大利亚州）等地。

■ **化学成分**　根含有伪麻黄碱、假柠檬碱、托品碱、假托品碱、3-α-庚烯酰基托烷、胆碱、香豆素、异石蜡碱、阿那林、阿那霉素，以及两种酰基甾醇葡萄糖苷，即(6'-O-棕榈酰基)-3β-D-吡喃葡萄糖基谷甾醇Ⅷ和(6'-O-棕榈酰基)-3β-D-吡喃葡萄糖基谷甾醇Ⅷ。

■ **药理作用**　具有抗氧化、增强免疫等作用。亦对帕金森病有治疗效果。尚未发现具有毒性。

■ **应用**

　　缅甸　　治疗肿瘤、腺体结核、痈疮肿痛、溃疡。

■ **使用注意**　无。

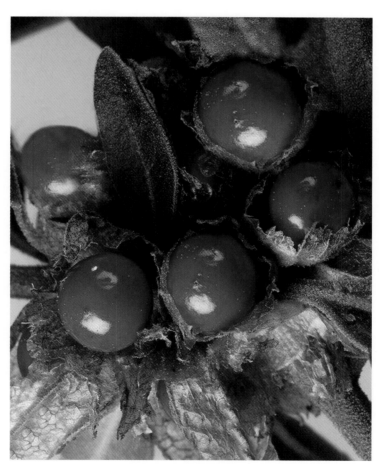

印度人参原植物

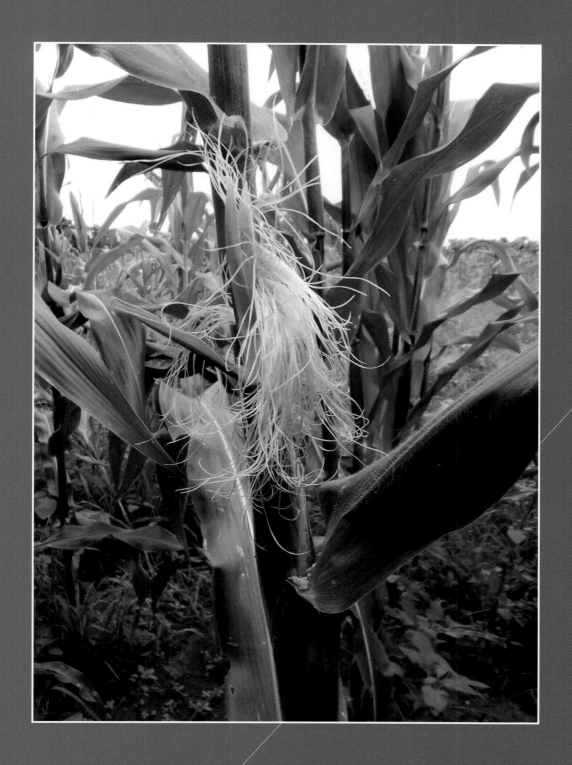

345 玉蜀黍

Zea mays L.

■ 学名 *Zea mays* L.

■ 科 禾本科

■ 异名 *Zea mays* var. *ceratina* Kuelshov

■ **本地名称**

柬埔寨 ពោត Poot.

中国 玉蜀黍Yù shǔ shǔ，玉米Yù mǐ，包谷Bāo gǔ，珍珠米Zhēn zhū mǐ，苞芦Bāo lú。

老挝 ສາລີແດງ Sa lee deng, ເຂົ້າໂພດແດງ Khao phot deng.

马来西亚 Jagungketan.

缅甸 ပြောင်းဖူး Pyaung phoo.

泰国 ข้าวโพด Khoa pod muang.

越南 Ngô tím, Bắp tía {Ng[oo] t[is]m, B[aws]p t[is]a}.

■ **通用名称** Purple waxy corn.

■ **药用部位** 根、茎、叶、果穗轴、果穗、果皮、种子。

■ **植物描述** 一年生高大栽培草本。茎粗壮，直立，通常不分枝，基部节处常有气生根。叶互生；叶片宽大，线状披针形，边缘呈波状皱褶，具强壮的中脉。茎顶着生雄性开展的圆锥花序；雄花序的分枝三棱状，每节有2雄性小穗，1无柄，1有短柄；每1雄性小穗含2小花；颖片膜质，先端尖；外稃及内稃均透明膜质；在叶腋内抽出圆柱状的雌花序，雌花序外包有多数鞘状苞片，雌性小穗密集，成纵行排列于粗壮的穗轴上；颖片宽阔，先端圆形或微凹，外稃膜质透明。

■ **生态** 为热带或亚热带植物，但其栽培品种可在温带气候下生长。大部分生于夏季平均气温

CHINA-ASEAN

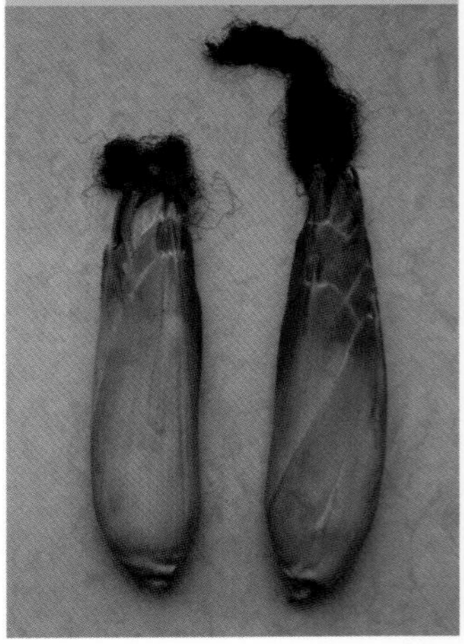

19~21℃的地区。霜冻时易死亡。可生于各种类型的土壤中。喜深厚、天然肥沃、易耕作的土壤。

■ **分布**　中国主要分布于黑龙江、吉林、辽宁、河北、山东、山西、河南、陕西、四川、贵州、云南、广西等省区。

东盟地区主要分布于泰国、柬埔寨、老挝、马来西亚、缅甸和越南等国家。世界其他热带和温带地区亦有分布。

■ **化学成分**　全草含有花青素、酰化花青素、矢车菊素-3-葡萄糖苷、芍药素-3-葡萄糖苷、天竺葵素-3-葡萄糖苷、氰根-3-葡萄糖苷、酚类化合物（对香豆酸、香草酸、原儿茶酸、橙皮素和槲皮素的衍生物、绿原酸、咖啡酸、芸香苷、阿魏酸、桑色素、槲皮素、柚皮素、山奈酚）、类黄酮、黄酮醇、皂苷、丹宁、酚醛树脂、酚类、生物碱、强心苷、原儿茶酸、香草酸、2,4,6-三羟基苯甲酸、对羟基肉桂酸、异槲皮苷、3′-甲氧基精氨酸、矢车菊素-3-葡萄糖苷、芍药素-3-葡萄糖苷、花青素-3-(6″-丙二酰糖苷)和天竺葵素-3-(6″-丙二酰葡萄糖苷)。

■ **药理作用**　具有抗氧化、抗癌、降血糖、降血压、抗微生物、抗组织增生、扩血管等作用。毒性小，对机体不良反应较小，但植物中含有的花色苷成分可能对机体造成一定损伤，对总胆固醇、磷脂和甘油三酯含量有显著影响。

■ **应用**

柬埔寨　可利尿、利胆，治疗水肿、肝胆疾病、癃闭、尿道炎、遗尿、膀胱炎、前列腺炎。果皮浸渍剂用于妇人产后补益；根和茎治疗糖尿病。

中国　苞叶治疗石淋、水肿、胃酸过多；根治疗石淋、呕血；叶治疗石淋、小便涩痛。

缅甸　穗须治疗高血压。

泰国　玉蜀黍芯、玉蜀黍穗可利尿。

■ **使用注意**　孕妇与哺乳期妇女忌用。

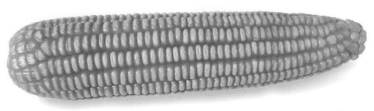

2cm

玉蜀黍药材

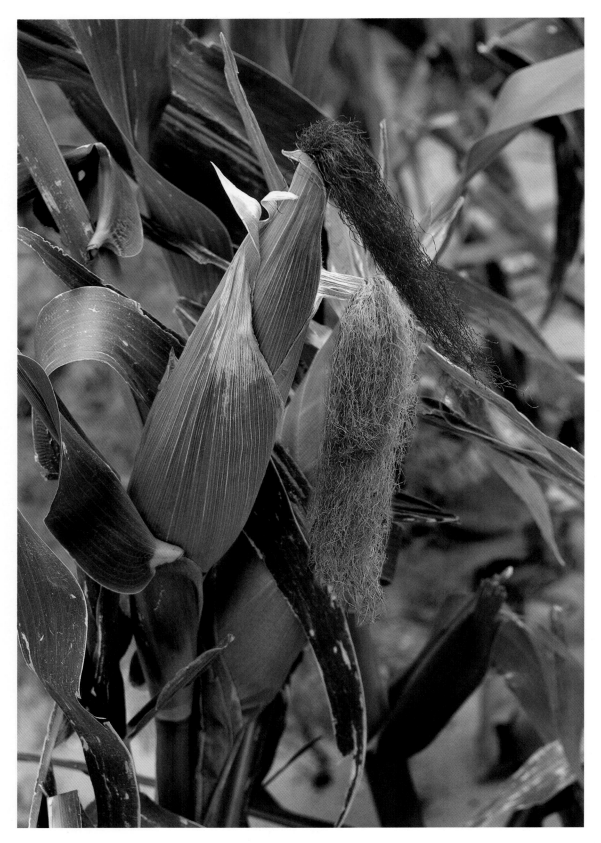

玉蜀黍原植物

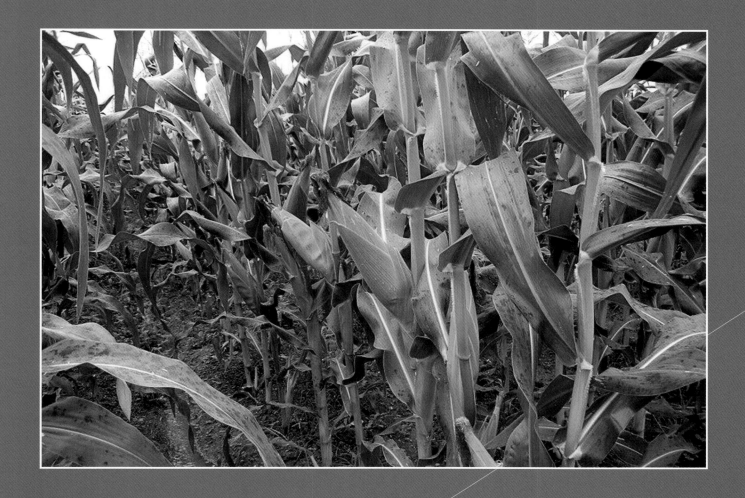

346 甜玉米

Zea mays var. *rugosa* Bonaf.

学名	*Zea mays* var. *rugosa* Bonaf.
科	禾本科
异名	*Zea mays* subsp. *acuminata* Golosk., *Zea mays* subsp. *amylacea* (Sturtev.) Zhuk., *Zea mays* subsp. *amyleosaccharata* (Sturtev.) Zhuk., *Zea mays* subsp. *aorista* (Greb.) Golosk., *Zea mays* subsp. *ceratina* (Kuleshov) Zhuk., *Zea mays* var. *ceratina* Kuleshov

■ 本地名称

柬埔寨	ពោត Poot.
中国	甜玉米Tián yù mǐ，玉米Yù mǐ。
老挝	ຊາລີ Sa lee, ເຂົ້າໂພດ Khao phot(Lao), ມະເຂົ້າລີ Ma khao li (Tai ethnic).
马来西亚	Pyaungphuu.
缅甸	သိဉ္ဇကားချယဟၟ့ Thagya pyaung.
菲律宾	Mais.
泰国	ข้าวโพดหวาน Khoa pod wahn.
越南	Ngô ngọt {Ng[oo] ng[oj]t}.

■ 通用名称　Bicolor sweet corn.

■ 药用部位　根、茎、叶、花、果穗轴、果穗、果皮、种子。

■ 植物描述

一年生高大草本。茎直立，高1~4m。叶鞘具横脉；叶舌膜质；叶片扁平宽大，长50~90cm，宽3~12cm，线状披针形，基部圆形呈耳状，无毛或具疣柔毛，中脉粗壮，边缘微粗糙。顶生雄性圆锥花序大型，主轴与总状花序轴及其腋间均被细柔毛；雄性小穗孪生，小穗柄一长一短，分别长1~2mm及

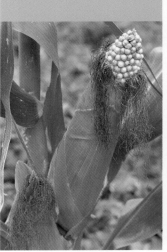

2~4mm，被细柔毛；两颖近等长，膜质，约具10脉，被纤毛；外稃及内稃透明膜质，稍短于颖；花药橙黄色，长约5mm。雌花序被多数宽大的鞘状苞片所包藏；雌性小穗孪生，成16~30纵行排列于粗壮的花序轴上；两颖等长，宽大，无脉，具纤毛；外稃及内稃透明膜质，雌蕊具极长而细弱的线形花柱。

- **生态**　栽培，在光照充足、肥沃、排水良好、水分充足的土壤中生长迅速。

- **分布**　中国主要分布于黑龙江、吉林、辽宁、河北、山东、山西、河南、陕西、四川、贵州、云南、广西等省区。

  东盟地区主要分布于泰国、菲律宾等国家。

  世界其他热带和温带地区亦有分布。

- **化学成分**　种子含有碳水化合物、脂肪、蛋白质、色氨酸、苏氨酸、异亮氨酸、亮氨酸、赖氨酸、蛋氨酸、胱氨酸、苯丙氨酸、酪氨酸、缬氨酸、精氨酸、组氨酸、丙氨酸、天门冬氨酸、谷氨酸、甘氨酸、丝氨酸、维生素A、维生素B_1、维生素B_3、维生素B_9、维生素C以及铁、镁和钾。

- **药理作用**　具有抗氧化、抗疲劳、止血、利尿、降血糖作用，能抑制甲状腺功能亢进，抑制黑色素形成。无毒副作用。

- **应用**

  柬埔寨　可利尿、利胆，治疗水肿、肝胆疾病、癃闭、尿道炎、遗尿、膀胱炎、前列腺炎。果皮浸渍剂用于妇人产后补益；根和茎治疗糖尿病。

  中国　花治疗肝炎、胆囊炎；甜玉米穗治疗急慢性肾炎、水肿、急慢性肝炎、高血压、消渴、慢性鼻窦炎、石淋、胆道结石、癃闭、湿热黄疸、习惯性流产；植物油治疗高血压、高脂血症、动脉硬化、冠心病；甜玉米芯可利尿，治疗水肿、脚气、泄泻。

  老挝　治疗水肿、急性肾炎、尿赤黄、肝炎、胆道阻塞、消渴。

  缅甸　穗须治疗高血压。

  菲律宾　鲜茎或柱头煎剂可用作利尿剂。

  泰国　根可利尿，治疗肾结石、呕血；茎可清热，治疗肾结石、食欲不振；叶治疗肾结石；花可利尿、化脓，治疗水肿、肝炎、黄疸、高血压、胆囊炎、胆道结石、消渴、呕血、鼻窦炎、鼻衄；种子可利尿、止血、健胃、止呕；甜玉米芯可清热、止痢、止泻，治疗肾结石、水肿；甜玉米穗可利尿、止呕，治疗泌尿系统疾病、慢性肾小球肾炎、肾结石、高血压、消渴。

■ **使用注意**　无。

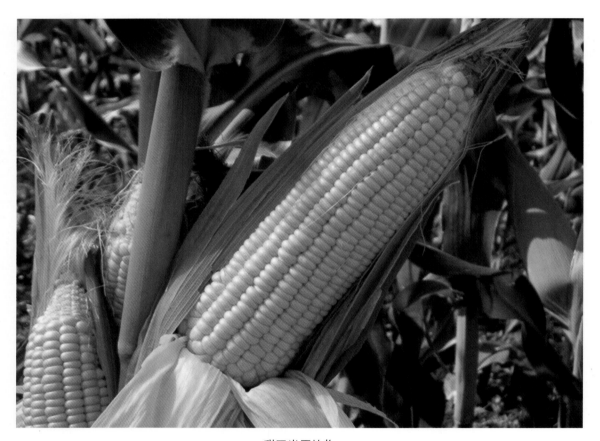

甜玉米原植物

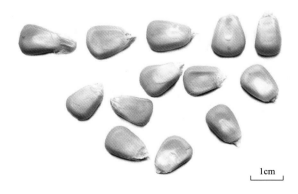

1cm

甜玉米药材（种子）

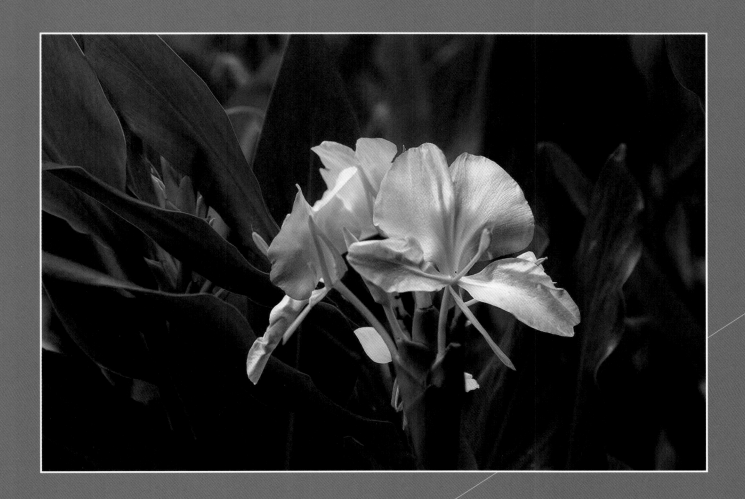

347 南洋姜

Zingiber barbatum Wall.

■ 学名	*Zingiber barbatum* Wall.
■ 科	姜科

■ **本地名称**

老挝　ຂີງແດງ Khing deng.

马来西亚　Halia.

缅甸　မိတ်သလင် Meik-tha-lin.

泰国　ขิงขนหนู Khing khon nu.

■ **通用名称**　Garcinia.

■ **药用部位**　根茎。

■ **植物描述**　多年生草本。根茎横走，结节状，圆柱形至卵形，不规则，多分枝，两侧扁，具浓香。地上茎多叶，圆柱形，直立。单叶互生，2列，近无柄；叶鞘长圆形，边缘膜质；叶舌卵形，膜质。花梗从根茎抽出；穗状花序圆柱形、梭形或圆锥形；苞片2层，螺旋状排列，密集，果时宿存，红白色，外层宽卵形至近圆形，兜状，内层卵形，无毛；花无小苞片，两性；萼片合萼，圆柱形，3齿，白色，脱落；花冠合生，3裂，裂片不等长；能育雄蕊1，着生于花瓣上，内藏，花丝极短，黄白色，花药2室，椭圆形，附属体或喙弯曲，纵裂；唇瓣3裂，附在花冠管口，与能育雄蕊对生，中裂片圆形，先端微缺，2侧裂片或基部耳大，卵形或长圆形，卷曲，淡黄色，略带红紫色斑点；雌蕊1，子房三角形或3裂，被绒毛，心皮3，3室，花柱丝状，柱头杯状，被纤毛。蒴果球形或椭圆形，开裂。种子椭圆形，具假种皮。

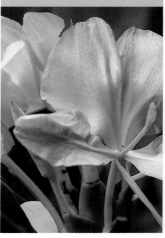

■ **生态** 以在温暖湿润、雨量均匀的气候下生长为最佳。

■ **分布** 中国无分布。

东盟地区主要分布于缅甸、泰国、老挝、越南、柬埔寨和马来西亚等国家。

■ **化学成分** 全草含有斑蝥素、斑蝥酸、西地那非、他达拉非、伐地那非、罂粟碱、酚妥拉明、前列腺素E-1、corymanthine、α-育亨宾、β-育亨宾、假育亨宾、合金球蛋白、阿马碱、二氢红霉素。

■ **应用**

老挝 治疗感冒。

■ **使用注意** 无。

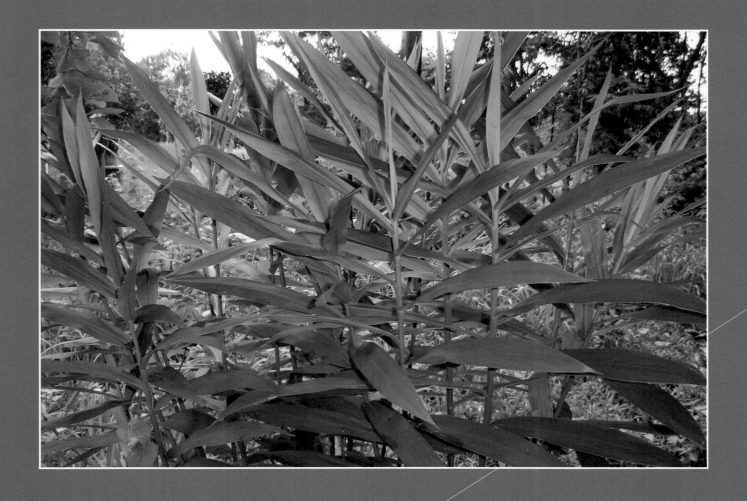

348 卡萨蒙纳姜

Zingiber montanum (J. Koenig) Link ex A. Dietr.

■ 学名	*Zingiber montanum* (J. Koenig) Link ex A. Dietr.
■ 科	姜科
■ 异名	*Zingiber cassumunar* Roxb.

■ **本地名称**

柬埔寨　ពន្លៃ Ponley.

中国　卡萨蒙纳姜Kǎ sà méng nà jiāng，紫色姜Zǐ sè jiāng。

老挝　ຫວ້ານໄຟ Van fai.

马来西亚　Bungelai, Bongelai, Bonglai, Bolai, Kunyit bolai, Bulai, Boleh.

缅甸　မိတ်လင် Meik tha lin.

泰国　ไพล Plai, ปูเลย Pulaeiy.

越南　Gừng dại {G[uwf]ng d[aj]i}.

■ **药用部位**　全草或根茎、花。

■ **植物描述**　多年生草本。根茎黄色。茎高达1.5 m。单叶；叶片长圆状披针形，先端急尖，基部狭窄抱茎。花葶从根茎上长出；穗状花序圆柱形；花白色。蒴果球形。花期5~6月。

■ **生态**　栽培于社区的后院里。

■ **分布**　中国主要分布于南部与东南部各省区。

东盟地区主要分布于老挝、柬埔寨、马来西亚、缅甸、泰国、越南等国家。

■ **化学成分**　根茎含有挥发油与β-蒎烯、桧烯、松油烯-4-醇、3,4-二甲氧基苯甲醛、2,4,5-三甲氧基苯甲醛、姜黄素、香草酸、veritric acid、苯基丁酸、反式-1-(3,4-二甲氧基苯基)丁-1-烯、反式-1-(3,4-二甲氧基苯基)丁二烯、反式-4-

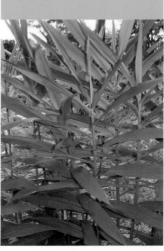

(3,4-二甲氧基苯基)丁-3-烯-1-基乙酸酯。

姜黄根瘤菌含有phlobatannins、类黄酮、生物碱、皂苷类、萜、类固醇和糖苷。

叶挥发油含有桧烯、β-蒎烯、石竹烯氧化物和石竹烯。叶含有γ-松油烯。

根茎含有顺式-3-(2',4',5'-三甲氧基苯基)-4-[(E)-2''',4''',5'''-三甲氧基-苯乙烯基]环己-1-烯和8-(3',4''-二甲氧基苯基)-2-甲氧基萘并-1,4-醌、(Z)-罗勒烯。

■ **药理作用**　对无乳链球菌活性有抑制作用；醇提取物有抗菌作用，能作用于金黄色葡萄球菌、大肠杆菌、伤寒杆菌、副溶血性弧菌、霍乱弧菌；具有免疫刺激活性；挥发油具有抗菌消炎、松弛肌肉等作用。

■ **应用**

柬埔寨	根茎可消炎，治疗扭挫伤、关节错位。
老挝	治疗易怒、肠胃不适、咽喉出血、头晕目眩。
马来西亚	根茎可祛风、兴奋神经，治疗胃肠胀气、泄泻、疝痛、黄疸。可用于妇人产后恢复。
缅甸	根茎治疗风湿病和炎症；全草外用可减轻感冒、头痛和咳嗽症状。
泰国	根茎治疗风证、腿痛、胃痛、胃肠胀气、消化不良、感冒、发热；花治疗水肿。

■ **使用注意**　无。

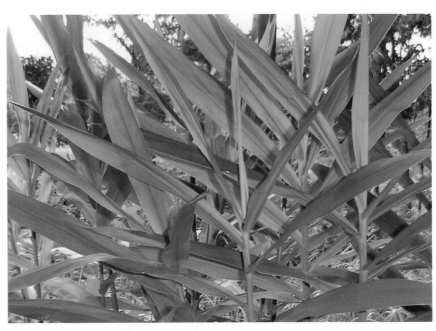

卡萨蒙纳姜原植物

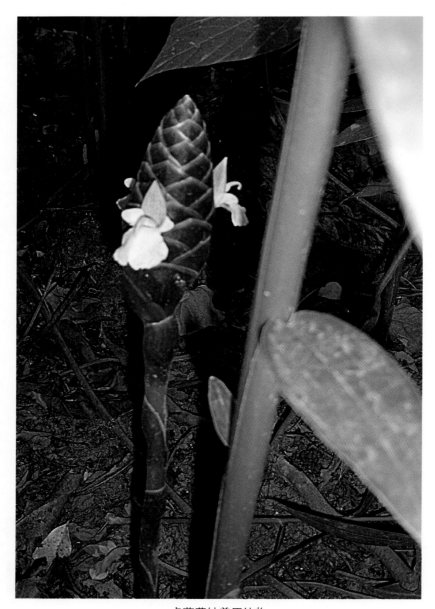

卡萨蒙纳姜原植物

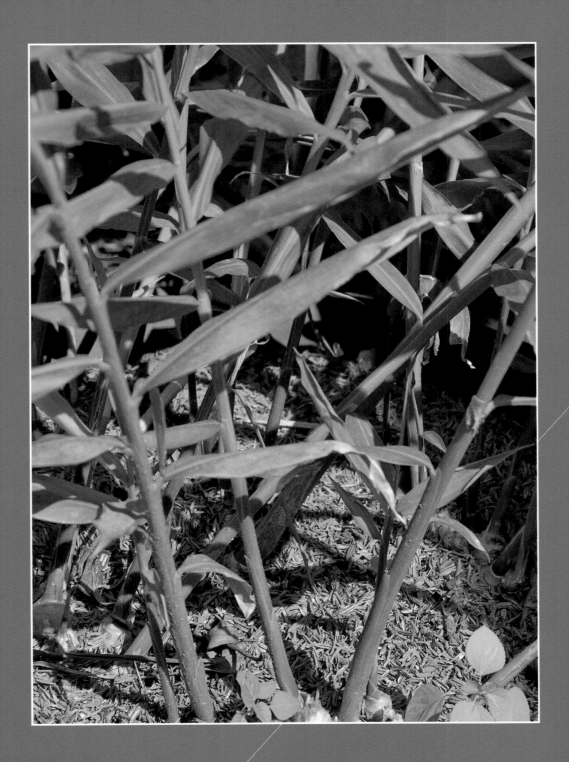

349 姜

Zingiber officinale Roscoe

学名	*Zingiber officinale* Roscoe
科	姜科
异名	*Amomum zingiber* L.

■ **本地名称**

柬埔寨	ខ្ញី Khgney.
中国	姜Jiāng，老姜Lǎo jiāng，生姜Shēng jiāng，干姜Gān jiāng。
老挝	ຂີງ Khing.
马来西亚	Halia.
缅甸	ဂျင်း Gyin.
菲律宾	Luya.
泰国	ขิง Khing.
越南	Gừng, Khương, Co khinh (Thai), Sung (Dao) {G[uwf]ng, Kh[uw][ow]ng, Co khinh (Thai), Sung (Dao)}.

■ **通用名称** Ginger.

■ **药用部位** 块根、根茎、叶、花。

■ **植物描述** 草本，株高0.5~1m。根茎肥厚，多分枝，有芳香及辛辣味。叶片披针形或线状披针形，长15~30cm，宽2~2.5cm，无毛，无柄；叶舌膜质，长2~4mm。总花梗长达25cm；穗状花序球果状，长4~5cm；苞片卵形，长约2.5cm，淡绿色或边缘淡黄色，顶端有小尖头；花萼管长约1cm；花冠黄绿色，冠管长2~2.5cm，裂片披针形，长不及2cm；唇瓣中央裂片长圆状倒卵形，短于花冠裂片，有紫色条纹及淡黄色斑点，侧裂片卵形，长约6mm；雄蕊暗紫色，花药长约9mm；药隔附

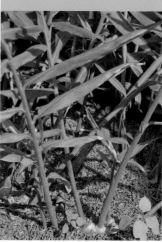

属体钻状，长约7mm。花期10月。

■ **生态**　为热带作物。生于温暖湿润的环境中，在部分遮阴的条件下生长良好。在雨量充足的地区靠雨水灌溉，在雨量中等的地区需人工灌溉。土壤以排水良好、易碎的壤土或淤积土最为理想。亦可生于富含腐殖质的轻质土壤中。不宜于重质、水渍及碱性土壤。

■ **分布**　中国主要分布于安徽、福建、广东、广西、贵州、海南、河南、湖北、湖南、江西、陕西、山东、四川、台湾、云南、浙江等省区。

东盟地区主要分布于泰国。

世界其他热带和亚热带地区亦有分布。

■ **化学成分**　根茎含有倍半萜烯烃，主要为姜烯、姜烯醇、姜油酮、帕拉酚、姜酚等。

■ **药理作用**　具有抗癌、抗凝血、止呕、抗炎、镇痛、抗氧化、免疫调节作用。亦有治疗心血管疾病和胃肠疾病的作用，能减轻体重，治疗糖尿病及相关并发症。大量服用对胃黏膜有刺激性，可能引起胃溃疡。

■ **应用**

柬埔寨　可祛风、止吐、止痉、止咳，降低胆固醇，治疗胃肠胀气、惊厥。根茎抗组胺功效优于茶苯海明（乘晕宁），治疗晕动病引起的肠胃不适。

中国　可解鱼蟹毒，治疗风寒感冒、胃寒呕吐、寒痰咳嗽。

老挝　根茎治疗感冒、脘腹不适。

缅甸　根茎用于缓解消化不良、咳嗽、炎症、腹泻，治疗糖尿病和高血压。

菲律宾　根茎捣碎可祛风湿。煎剂治疗胃肠胀气和腹痛。

泰国　根可健胃、化痰、杀虫、祛风、止痢、消炎、镇静，治疗结肠炎、胸闷、消化不良、肾结石；根茎可清热、镇静、祛风、止呕、止泻、化痰、健胃、止痢、利尿、止咳、平喘，治疗肾结石、腹痛、消化不良、肠炎；茎可祛风、止泻、止呕、杀虫、止痢，治疗肾结石、消化不良；叶可祛风、杀虫、止痢，治疗鼻衄、消化不良、跌打损伤、肾结石；花可杀虫、止痢，治疗消化不良。

■ **使用注意**　皮肤炎症、消化性溃疡、高热者忌用。孕妇慎用其挥发油。

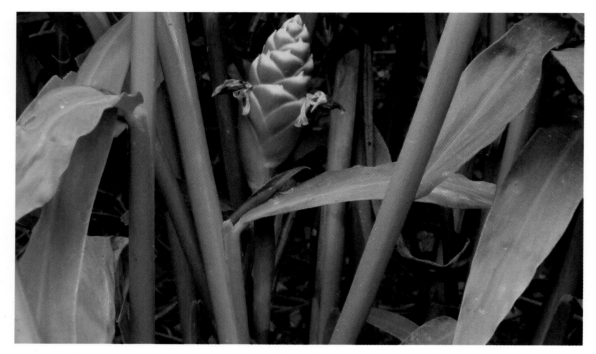

姜原植物

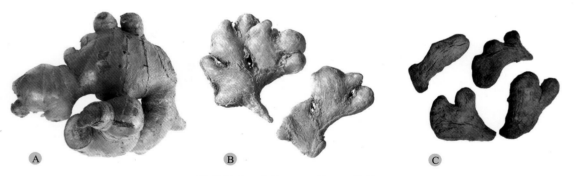

姜药材（A.生姜；B.干姜；C.炮姜）

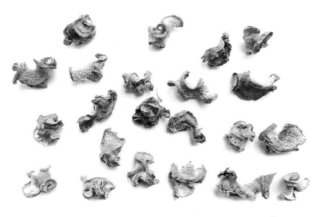

1cm

姜饮片

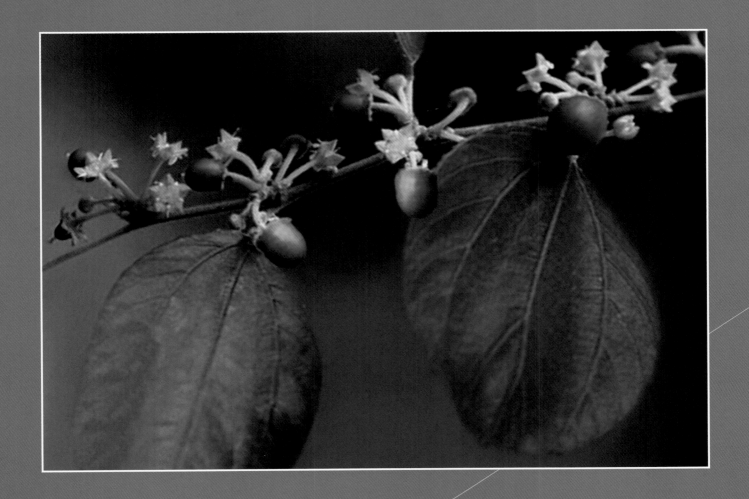

350 滇刺枣

Ziziphus mauritiana Lam.

■ 学名	*Ziziphus mauritiana* Lam.
■ 科	鼠李科
■ 异名	*Ziziphus mauritiana* var. *abyssinica* (Hochst. ex A. Rich.) Fiori, *Ziziphus mauritiana* var. *deserticola* A. Chev., *Ziziphus mauritiana* var. *muratiana* (Maire) A. Chev., *Rhamnus jujuba* L., *Ziziphus jujube* (L.) Lam., *Paliurus mairei* Levl.

■ **本地名称**

柬埔寨　ពុទ្រា Puttrier.

中国　滇刺枣Diān cì zǎo，酸枣Suān zǎo，缅枣Miǎn zǎo。

老挝　ໝາກກະທັນ Mark ka than.

马来西亚　Bidara, Epal siam, Jujub.

缅甸　ဇီးခြံ Zee chin.

菲律宾　Mansanitas.

泰国　พุดทราอินเดีย Pud sa India.

越南　Táo ta, Táo chua, Táo nhục, Mác táo (Tày) {T[as]o ta, T[as]o chua, T[as]o nh[uj]c, M[as]c t[ar]o (T[af]y)}.

■ **通用名称**　Chinese date, Ber, Chinee apple, Jujube, Indian plum, Regi pandu, Indian jujube.

■ **药用部位**　树皮、叶、果实、种子或种仁。

■ **植物描述**　常绿乔木或灌木，高达15 m；幼枝被黄灰色密绒毛，小枝被短柔毛，老枝紫红色，有2托叶刺，一个斜上，另一个钩状下弯。叶纸质至厚纸质，卵形、矩圆状椭圆形，稀近圆形，长2.5~6 cm，宽1.5~4.5 cm，顶端圆形，稀锐尖，基部近

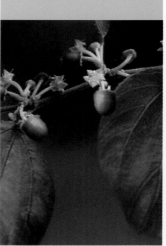

圆形，稍偏斜，不等侧，边缘具细锯齿，上面深绿色，无毛，有光泽，下面被黄色或灰白色绒毛，基生三出脉，叶脉在上面下陷或多少突起，下面有明显的网脉；叶柄长5~13mm，被灰黄色密绒毛。花绿黄色，两性，5数，数个或10余个密集成近无总花梗或具短总花梗的腋生二歧聚伞花序，花梗长2~4mm，被灰黄色绒毛；萼片卵状三角形，顶端尖，外面被毛；花瓣矩圆状匙形，基部具爪；雄蕊与花瓣近等长，花盘厚，肉质，10裂，中央凹陷，子房球形，无毛，2室，每室有胚珠1，花柱2浅裂或半裂。核果矩圆形或球形，长1~1.2cm，直径约1cm，橙色或红色，成熟时变黑色，基部有宿存的萼筒；果梗长5~8mm，被短柔毛，2室，具1或2种子；中果皮薄，木栓质，内果皮厚，硬革质。种子宽而扁，长6~7mm，宽5~6mm，红褐色，有光泽。花期8~11月，果期9~12月。

- ■ **生态**　生于海拔1800m以下的潮湿森林、河边的灌木林、丘陵、山坡。耐寒，能适应极端温度。高度耐水涝、耐旱，可生于年均降雨量125~2225mm的地区，其中，在年均降雨量300~500mm的地区分布较广泛。

- ■ **分布**　中国主要分布于广东、广西、四川、云南、福建、台湾等省区。

  东盟地区主要分布于柬埔寨、马来西亚、缅甸、泰国和越南等国家。

- ■ **化学成分**　种子含有桦木醛、桦木酸、美洲茶酸、欧鼠李叶碱、斯皮诺素、β-谷甾醇、胡萝卜苷、胡萝卜苷-6′-十八烷酸酯、蔗糖、二十二酸、硬脂酸、棕榈油酸、枣皂苷Ⅰ、枣皂苷Ⅱ、枣皂苷Ⅲ、酸枣仁皂苷A、酸枣仁皂苷B、p-coumarylates、麦珠子酸、桦木酸、无色花青素、毛里求斯A~F、安木非宾碱A~F、白天竺葵苷元、辛酸、胡萝卜素、维生素类、柠檬酸、苹果酸、草酸、油酸、亚油酸、黄连素。

- ■ **药理作用**　具有抗氧化、降血糖、抗癌和免疫调节作用。

- ■ **应用**

  柬埔寨　叶和种子可安眠，治疗咳嗽或百日咳。

  中国　树皮可消炎、生肌，治疗烧烫伤、腹泻、肠炎、痢疾；种仁治疗腹痛；果实治疗肠炎、痢疾。

  老挝　可祛风，治疗胃肠胀气、消化不良、胸腹胀痛。

  缅甸　果实可增强食欲。

  菲律宾　树皮和叶煎剂治疗腹泻和痢疾。

泰国　　　　树皮可止吐，治疗消化不良、泄泻；鲜叶研磨敷于头部，治疗感冒。

■ **使用注意**　无。

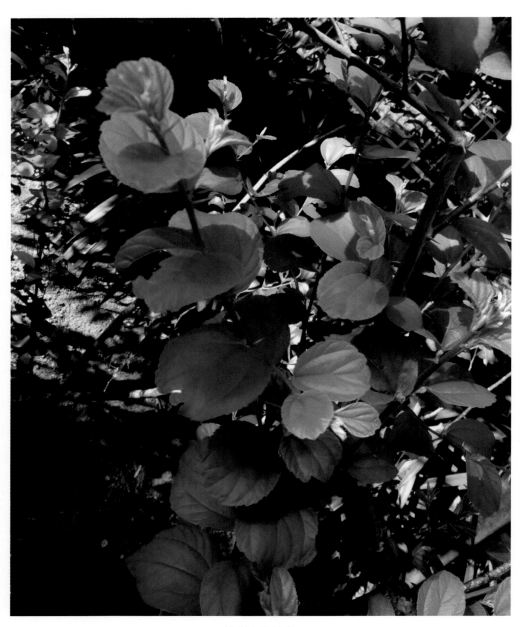

滇刺枣原植物

参考文献

柬埔寨

Flore photographique du Cambodge

Medicinal plants of Cambodia. habitat, chemical constituent and ethnobotanical uses

Les plantes médicinales du Cambodge, du Laos et du Vietnam

Cambodian medicinal plants, part 1-4

中国

《中国药典》（2015版）

《中华本草》1~10册

《桂本草》第一册，第二册

《中药大辞典》上册，下册

《中华人民共和国药典临床用药须知·中药卷》（2010版）

《全国中草药汇编》

《广西道地药材》

《中国植物志》（网络版）

老挝

Medicinal plants and herb of Lao PDR, Vol.1-2

马来西亚

The illustrated medical plants of Malaysia, Vol.1-2

An introduction to Malaysian medicinal plants

Malaysian herbs, Vol.1-3

缅甸

Departmental used grug formulation

Commonly used herbal plants, Vol.1-6

A checklist of the trees, shrubs, herbs, and climbers of Myanmar

Medicinal plants of Myanmar, Vol.1-2

Myanma medicinal plants

Myanmar herbal pharmacopoeia, Vol.1

菲律宾

Medicinal plants of the Philippines

The best 100 philippine medicinal plants

Patnubay sa paggamit ng halamang gamut

Website database:Philippine traditional knowledge digital library on health (http://www.tkdlph.com)

泰国

Samunphrai Mai Phuenban, No.1-5,Lanna medicinal plant dictionary

Website database: Medicinal plants(http://medicinalplants.us),PIER(https://www.apcprods.org/m-pier)

越南

Pharmacology and applications of Chinese materia medica, Vol.I

Flora of China, Vol.22

Glossary of Indian medicinal plants

Glossary of Vietnamese medicinal plants and drugs, Vol.1

The pharmacology of Chinese herbs

Selected medicinal plants in Vietnam

Medicinal plants and aminals in Vietnam

Checklist of Vietnamese plants, Vol.III

An illustrated flora of Vietnam, Vol.1

Flora of Viet Nam, Vol.1-11

Vietnamese medical plant dictionary, Vol.1

WHO regional publications: western pacific series

Chinese materia medica: chemistry, pharmacology and applications

中文名笔画索引